Hoffmann / Müller (Hrsg.)
Gesundheitsmarketing

Verlag Hans Huber
Programmbereich Gesundheit

Wissenschaftlicher Beirat:
Felix Gutzwiller, Zürich
Manfred Haubrock, Osnabrück
Klaus Hurrelmann, Berlin
Petra Kolip, Bielefeld
Doris Schaeffer, Bielefeld

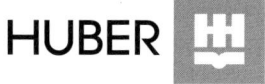

Bücher aus verwandten Sachgebieten

Hurrelmann / Klotz / Haisch (Hrsg.)
Lehrbuch Prävention und Gesundheitsförderung
2004. ISBN 978-3-456-84070-3

von Troschke
Grundwissen Prävention, Gesundheitsförderung
Querschnittsbereich 10.
2008. ISBN 978-3-456-84185-4

Kolip / Müller (Hrsg.)
Qualität von Gesundheitsförderung und Prävention
2009. ISBN 978-3-456-84766-5

Franke
Modelle von Gesundheit und Krankheit
2. A. 2010. ISBN 978-3-456-84830-3

Wulfhorst / Hurrelmann (Hrsg.):
Handbuch Gesundheitserziehung
2009. ISBN 978-3-456-84701-6

Hurrelmann / Leppin (Hrsg.)
Moderne Gesundheitskommunikation
2002. ISBN 978-3-456-83640-9

Altgeld
Gesundheitsfördernde Settings: Kindertagesstätten, Schulen, Stadtteile
Theorie und Praxis des Settingansatzes in der Gesundheitsförderung
2010. ISBN 978-3-456-84767-2

Dür
Gesundheitsförderung in der Schule
Empowerment als systemtheoretisches Konzept und seine empirische Umsetzung
2008. ISBN 978-3-456-84569-2

Langness
Prävention bei sozial benachteiligten Kindern
Eine Studie zur Inanspruchnahme von Früherkennungsuntersuchungen
2007. ISBN 978-3-456-84450-3

Scherenberg / Greiner
Präventive Bonusprogramme
Auf dem Weg zur Überwindung des Präventionsdilemmas
2008. ISBN 978-3-456-84603-3

Bahrs / Matthiessen (Hrsg.)
Gesundheitsfördernde Praxen
Die Chancen einer salutogenetischen Orientierung in der hausärztlichen Praxis
2007. ISBN 978-3-456-84454-1

Weitere Informationen über unsere Neuerscheinungen finden Sie im Internet unter www.verlag-hanshuber.com.

Stefan Hoffmann
Stefan Müller
(Herausgeber)

Gesundheitsmarketing: Gesundheitspsychologie und Prävention

Verlag Hans Huber

Lektorat: Dr. Klaus Reinhardt
Herstellung: Peter E. Wüthrich
Umschlag: Claude Borer, Basel
Druck und buchbinderische Verarbeitung: AZ Druck und Datentechnik, Kempten
Printed in Germany

Bibliografische Information der Deutschen Nationalbibliothek
Die Deutsche Nationalbibliothek verzeichnet diese Publikation in der Deutschen Nationalbibliografie; detaillierte bibliografische Daten sind im Internet über http://dnb.d-nb.de abrufbar.

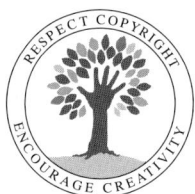

Dieses Werk, einschließlich aller seiner Teile, ist urheberrechtlich geschützt. Jede Verwertung außerhalb der engen Grenzen des Urheberrechtes ist ohne Zustimmung des Verlages unzulässig und strafbar. Das gilt insbesondere für Vervielfältigungen, Übersetzungen, Mikroverfilmungen sowie die Einspeicherung und Verarbeitung in elektronischen Systemen.
Die Wiedergabe von Gebrauchsnamen, Handelsnamen oder Warenbezeichnungen in diesem Werk berechtigt auch ohne besondere Kennzeichnung nicht zu der Annahme, dass solche Namen im Sinne der Warenzeichen-Markenschutz-Gesetzgebung als frei zu betrachten wären und daher von jedermann benutzt werden dürfen.

Anregungen und Zuschriften bitte an:
Verlag Hans Huber
Lektorat Medizin/Gesundheit
Länggass-Strasse 76
CH-3000 Bern 9
Tel: 0041 (0)31 300 4500
Fax: 0041 (0)31 300 4593
verlag@hanshuber.com
www.verlag-hanshuber.com

1. Auflage 2010
© 2010 by Verlag Hans Huber, Hogrefe AG, Bern
ISBN 978-3-456-84801-3

Inhaltsverzeichnis

Vorwort 9

A Sozial-kognitive Modelle des Gesundheitsverhaltens 13

1. Theorien des Gesundheitsverhaltens 15
   Franziska Faselt, Stefan Hoffmann und Sandra Hoffmann

2. Modell gesundheitlicher Überzeugungen 35
   Franziska Faselt und Stefan Hoffmann

3. Schutzmotivationstheorie 45
   Franziska Faselt und Stefan Hoffmann

4. Sozial-kognitive Theorie 55
   Franziska Faselt und Stefan Hoffmann

5. Theorie des geplanten Verhaltens 65
   Franziska Faselt und Stefan Hoffmann

6. Transtheoretisches Modell 77
   Franziska Faselt und Stefan Hoffmann

7. Sozial-kognitives Prozessmodell gesundheitlichen Handelns 89
   Franziska Faselt und Stefan Hoffmann

B Antezedenzen gesundheitsbewussten Verhaltens 99

8. Persönlichkeit und gesundheitsbewusstes Verhalten 101
   Sandra Hoffmann und Uta Schwarz

9. Optimismus und Gesundheit 113
   Jürgen Hoyer und Franziska Faselt

10. Erklärung der persuasiven Wirkung von Werbekampagnen durch die Regulatory-Focus-Theorie 127
Heribert Gierl und Sabine Pagel

11. Moral Hazard: Anreize zur Verhaltensänderung 143
Michael Berlemann, Alexander Karmann und Andreas Werblow

12. Betroffenheit als Auslöser gesundheitsbewussten Konsums 153
Stefan Hoffmann und Julia Schlicht

13. Subjektive Gesundheit beim Übergang in den Ruhestand 167
Susanne C. Liebermann und Jürgen Wegge

C Anwendungsfelder im Marketing 183

14. Der Einsatz von Werbemethoden im Gesundheitsmarketing 185
Nicole Knaack

15. Furchtappelle im Gesundheitsmarketing 201
Matthias R. Hastall

16. Fallbeispiele als Instrument in Präventionskampagnen 215
Doreen Reifegerste

17. Mediennutzungsverhalten gesundheitsbewusster Konsumenten 227
Thomas Niemand, Katharina Hutter und Stefan Müller

18. Gesundheitsprofilierung von Lebensmittel-Markenartikeln 239
Michael Lingenfelder, Clemens Jüttner und Henrike Düerkop

D Beispielhafte Präventionskampagnen 257

19. Bonusprogramme der gesetzlichen Krankenversicherungen 259
Viviane Scherenberg und Gerd Glaeske

20. Prävention für Manager: Der Gesundheits-Check 277
Armin Töpfer und Ralph Naumann

21. „TigerKids – Kindergarten aktiv": Ein Settingprojekt der *AOK PLUS* in Kindertageseinrichtungen 293
    Doreen Reifegerste und Brit Oppat

22. Prävention für die Generation 50+ am Beispiel des Typ-2-Diabetes............... 303
    Peter Schwarz und Uta Schwarz

23. „Deutschland bewegt sich!" oder wie eine Präventionsidee ganz Deutschland bewegt.. 317
    BARMER Abteilung Marketing

24. Gesundheitspsychologische Aspekte eines überregionalen Gesundheitsberatungsdiensts 331
    Sophie Lochner und Wilhelm Kirch

Stichwortverzeichnis 341

Autorenverzeichnis 348

Vorwort

Der **Gesundheitssektor** ist einer der Wachstumsmärkte. Allein in Deutschland wurden 2007 in diesem Markt etwa 253 Milliarden Euro umgesetzt. Ein Symptom der wachsenden Wellness- und Gesundheitsorientierung ist, dass immer mehr Menschen gesundheitsförderliche Lebensmittel – oder was sie dafür halten – konsumieren. Nicht nur die so genannten LOHAS („lifestyle of health and sustainablity"), sondern breite Bevölkerungsschichten greifen regelmäßig zu ökologisch produzierten Lebensmitteln, die gemeinhin als "gesund" gelten. Auch der demographische Wandel sorgt für die zunehmende Bedeutung des Gesundheitssektors. Nach Schätzungen des Statistischen Bundesamtes wird im Jahr 2020 nahezu jeder vierte Bundesbürger (23,2%) über 65 Jahre alt sein. Naturgemäß spielen in einer alternden Gesellschaft der Erhalt beziehungsweise die Wiederherstellung der Gesundheit eine prominente Rolle. Entsprechend kennen die Produktions- und Absatzkurven von Arzneimitteln nur eine Richtung: aufwärts. Wie der Verband der forschenden Pharma-Unternehmen (VFA) berichtet, wurden in Deutschland im Jahr 2008 Pharmazeutika im Wert von 27,1 Milliarden Euro produziert.

Parallel zu diesen Trends breiten sich jedoch Volkskrankheiten wie Diabetes Mellitus Typ 2, Wirbelsäulenleiden, Adipositas und Herz-Kreislauf-Beschwerden immer weiter aus. Gerade diese Krankheiten aber liesen sich durch die Intensivierung gesundheitsfördernder und durch die Reduktion gesundheitsschädigender Verhaltensweisen lindern oder gar verhindern.

In den hier nur exemplarisch genannten Bereichen wird professionell betriebenes **Marketing** zukünftig eine immer bedeutendere Rolle spielen. Zum einen stellt der Gesundheitssektor einen attraktiven Markt dar, auf dem unter anderem Pharmakonzerne, Wellnesseinrichtungen, Nahrungsmittelkonzerne und Sportartikelhersteller, aber auch Krankenkassen, Krankenhäuser, Apotheken, Pflegeheime und Non-Profit-Organisationen versuchen, mit Hilfe verschiedener Marketingmaßnahmen gesundheitsbewusste Menschen von ihren Angeboten zu überzeugen. Zum anderen werden die Marketinginstrumente immer häufiger im Sinne des Social Marketing eingesetzt, um breite Schichten der Bevölkerung dazu anzuregen, sich mehr zu bewegen und sich gesünder zu ernähren, sich weniger risikoreich zu verhalten (etwa im Straßenverkehr) und Alkohol und andere stimulierende Substanzen nicht missbräuchlich zu konsumieren. All dies sind Gründe genug, dem Thema Gesundheitsmarketing zukünftig mehr Beachtung zu schenken. Das vorliegende Buch soll hierzu einen Beitrag leisten.

Wie die aufgeführten Beispiele verdeutlichen, begegnet uns Gesundheitsmarketing in vielfältigen Erscheinungsformen: unter anderem als Krankenkassenmarketing, als Krankenhausmarketing, als Pharmamarketing, als Ökomarketing oder als Social Marketing. Der vorliegende Sammelband basiert auf einem übergeordneten Begriffsverständnis. Demnach zeichnet sich **Gesundheitsmarketing** dadurch aus, dass bewährte Marketingmethoden und -techniken auf den Gesundheitsmarkt übertragen werden.

Gesundheitsmarketing kann nur mit einer **interdisziplinären Perspektive** betrieben werden. Das vorliegende Buch vereint deshalb Beiträge von Wissenschaftlern aus den Gebieten Marketing, Psychologie, Medizin, Volkswirtschaftslehre sowie Kommunikationsmanagement. Zudem berichten Praktiker von der Konzeption und Umsetzung erfolgreicher Präventionskampagnen. Um einen Bogen von grundlegenden Theorien des Gesundheitsverhaltens und der kritischen Diskussion zentraler Einflussgrößen des Gesundheitsverhaltens über die Darstellung von Marketinginstrumenten zu Beispielen aktueller Präventionskampagnen zu spannen, ist der Sammelband in vier Hauptteile untergliedert.

In **Teil A** werden gesundheitspsychologische Theorien vorgestellt, die Grundlage für Forschung und Praxis im Gesundheitsmarketing sind. Dabei finden insbesondere **sozial-kognitive Modelle des Gesundheitsverhaltens** Beachtung. Im ersten Kapitel beschreiben Franziska Faselt, Stefan Hoffmann und Sandra Hoffmann den State-of-the-Art dieser Forschungsrichtung. In den folgenden sechs Kapiteln stellen Franziska Faselt und Stefan Hoffmann die bedeutendsten Modelle ausführlich vor. Dazu zählen das Modell gesundheitlicher Überzeugungen (HBM), die Schutzmotivationstheorie (PMT), die Sozial-kognitive Theorie (SCT), die Theorie des geplanten Verhaltens (TPB), das Transtheoretische Modell (TTM) sowie das Sozial-kognitive Modell gesundheitlichen Handelns (HAPA).

Während die in Teil A vorgestellten Theorien den Anspruch erheben, das Gesundheitsverhalten relativ umfassend zu erklären, werden in **Teil B** einzelne **Antezedenzen gesundheitsbewussten Verhaltens** diskutiert. Sandra Hoffmann und Uta Schwarz erläutern im achten Kapitel, welche Persönlichkeitsmerkmale darauf Einfluss nehmen, ob sich eine Person gesundheitsbewusst verhält oder nicht. Jürgen Hoyer und Franziska Faselt greifen im darauffolgenden Kapitel eines dieser Merkmale heraus und diskutieren den Zusammenhang, der zwischen Optimismus und Gesundheit besteht. Heribert Gierl und Sabine Pagel erläutern sodann, wie der regulatorische Fokus einer Person die Verarbeitung persuasiver Botschaften steuert. In Kapitel 11 erläutern Michael Berlemann, Alexander Karmann und Andreas Werblow das Moral Hazard-Problem und verdeutlichen, wie die Anreize, sich präventiv zu verhalten, nach Abschluss einer Versicherung variieren. Im folgenden Kapitel zeigen Stefan Hoffmann und Julia Schlicht anhand einer experimentellen Untersuchung, wie sich die Annahme, von einer Erkrankung persönlich betroffen zu sein, auf den Konsum ökologischer Lebensmittel auswirkt. Schließlich geben Susanne Liebermann und Jürgen Wegge im 13. Kapitel einen umfassenden Überblick über Faktoren, welche den Grad der subjektiven Gesundheit beim Übergang vom Erwerbsleben in den Ruhestand bedingen.

Teil C des Sammelbandes widmet sich verschiedenen **Anwendungsfeldern im Marketing**. Zunächst zeigt Nicole Knaack, wie sich bewährte Methoden der Kommunikationspolitik im Rahmen des Gesundheitsmarketing einsetzen lassen. Sodann diskutiert Matthias Hastall, welche Effekte sich durch die im Social Marketing häufig angewandte Methode der Furchtappelle erzielen lassen. Doreen Reifegerste vergleicht in Kapitel 16 die Wirkung von Fallbeispielen (z.B. die Darstellung betroffener Einzelpersonen) mit der Wirkung statistischer Angaben in Präventionskampagnen. Thomas Niemand, Katharina Hutter und Stefan Müller identifizieren im darauf folgenden Kapitel verschiedene Gesundheitstypen und beschreiben deren spezifisches Mediennutzungsverhalten sowie die daraus zu ziehenden Konsequenzen. In Kapitel 18 entwickeln Michael Lingenfelder, Clemens Jüttner und Henrike Düerkop eine Skala, welche es erlaubt, die vom Konsumenten wahrgenommene Gesundheitsprofilierung von Markenartikeln im Lebensmittelsektor zu erfassen.

In **Teil D** werden einige **beispielhafte Präventionskampagnen** vorgestellt. Zunächst diskutieren Viviane Scherenberg und Gerd Glaeske Gestaltungsmöglichkeiten und Erfolgsfaktoren der Bonusprogramme gesetzlicher Krankenkassen. Anschließend zeigen Armin Töpfer und Ralph Naumann die Bedeutung von Gesundheits-Checks für Manager auf. „TigerKids – Kindergarten aktiv", eine Präventionskampagne von AOK PLUS, die sich an Kinder richtet, ist Gegenstand der Überlegungen von Doreen Reifegerste und Brit Oppat. Peter Schwarz und Uta Schwarz widmen sich sodann einer Maßnahme zur Prävention von Diabetes Mellitus Typ 2, welche auf das Verhalten der Generation 50plus Einfluss nehmen soll. Die Abteilung Marketing der BARMER Ersatzkasse stellt in Kapitel 23 die bundesweite Gesundheitsinitiative „Deutschland bewegt sich!" vor. Abschließend erörtern Sophie Lochner und Wilhelm Kirch gesundheitspsychologische Anforderungen eines überregionalen Gesundheitsberatungsdienstes.

Unser **Dank** gilt zunächst allen Autorinnen und Autoren, die mit ihren Beiträgen den vorliegenden Sammelband ermöglicht haben und dem Leser einen umfassenden Einblick in das Megathema Gesundheitsmarketing verschaffen. Nicht geringer ist die Hilfe, die einige Mitstreiter uns mit ihrer Kreativität, ihrem Engagement und ihrem Fleiß gewährten. Vor allem danken wir Frau Franziska Faselt, die durch ihr profundes Fachwissen in starkem Maße zur logischen Gliederung des Buches und der Identifikation wichtiger Themenfelder beitrug. Ausgezeichnet hat sich auch Frau Uta Schwarz, die maßgeblich an der Konzeption dieses Sammelbands mitwirkte und uns bei der Akquisition geeigneter Autorinnen und Autoren half. Zu Dank verpflichtet sind wir außerdem den studentischen Hilfskräften am Lehrstuhl für Marketing der Technischen Universität Dresden: Frau Carolin Brade und Frau Katharina Oerding haben Teile des Manuskripts gründlich auf stilistische und formale Fehler geprüft. Auch Herrn Rudolph Beyer, der ebenfalls Korrektur las und alle Literaturangaben ausdauernd und gewissenhaft kontrollierte, möchten wir danken. Schließlich gilt unser besonderer Dank Herrn Christian Gründer, der das Endlayout des Buches besorgte. Er hat alle Kapitel überarbeitet, das Manuskript formal gestaltet, Abbildungen überarbeitet und alle Tücken, die ein Textverarbeitungsprogramms aufweisen kann, souverän analysiert und überwunden.

Dresden, Oktober 2009
Dr. Stefan Hoffmann und Prof. Dr. Stefan Müller

A

Sozial-kognitive Modelle des Gesundheitsverhaltens

1. Theorien des Gesundheitsverhaltens

Franziska Faselt, Stefan Hoffmann und Sandra Hoffmann

1.1 Gesundheit – eine Begriffsbestimmung

Pathogenetisches vs. salutogenetisches Verständnis

Um einen Überblick über Theorien und Modelle des Gesundheitsverhaltens geben zu können, gilt es zunächst zu klären, was Gesundheit ist. Seit Mitte des vergangenen Jahrhunderts vollzieht sich ein Wandel von einem negativen Verständnis, das Gesundheit als Abwesenheit von Krankheit begreift, zu einem **positiven Gesundheitsbild**. Die erste offizielle positive Definition stammt von der Weltgesundheitsorganisation (vgl. WHO 1946), wonach Gesundheit der Zustand des vollständigen körperlichen, geistigen und sozialen Wohlbefindens ist. Im Gegensatz zu vorhergehenden Begriffsauffassungen berücksichtigt sie damit neben den physischen Kriterien auch psychische und soziale.

Die Definition der WHO galt zu ihrer Entstehung als bahnbrechend. Sie wurde später jedoch oft in Frage gestellt. Kritiker wiesen auf die Notwendigkeit hin, Gesundheit als **dynamischen Prozess** zu verstehen (vgl. Faltermaier 1994), weil sie immer wieder neu erlangt, wiederhergestellt und aufrechterhalten werden muss. Zudem ist die Definition **utopistisch** formuliert, da sie einen Zustand beschreibt, der nahezu unerreichbar ist (vgl. Ziegelmann 2004). Sie impliziert, dass jegliches psychisches oder körperliches Unwohlsein den Zustand der Gesundheit negiert. Schließlich widerspricht sie damit auch dem Verständnis von Gesundheit nach medizinischen Kriterien: Eine Person, die medizinisch als gesund gilt, die sich aber beispielsweise aufgrund von Liebeskummer unwohl fühlt, kann nach der Definition der WHO nicht als gesund eingestuft werden. Dieses Beispiel verdeutlicht, dass das Verständnis von Gesundheit immer vor dem Hintergrund der jeweiligen Wissenschaftsdisziplin, in der sie entwickelt wurde, gesehen werden muss (vgl. Schmidt 1998). Demzufolge gilt es, unter anderem biomedizinische, systemtheoretische, handlungstheoretische, wissenschaftssoziologische und sozialökologische Definitionsansätze zu unterscheiden.

Grundlegend für das Verständnis verschiedener Begriffsauffassungen ist die Abgrenzung der biomedizinischen und der salutogenetischen Sichtweise (vgl. Antonovsky 1987, 1979, vgl. Abbildung 1-1). Während erstere die **patho-**

Abbildung 1-1: Pathogenetische vs. salutogenetische Sichtweise der Gesundheit

	Pathogenetisches Modell	Salutogenetisches Modell
Verhältnis von Gesundheit und Krankheit	Dichotomie	Kontinuum
Reichweite des Krankheitsbegriffs	Reduktionistisch: Auf Pathologie der Krankheit beschränkt	Ganzheitlich: Geschichte des Kranken und seines Krank-Seins
Ursachen von Gesundheit	Insbesondere Abwesenheit negativer Stressoren	Insbesondere Nutzen gesundheitsförderlicher Ressourcen
Ursachen von Krankheit	Insbesondere Risikofaktoren und negative Stressoren	Insbesondere unzureichende gesundheitsförderliche Ressourcen
Wirkung von Stressoren	Potentiell krankheitsfördernd	Krankheits- oder gesundheitsfördernd
Interventionen	Einsatz wirksamer Heilmittel	Ressourcenaktivierung und -entwicklung

Quelle: In Anlehnung an Noack (1997).

genetischen, d.h. die an der Entstehung und an der Entwicklung einer Krankheit beteiligten Faktoren analysiert, soll das **Salutogenese-Modell** erklären, warum Menschen gesund sind bzw. bleiben. Diesem Buch liegt ein salutogenetisches Grundverständnis von Gesundheit zugrunde, wonach der Einzelne seinen Gesundheitszustand selbst aktiv beeinflussen kann, indem er unter anderem gesundheitsförderliche Verhaltensweisen ausübt und risikoreiches Verhalten vermeidet.

Prävention vs. Gesundheitsförderung

Die Begriffe Prävention und Gesundheitsförderung werden in der internationalen Fachliteratur nicht einheitlich verwendet. Manche Forscher empfehlen aus pragmatischer Sicht sogar, die Begriffe synonym zu verwenden (vgl. Hafen 2004, 2002). Die folgende weit verbreitete Abgrenzung ist jedoch zweckdienlich, da sich daraus unterschiedliche gesundheitspolitische Strategien ableiten. Demnach soll Prävention Gesundheitsrisiken minimieren, um Krankheiten und Beeinträchtigungen zu vermeiden bzw. zu lindern. Gesundheitsförderung zielt dagegen auch auf eine Stärkung gesundheitsbezogener Ressourcen ab.

Traditionell lassen sich drei Arten der Prävention unterschieden. Die **primäre Prävention** hat zum Ziel, Erkrankungen zu verhindern. Sie setzt zu einem Zeitpunkt an, wenn noch keine Krankheiten oder Beeinträchtigungen aufgetreten sind, um so ursächliche Faktoren für Krankheiten auszuschalten. Beispielsweise kann durch ein rauchfreies Leben Lungenkrebs oder durch körperliche Aktivität Diabetes Mellitus Typ 2 vermieden werden. Auch Impfungen zählen zu Maßnahmen der primären Prävention. **Sekundäre Prävention** beginnt, wenn die Gesundheit schon beeinträchtigt ist. Mit ihrer Hilfe sollen Risikofaktoren möglichst früh erkannt und beseitigt beziehungsweise Krankheiten möglichst früh therapiert werden. So lässt sich eine schnelle Heilung herbeiführen und eine schwere oder langwierige Erkrankung verhindern. Die **tertiäre Prävention** richtet sich an Menschen, bei denen bereits eine Krankheit oder eine Beeinträchtigung behandelt wird. Das Ziel ist es, Folgeerkrankungen oder Rückfälle zu verhindern. Die tertiäre Prävention erhebt damit, wie auch die Rehabilitation, den Anspruch, ein „bedingtes Gesundsein" zu erreichen.

Im Gegensatz zur Prävention soll **Gesundheitsförderung** nicht nur Krankheiten vermeiden, sondern gesundheitsbezogene Ressourcen sowie das Verantwortungsbewusstsein für die eigene Gesundheit stärken (vgl. Klotz 2006). Damit stellt es eine ergänzende Sichtweise zur Prävention dar und berücksichtigt die in der oben beschriebenen Definition der WHO eingeführten psychischen und sozialen Kriterien. Die Gesamtpolitik wird bei der Gesundheitsförderung stärker in die Verantwortung einbezogen als beim klassischen Präventionsbegriff.

1.2 Gesundheitsverhalten

Einfluss des Verhaltens auf den Gesundheitszustand

Das salutogenetische Verständnis postuliert, dass Menschen, durch die Art, wie sie sich verhalten, ihren Gesundheitszustand beeinflussen (vgl. Lippke/Renneberg 2006). Folglich ließe sich der Gesundheitszustand vieler Menschen durch gezielte Verhaltensänderungen verbessern. Gegenwärtig nimmt jedoch die Häufigkeit von Erkrankungen, welche auf gesundheitsschädigendes Verhalten zurückgeführt werden können, dramatisch zu. So leiden immer mehr Menschen an Muskel-Skelett-Erkrankungen, Herz-Kreislauf-Erkrankungen, Schlaganfällen, Diabetes Mellitus Typ 2 oder auch Krebserkrankungen, die mit dem Verhalten assoziiert sind (vgl. Zimmet et al. 2001, Statistisches Bundesamt 2006). Die ökonomischen Belastungen, welche diese Krankheiten auslösen, sind enorm und steigen derzeit stark an (vgl. von Ferber et al. 2007). Sowohl aus individueller als auch aus volkswirtschaftlicher Perspektive sollten deshalb die zugrundeliegenden kognitiven Vorgänge, welche dem Gesundheitsverhalten vorausgehen, erforscht und die Ergebnisse für die Gestaltung von Interventionen genutzt werden.

Gesundheitsförderliches vs. gesundheitsschädigendes Verhalten

Zahlreiche empirische Studien bestätigen die Hypothese, dass das Verhalten den Gesundheitszustand beeinflusst. So zeigen Belloc und Breslow (1972), dass unter anderem ausreichend Schlaf, gesunde Ernährung (z.B. tägliches Frühstück sowie

Abbildung 1-2: Zentrale Bestimmungsgrößen des Gesundheitsverhaltens

Gesundheitsförderliche Verhaltensweisen	Gesundheitsschädigende Verhaltensweisen
• Körperliche Aktivität • Gesunde Ernährung • Krebsvorsorgeverhalten (Vorsorgeuntersuchungen, Selbstuntersuchungen, Sonnenschutz)	• Rauchen • Substanzmissbrauch (Alkohol, Drogen, Medikamente) • Riskantes Sexualverhalten (ungeschützter Geschlechtsverkehr)

keine Zwischenmahlzeiten), körperliche Bewegung, Verzicht auf Rauchen sowie kein bzw. mäßiger Alkoholkonsum mit dem Gesundheitszustand assoziiert sind. Breslow und Enstrom (1980) können in einer Längsschnittstudie nachweisen, dass Menschen, die diesen gesundheitsförderlichen Verhaltensregeln folgen, eine höhere Lebenserwartung haben als andere.

Dass sich das individuelle Verhalten auf den Gesundheitszustand auswirkt, ist zwar allgemein bekannt; anhand welcher Verhaltensweisen Gesundheitsverhalten definiert werden sollte, wird unter Gesundheitsforschern aber kontrovers diskutiert. Alle einschlägigen Definitionen (z.B. Norman/Conner 2005, Schwarzer 2004, Gochman 1997) beachten übereinstimmend sowohl das **Ausführen gesundheitsförderlicher** als auch das **Vermeiden gesundheitsschädigender Verhaltensweisen** (vgl. Abbildung 1-2). Eine gesundheitsförderliche Maßnahme besteht beispielsweise darin, viel Obst und Gemüse sowie ballastreicher Getreide- und Kartoffelprodukte zu verzehren, viel Wasser und ungesüßten Tee zu trinken, nur mäßig zucker- und fettreiche Lebensmittel zu konsumieren und sich für das Essen Zeit zu nehmen (Empfehlungen der *Deutschen Gesellschaft für Ernährung*). Der Ernährungsstil dessen, der all diese Empfehlungen missachtet, zählt sicherlich zu den gesundheitsschädigenden Verhaltensweisen. Die Abgrenzung gesundheitsschädigender und -förderlicher Verhaltensweisen ist allerdings eine starke Vereinfachung, da jedes Verhalten als Kontinuum verstanden werden kann, welches von jeweils zwei Polen begrenzt wird. Das Ernährungsverhalten der meisten Menschen wird vermutlich nicht einem der beiden beschriebenen Extrempole zuzuordnen sein, sondern sich an einer Stelle des breiten Kontinuums zwischen gesundheitsförderlicher und -schädlicher Verhaltensweisen befinden.

Spezifikationsniveau des Gesundheitsverhaltens

Die Meinungen darüber, wie sich Gesundheitsverhalten erforschen lässt, gehen stark auseinander. Die divergierenden Ansichten rühren aus methodischer Sicht daher, dass sich das Konstrukt unterschiedlich konzeptionalisieren und spezifizieren lässt. So stellt sich die Frage, ob das Gesundheitsverhalten als ein- oder mehrdimensionales Konstrukt aufgefasst werden sollte. Bei einer mehrdimensionalen Konzeptionalisierung muss wiederum geklärt werden, ob Gesundheitsverhalten reflektiv oder formativ zu spezifizieren ist. Schließlich sollte bei einer formativen Spezifikation festgelegt werden, ob die Bedeutungen verschiedener Verhaltensweisen linear kombiniert werden können oder ob ein Schwellenwertmodell angemessen ist (vgl. Abbildung 1-3).

Zunächst gilt es zu klären, ob Gesundheitsverhalten ein **ein- oder mehrdimensionales Konstrukt** ist. Renner (2004) schlägt vor, gesundheitsrelevante Verhaltensweisen bereichsspezifisch zu ermitteln, da zwischen verschiedenen Gesundheitsverhaltensweisen nicht zwingend ein enger Zusammenhang bestehen muss (z.B. kann sich ein starker Raucher regelmäßig Vorsorgeuntersuchungen gegen Hautkrebs unterziehen). Ein globaler Wert des Gesundheitsverhaltens ist folglich wenig aussagekräftig für die Vorhersage des Verhaltens in verschiedenen Bereichen.

Begreift man Gesundheitsverhalten, wie die meisten Forscher, als mehrdimensionales Konstrukt, gilt es zu klären, ob der Zusammenhang zwischen den einzelnen Dimensionen und dem globalen Wert des Gesundheitsverhaltens reflexiv oder formativ spezifiziert werden sollte (vgl. Herrmann et al. 2006, Abbildung 1-4). Das **reflektive** Modell geht davon aus, dass das generelle Gesundheitsverhalten einzelne gesundheitsförderliche bzw. –schädigende Verhaltensweisen (z.B. körperliche Aktivität, Substanzmissbrauch) kausal beeinflusst. Der Grad des generellen Gesundheitsverhaltens müsste sich dann in jeder Facette des Gesundheitsverhaltens widerspiegeln. Das **formative** Modell hingegen nimmt an, dass die Facetten des Gesundheitsverhaltens das generelle Gesundheitsverhalten bedingen. Inwieweit diese methodisch-theoretischen Überlegungen in der Praxis zutreffend sind, hängt auch davon ab, wie stark das personelle und situative Involvement einer Person ausgeprägt ist: Spielt das Thema Gesundheitsförderung für das Selbstbild der Person eine große Rolle, dann trifft eher die reflektive Sichtweise zu. Die Person möchte sich gesundheitsfördernd verhalten und führt aus diesem Grund adäquate Verhaltensweisen aus.

Abbildung 1-3: Spezifikation des Konstrukts Gesundheitsverhalten

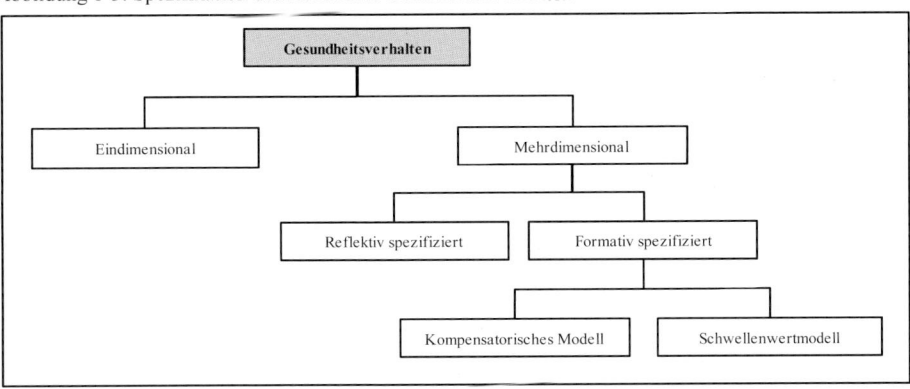

Bestimmen andere Motive das Verhalten der Person, ist eine formative Spezifikation angemessen. So könnte eine Person, die nicht primär zur Förderung ihrer Gesundheit, sondern um einem schlanken Schönheitsideal zu entsprechen, viel Sport treiben und sich gesund ernähren. Gleichzeitig könnte diese Person regelmäßig rauchen, Alkohol konsumieren und empfohlene Vorsorgeuntersuchungen nicht wahrnehmen. Das Gesundheitsverhalten dieser Person lässt sich damit eher in einem formativ spezifizierten Konstrukt abbilden.

Die Überlegungen zur Modellspezifikationen führen zur dritten grundlegenden Frage: Wie stark interagieren die gesundheitsrelevanten Verhaltensweisen? Können sie sich gegenseitig **kompensieren** oder sollte für jede eine gewisse **Mindestausprägung** vorhanden sein? Eine isolierte gesundheitsfördernde Verhaltensweise ist nur dann zweckdienlich, wenn ihre Wirkung nicht durch ein gleichzeitig stattfindendes gesundheitsschädigendes Verhalten aufgehoben wird. Während eine Person beispielsweise eine zu fetthaltige Ernährung zumindest teilweise durch körperliche Aktivität ausgleichen kann, lassen sich mangelnde Krebsvorsorgeuntersuchungen nicht durch andere Verhaltensweisen kompensieren. Diese Beispiele verdeutlichen, dass einfache additive Modelle meist zu kurz greifen und ganzheitliche Ansätze erforderlich sind. So sieht es Bilic (2005) als notwendig an, den gesamten Lebensstil einer Person zu betrachten, um bestimmen zu können, wie deren Verhaltensweisen auf ihre Gesundheit wirken. Auch Schwarzer (2004) folgt dieser **holistischen Sichtweise** und kritisiert, dass zahlreiche Studien lediglich die bivariate Korrelation eines Konstrukts mit nur einer Facette des Gesundheitsverhaltens betrachten. Dies wird der Komplexität des Themas nicht gerecht. Will man Gesundheitsverhalten umfassend analysieren, müssen die verschiedenen Wechselwirkungen beachtet werden. Dennoch kann auch der bivariate Ansatz berechtigt sein. Die Analyse einer einzelnen Einflussgröße ist sinnvoll, wenn es darum geht, spezifische Interventionsmaßnahmen für bestimmte Zielgruppen und Verhaltensbereiche zu gestalten.

Abbildung 1-4: Gesundheitsverhalten als reflektives oder formatives Konstrukt

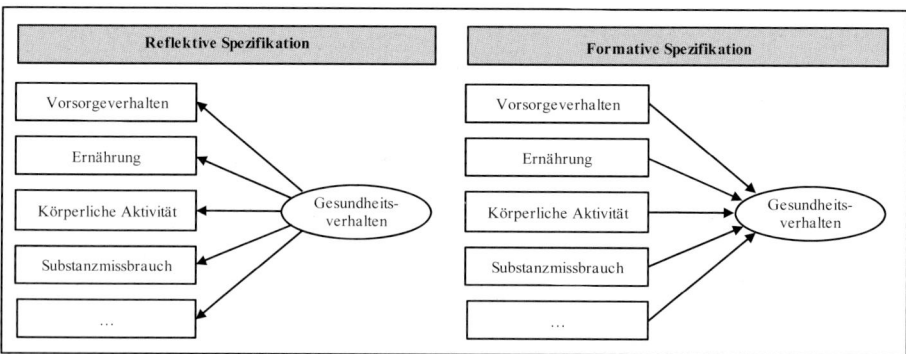

1.3 Gesundheitsverhaltensmodelle im Überblick

Bedeutung sozial-kognitiver Modelle

Theorien des Gesundheitsverhaltens sollen Faktoren aufzeigen, welche gesundheitsfördernde bzw -schädigende Verhaltensweisen hervorrufen bzw. verändern. Was motiviert Menschen dazu, sich gesund bzw. riskant zu verhalten? Wie gelingt es Menschen, eine beabsichtigte Verhaltensänderung erfolgreich umzusetzen? Das sind Kernfragen, welche die Modelle beantworten.

Neben zahlreichen anderen Einflüssen, wie der sozialen Unterstützung (vgl. Adler/Matthews 1994) und dem sozioökonomischen Status (vgl. Cowell 2006), erweisen sich in der empirischen Forschung vor allem **kognitive Faktoren** als entscheidende Prädiktoren gesundheitsassoziierter Verhaltensweisen. Sie werden deshalb in verschiedenen Modellen zur Erklärung des Gesundheitsverhaltens herangezogen. Zudem lassen sich kognitive Faktoren im Gegensatz zu sozioökonomischen Variablen einfacher durch die Person selbst oder durch Interventionen modifizieren, was wiederum eine Änderung des Gesundheitsverhaltens zur Folge haben kann.

In den folgenden Kapiteln (vgl. Kap. 2 bis 7) werden Theorien vorgestellt, welche insbesondere kognitive, aber auch soziale Bestimmungsfaktoren integrieren, um Gesundheits- und Risikoverhalten zu erklären und vorherzusagen. Sie werden daher als sozial-kognitive Modelle bezeichnet.

Systematisierung sozial-kognitiver Erklärungsmodelle

Sozial-kognitive Modelle lassen sich in zwei Klassen unterteilen. Der ersten Gruppe, den **linearen Modellen**, liegt die Annahme zugrunde, dass sich Verhalten kontinuierlich verändert. Gesundheitsbewusstes Verhalten bzw. die Intention dazu ist demnach umso wahrscheinlicher, je stärker die jeweiligen Modellkomponenten ausgeprägt sind (vgl. Schwarzer 2004). Lineare Modelle lassen sich weiter in motivationale und volitionale Ansätze unterteilen (vgl. Armitage/Conner 2000). **Motivationale Modelle** beleuchten den Prozess der Intentionsbildung im Detail. Die Intention gilt in diesen Modellen als Hauptdeterminate des Gesundheitsverhaltens (vgl. Ajzen 1991), weshalb postuliert wird, dass eine Verhaltensabsicht mit sehr hoher Wahrscheinlichkeit zur Ausübung des Verhaltens führt. Aus diesem Grund wird eine genauere Untersuchung und Beschreibung dieses Zusammenhangs nicht als nötig erachtet. **Volitionale Modelle** widmen sich dagegen detaillierter dem kausalen Gefüge zwischen Intention und Verhalten. Sie berücksichtigen mediierende und moderierende Variablen (z.B. Pläne), die zwischen der Verhaltensabsicht und dem Verhalten wirken, um zu erklären, wann eine Person eine Verhaltensabsicht in die Tat umsetzt und wann nicht (vgl. Lippke/Renneberg 2006).

Den linearen Modellen gegenüber stehen **Stufen- bzw. Stadienmodelle**, die davon ausgehen, dass Personen während der Änderung ihres bisherigen Verhaltens zu gesundheitsbewusstem Verhalten qualitativ unterschiedliche Stufen durchlaufen (vgl. Weinman et al. 2006). Dies wird als Diskontinuitätsannahme bezeichnet. Dabei wirken auf unterschiedlichen Stufen jeweils spezifische Faktoren, die für den Übergang zur nächsten Stufe verantwortlich sind.

Sowohl lineare Modelle als auch die Stadienmodelle werden kontrovers diskutiert (vgl. Adams/White 2005, Weinstein 1998). Sie werden oftmals als Gegenspieler betrachtet. Schwarzer (1992) unterbreitete jedoch einen Vorschlag, wie sie sich miteinander verbinden lassen. Diese **integrierten Modelle** verknüpfen motivationale und volitionale Ansätze, die dem Kontinuitätsparadigma entsprechen, mit stadientheoretischen Annahmen.

Abbildung 1-5 kategorisiert die verschiedenen Modelle. Die verbreitetsten und am häufigsten angewendeten Modelle sind in der Übersicht fett hervorgehoben. Sie werden in den folgenden Kapiteln dieses Buches ausführlich vorgestellt. Volitionale lineare Modelle werden dabei ausgeklammert, da sie bisher nur selten empirisch untersucht werden. Ihr Beitrag besteht derzeit vor allem darin, die Annahmen motivationaler Modelle zu ergänzen und die weitere Forschung anzuregen (vgl. Armitage/Conner 2000). Volitionale Komponenten der Verhaltensänderung werden aber im Rahmen des Sozial-kognitiven Prozessmodell gesundheitlichen Handelns, genauer erläutert (vgl. Kap. 7).

Abbildung 1-5: Sozial-kognitive Modelle zur Erklärung von Gesundheitsverhalten

Lineare Modelle		Stadienmodelle
Motivationale Modelle	**Volitionale Modelle**	
Modell gesundheitlicher Überzeugungen (Becker 1974)	• Modell der Handlungsphasen (Heckhausen 1989)	• Theories of Delay in Seeking Health Care (Safer et al. 1979)
• **Schutzmotivationstheorie** (Rogers 1975)	• Theorie der Zielerreichung (Bagozzi 1992)	• **Transtheoretisches Modell** (Prochaska/DiClemente 1984)
• Theorie des überlegten Handelns (Fishbein/Ajzen 1975)	• Implementation Intentions (Gollwitzer 1993)	• Handlungskontrolltheorie (Kuhl 1985)
• **Sozial-kognitive Theorie** (Bandura 1986)		• Prozessmodell präventiven Handelns (Weinstein 1988)
• **Theorie des geplanten Verhaltens** (Ajzen 1991)		• AIDS Risk Reduction Model (Catania et al. 1990)
• Theorie des subjektiv erwarteten Nutzens (Lindenberg 1990)		• Health Behaviour Goal Model (Maes/Gebhardt 2000)

Integrierte Modelle
• **Sozial-kognitives Prozessmodell gesundheitlichen Handelns** (Schwarzer 1992)

Vergleich der sozial-kognitiven Erklärungsmodelle

Die in Abbildung 1-5 dargestellten Theorien haben eine lange Tradition. Als eines der ersten entstand das Modell gesundheitlicher Überzeugungen (vgl. Becker 1974, Kap. 2). Es wird häufig dafür kritisiert, dass es wichtige Einflussfaktoren missachtet (z.B. Selbstwirksamkeitserwartung). Mehrere Forscher schlagen neue oder erweiterte Modelle vor, um diese Defizite auszugleichen. Dabei übernehmen sie oft empirisch gesicherte Prädiktoren des Gesundheitsverhaltens, die sie teilweise zwar unter neuem Namen aber mit vergleichbarer Bedeutung integrieren. So überrascht es nicht, dass viele Modellkomponenten in allen einschlägigen Theorien wiederzufinden sind.

Nahezu alle Ansätze basieren auf der Annahme, dass die Antizipation einer gesundheitlichen Beeinträchtigung (d.h. die Risikowahrnehmung) der Auslöser dafür ist, dass eine Person ihre gewohnten Verhaltensweisen ändert bzw. ändern möchte. Ferner bewegt die Erwartung, dass die Modifikation des eigenen Verhaltens Beeinträchtigungen mindern oder verhindern kann, vielen Theorien zufolge Menschen dazu, gesundheitsfördernde Verhaltensabsichten zu bilden. Die genannten Gemeinsamkeiten zwischen den verschiedenen Theorien sind jedoch bei oberflächlicher Betrachtung nicht erkennbar, da die Bezeichnung inhaltlich gleicher Konstrukte bei verschiedenen Autoren variiert. Dies betrifft insbesondere die beiden Konstrukte Ergebniserwartung und Selbstwirksamkeit.

So beschreibt das im Modell gesundheitlicher Überzeugungen im Rahmen einer Kosten-Nutzen-Bilanz eingeschlossene Konstrukt der Handlungsergebniserwartung die Vorteile, die sich eine Person von einer Verhaltensänderung verspricht. In der Theorie der Schutzmotivation findet sich ebenfalls eine vergleichbare Konzeptionalisierung der **Ergebniserwartung** in einer Kosten-Nutzen-Bilanz wieder. Andere Modelle diskutieren zwar die Ergebniserwartungen, nicht aber den zugrunde liegenden Abgleich der Vor- und Nachteile. Dies gilt beispielsweise für das Konstrukt ergebnisbezogene Überzeugungen in der Theorie des geplanten Verhaltens. In der Sozial-kognitiven Theorie und dem Sozial-kognitiven Prozessmodell gesundheitlichen Handelns werden diese Überzeugungen als Ergebniserwartungen bezeichnet. Zudem wird die Vergleichbarkeit der Modelle dadurch erschwert, dass die Ergebniserwartungen in Stadienmodellen auf unterschiedlichen Stufen entstehen bzw. wirksam werden. Im Transtheoretischen Modell sind die Handlungsergebniserwartungen beispielsweise in der Phase der Absichtsbildung angesiedelt, während sie im Sozial-kognitiven Prozessmodell gesundheitlichen Handelns Bestandteil der präintentionalen Stufe sind.

Zahlreiche Modelle enthalten die **Selbstwirksamkeit** als weitere zentrale Einflussgröße. Dieses Konstrukt wird aber nur in manchen Ansätzen als wahrgenommene Selbstwirksamkeit bezeichnet. Die Theorie des geplanten Verhaltens verwendet hingegen das Konstrukt wahrgenommene Verhaltenskontrolle. Deren Autoren weisen zwar auf die inhaltliche Analogie zum Konstrukt der Selbstwirksamkeit hin;

Rodgers et al. (2008) argumentiert aber, dass sich die Konstrukte konzeptionell abgrenzen und dass Selbstwirksamkeit der wahrgenommenen Verhaltenskontrolle überlegen ist, da sie stabiler und stärker generalisierbar ist. Trotz der erschwerten Vergleichbarkeit durch uneinheitliche Bezeichnungen der Konstrukte nimmt die Selbstwirksamkeit in der Forschung zum Gesundheitsverhalten einen besonderen Stellenwert ein. Die wiederholte empirische Bestätigung, dass dieses Konstrukt Verhaltensänderungen prognostizieren kann (vgl. Bandura 2004), führte auch zur konzeptionellen Differenzierung. Beispielsweise findet sich im Sozial-kognitiven Prozessmodell gesundheitlichen Handelns eine Abgrenzung handlungs- und bewältigungsbezogener Selbstwirksamkeitserwartungen.

Zusammenfassend unterscheiden sich die sozial-kognitiven Modelle zum Gesundheitsverhalten sowohl darin, wie sie die zentralen Variablen Ergebniserwartungen und Selbstwirksamkeitserwartung definieren und darin, welche Konstrukte sie darüber hinaus noch berücksichtigen. Um Klarheit über die Gemeinsamkeiten bisheriger Ansätze zu schaffen, sind in Abbildung 1-6 Konstrukte, welche synonym verstanden werden können, zusammengetragen. Die verschiedenen Modelle differieren insbesondere in der Art und Weise, wie sie diese Konstrukte zur Vorhersage der Intentionsbildung und des darauf aufbauenden Verhaltens verbinden, welche Wechselwirkungen sie jeweils unterstellen, und welche vermittelnden Prozesse zwischen diesen Konstrukten ablaufen. Dass die zentralen Konstrukte verschiedener Modelle inhaltlich überlappen, weist darauf hin, dass die entscheidenden sozial-kognitiven Determinanten des Gesundheitsverhaltens bereits identifiziert sind. Mit deren Hilfe lassen sich die motivationalen und volitionalen Prozesse, welche gesundem Verhalten zugrundeliegen, beschreiben.

Abbildung 1-6: Überlappende Konstrukte einschlägiger sozial-kognitiver Modelle

Sozial-kognitive Determinanten	Überlappende Konstrukte in den verschiedenen Modellen	HBM	PMT	TPB	SCT	TTM	HAPA
Risikowahrnehmung	Wahrgenommene Bedrohung, Schweregrad, Verwundbarkeit	•	•			•	•
Ergebniserwartung	Kosten-Nutzen-Bilanz, Handlungskosten, Überzeugungen über Verhaltenskonsequenzen, Handlungsergebniserwartung	•	•	•	•	•	•
Selbstwirksamkeit	Wahrgenommene Verhaltenskontrolle		•	•	•	•	•
Intention	Ziele, Schutzmotivation		•	•	•	•	•
Pläne							•

Hinweis: HBM = Modell gesundheitlicher Überzeugungen, PMT = Schutzmotivationstheorie, TPB = Theorie des geplanten Verhaltens, SCT = Sozial-kognitive Theorie, TTM = Transtheoretisches Modell, HAPA = Sozial-kognitives Prozessmodell gesundheitlichen Handelns.

Gibt es *das* Modell des Gesundheitsverhaltens?

Gibt es nun eine beste Theorie? Um diese Frage zu klären, gilt es zunächst festzulegen, welche Eigenschaften ein Gesundheitsverhaltensmodell auszeichnen sollte. Grundsätzlich sollten die Modelle folgende Eigenschaften aufweisen:
- Sie sollten theoretisch begründbar sein.
- Sie sollten so einfach wie möglich sein und dennoch die Komplexität der Realität so genau wie möglich abbilden.
- Die postulierten Zusammenhänge sollten empirisch prüfbar und auch möglichst bereits empirisch geprüft sein.

Painter et al. (2008) untersuchen systematisch, ob 193 im Zeitraum von 2000 bis 2005 veröffentlichte Studien zum Gesundheitsverhalten auf theoretischen Erklärungsansätzen basieren. Nur etwa ein Drittel der analysierten Studien bezogen mindestens eine der **Theorien** zum Gesundheitsverhalten mit ein, nur ein Bruchteil davon wendete sie tatsächlich an. Die Autoren empfehlen deshalb, Verhaltensforschung theoriegeleitet durchzuführen, um die Effektivität von Interventionen zu steigern.

Die Modifikation von Gesundheitsverhalten ist ein **komplexer Prozess**, der eine Vielzahl von kausalen Beziehungen umfasst. Deshalb gilt es herauszufinden, in welcher Art und Weise die zentralen Einflussgrößen miteinander agieren. Moderator- bzw. Mediatorprozesse sollten identifiziert werden (vgl. Schwarzer 2008). Es reicht deshalb nicht aus, regressionsanalytisch die Güte einer Theorie festzustellen. Vielmehr sind komplexere Analysemethoden (z.B. Strukturgleichungsmodelle) nötig, um abzuleiten, inwieweit theoretische Erklärungsansätze das Gesundheitsverhalten tatsächlich vorhersagen können. Alle möglichen Variablen und komplexen Zusammenhänge, die sich in der Vergangenheit empirisch bewährt haben, in ein Modell einzuschließen, würde dem Gebot der **Sparsamkeit** bei der Theorienbildung widersprechen. Folglich müssen die aussagekräftigsten Variablen und Wechselwirkungen herangezogen werden.

Schließlich sollten alle Einflussgrößen **empirisch** geprüft werden. Die Bedeutung der Einflussgrößen lässt sich aber nur bestimmen, wenn festgelegt wird, anhand welcher Kriterien das Gesundheitsverhalten gemessen werden kann. Sowohl quantitative **Metaanalysen** (vgl. Garcia/Mann 2003, Weinstein 1993) als auch qualitative Review-Artikel (vgl. Scobbie 2009, Godin 2008, Schwarzer 2008, Armitage/Conner 2000) geben einen Überblick über die bestehenden Kontroversen zwischen den einschlägigen Theorien des Gesundheitsverhaltens. Beispielsweise zeigen Garcia/Mann (2003) für mehrere gesundheitsrelevante Verhaltensweisen (Ernährung, Selbstuntersuchung der Brust), dass das Sozial-kognitive Prozessmodell gesundheitlichen Handelns Verhaltensintentionen besser vorauszusagen vermag als drei andere Theorien.

1.4 Intentions-Verhaltens-Lücke

Die Mehrzahl der sozial-kognitiven Modelle erhebt den Anspruch zu erklären, wie Menschen die Absicht entwickeln, sich gesund zu verhalten. Doch sind Intentionen ausreichend, um tatsächliches Verhalten vorherzusagen? Die Metaanalyse von Webb und Sheeran (2006) zeigt, dass eine mittlere bis große Veränderung der Verhaltensabsicht (d = 0,66) nur zu einer kleinen bis mittleren Veränderung des Verhaltens (d = 0,36) führt. Wie zahlreiche weitere Studien belegen, beeinflussen Intentionen das Verhalten zwar signifikant; ein großer Anteil der Verhaltensvarianz lässt sich aber nicht über die Absicht erklären. Dies wird in der Literatur als Intentions-Verhaltens-Lücke bezeichnet.

Erstmalig haben sich Fishbein und Ajzen (1975) damit auseinandergesetzt, welche Faktoren die Beziehung zwischen Intention und Verhalten beeinflussen. In der Folge erforschten zahlreiche weitere Autoren die **Moderatoren** dieses Zusammenhangs (vgl. Gollwitzer 2009, Prestwich et al. 2008, Godin et al. 2005). Bisherige Untersuchungen zeigen, dass unter anderem Unterschiede in der **wahrgenommenen Verhaltenskontrolle** und soziale Einflüsse diese Kluft bedingen (vgl. Webb/Sheeran 2006). Weiterhin spielt die Abgrenzung von handlungsorientierten und lageorientierten Personen ein Rolle (vgl. Norman et al. 2003, Kuhl 2001, 1985). Diese aus der Persönlichkeitspsychologie stammende Unterscheidung kennzeichnet, inwiefern Menschen dazu fähig sind, eigene Emotionslagen zu verändern und Absichten im tatsächlichen Verhalten umzusetzen (vgl. Bagozzi et al. 1992). Je höher die **Handlungsorientierung** ausgeprägt ist, desto stärker fällt der Zusammenhang zwischen Verhaltensabsicht und Verhalten aus (vgl. Kendzierski 1990). Handlungsorientierten Menschen gelingt es eher, nach einem Missgeschick wieder neue Versuche zu unternehmen. Lageorientierte Menschen sind hingegen stark auf die momentane Situation fixiert. Es fällt ihnen schwer, sich von ihren Gedanken und Gefühlen zu lösen. Dies hält sie davon ab, sich anstehenden Aufgaben zu widmen.

Einen weiteren Erklärungsbeitrag könnte das Konstrukt **Health Locus of Control** (HLC, vgl. Wallston et al. 1978) liefern, welches seinen Ursprung in der Sozialen Lerntheorie von Rotter (1954) hat. Es bildet drei Dimensionen ab: Das Ausmaß, zu dem Individuen annehmen, dass ihre Gesundheit (1) ihrer eigenen Kontrolle, (2) der Kontrolle einflussreicher anderer Personen oder (3) dem Schicksal bzw. Glück unterliegt. Personen, die eine hohe Ausprägung auf der ersten Dimension aufweisen (interner HLC), verhalten sich vermutlich eher gesundheitsförderlich, als jene, bei denen die letzten beiden Dimensionen dominieren (externer HLC). Während einige Studien diese Vermutung bestätigen (vgl. Norman et al. 1998, Abella/Heslin 1984), kann sie in anderen Untersuchungen nicht statistisch abgesichert werden (vgl. Brown et al. 1983).

Auch **moralische Normen** einer handelnden Person haben einen moderierenden Einfluss darauf, inwiefern sie ihre Verhaltensabsichten in Verhalten umsetzt (vgl. Godin et al. 2005). Moralische Normen entstehen durch moralische Werte, an denen gemessen wird, was „normal" ist. Daraus kann für eine Person die Annahme erwachsen, dass sie zu einem bestimmten Verhalten verpflichtet ist. Beispielsweise kann sich eine Person mehr oder weniger persönlich dazu gezwungen fühlen, Sport zu treiben und sogar Schuldgefühle verspüren, wenn sie nicht körperlich aktiv ist.

Ob aus einer Verhaltensabsicht tatsächlich das angestrebte Verhalten resultiert, hängt ferner von der Kongruenz zwischen persönlicher **Identität** und Verhaltensabsicht sowie der **Wahrnehmung im sozialen Umfeld** ab. Gollwitzer et al. (2009) zeigen, dass die Intention, sich gesundheitsbewusst zu verhalten und deshalb mehrmals pro Woche in einem Fitnessstudio zu trainieren, mit geringer Wahrscheinlichkeit in tatsächliches Verhalten mündet, wenn andere Personen die Absicht erfahren und positiv anerkennen. Die Autoren begründen dies damit, dass das Individuum so schon frühzeitig annimmt, die gewünschte und angestrebte Identität zu besitzen. In Anlehnung an Paulhus (1984) zweidimensionale Konzeption der sozialen Erwünschtheit unterstellen die Autoren, dass Prozesse der Selbsttäuschung für diesen Befund verantwortlich sind.

Neuropsychologische Korrelate moderieren die Beziehung zwischen Intention und Verhalten ebenfalls (vgl. Hall et al. 2008). Hierbei ist insbesondere die Qualität der exekutiven Funktionen bedeutsam. Unter exekutiven Funktionen werden in der Hirnforschung die mentalen Funktionen verstanden, mit denen Menschen ihr Verhalten steuern. Das beinhaltet unter anderem das Setzen von Zielen, Planung, Entscheidung für Prioritäten, Impulskontrolle, emotionale Regulation, Aufmerksamkeitssteuerung sowie zielgerichtetes Initiieren und Sequenzieren von Handlungen. Diese Prozesse der Selbstregulation und der zielgerichteten Handlungssteuerung hängen eng mit einem intakten Frontalhirn, einem spezifischen Zusammenspiel bestimmter Nervenbahnen und Neurotransmitter sowie Teilen der Basalganglien und des Thalamus zusammen. Personen, die ihre Intentionen mit größerer Wahrscheinlichkeit in Verhalten umsetzen, weisen in neuropsychologischen bildgebenden Verfahren eine erhöhte Aktivität in den genannten Hirnarealen auf.

In Anbetracht dieser zahlreichen Moderatoren des Intentions-Verhaltens-Zusammenhangs sollten Interventionen also nicht nur darauf abzielen, Verhaltensabsichten auszubilden, sondern auch darauf, wie sich diese Intentionen am einfachsten in Verhalten transformieren lassen. Webb und Sheeran (2006) schlagen sogar vor, dass Verhalten nicht zwingend über Verhaltensintentionen geändert werden muss, sondern auch dadurch hervorgerufen werden kann, dass eine Person so genanntes **prototypisches Verhalten** wahrnimmt. Dieses von einer anderen Person ausgeführte beispielhafte Gesundheitsverhalten kann, auf den Prinzipien des Modelllernens basierend, dazu führen, dass die beobachtende Person das Verhalten imitiert.

1.5 Weiterentwicklung sozial-kognitiver Modelle

Zwar leisten sozial-kognitive Modelle einen wesentlichen Beitrag zur Erklärung gesundheitsbewussten Verhaltens und gesundheitsbezogener Verhaltensänderungen; durch den Fokus auf soziale und insbesondere kognitive Einflussfaktoren blenden sie aber systematisch wichtige Antezedenzen aus. Hierzu zählen Emotionen, Persönlichkeitsmerkmale und Lebensstil sowie situative und sozioökonomische Variablen.

Emotionale Prozesse verdienen bei der Planung und Realisierung von Gesundheitshandlungen besondere Aufmerksamkeit. Kleinert et al. (2007) verdeutlichen, dass Emotionen im Rahmen der Handlungsmotivation maßgeblich darüber entscheiden, ob ein Individuum sich als persönlich betroffen wahrnimmt und wie stark es darauf fokussiert, Intentionen umzusetzen. Sie wirken aktivierend und spielen insbesondere bei spontanem Verhalten eine bedeutsame Rolle (vgl. Sokolowski 1993). Weiß eine Person zum Beispiel aus Erfahrung, dass Bewegung und körperliche Aktivität dazu beiträgt, negative Gefühle abzubauen, wird sie sehr wahrscheinlich in Situationen, in denen sie wütend oder verärgert ist, versuchen, Sport zu treiben. Mohiyeddini und Bauer (2007) integrieren Emotionen in die Theorie des geplanten Verhaltens. Sie können so die Varianzaufklärung der abhängigen Variablen um zwölf Prozent verbessern. Auch Lawton et al. (2009) verdeutlichen, dass Emotionen in den theoretischen Modellen zum Gesundheitsverhalten und der auf ihnen basierenden Interventionsstrategien stärker beachtet werden sollten. Eine Schwierigkeit ist jedoch, dass die Modellvariablen oft diffus beschrieben und operationalisiert sind (vgl. Kleinert et al. 2007) und es daher teilweise unklar bleibt, ob es sich um eher kognitive oder emotionale Konstrukte handelt. Besonders deutlich wird dieses Problem bei den oft synonym verwendeten Begriffen Einschätzung, Empfindung und Wahrnehmung. Die Antwort auf die Frage, ob die Wahrnehmung von Krankheitsrisiken, die Bestandteil in vielen Modellen ist, eher emotional oder kognitiv ist, bleibt offen.

Einen besonderen Stellenwert in der Literatur zum Gesundheitsverhalten haben **selbstregulatorische Prozesse**. Ihnen widmete das renommierte Journal *Applied Psychology: An International Review* im Jahr 2005 sogar eine Sonderausgabe. Unter selbstregulativen Strategien werden jene selbstinitiierten Prozesse verstanden, welche dazu beitragen, zielorientiertes Verhalten zu unterstützen und aufrechtzuerhalten. Dazu zählen beispielsweise Strategien, welche Aufmerksamkeit lenken oder negative, handlungshemmende Gefühle unterdrücken. Sie werden im Rahmen des Transtheoretischen Modells (vgl. Kap. 6) als erlebens- bzw. verhaltensorientierten Strategien diskutiert und auch im Sozial-kognitiven Prozessmodell gesundheitlichen Handelns sind sie verankert (vgl. Schwarzer 1992, Kap. 7). Sowohl Karoly et al. (2005) als auch Ziegelmann und Lippke (2006) weisen aber darauf hin, dass diesen Strategien in anderen Modellen zum Gesundheitsverhalten mehr Beachtung geschenkt werden sollte.

Zahlreiche **Persönlichkeitsmerkmale** haben sich als einflussreiche Antezedenzen des Gesundheitsverhaltens erwiesen (vgl. Schneider 2004, Kap. 8). In den sozial-kognitiven Modellen werden diese jedoch nur indirekt beachtet. So finden sie in der Theorie des geplanten Verhaltens (vgl. Kap. 5) ihren Niederschlag als nicht genauer spezifizierte und theoretisch begründete Einflussgrößen der persönlichen Einstellung. Neben populären Persönlichkeitstheorien, wie den Big Five (vgl. Costa/McCrae 1997), sollten Konstrukte aus der Resilienzforschung, wie der Kohärenzsinn (vgl. Antonovsky 1987, 1979) und Kobasas Hardiness (vgl. Kobasa et al. 1982) beachtet werden. Letztere beschreiben in der Persönlichkeit verankerte generelle Widerstandskräfte. Sie nehmen Einfluss darauf, ob und wie gesund sich eine Person verhält.

Mehrere Studien belegen den Einfluss von **Gewohnheiten** und **vergangenem Verhalten** auf das gesundheitsrelevante Verhalten (vgl. Norman et al. 2003, Murgraff 1999, Hodgkins/Orbell 1998). In den sozial-kognitiven Modellen sind jedoch sowohl vergangenes Verhalten als auch Gewohnheiten kaum verankert. Insbesondere bei der Planung von Interventionen sollten die Verantwortlichen beachten, wie stark Gewohnheiten ausgeprägt sind (vgl. Verplanken/Orbell 2003, Ouellette/Wood 1998).

Wie die Diskussion zeigt, sorgen neben den in den sozial-kognitiven Modellen beachteten Variablen zahlreiche weitere Faktoren dafür, dass sich einige Personen gesundheitsbewusster verhalten als andere. Zusätzlich zu den bereits erläuterten Variablen können noch die folgenden Einflussgrößen genannt werden.

- **Demographische Faktoren**: Sozioökonomischer Status (vgl. Cowell 2006), Alter (vgl. Knäuper 2004), Geschlecht (vgl. Altgeld 2007) und ethnische bzw. kulturelle Herkunft (vgl. Benjamins/Buck 2008).
- **Soziale Faktoren**: Elterliche Verhaltensformen (vgl. Okada et al. 2002), Einfluss von Gleichaltrigen (vgl. McNeil et al. 1988), Lebenspartner (vgl. Lewis/Butterfield 2007), soziale Unterstützung (vgl. Adler/Matthews 1994).
- **Situative Faktoren:** Zugänglichkeit medizinischer Einrichtungen (vgl. Bolen et al. 2000), Verfügbarkeit und Verpackung gesundheitsfördernder Produkte (vgl. Botonaki et al. 2006).

Diese Auflistung verdeutlicht, dass sozial-kognitive Modelle das Gesundheitsverhalten keinesfalls erschöpfend vorhersagen können. Andere Ansätze, wie die Gegenstandsverankerte Theorie (vgl. Glaser/Strauss 1979), welche den **Kontext** in den Mittelpunkt der Betrachtung rücken, sollen die Defizite der sozial-kognitiven Modelle schließen. Jedoch vermögen auch diese nicht, die vielfältigen Einflussfaktoren und deren Interaktionen abzubilden.

Entgegen der Meinung vieler Kritiker der sozial-kognitiven Modelle (u.a. Greve 2001) kommt Ogden (2003) zu dem Schluss, dass es sich aus pragmatischer Sicht um ergiebige Modelle handelt, die insbesondere für die **Entwicklung von Interventionen** nützlich sind. Die in den folgenden Kapiteln vorgestellten sozial-kognitiven Modelle sind bei Praktikern enorm populär. Sie sind für die Entwicklung praktischer

Interventionen unverzichtbar geworden. So zeigen unter anderem Scobbie (2009), Cismaru (2008), Fraze et al. (2007), Fishbein und Cappella (2006) sowie Bandura (2004), wie sich im Bereich des Social Marketings (vgl. Loss 2006) auf Basis dieser Modelle Kampagnen gestalten und effektive Kommunikationsmaßnahmen entwickeln lassen.

Literatur

Abella, R.; Heslin, R. (1984): Health, Locus of Control, Values, and the Behavior of Family and Friends: An Integrated Approach to Understanding Preventive Health Behavior, in: Basic and Applied Social Psychology, 5 (4), 283-294.

Adams, J.; White, M. (2005): Why Don't Stage-based Activity Promotion Interventions Work?, in: Health Education Research, 20 (2), 237-243.

Adler, N.; Matthews, K. (1994): Health Psychology: Why Do Some People Get Sick and Some Stay Well?, in: Annual Review of Psychology, 45 (1), 229–260.

Ajzen, I. (1991): The Theory of Planned Behavior, in: Organizational Behavior and Human Decision Processes, 50 (2), 179-211.

Altgeld, T. (2007): Warum weder Hänschen noch Hans viel über Gesundheit lernen: Geschlechtsspezifische Barrieren der Gesundheitsförderung und Prävention, in: Prävention und Gesundheitsförderung, 2 (2), 90-97.

Antonovsky, A. (1979): Health, Stress and Coping, San Francisco: Jossey-Bass.

Antonovsky, A. (1987): Unrevealing the Mystery of Health, San Francisco: Jossey-Bass.

Armitage, C. J.; Conner, M. (2000): Social Cognition Models and Health Behaviour: A Structured Review, in: Psychology and Health, 15 (2), 173-189.

Bagozzi, R. P.; Baumgartner, H.; Yi, Y. (1992): State versus Action Orientation and the Theory of Reasoned Action: An Application to Coupon Usage, in: Journal of Consumer Research, 18 (4), 505-518.

Bandura, A. (1986): Social Foundations of Thought and Action: A Social Cognitive Theory, Englewood Cliffs: Prentice-Hall.

Bandura, A. (2004): Health Promotion by Social Cognitive Means, in: Health Education and Behaviour, 31 (2), 143-164.

Becker, M. H. (1974): The Health Belief Model and Personal Health Behavior, Thorofare: Slack.

Belloc, N.; Breslow, L. (1972): Relationship of Physical Health Status and Health Practices, in: Preventive Medicine, 1 (3), 409-421.

Benjamins, M. R.; Buck, A. C. (2008): A Sociocultural Predictor of Health Behaviors in Mexico, in: Journal of Aging and Health, 20 (3), 290-305.

Bilic, B. (2005): The Theory of Planned Behaviour and Health Behaviours: Critical Analysis of Methodological and Theoretical Issues, in: Hellenic Journal of Psychology, 2 (3), 243-259.

Bolen, J. C.; Rhodes, L.; Powell-Griner, E. E.; Bland, S. D.; Holtzman, D. (2000): State-Specific Prevalence of Selected Health Behaviors, by Race and Ethnicity-Behavioral Risk Factor Surveillance System, in: Morbidity and Mortality Weekly Report, 49 (11), 1-61.

Botonaki, A.; Polymeros, K.; Tsakiridou, E.; Mattas, K. (2006): The Role of Food Quality Certification on Consumer's Food Choices, in: British Food Journal, 108, 77-90.

Breslow, L.; Enstrom, J. E. (1980): Persistence of Health Habits and Their Relationship to Mortality, in: Preventive Medicine, 9 (4), 469-483.

Brown, N.; Muhlenkamp, A.; Fox, L.; Osborn, M. (1983): The Relationship Among Health Benefits, Health Values, and Health Promotion Activity, in: Western Journal of Nursing Research, 5 (2), 155-164.

Catania, J. A.; Kegeles, S. M.; Coates, T. J. (1990): Toward an Understanding of Risk Behavior: An AIDS Risk Reduction Model (ARRM), in: Health Education Quarterly, 17 (1), 53-72.

Cismaru, M.; Lavack, A.; Hadjistavropoulos, H.; Dorsch, K. (2008): Understanding Health Behavior: An Integrated Model for Social Marketers, in: Social Marketing Quarterly, 14 (2), 2-32.

Costa, P. T.; McCrae, R. R. (1997): Personality Trait Structure as a Human Universal, in: American Psychologist, 52 (5), 509-516.

Cowell, A. J. (2006): The Relationship Between Education and Health Behavior: Some Empirical Evidence, in: Health Economics, 15 (2), 125-46.

Faltermaier, T. (1994): Gesundheitsbewusstsein und Gesundheitshandeln: Über den Umgang mit Gesundheit im Alltag, Weinheim: Beltz.

Fishbein, M.; Cappella, J. (2006): The Role of Theory in Developing Effective Health Communications, in: Journal of Communication, 56 (1), 1-17.

Fishbein, M.; Ajzen, I. (1975): Belief, Attitude, Intention, and Behavior, New York: Wiley.

Fraze, J.; Rivera-Trudeau, M.; McElroy, L. (2007): Applying Behavioral Theories to a Social Marketing Campaign, in: Social Marketing Quarterly, 13 (1), 2-14.

Garcia, K.; Mann, T. (2003): From 'I Wish' to 'I Will': Social-Cognitive Predictors of Behavioral Intentions, in: Journal of Health Psychology, 8 (3), 347-361.

Glaser, B. G.; Anselm L.; Strauss, A. L. (1979): Die Entdeckung gegenstandsbezogener Theorie: Eine Grundstrategie qualitativer Sozialforschung, in: Hopf, C.; Weingarten, E. (Hrsg.): Qualitative Sozialforschung.

Gochman, D. S. (1997): Handbook of Health Behavior Research: Personal and Social Determinants, New York: Plenum.

Godin, G.; Conner, M.; Sheeran, P. (2005): Bridging the Intention-Behaviour 'Gap': The Role of Moral Norm, in: British Journal of Social Psychology, 44 (4), 497-512.

Godin, G.; Bélanger-Gravel, A.; Eccles, M.; Grimshaw, J. (2008): Healthcare Professionals' Intentions and Behaviours: A Systematic Review of Studies Based on Social Cognitive Theories, in: Implementation Science, 3, 1-12.

Gollwitzer, P.; Sheeran, P.; Michalski, V.; Seifert, A. (2009): When Intentions Go Public: Does Social Reality Widen the Intention-Behavior Gap?, in: Psychological Science, 20 (5), 612-618.

Gollwitzer, P. M. (1993): Goal Achievement: The Role of Intentions, in: Strobe, W.; Hewstone, M. (Eds): European Review of Social Psychology, 4th ed., 142-185.

Greve, W. (2001): Traps and Gaps in Action Explanation: Theoretical Problems of a Psychology of Human Action, in: Psychological Review, 108 (2), 435-451.

Hafen, M. (2002): Das weite Feld von Prävention und Gesundheitsförderung, in: SuchtMagazin, 1, 34-42.

Hafen, M. (2004): Was unterscheidet Prävention von Gesundheitsförderung?, in: Prävention, 1, 8-11.

Hall, P.; Fong, G.; Epp, L.; Elias, L. (2008): Executive Function Moderates the Intention-Behavior Link for Physical Activity and Dietary Behavior, in: Psychology & Health, 23 (3), 309-326.

Herrmann, A.; Huber, F.; Kressmann, F. (2006): Varianz- und kovarianzbasierte Strukturgleichungsmodelle: Ein Leitfaden zu deren Spezifikation, Schätzung und Beurteilung, in: Zeitschrift für betriebswirtschaftliche Forschung, 58 (1), 34-66

Orbell, S.; Hodgkins, S.; Sheeran, P. (1997): Implementation Intentions and the Theory of Planned Behavior, in: Personality and Social Psychology Bulletin, 23 (9), 945-954.

Karoly, P.; Boekaerts, M.; Maes, S. (2005): Toward Consensus in the Psychology of Self-Regulation: How Far Have We Come? How Far Do We Have Yet to Travel?, in: Applied Psychology: An International Review, 54 (2), 300-311.

Kendzierski, D. (1990): Decision Making versus Decision Implementation: An Action Control Approach to Exercise Adoption and Adherence, in: Journal of Applied Social Psychology, 20 (1), 27-45.

Kleinert, J.; Golenia, M.; Lobinger, B. (2007): Emotionale Prozesse im Bereich der Planung und Realisierung von Gesundheitshandlungen, in: Zeitschrift für Sportpsychologie, 14 (1), 44-50.

Klotz, T.; Haisch, J.; Hurrelmann, K. (2006): Prävention und Gesundheitsförderung. Ziel ist anhaltend hohe Lebensqualität, in: Deutsches Ärzteblatt, 103 (10), 606–609.

Knäuper, B. (2004): Gesundheitsverhalten über die Lebensspanne, in: Schwarzer, R.; Jerusalem, M.; Weber, H. (Hrsg.): Gesundheitspsychologie von A bis Z, Göttingen: Hogrefe, 216-220.

Kobasa, S. C.; Maddi, S. R.; Kahn, S. (1982): Hardiness and Health: A Prospective Study, in: Journal of Personality and Social Psychology, 42, 168–177.

Kuhl, J. (1985): Volational Mediators of Cognition-Behavior Consistency: Self-Regulatory Process and Action versus Stat Orientation, in: Kuhl, J.; Beckman, J. (Eds.): Action Control: From Cognition to Behavior, New York: Springer, 101-128.

Kuhl, J. (2001): Motivation und Persönlichkeit: Interaktionen psychischer Systeme, Göttingen: Hogrefe.

Lawton, R.; Conner, M.; McEachan, R. (2009): Desire or Reason: Predicting Health Behaviors from Affective and Cognitive Attitudes, in: Health Psychology, 28 (1), 56-65.

Lewis, M. A.; Butterfield, R. M. (2007): Social Control in Marital Relationships: Effect of One's Partner on Health Behaviors, in: Journal of Applied Social Psychology, 37 (2), 298-319.

Lippke, S.; Renneberg, B. (2006): Theorien und Modelle des Gesundheitsverhaltens, in: Renneberg, B.; Hammelstein, P. (Hrsg.): Gesundheitspsychologie, Heidelberg: Springer Medizin, 35-60.

Loss, J.; Lang, K.; Ultsch, S.; Eichhorn, C.; Nagel, E. (2006): Das Konzept des Social Marketing: Chancen und Grenzen für die Gesundheitsförderung und Prävention in Deutschland, in: Gesundheitswesen, 68 (7), 395-402.

Maes, S.; Gebhardt, W. (2000): Self-Regulation and Health Behavior: The Health Behavior Goal Model, in: Boekaerts, M.; Pintrich, P.R.; Zeidner, M. (Eds.): Handbook of Self-Regulation: Theory, Research and Applications, San Diego: Academic Press, 343-368.

McNeil, A. D.; Jarvis, M. J.; Stapleton, J. A.; Russell, M. A. H.; Eiser, J. R.; Gammage, P.; Gray, E. M. (1988): Prospective Study of Factors Predicting Uptake of Smoking in Adolescents, in: Journal of Epidemiology and Community Health, 43 (1), 72-78.

Mohiyeddini, C.; Bauer, S. (2007): Die Intentions-Verhaltens-Lücke bei sportlichen Aktivitäten: Die Bedeutung von Emotionen, in: Zeitschrift für Sportpsychologie, 14, 3-13.

Murgraff, V.; White, D.; Phillips, K. (1999): An Application of Protection Motivation Theory to Riskier Single-Occasion Drinking, in: Psychology and Health, 14 (2), 339–350.

Noack, R. H. (1997): Salutogenese: Ein neues Paradigma in der Medizin?, in: Bartsch, H. H.; Bengel, J. (Hrsg.): Salutogenese in der Onkologie, Basel: Karger, 88-105.

Norman, P.; Bennett, P.; Smith, C. (1998): Health Locus of Control and Health Behaviour, in: Journal of Health Psychology, 3 (2), 171-180.

Norman, P.; Conner, M. (2005): Predicting and Changing Behaviour: Future Directions, in: Conner, M.; Norman, P. (Eds.): Predicting Health Behavior, 2nd ed., Berkshire: Open University Press, 324-371.

Norman, P.; Sheeran, P.; Orbell, S. (2003): Does State versus Action Orientation Moderate the Intention-Behavior Relationship?, in: Journal of Applied Social Psychology, 33 (3), 536-553.

Ogden, J. (2003): Some Problems with Social Cognition Models: A Pragmatic and Conceptual Analysis, in: Health Psychology, 22 (4), 424-428.

Okada, M.; Kawamura, M.; Kaihara, Y.; Matsuzaki, Y.; Kuwahara, S.; Ishidori, H.; Miura, K. (2002): Influence of Parents' Oral Health Behaviour on Oral Health Status of their School Children: An Exploratory Study Employing a Causal Modeling Technique, in: International Journal of Paediatric Dentistry, 12 (2), 101-109.

Oulette, J. A.; Wood, W. (1998): Habit and Intention in Everyday Life: The Multiple Processes by Which Past Behavior Predicts Future Behavior, in: Psychological Bulletin, 124 (1), 54–74.

Painter, J.; Borba, C.; Hynes, M.; Mays, D.; Glanz, K. (2008): The Use of Theory in Health Behavior Research from 2000 to 2005: A Systematic Review, in: Annals of Behavioral Medicine, 35, 358-362.

Paulhus, D. L. (1984): Two-Component Models of Social Desirability Responding, in: Journal of Personality and Social Psychology, 46, 598–609.
Prestwich, A.; Perugini, M.; Hurling, R. (2008): Goal Desires Moderate Intention-Behaviour Relations, in: British Journal of Social Psychology, 47(1), 49-71.
Prochaska, J. O.; DiClemente, C. C. (1984): The Transtheoretical Approach: Crossing Traditional Boundaries of Therapy, Homewood: Dow Jones Irwin.
Renner, B. (2004): Gesundheitsverhaltensmessung, in: Schwarzer, R.; Jerusalem, M.; Weber, H. (Hrsg.): Gesundheitspsychologie von A bis Z, Göttingen: Hogrefe, 220–223.
Rodgers, W.; Conner, M.; Murray, T. (2008): Distinguishing Among Perceived Control, Perceived Difficulty, and Self-Efficacy as Determinants of Intentions and Behaviours, in: British Journal of Social Psychology, 47 (4), 607-630.
Rogers, R. W. (1975): A Protection Motivation Theory of Fear Appeals and Attitude Change, in: Journal of Psychology, 91 (1), 93-114.
Rotter, J. B. (1954): Social Learning and Clinical Psychology, New York: Prentice Hall.
Safer, M. A.; Tharps, Q.; Jackson, T.; Leventhal, H. (1979): Determinants of Three Stages of Delay in Seeking Care at a Medical Clinic, in: Medical Care, 17 (1), 11-29.
Schmidt, L. R. (1998): Zur Dimensionalität von Gesundheit (und Krankheit): Überblicksarbeit, in: Zeitschrift für Gesundheitspsychologie, 6 (4), 161-178.
Schneider, T. R. (2004): The Role of Neuroticism on Psychological and Physiological Stress Responses, in: Journal of Experimental Social Psychology, 40 (6), 795-804.
Schwarzer, R. (2008): Models of Health Behaviour Change: Intention as Mediator or Stage as Moderator?, in: Psychology and Health, 23 (3), 259-263.
Schwarzer, R. (1992): Self-Efficacy in the Adoption and Maintenance of Health Behaviors: Theoretical Approaches and a New Model, in: Schwarzer, R. (Ed.): Self-Efficacy: Thought Control of Action, Washington: Hemisphere Publishing Corporation, 217-243.
Schwarzer, R. (2004): Psychologie des Gesundheitsverhaltens: Einführung in die Gesundheitspsychologie, 3. Aufl., Göttingen: Hogrefe.
Scobbie, L.; Wyke, S.; Dixon, D. (2009): Identifying and Applying Psychological Theory to Setting and Achieving Rehabilitation Goals, in: Clinical Rehabilitation, 23 (4), 321-333.
Sokolowski, K. (1993): Emotion und Volition: Eine motivationspsychologische Standortbestimmung. Göttingen: Hogrefe.
Statistisches Bundesamt (Hrsg.) (2006): Gesundheit, in: Statistisches Bundesamt: Datenreport 2006, 179-194.
Steptoe, A.; Wardle, J.; Vinck, J.; Tuomisto, M.; Holte, A.; Wichstrom, L. (1994): Personality and Attitudinal Correlates of Healthy and Unhealthy Lifestyles in Young Adults, in: Psychology and Health, 9 (5), 331-343.
Verplanken, B.; Orbell, S. (2003): Reflections on Past Behavior: A Self-Report Index of Habit Strength, in: Journal of Applied Social Psychology, 33 (6), 1313-1330.
von Ferber, L.; Koster, I.; Hauner, H. (2007): Medical Costs of Diabetic Complications Total Costs and Excess Costs by Age and Type of Treatment Results of the German CoDiM Study, in: Experimental and Clinical Endocrinology & Diabetes, 115 (2), 97-104.
Wallston, K. A.; Wallston, B. S.; DeVellis, R. (1978): Development of the Multidimensional Health Locus of Control (MHLC) Scales, in: Health Education Monographs, 6 (2), 160-170.
Webb, T.; Sheeran, P. (2006): Does Changing Behavioral Intentions Engender Behavior Change? A Meta-Analysis of the Experimental Evidence, in: Psychological Bulletin, 132 (2), 249-268.
Weinman, J.; Johnston, M.; Molloy, G. (2006): Health Psychology Volume I: Theoretical Models and Frameworks, London: Sage.
Weinstein, N.; Rothman, A.; Sutton, S. (1998): Stage Theories of Health Behavior: Conceptual and Methodological Issues, in: Health Psychology, 17 (3), 290-299.
Weinstein, N. D. (1988): The Precaution Adoption Process, in: Health Psychology, 7 (4), 355-386.

Weinstein, N. D. (1993): Testing Four Competing Theories of Health-Protective Behavior, in: Health Psychology, 12 (4), 324-333.
WHO (Ed.) (1946): Constitution of the World Health Organization.
Ziegelmann, J. P. (2004): Gesundheits- und Krankheitsbegriffe, in: Schwarzer, R.; Jerusalem, M.; Weber, H. (Hrsg.): Gesundheitspsychologie von A bis Z, Göttingen: Hogrefe, 149-152.
Ziegelmann, J.; Lippke, S. (2006): Selbstregulation in der Gesundheitsverhaltensänderung: Strategienutzung und Bewältigungsplanung im jungen, mittleren und höheren Alter, in: Zeitschrift für Gesundheitspsychologie, 14 (2), 82-90.
Zimmet, P.; Alberti, K.G.; Shaw, J. (2001): Global and Societal Implications of the Diabetes Epidemic, in: Nature, 414 (6865), 782-787.

2. Modell gesundheitlicher Überzeugungen

Franziska Faselt und Stefan Hoffmann

In Kürze: Das Modell gesundheitlicher Überzeugungen geht auf Marshall Becker zurück. Es postuliert, dass sich Menschen dann präventiv verhalten, wenn sie sich durch eine Krankheit bzw. ein Risiko persönlich gefährdet sehen und sie aufgrund dieser Erkrankung ernsthafte Konsequenzen erwarten. Zudem müssen sie überzeugt sein, dass präventives Verhalten diese Konsequenzen verhindern oder mildern kann. Allerdings sollten die Maßnahmen mit möglichst geringen Anstrengungen verbunden sein.

Beispiel: H. B. Müller spielt regelmäßig mit seinen Freunden Fußball. Danach reden sie in einer geselligen Runde und rauchen dabei gemeinsam. Vergangene Woche berichtete einer der Fußballfreunde, dass sein Vater, welcher selber lange geraucht habe, an Lungenkrebs gestorben sei. Das erinnerte Herrn Müller daran, dass seine Frau schon seit einiger Zeit möchte, dass er mit dem Rauchen aufhört. Er denkt darüber nach, das Rauchen aufzugeben, um gesünder zu leben, denn das ist ihm eigentlich wichtig. Welches Verhalten sagt das Modell voraus?

2.1 Ausgangspunkt

Das bereits in den 50er Jahren entstandene Modell gesundheitlicher Überzeugungen (Health Belief Modell, HBM) ist eines der ältesten sozial-kognitiven Modelle, um gesundheitsbewusstes Verhalten zu erklären. Es hat wichtige Konstrukte eingeführt, die für die weitere Forschung zum Gesundheitsverhalten unverzichtbar geworden sind. Trotz aller Kritik, die besonders Anfang der 80er Jahre des letzten Jahrhunderts geäußert wurde, ist das Modell bis heute sehr einflussreich.

Becker (1974) entwickelte das HBM auf Basis der Arbeiten von Hochbaum und Kollegen (vgl. Hochbaum 1956, Rosenstock 1966, 1974). Die Autoren erforschten, ob und wie sich die Teilnahme an Tuberkuloseuntersuchungen durch psychologische Variablen erklären lässt. Aus epidemiologischen Studien war damals bereits bekannt, dass demographische Variablen, wie Alter, Geschlecht, sozioökonomischer Status oder ethnische Herkunft mit präventivem Gesundheitsverhalten zusammenhängen (vgl. Rosenstock 1974). Diese Variablen ließen sich jedoch nicht durch Maßnahmen der Gesundheitserziehung oder mittels Gesundheitskampagnen beeinflussen. Um letztere effektiver zu gestalten, formulierten Hochbaum und seine Kollegen Annahmen zum Einfluss **psychologischer Antezedenzen** auf das Gesundheitsverhalten. Aus diesen Thesen entstand später das Modell gesundheitlicher Überzeugungen.

Dem HBM liegt die Annahme zugrunde, dass gesundheitliche Überzeugungen das Verhalten steuern. Damit lässt es sich in die lange Tradition so genannter **Erwartungs-x-Wert-Theorien** einordnen (vgl. Lewin 1951), welche postulieren, dass menschliches Verhalten maßgeblich von der Ausprägung zweier Kognitionen abhängt: Der angenommenen Wahrscheinlichkeit, mit der bestimmte Handlungen dazu beitragen, ein bestimmtes Ziel zu erreichen und dem Wert, den eine Person dem Erreichen dieses Zieles zuschreibt. Übertragen auf das Gesundheitsverhalten bezieht sich die Komponente Erwartung auf die Überzeugung, dass ein ergriffenes Verhalten auch tatsächlich krankheitsverhindernd bzw. –lindernd wirkt. Die Komponente Wert beschreibt, wie intensiv das Individuum den Wunsch hegt, eine Krankheit zu verhindern bzw. gesund zu werden.

Das Modell gesundheitlicher Überzeugungen soll erklären, weshalb Menschen bereit sind, präventive Handlungen auszuüben und motiviert sind, Angebote des Gesundheitswesens in Anspruch zu nehmen. Im Bereich der Gesundheitsaufklärung und -vorsorge knüpften Praktiker gezielt an den Komponenten des Modells an, um eine positive Änderung hinsichtlich des Gesundheitsverhaltens zu bewirken.

2.2 Beschreibung

Das HBM postuliert, dass das Gesundheitsverhalten aus dem Zusammenspiel einer **wahrgenommenen Bedrohung** mit der **Bilanz aus Kosten und Nutzen** möglicher Verhaltensweisen resultiert. Wer sich persönlich gefährdet sieht und erwartet, dass eine Erkrankung ernste Konsequenzen nach sich zieht, ergreift dem Modell zufolge mit hoher Wahrscheinlichkeit eine gesundheitsfördernde Maßnahme. Zudem muss die Person überzeugt sein, dass die präventive Maßnahme der Krankheit effektiv vorbeugt oder diese lindert und dass sie nicht mit großen Anstrengungen oder Hindernissen verbunden ist. Diese rationalen Überzeugungen werden in dem Modell additiv miteinander verknüpft. Wechselwirkungen zwischen den Einflussgrößen bleiben in den ersten Modellfassungen unberücksichtigt (vgl. Abbildung 2-1).

Die wahrgenommene **Bedrohung** ergibt sich aus der Summe der subjektiv wahrgenommenen **Verletzlichkeit** (bzw. Vulnerabilität) und dem subjektiv wahrgenommenen **Schweregrad** der Symptome (bzw. Ernsthaftigkeit). Die meisten Menschen unterschätzen den Schweregrad jedoch aufgrund eines optimistischen Fehlschlusses (vgl. Weinstein 1982). Dieser besagt, dass sich ein Mensch weniger verwundbar fühlt als er tatsächlich ist und die Gefährlichkeit einer Erkrankung unterschätzt bzw. vorhandene Symptome nicht ernst nimmt. Folglich sieht er kaum Bedarf, sich gesund zu verhalten, um Krankheiten abzuwenden.

Ob sich eine Person präventiv verhält, hängt darüber hinaus von dem wahrgenommenen Nutzen und den wahrgenommenen Kosten der entsprechenden Handlungen ab. Subjektiver **Nutzen** entsteht unter anderem durch ein erhöhtes Wohlbefinden, verringerte Beschwerden oder soziale Anerkennung. **Kosten** resultieren aus allen Barrieren, die es dem Individuum erschweren, sich gesund zu verhalten. So kann präventives Verhalten für den einzelnen mit hohem finanziellem Aufwand verbunden sein. Es kann gefährlich (z.b. Nebenwirkungen bestimmter Medikamente) oder anstrengend bzw. mit großen Überwindungen assoziiert (z.B. regelmäßige sportliche Betätigung) sein. Diese subjektiven Vor- und Nachteile werden in einer **Kosten-Nutzen-Bilanz** abgeglichen. Damit sich eine Person gesund verhält, muss sie davon überzeugt sein, dass der Nutzen, den eine Verhaltensweise stiftet, die damit verbundenen Kosten, übersteigt.

Um der Komplexität der Realität gerechter zu werden, nehmen die Autoren (vgl. Becker et al. 1974) neben den beschriebenen vier Hauptkomponenten (subjektiv wahrgenommene Verwundbarkeit und subjektiv wahrgenommener Schweregrad sowie Kosten und Nutzen) noch weitere so genannte distale Einflussvariablen in das Modell auf. So berücksichtigen sie **demographische** (z.B. Alter, Geschlecht, sozioökonomischer Status), **psychologische** und **psychosoziale** Variablen (z.B. Persönlichkeit, Gruppenverhalten) sowie das implizite und explizite **Wissen** der Person. In welcher Art und Weise diese Faktoren die wahrgenommene Bedrohung sowie die Kosten-Nutzen-Bilanz beeinflussen, haben die Autoren jedoch weder theoretisch präzisiert noch empirisch geprüft.

Weiterhin schreiben die Autoren **Handlungsanreizen** eine wichtige Rolle zu, da diese als Verhaltensauslöser wirken. Sie können interner (z.B. physische Symptome) oder externer Natur (z.B. sozialer Einfluss, Gesundheitskampagnen, Erkrankung eines Familienmitglieds, Ratschlag vom Arzt) sein. Die Handlungsanreize sollen

Abbildung 2-1: Das Modell gesundheitlicher Überzeugungen

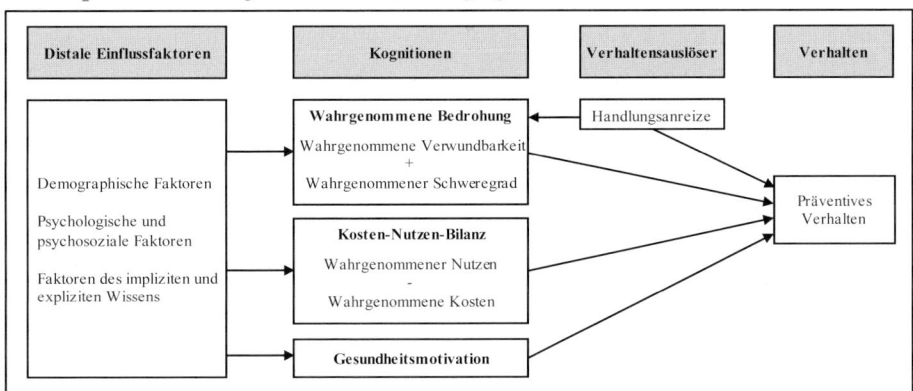

den Autoren zufolge sowohl die wahrgenommene Bedrohung als auch direkt das präventive Verhalten beeinflussen. Ihre Wirkung wurde in empirischen Untersuchungen bislang jedoch kaum analysiert.

Die Autoren postulieren, dass auch die generelle **Gesundheitsmotivation** beeinflusst, ob sich eine Person gesundheitsförderlich verhält. Diese beschreibt die Bereitschaft der Person, sich mit gesundheitsassoziierten Themen auseinanderzusetzen. Die Stärke der Gesundheitsmotivation hängt von den distalen Variablen ab. Ihre Wirkung auf das Gesundheitsverhalten entfaltet sie parallel zur wahrgenommenen Bedrohung und der Kosten-Nutzen-Bilanz. Diese Stellung im Modell erscheint willkürlich. Genauso hätte die Gesundheitsmotivation auch Teil der psychologischen Einflussfaktoren sein können. Zudem ist diese Modellkomponente bislang empirisch nicht hinreichend geprüft worden.

> **Beispiel:** Als H. B. Müller den Bericht des Freundes verfolgt (= *Handlungsanreiz*), nimmt er Parallelen zwischen seinem (Rauch-)Verhalten und dem Verhalten des Vaters seines Freundes wahr (= *wahrgenommene Verwundbarkeit*). Dass dieser an den Folgen des Nikotinkonsums gestorben ist (= *wahrgenommer Schweregrad*), erschreckt ihn und er zieht in Betracht, das Rauchen aufzuhören. Allerdings befürchtet er, dass seine Freunde ihn ausgrenzen könnten, wenn er zukünftig nicht mehr mitraucht (= *Kosten*). Dagegen würden sich seine sportlichen Leistungen vermutlich verbessern und er würde seiner Frau eine große Freude bereiten (= *Nutzen*). Da ihm zudem seine Gesundheit im Allgemeinen sehr wichtig ist (= *Gesundheitsmotivation*), überwiegen die Gründe, mit dem Rauchen aufzuhören, was er dann auch tut (= *Verhalten*).

2.3 Stand der Forschung

Das HBM entstand auf der Basis von Studien zum Verhalten, welches mit Tuberkuloseerkrankungen assoziiert ist. Aus diesem Grund befassten sich die ersten empirischen Analysen intensiv mit Verhalten im Krankheitsfall und dabei insbesondere mit dem Befolgen ärztlicher Anordnungen und der Nutzung medizinischer Institutionen (vgl. Abraham/Sheeran 2005). Später waren aber auch zahlreiche gesundheitsschädigende und gesundheitsfördernde Verhaltensweisen Gegenstand empirischer Untersuchungen (vgl. Abbildung 2-2).

Das Modell gesundheitlicher Überzeugungen wurde bereits mit Hilfe einer großen Bandbreite **methodischer Ansätze** überprüft. So kamen verschiedene Verfahren der Datenerhebung wie Selbstauskünfte, aber auch objektivere Maße wie physiologische Indikatoren (vgl. Bradley et al. 1987), medizinische Befunde (vgl. Orbell et al. 1995) oder Verhaltensbeobachtungen (vgl. Alagna/Reddy 1984) zum Einsatz. Der Großteil der Untersuchungen folgte einem Querschnittsdesign. Vereinzelt wurden auch Längsschnittuntersuchungen durchgeführt (vgl. Larson et al. 1979, Sackett et al. 1975), die es ermöglichen Kausalaussagen abzuleiten.

2. Modell gesundheitlicher Überzeugungen

Der Stand der Forschung wird in den **Metaanalysen** von Janz und Becker (1984) sowie Harrison et al. (1992) zusammengefasst. Obwohl sich die beiden Studien, wie im Folgenden gezeigt wird, in ihrem methodischen Ansatz stark unterscheiden, kommen sie zu dem gleichen zentralen Befund, dass sich der Einfluss der vier Hauptkomponenten des Modells auf das Gesundheitsverhalten empirisch bestätigen lässt. Es muss allerdings beachtet werden, dass die beiden Metaanalysen bereits ca. 20 Jahre zurückliegen und damit neueste Erkenntnisse nicht einschließen.

Janz und Becker (1984) beziehen 46 Studien in ihre Analyse ein. Die Autoren bilden mittels einer Auszählstrategie Signifikanzquotienten: Sie setzen die Anzahl der Studien, die einen signifikanten Einfluss einer Modellkomponente erzielen, ins Verhältnis zur Gesamtzahl der Studien, welche die jeweilige Variable untersuchen. Dieses Kriterium bescheinigt den vier Hauptkomponenten in 65 bis 89 Prozent der

Abbildung 2-2: Ausgewählte empirische Befunde zum Modell gesundheitlicher Überzeugungen

Sport und körperliche Aktivität	
Silver Wallace (2002)	Überprüfung einer Erweiterung des HBM: Je weniger Barrieren Probanden wahrnehmen, desto mehr sportliche Aktivität zeigen sie.
Ernährungsverhalten	
Deshpande (2009)	Die Wichtigkeit gesunder Ernährung korreliert mit der wahrgenommenen Verwundbarkeit und dem wahrgenommene Schweregrad. Während wahrgenommene Kosten die Wahrscheinlichkeit gesunder Ernährung reduzieren, übt der wahrgenommene Nutzen keinen signifikanten Einfluss aus.
Vassallo (2009)	Die wahrgenommenen Kosten und Nutzen und die generelle Gesundheitsmotivation prognostizieren die Absicht, funktionelle Nahrungsmittel zu konsumieren. Keine der beiden Komponenten sagt jedoch die wahrgenommene Bedrohung voraus. Handlungsanreize erklärten nur einen minimalen Varianzanteil.
Vorsorgeverhalten	
McClenahan et al. (2007)	Analyse, ob das HBM oder die Theorie den geplanten Verhaltens besser vorhersagt, ob Männer Selbstuntersuchungen zur Früherkennung von Hodenkrebs durchführen. Trotz Erweiterung des HBM um die Komponente Selbstwirksamkeit erklärt die Theorie des geplanten Verhaltens mehr Varianz der Verhaltensabsicht (56% vs. 50%) und des Verhaltens (20% vs. 21%) als das HBM.
Umeh/Roger-Gibson (2001)	Der wahrgenommene Schweregrad und die wahrgenommene Kosten sagen Selbstuntersuchungen der Brust voraus.
Sexualverhalten	
Boone (2004)	Wahrgenommene Verwundbarkeit erweist sich als stärkster Prädiktor dafür, ob die Befragten Kondome benutzen. Die Erweiterung des Modells um wahrgenommene soziale Normen der Peergroup und Einstellungen zur Sexualität, welche auf die persönliche Sozialisation zurückgeführt werden können, verbessern die Varianzaufklärung signifikant.
Abraham et al. (1992)	Gesundheitliche Überzeugungen und wahrgenommene Kosten beeinflussen die Intention, Kondome zu nutzen, um HIV zu verhindern. Die Vorhersagekraft des HBM für tatsächliches Verhalten wird jedoch in Zweifel gezogen.

Studien Vorhersagekraft. Betrachtet man nur längsschnittlich angelegte Studien, liegen diese Signifikanzraten sogar noch höher. Die Befunde stützen somit die Kernaussagen des Health Belief Modells. Die Untersuchung muss jedoch methodisch kritisiert werden. Das angewandte Vote Count-Verfahren berücksichtigt nur die Signifikanzhäufigkeiten, nicht aber die Effektstärken. Ferner bleiben Stichprobenumfänge der Studien und multivariate Zusammenhänge der Modellkomponenten unbeachtet (vgl. Abraham/Sheeran 2005, Harrison et al. 1992, Hedges/Olkin 1980).

Harrison et al. (1992) orientieren sich in ihrer Metaanalyse an strengeren Auswahlkriterien als Janz und Becker (1984). Dazu gehören unter anderem ein mehrstufiges Selektionsverfahren sowie strenge Reliabilitätskriterien (vgl. Whitcomb et al. 1993). Diesen Anforderungen entsprechen nur 16 Studien. Die aus diesen Untersuchungen aggregierten Daten werden unter Beachtung ihrer Stichprobengrößen, Signifikanzraten und Effektstärken gewichtet und zu mittleren Korrelationen zusammengefasst. So lässt sich nachweisen, dass die Stärke des Zusammenhangs der vier Modellkomponenten und dem Gesundheitsverhalten zwischen $r = 0{,}08$ und $r = 0{,}21$ beträgt. Die stärkste Beziehung zeigt sich zwischen den wahrgenommenen Kosten und dem Gesundheitsverhalten.

Zusammenfassend kommen beide Metaanalysen zu dem Ergebnis, dass die vier Hauptkomponenten des Modells (subjektiv wahrgenommene Verwundbarkeit und subjektiv wahrgenommener Schweregrad sowie Kosten und Nutzen) bedeutsame Prädiktoren für das Gesundheitsverhalten sind. Die Effektstärken fallen jedoch recht gering aus.

2.4 Kritik und Würdigung

Ein Überblick über Studien, die das HBM prüfen, liefert bei oberflächlicher Betrachtung **inkonsistente Befunde**. Dies liegt insbesondere darin begründet, dass die Konstrukte des Modells in verschiedenen Studien unterschiedlich konzeptionalisiert und operationalisiert werden. Zudem lassen sich manche Widersprüche auflösen, wenn man verschiedene Moderatorvariablen betrachtet.

Empirische Untersuchungen stellen die **Diskriminanzvalidität** der Modellkomponenten in Frage (vgl. Jette et al. 1981, Cummings et al. 1978, Maiman et al. 1977). So sind die Konstrukte wahrgenommene Verwundbarkeit und wahrgenommener Schweregrad nicht vollständig unabhängig voneinander. Weiterhin deutet die starke negative Korrelation der beiden Konstrukte Nutzen und Kosten darauf hin, dass diese eher die Pole eines Kontinuums repräsentieren als unabhängige Überzeugungen. Diese psychometrischen Einwände können ein Grund für die teilweise geringe Varianzaufklärung des Modells in verschiedenen Untersuchungen sein.

Bislang ist ungeklärt, wie die Konstrukte wahrgenommene Verwundbarkeit und wahrgenommener Schweregrad miteinander zu kombinieren sind, um den Grad der **wahrgenommenen Bedrohung** zu bestimmen. Die Erwartungs-x-Wert-Konzeption würde eine multiplikative Verknüpfung nahe legen, die Autoren des Modells postulieren anfangs jedoch eine rein additive Verbindung. Abraham und Sheeran (2005) schlagen sogar eine additive und multiplikative Verknüpfung vor, da sie annehmen, dass die wahrgenommene Verwundbarkeit die wahrgenommene Bedrohung direkt beeinflusst und gleichzeitig mit dem wahrgenommenen Schweregrad interagiert. Dementsprechend berechnen sie die wahrgenommene Bedrohung als Summe aus der wahrgenommenen Verwundbarkeit und dem Produkt aus wahrgenommener Verwundbarkeit und wahrgenommenem Schweregrad.

Weiterhin muss kritisiert werden, dass der Einfluss der beiden Modellkomponenten Handlungsanreize und Gesundheitsmotivation auf das Gesundheitsverhalten bislang nur unzureichend empirisch geprüft wurde. Dies könnte darin begründet sein, dass die Autoren die Konstrukte nur ungenügend definieren, so dass eine Operationalisierung schwer fällt. Insbesondere die Handlungsanreize beziehen sich auf einen so breitgefächerten Erfahrungsbereich, dass sie von den verschiedenen Forschergruppen **kontextabhängig operationalisiert** werden. In Metaanalysen können diese Konstrukte folglich kaum eingeschlossen werden (vgl. Abraham/Sheeran 2005). Die Gesundheitsmotivation, welche in den meisten Studien nur als Single-Item-Konstrukt erfasst wird, korreliert in bivariaten Untersuchungen zwar statistisch signifikant, aber nur schwach mit dem Gesundheitsverhalten (vgl. Ali 2002, Champion 1984). In multivariaten Untersuchungen beziehungsweise im Rahmen komplexer Modelle lässt sich dieser Zusammenhang nicht konsistent nachweisen (vgl. Thompson et al. 1986).

Neben den genannten psychometrischen Kritikpunkten erschweren auch die divergierenden Untersuchungsansätze die Vergleichbarkeit der Befunde. Betrachtet man verschiedene Moderatorvariablen, lassen sich einige Widersprüche aber auflösen. Abhängig von der untersuchten Bevölkerungsgruppe wurden verschiedene Zusammenhänge zum Gesundheitsverhalten ermittelt. Rosenstock (1974) kommt zu dem Schluss, dass das HBM für Angehörige der Mittelklasse zutreffender ist als für Menschen der Arbeiterklasse, da erstere zukunftsorientierter und bewusster planend handeln würden. Diese Differenzierung anhand des **sozioökonomischen Status** wird von Salloway et al. (1978) kritisiert. Sie zeigt aber, dass Wechselwirkungen zwischen den Modellkomponenten und weiteren Variablen bestehen können. Die Autoren des Modells berücksichtigen dies zwar, indem sie distale Einflüsse demographischer, psychologischer und psychosozialer Variablen berücksichtigen und darauf hinweisen, dass Handlungsanreize und die generelle Gesundheitsmotivation das Verhalten beeinflussen können. Wie sich diese Variablen auf die Kernkomponenten des Modells auswirken, haben sie bislang jedoch nicht eindeutig spezifiziert. Auch die wenigen bislang vorliegenden empirischen Untersuchungen liefern widersprüchliche Befunde (vgl. Harrison et al. 1992).

Der **Vergleich mit konkurrierenden Modellen** spricht ebenfalls gegen das HBM. Mullen et al. (1987) überprüften die Vorhersagekraft verschiedener Erklärungsansätze des Gesundheitsverhaltens hinsichtlich Ernährungs-, Sport- und Rauchgewohnheiten. Sie kamen zu dem Ergebnis, dass das Modell gesundheitlicher

Überzeugungen das Gesundheitsverhalten schlechter erklären konnte als beispielsweise die Theorie des geplanten Verhaltens (vgl. Kap. 5).

Trotz aller Kritik muss positiv hervorgehoben werden, dass das Modell viele Forscher zu **Weiterentwicklungen** angeregt hat. Beispielsweise integrieren einige Autoren das Konstrukt der Selbstwirksamkeit (vgl. Bandura 1977) in das HBM (vgl. Norman/Brain 2005, Wallace 2002, Rosenstock et al. 1988). Andere Forscher (vgl. Poss 2001, King 1982) beziehen das HBM bzw. einzelne Variablen in die Entwicklung eines neuen Modells ein.

Das Modell gesundheitlicher Überzeugungen hat enorme **Pionierarbeit** in der Gesundheitsforschung geleistet, indem es wichtige Konstrukte hervorgebracht hat, die für die theoretischen Überlegungen zum Gesundheitsverhalten unverzichtbar geworden sind. Insbesondere die wahrgenommene Verwundbarkeit und der wahrgenommene Schweregrad trugen dazu bei, dass das Modell gesundheitlicher Überzeugungen der Wegbereiter für eine Vielzahl von Interventionsansätzen und für die Entwicklung weiterer Gesundheitsmodelle war.

2.5 Anwendung

Das Modell gesundheitlicher Überzeugungen hat nicht nur die Forschung angeregt, sondern dient auch zahlreichen Praktikern als Grundlage dafür, wie gesundheitsrelevante Informationen im Rahmen von Präventionskampagnen dargeboten werden sollten. Demnach gilt es, insbesondere dafür Sorge zu tragen, dass der Adressat eine gesundheitliche Bedrohung als persönlich relevant und gravierend wahrnimmt. Gesundheitskampagnen sollten den wahrgenommenen Schweregrad und die wahrgenommene Gefährdung herausstellen, dabei den persönlichen Nutzen präventiver Verhaltensweisen betonen, sowie mögliche Barrieren reduzieren.

Interventionsstudien belegen die generelle Brauchbarkeit des Modells für die Praxis. Sie belegen die praktische Nützlichkeit des Modells für unterschiedlichste gesundheitsrelevante Verhaltensweisen, wie Rauchentwöhnung (vgl. Strecher et al. 1994), geschütztes Sexualverhalten (vgl. Toro-Alfonso et al. 2002), gesunde Ernährung (vgl. Deshpande et al. 2009), Impfbereitschaft (vgl. Hawe et al. 1998) und Brustkrebsvorsorge (vgl. Fox et al. 2001). In der weiteren Forschung gilt es jedoch zu prüfen, welche Faktoren zur Steigerung welcher Gesundheitsverhaltensweisen und in welchem Kontext angesprochen werden sollten (vgl. Abraham/Sheeran 2005).

Literatur

Abraham, C.; Sheeran, P. (2005): The Health Belief Model, in: Conner, M.; Norman, P. (Eds.): Predicting Health Behavior, 2nd ed., Berkshire: Open University Press, 28-80.

Abraham, C.; Sheeran, P.; Spears, R.; Abrams, D. (1992): Health Beliefs and Promotion of HIV-Preventive Intentions among Teenagers: A Scottish Perspective, in: Health Psychology, 11 (6), 363-370.

Alagna, S.; Reddy, D. (1984): Predictors of Proficient Technique and Successful Lesion Detection in Breast Self-Examination, in: Health Psychology, 3 (2), 113-127.

Ali, N. (2002): Prediction of Coronary Heart Disease Preventive Behaviors in Women: A Test of the Health Belief Model, in: Women & Health, 35 (1), 83-96.

Bandura, A. (1977): Self-Efficacy: Toward a Unifying Theory of Behavioral Change, in: Psychological Review, 84 (2), 191-215.

Becker, M. H. (1974): The Health Belief Model and Personal Health Behavior, in: Health Education Monographs 2:324–473.

Boone, T.; Lefkowitz, E. (2004): Safer Sex and the Health Belief Model: Considering the Contributions of Peer Norms and Socialization Factors, in: Journal of Psychology & Human Sexuality, 16 (1), 51-68.

Bradley, C.; Gamsu, D.; Moses, J. (1987): The Use of Diabetes-Specific Perceived Control and Health Belief Measures to Predict Treatment Choice and Efficacy in a Feasibility Study of Continuous Subcutaneous Insulin Infusion Pumps, in: Psychology & Health, 1 (2), 133-146.

Champion, V. (1984): Instrument Development for Health Belief Model Constructs, in: Advances in Nursing Science, 6 (3), 73-85.

Cummings, K. M.; Jette, A. M.; Rosenstock, I. M. (1978): Construct Validation of the Health Belief Model, in: Health Education & Behavior, 6, 394-405.

Deshpande, S.; Basil, M.; Basil, D. (2009): Factors Influencing Healthy Eating Habits Among College Students: An Application of the Health Belief Model, in: Health Marketing Quarterly, 26 (2), 145-164.

Fox, S.; Stein, J.; Sockloskie, R.; Ory, M. (2001): Targeted Mailed Materials and the Medicare Beneficiary: Increasing Mammogram Screening Among the Elderly, in: American Journal of Public Health, 91 (1), 55-61.

Harrison, J.; Mullen, P.; Green, L. (1992): A Meta-Analysis of Studies of the Health Belief Model with Adults, in: Health Education Research, 7 (1), 107-116.

Hawe, P.; McKenzie, N.; Scurry, R. (1998): Randomized Controlled Trial of the Use of a Modified Postal Reminder Card on the Uptake of Measles Vaccination, in: Archives of Disease in Childhood, 79 (2), 136-140.

Hedges, L.; Olkin, I. (1980): Vote-Counting Methods in Research Synthesis, in: Psychological Bulletin, 88 (2), 359-369.

Hochbaum, G. (1956): Why People Seek Diagnostic X-rays, in: Public Health Reports, 71 (4), 377–380.

Janz, N. K.; Becker, M. H. (1984): The Health Belief Model: A Decade Later. Health Education Quarterly, 11 (1), 1-47.

Jette, A. M.; Cummings, K. M.; Brock, B. M.; Phelps, M. C.; Naessens, J. (1981): The Structure and Reliability of Health Belief Indices, in: Health Service Research, 16 (1), 81–98.

King, J. (1982): The Impact of Patients' Perceptions of High Blood Pressure on Attendance at Screening: An Extension of the Health Belief Model, in: Social Science & Medicine, 16 (10), 1079-1091.

Larson, E. B; Bergman, J.; Heidrich, F. (1982): Do Postcard Reminders Improve Influenza Compliance? A Prospective Trial of Different Postcard "Cues", in: Journal of Medical Care, 20 (6), 639–648.

Lewin, K. (1951): Field Theory in Social Science: Selected Theoretical Papers, Oxford: Harpers.

Maiman, L.; Becker, M.; Kirscht, J.; Haefner, D.; Drachman, R. (1977): Scales for Measuring Health Belief Model Dimensions: A Test of Predictive Value, Internal Consistency, and Relationships Among Beliefs, in: Health Education Monographs, 5 (3), 215-230.

McClenahan, C.; Shevlin, M.; Adamson, G.; Bennett, C.; O'Neill, B. (2007): Testicular Self-Examination: A Test of the Health Belief Model and the Theory of Planned Behavior, in: Health Education Research, 22 (2), 272-284.

Mullen, P. D.; Hersey, J.; Iverson, D. C. (1987): Health Behavior Models Compared, in: Social Science and Medicine, (24), 973–981.

Norman, P; Brain, K. (2005): An Application of an Extended Health Belief Model to the Prediction of Breast Self-Examination Among Women with a Family History of Breast Cancer, in: British Journal of Health Psychology, 10 (1), 1-16.

Orbell, S.; Crombie, I.; Johnston, G. (1996): Social Cognition and Social Structure in the Prediction of Cervical Screening Uptake, in: British Journal of Health Psychology, 1 (1), 35-50.

Poss, J. (2001): Developing a New Model for Cross-Cultural Research: Synthesizing the Health Belief Model and the Theory of Reasoned Action, in: Advances in Nursing Science, 23 (4), 1-15.

Rosenstock, I. M. (1966): Why People Use Health Services, in: Milbank Memorial Fund Quarterly, 44, 94–124.

Rosenstock, I. M. (1974): Historical Origins of the Health Belief Model, in: Health Education Monographs, 2, 1-8.

Rosenstock, I.; Strecher, V.; Becker, M. (1988): Social Learning Theory and the Health Belief Model, in: Health Education Quarterly, 15 (2), 175-183.

Sackett, D.; Chambers, L.; MacPherson, A.; Goldsmith, C.; McAuley, R. (1977): The Development and Application of Indices of Health: General Methods and a Summary of Results, in: American Journal of Public Health, 67 (5), 423.

Salloway, J. C.; Pletcher, W. R.; Collins, J. J. (1978): Sociological and Social Psychological Models of Compliance with Described Regimen: In Search of a Synthesis, in: Sociological Symposium, 23, 100-121.

Silver Wallace, L. (2002): Osteoporosis Prevention in College Women: Application of the Expanded Health Belief Model, in: American Journal of Health Behavior, 26 (3), 163-172.

Strecher, V.; Kreuter, M.; Den Boer, D.; Kobrin, S. (1994): The Effects of Computer-Tailored Smoking Cessation Messages in Family Practice Settings, in: The Journal of Family Practice, 39 (3), 262-270.

Thompson, R. S.; Michnich, M.; Gray, J.; Friedlander, L.; Gilson, B. (1986): Maximizing Compliance with Hemoccult Screening for Colon Cancer in Clinical Practice, in: Medical Care, 24 (10), 904-914.

Toro-Alfonso, J.; Varas-Díaz, N.; Andújar-Bello, I. (2002): Evaluation of an HIV/AIDS Prevention Intervention Targeting Latino Gay Men and Men Who Have Sex with Men in Puerto Rico, in: AIDS Education and Prevention, 14 (6), 445-456.

Umeh, K.; Rogan-Gibson, J. (2001): Perceptions of Threat, Benefits, and Barriers in Breast Self-Examination amongst Young Asymptomatic Women, in: British Journal of Health Psychology, 6 (4), 361-372.

Vassallo, M.; Saba, A.; Arvola, A.; Dean, M.; Messina, F.; Winkelmann, M.; et al. (2009): Willingness to Use Functional Breads. Applying the Health Belief Model across four European countries, in: Appetite, 52 (2), 452-460.

Wallace, L. S. (2002): Osteoporosis Prevention in College Women: Application of the Expanded Health Belief Model, in: American Journal of Health Behavior, 26 (3), 163-172.

Weinstein, N. (1982): Unrealistic Optimism About Susceptibility to Health Problems, in: Journal of Behavioral Medicine, 5 (4), 441-460.

Whitcomb, K.; Önkal, D.; Benson, P.; Curley, S. (1993): An Evaluation of the Reliability of Probability Judgments Across Response Modes and Over Time, in: Journal of Behavioral Decision Making, 6 (4), 283-296.

3. Schutzmotivationstheorie

Franziska Faselt und Stefan Hoffmann

In Kürze: Die Schutzmotivationstheorie von Ronald Rogers sollte ursprünglich erklären, wie Furchtappelle auf den Betrachter wirken. Später modifizierte der Autor die Theorie, um eine allgemein gültige Erklärung dafür zu liefern, welche kognitiven Prozesse ablaufen, wenn eine Person persuasiven Botschaften ausgesetzt ist. Rogers nimmt an, dass die Person die in diesen Botschaften aufgezeigte Notwendigkeit, ein risikoreiches Verhalten zu ändern, in zwei getrennten, parallel ablaufenden Prozessen beurteilt. Zum einen schätzt sie ein, wie stark sie sich dadurch bedroht fühlt, ihr Verhalten ändern zu müssen. Zum anderen beurteilt sie ihre Bewältigungsmöglichkeiten. Aus diesen beiden Prozessen resultiert die so genannte Schutzmotivation, welche darüber bestimmt, ob sich die Person zukünftig gesundheitsförderlich verhält oder ob sie weiterhin das risikoreiche Verhalten ausübt.

Beispiel: P. M. Timmer sieht beim Zigarettenkaufen, dass auf der Schachtel nun neben schriftlichen Warnhinweisen auch Bilder, welche die Folgen des Rauchens verdeutlichen, abgedruckt sind. Als Herr Timmer die schwarze Lunge auf seiner neu erworbenen Schachtel betrachtet, überlegt er, ob er mit dem Rauchen aufhören sollte. Die geselligen Raucherpausen mit seinen Kollegen möchte er jedoch nicht missen. Außerdem fragt er sich, ob es nach zwanzig Jahren Rauchen überhaupt noch etwas nützt, dieses Laster abzulegen. Einmal hat er es ja auch schon in einem Kurs versucht; aber es hat nicht geklappt. Der Spott seiner Kollegen kränkte ihn damals sehr. Zudem nahm er während der Rauchentwöhnung an Gewicht zu. Welches Verhalten sagt das Modell voraus?

3.1 Ausgangspunkt

Die Schutzmotivationstheorie (Protection Motivation Theory, PMT) basiert auf den Arbeiten von Rogers (1975). Der Autor wollte ursprünglich die **persuasive Wirkung von Furchtappellen** erklären. Deshalb stellte die erste Fassung des Modells dar, unter welchen Bedingungen diese Appelle Menschen von der Wichtigkeit präventiven Verhaltens überzeugen können. Rogers lies sich bei der Entwicklung seiner Theorie von dem Triebreduktionsmodell und dem Modell der Parallelen Reaktionen inspirieren.

Nach dem von Hovland et al. (1953) begründeten **Triebreduktionsmodell** (Fear Drive Modell) ist Angst eine Triebkraft, welche das Individuum motiviert, dieses unangenehme Gefühl zu reduzieren. Um dies zu erreichen, führt das Individuum Versuch-Irrtums-Verhalten aus. Sinkt die Angst nach einer bestimmten Verhaltensweise, wird diese Verhaltensweise verstärkt, wodurch die Wahrscheinlichkeit steigt, dass das Individuum zukünftig wieder auf dieselbe Weise agiert (vgl. Lefrancois 2006).

Leventhal (1970) postuliert in seinem **Modell der Parallelen Reaktionen**, dass Menschen Furchtappelle parallel in einem Prozess der Furcht- und einem Prozess der Gefahrenkontrolle verarbeiten. Während die emotional geprägte Furchtkontrolle dazu führt, dass das Individuum versucht, die Gefahr zu vermeiden, stärkt die eher rational geprägte Gefahrenkontrolle die Absicht, die Bedrohung zu bewältigen.

Die Arbeiten von Hovland et al. (1953) und Leventhal (1970) regten Rogers (1975) dazu an, Annahmen zur Wirkung von Furchtappellen zu formulieren, welche er in der Schutzmotivationstheorie zusammenfasste. Später revidierte Rogers (1983) das Modell, um eine allgemeingültigere Erklärung der kognitiven Wirkung persuasiver Kommunikation zu liefern.

3.2 Beschreibung

Die Schutzmotivationstheorie basiert auf der Annahme, dass das Individuum in zwei parallel ablaufenden kognitiven Prozessen abwägt, wie stark es sich dadurch bedroht fühlt, sein Verhalten ändern zu müssen, und wie hoch es sein Bewältigungspotenzial einschätzt (vgl. Abbildung 3-1). Diese Annahme der dualen Verarbeitung leitet sich aus dem Modell der Parallelen Reaktionen von Leventhal (1970) ab. An das Triebreduktionsmodell von Hovland et al. (1953) anknüpfend, bezieht Rogers (1975) unter anderem folgende Variablen ein, die nicht objektive Tatbestände, sondern die subjektive Wahrnehmung des Individuums beschreiben: Den Schweregrad eines Ereignisses, die Wahrscheinlichkeit, dass das Ereignisses eintritt, wenn das Individuum kein Schutzverhalten ausübt und die Wirksamkeit verfügbarer Bewältigungsstrategien.

Abbildung 3-1: Die Schutzmotivationstheorie

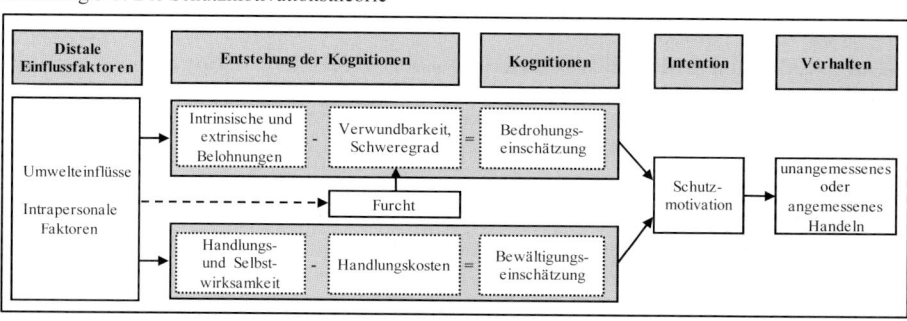

Auslöser der beiden kognitiven Prozesse sind Informationen, die aus externen oder internen Quellen stammen können. Externe Quellen (bzw. Umwelteinflüsse) können Furchtappelle oder die Beobachtung des Verhaltens anderer sein (z.B. die Diagnose Lungenkrebs bei einem befreundeten Raucher). Zu den internen Quellen (bzw. intrapersonalen Faktoren) zählen unter anderem frühere Erfahrungen (z.B. Atembeschwerden nach einigen Tagen übermäßigen Nikotingenusses).

Im Rahmen der **Bedrohungseinschätzung** verarbeitet die Person jene Informationen, die darauf hinweisen, dass die Art, wie sie sich bislang verhielt, gesundheitliche Risiken birgt (z.B. dass Rauchen Lungenkrebs verursachen kann). Dabei vergegenwärtigt sich die Person, dass ihr das risikohafte Verhalten bislang Nutzen stiftete. Ein Raucher erlebt beispielsweise das durch den Nikotinkonsum ausgelöste Gefühl der Beruhigung als **intrinsische Belohnung**. **Extrinsische Belohnungen** erfährt er womöglich über Anerkennung in seinem Freundeskreis. Je mehr dieser Vorteile eine Person mit einem gesundheitsschädigenden Verhalten verbindet, desto eher wird sie sich von dem Zwang, ihr Verhalten ändern zu müssen, bedroht fühlen. Dagegen empfindet die Person die erforderliche Verhaltensänderung als weniger bedrohlich, wenn sie ihre Verwundbarkeit und die Schwere der gesundheitlichen Folgen als stark beurteilt. Die **wahrgenommene Verwundbarkeit** beschreibt, wie hoch die Person die Wahrscheinlichkeit einschätzt, dass sie negative Konsequenzen des risikoreichen Verhaltens erleiden könnte. Der **wahrgenommene Schweregrad** erfasst dagegen, wie groß die Person die durch diese Konsequenzen erfahrene Beeinträchtigung beurteilt.

Parallel zur Bedrohungseinschätzung bewertet die Person ihre **Bewältigungsmöglichkeiten**. Sie sind umso größer, je stärker die Handlungs- und die Selbstwirksamkeit ausgeprägt sind. Die **Handlungswirksamkeit** basiert auf der Annahme, dass eine bestimmte Verhaltensweise die Bedrohung abschwächen kann. Die **Selbstwirksamkeit** beschreibt dagegen, inwiefern die Person sich in der Lage sieht, diese benötigte Verhaltensweise auszuüben. Allerdings können verschiedenste **Handlungskosten** die Person daran zweifeln lassen, dass sie es schafft, ihr Verhalten erfolgreich zu ändern. Hierzu zählen unerwünschte Nebenwirkungen während des Bewältigungsverhaltens (z.B. erhöhte Nervosität während der Rauchentwöhnung) und negative Konsequenzen einer erfolgreichen Verhaltensänderung (z.B. die Ausgrenzung aus der Gruppe von Kollegen, mit der die Person zuvor in Arbeitspausen gemeinsam geraucht hatte).

Die Bedrohungs- und Bewältigungseinschätzung stehen in einer umgekehrt proportionalen Beziehung. Je höher eine Person die Bedrohung einstuft, desto geringer erachtet sie in der Regel ihre Bewältigungsmöglichkeiten. Dies liegt darin begründet, dass die subjektiven Belohnungen, welche in die Bedrohungseinschätzung einfließen, auf den gleichen Überlegungen fußen wie die Handlungskosten, welche in die Bewältigungseinschätzung einfließen. Je mehr Belohnungen eine Person mit einem gesundheitsschädigenden Verhalten verbindet, desto mehr Kosten wird sie empfinden, wenn sie dieses Verhalten aufgibt.

Die zentrale Komponente der PMT, die **Schutzmotivation**, beschreibt Rogers (1983) als die Absicht, auf Informationen, die eine Änderung eines risikoreichen Verhaltens nahe legen, auf eine bestimmte Art zu reagieren. Das Konstrukt Schutzmotivation lässt sich folglich mit der in anderen Gesundheitsmodellen (vgl. Kap. 4 und 5) diskutierten Verhaltensintention vergleichen. Schätzt die Person ihre Bewältigungsmöglichkeiten höher ein als die durch die Verhaltensänderung hervorgerufene Bedrohung, wird sie im Sinne der Gesundheitsförderung **angemessen** handeln und versuchen, das risikobehaftete Verhalten aufzugeben bzw. sich gesundheitsfördernd zu verhalten. Fühlt sich die Person von der Notwendigkeit, ihr Verhalten zu ändern, jedoch stark bedroht und schätzt sie ihr Bewältigungspotenzial als eher gering ein, reagiert sie vermutlich mit **unangemessenen** Maßnahmen, wie der Verdrängung oder Leugnung der gesundheitlichen Risiken des Verhaltens. Ihr Verhalten wird sie in diesem Fall aber nicht ändern.

In der ersten Modellfassung von 1975 ist das Konstrukt **Furcht** von zentraler Bedeutung. Demnach steigt mit dem Ausmaß der durch einen Appell ausgelösten Furcht der wahrgenommenen Schweregrad und die empfundene Verwundbarkeit. In der von Rogers (1983) erweiterten Fassung des Modells nimmt die Furcht nur noch eine untergeordnete Rolle ein. Dies lässt sich damit begründen, dass der Autor nun nicht mehr nur die Wirkung von Furchtappellen, sondern generell Änderungen des Gesundheitsverhaltens erklären möchte.

In der revidieren Modellfassung von 1983 nimmt Rogers eine weitere bedeutsame Änderung vor. Da die ursprünglich vorgeschlagene multiplikative Verknüpfung der Antezedenzen der Schutzmotivation keine empirische Bestätigung findet, schlägt der Autor eine additive Verbindung dieser Komponenten vor. Mehrere Autoren stellen diese wiederum in Frage, da neuere empirische Befunde Interaktionseffekte der Modellvariablen nahe legen (vgl. Cismaru/Lavack 2007, Weinstein 1993).

Beispiel: Das erschreckende Bild auf der Zigarettenschachtel (= *Umwelteinfluss*) flößt P. M. Timmer *Furcht* ein. Dass auch er als langjähriger Raucher (= *Verwundbarkeit*) an den Folgen des Nikotinkonsums sterben kann (= *Schweregrad*), war ihm noch sie so bewusst, wie in diesem Moment. Andererseits verbindet er sehr viele positive Dinge mit dem Rauchen. Die Zigarettenpausen während der Arbeit wirken entspannend (= *intrinsische Belohnungen*) und er genießt es, sich während des gemeinsamen Rauchens mit seinen Kollegen zu unterhalten (= *extrinsische Belohnungen*). Auch die Gewichtszunahme während des letzten Versuchs der Rauchentwöhnung sowie der Spott seiner Kollegen darüber, dass er es nicht geschafft hatte (= *Handlungskosten*) bewirken, dass er einem neuen Versuch skeptisch gegenübersteht (= *Bedrohungseinschätzung*). Schließlich sprechen seine Zweifel, ob die Entwöhnung nach 20 Jahren Rauchen noch etwas nützt (= *Handlungswirksamkeit*) und ob er es überhaupt schaffen kann (= *Selbstwirksamkeit*), dafür, dass er es als aussichtslos einschätzt, etwas ändern zu können (= *Bewältigungseinschätzung*). Vor diesem Hintergrund ist es eher unwahrscheinlich, dass er die Bewältigungspotenziale höher als die Bedrohung einschätzt. Hieraus resultiert eine Form der *Schutzmotivation*, die Herr Timmer dazu bewegt, ein für den Erhalt seiner Gesundheit *unangemessenes* Verhalten zu zeigen. Er wird vermutlich weiterhin rauchen.

3.3 Stand der Forschung

Die Schutzmotivationstheorie wurde in den letzten Jahrzehnten sowohl in korrelativen als auch in experimentellen Untersuchungsansätze mehrfach empirisch geprüft (z.B. Plotnikoff/Higginbottom 2002, 1998, Murgaff et al. 1999, Greening 1997, vgl. Abbildung 3-2). Zwei **Metaanalysen** fassen den Stand der Forschung zusammen (vgl. Floyd et al. 2000, Milne et al. 2000). Da beide nicht explizit zwischen korrelativen und experimentellen Studien trennen, fällt es schwer, einzeln abzuleiten, wie gut das Modell gesundheitsförderndes Verhalten prognostizieren kann und wie nützlich es ist, um Interventionen zu entwickeln (vgl. Norman et al. 2005).

Die Autoren beider Metaanalysen ziehen übereinstimmend das Fazit, dass die Komponenten der **Bewältigungseinschätzung** stärkere Prädiktoren für die Schutzmotivation und das Gesundheitsverhalten sind als die Komponenten der Bedrohungseinschätzung. Während die wahrgenommene Verwundbarkeit und der empfundene Schweregrad zwar signifikante, aber dennoch geringe Effektstärken aufweisen, entfalten Selbst- und Handlungswirksamkeit sowie Handlungskosten mittlere bis große Wirkung auf die Schutzmotivation (vgl. Cohen 1992). Die Manipulation der Selbstwirksamkeit beeinflusst auch die gesundheitsbezogenen Verhaltensabsichten nachhaltiger als die anderer Modellkomponenten (vgl. Norman et al. 2005). Weiterhin belegt die metaanalytische Untersuchung von Milne et al. (2000), dass die Schutzmotivation ein starker Prädiktor des aktuellen Gesundheitsverhaltens ist. Sie beeinflusst zudem, wenn auch in etwas geringerem Ausmaß, das zukünftige Gesundheitsverhalten.

3.4 Kritik und Weiterentwicklung

Das generelle Problem der sozialwissenschaftlichen Forschung, dass meist nur Studien mit verifizierendem Charakter veröffentlicht werden (sog. Publication Bias), trifft natürlich auch auf Überprüfung der Schutzmotivationstheorie zu. Hinzu kommt, dass auch die vorliegenden Beiträge methodenkritisch betrachtet werden müssen. So fehlt es neben den zahlreichen querschnittlichen Studien an **Längsschnittuntersuchungen**. Auch die Art der Erhebung und die **Operationalisierung** der Modellvariablen muss kritisiert werden. Die Untersuchungen basieren in der Regel auf Selbstauskünften der Probanden. Die ökologische Validität dieser Angaben ist jener alternativer Erhebungen des Verhaltens unterlegen.

Darüber hinaus lassen sich auch mehrere inhaltliche Kritikpunkte aufdecken. In der Literatur werden seit Längerem **Interaktionseffekte** der Modellvariablen, welche Teil der beiden parallelen Prozesse sind, diskutiert (vgl. Cismaru/Lavack 2007).

Abbildung 3-2: Ausgewählte empirische Befunde zur Schutzmotivationstheorie

Sport und körperliche Aktivität	
Plotnikoff et al. (2009)	PMT erklärte 43% der Varianz der Verhaltensabsicht und 19% der Varianz der tatsächlichen körperlichen Aktivität von Patienten mit Diabetes Mellitus Typ 2. Während die Intention, sich körperlich zu betätigen, mit der Selbst- und Handlungswirksamkeit korreliert, besteht kein Zusammenhang zu Furcht, wahrgenommener Bedrohung und wahrgenommenem Schweregrad.
Milne et al. (2002)	Längsschnittstudie. Interventionen auf der Basis der PMT steigern die wahrgenommene Bedrohung, die Bewältigungseinschätzung und die Intention zu sportlicher Aktivität. Sie fördern das tatsächliche Sportverhalten aber nicht.
Plotnikoff/ Higginbottom (1998)	Selbstwirksamkeit stärkt die Intention von Patienten mit Herzproblemen, sportlich aktiv zu sein. Zudem übt Furcht einen signifikanten, aber schwachen Einfluss auf die Intention aus.
Ernährungsverhalten	
Plotnikoff/ Higginbottom (1998)	Untersuchung an einer klinischen Stichprobe von Patienten mit Herzproblemen. Von allen in der PMT diskutierten Antezedenzen beeinflusst nur die Selbstwirksamkeit die Intentionen, sich fettarm zu ernähren.
Vorsorgeverhalten	
McMath/ Prentice-Dunn (2005)	Informationen zur Einschätzung der Bedrohung beeinflussen die Intention, hautkrebsvorbeugende Maßnahmen zu ergreifen (eincremen, weniger Sonne), stärker als Informationen zur Einschätzung der Bewältigung.
Orbell/ Sheeran (1998)	Längsschnittstudie. Wahrgenommene Verwundbarkeit, Handlungs- und Selbstwirksamkeit sowie Handlungskosten korrelierten mit der Intention, sich Vorsorgeuntersuchungen von Gebärmutterhalskrebs zu unterziehen. Die Intention prognostiziert, ob Frauen ein Jahr später tatsächlich zur Vorsorge gehen.
Hodgkins/ Orbell (1998)	Längsschnittuntersuchung. Nur die Selbstwirksamkeit prognostiziert die Intention, regelmäßig die Brust auf Frühzeichen von Krebs zu untersuchen.
Rauchen	
Greening (1997)	Das Rauchverhalten lässt sich anhand der PMT prognostizieren. Raucher nehmen weniger Risiken wahr und äußern geringere Handlungswirksamkeit.
Alkoholkonsum	
Greening/Stoppelbein (2000)	Die Variablen der Schutzmotivationstheorie prognostizieren die Intention, trotz vorhergehenden Alkoholkonsums Auto zu fahren.
Murgraff et al. (1999)	Die PMT prognostiziert zwar die Intention, nicht übermäßig viel zu trinken; das tatsächliche Verhalten lässt sich aber nicht vorhersagen. Vergangenes Verhalten ist der einzige Prädiktor für riskantes Betrinken zwei Wochen nach der Befragung.
Ben-Ahron et al. (1995)	Variablen der PMT (außer der Handlungswirksamkeit) diskriminieren Studenten, die den Alkoholkonsum ausufern lassen und jenen, die maßvoll trinken.
Sexualverhalten	
Greening et al. (2001)	Die PMT prognostiziert über einen Zeitraum von einem Jahr die Benutzung von Kondomen. Wird der Gebrauch von Kondomen zum Befragungszeitpunkt herauspartialisiert, sagt nur Selbstwirksamkeit die spätere Benutzung voraus.
Aspinwall et al. (1999)	Selbstwirksamkeit und wahrgenommene Verwundbarkeit prognostizieren, ob Probanden die Anzahl verschiedener Sexualpartner über einen Zeitraum von sechs Monaten reduzieren.

Das anfänglich von Rogers (1975) vorgeschlagene multiplikative Modell fand keine empirische Bestätigung (vgl. Neuwirth et al. 2000). Auch die additive Verknüpfung (vgl. Rogers 1983) der Wirksamkeitserwartungen und der Handlungskosten sowie der Belohnungen und der Risikowahrnehmungen lässt sich in empirischen Studien nicht zufriedenstellend bestätigten (vgl. Eagly/Chaiken 1993). Obwohl es mehr Evidenz für eine additive Verknüpfung gibt (vgl. Block/Keller 1998), kommen Cismaru und Lavack (2007) zu dem Schluss, dass die Modellkomponenten weder rein additiv noch rein multiplikativ zu verknüpfen sind und greifen daher eine von Weinstein (1993) vorgeschlagene **gewichtete additive Verknüpfung** auf. Das von ihnen vorgeschlagene Alternativmodell wichtet die verschiedenen Modellkomponenten unterschiedlich und zweifelt damit den gleichwertigen Einfluss der vier Variablen wahrgenommener Verwundbarkeit und Schweregrad sowie Selbst- und Handlungswirksamkeit an.

Weiterentwicklungen bzw. integrative Ansätze werden von mehreren Forschergruppen verfolgt. Tanner et al. (1991) schlagen eine Erweiterung des Modells vor, welche sie **Ordered Protection Motivation Model (OPM)** nennen. Die Autoren nehmen vier wesentliche Änderungen des Grundmodells vor. Zum einen messen sie Emotionen einen deutlich stärkeren Stellenwert bei als Rogers. Die Autoren argumentieren, dass Furcht notwendig ist, um überhaupt eine Bedrohungseinschätzung auszulösen. Diese Annahmen führen zur nächsten Modifikation, wonach die Person die Bedrohung und Bewältigungsmöglichkeiten nicht parallel, sondern sequentiell einschätzt. Des Weiteren diskutieren die Autoren stärker die unangemessenen Bewältigungsmuster, d.h. Verhaltensweisen, die zwar die Furcht der Person reduzieren, die aber nicht darauf abzielen, die Bedrohung zu beheben. Schlussendlich führen die Autoren den sozialen Kontext als Variable in das Modell ein. Empirische Untersuchungen stützen das vorgeschlagene Alternativmodell, insbesondere die sequentielle Abfolge der Bewertungsprozesse.

Arthur und Quester (2004) schlagen ein Alternativmodell vor, welches ebenfalls sowohl die Bedeutung der Furcht als auch den sequentiellen Ablauf der Bewertungsprozesse betont. Die von ihnen vorgeschlagene **moderierende Wirkung der Handlungs- und Selbstwirksamkeitserwartungen** auf die Beziehung zwischen Furcht und Verhalten lässt sich allerdings nicht zufriedenstellend empirisch untermauern (vgl. Petersen/Lieder 2006). Mehrere Autoren kombinieren die PMT mit anderen Gesundheitsmodellen zu neuen Rahmentheorien. Beispielsweise schlagen Block und Keller (1998) ein **integratives Modell** aus der PMT und dem Transtheoretischen Stufenmodell (vgl. Kap. 6) vor. Stanley und Maddux (1986) verknüpften die PMT mit der Sozial-kognitiven Theorie Banduras (1997, vgl. Kap. 4). Auch die Furchtappellforschung nutzt Rogers Theorie, um neue Modelle hervorzubringen. Beispielsweise beschreibt Witte (1992) das **Erweiterte Modell der Parallelen Prozesse**, welches Leventhals (1970) Modell der Parallelen Reaktionen mit der PMT verbindet.

Die Vielzahl der Ansätze verdeutlicht, wie kontrovers Wissenschaftler die Theorie bis heute diskutieren. Zukünftige Studien sollten insbesondere die Rolle von

Emotionen (vgl. Kleinert 2007) und die **sequentielle Abfolge** der Bewertungsprozesse genauer untersuchen, um adäquatere Handlungsempfehlungen für das Gesundheitsmarketing und die Gestaltung von Interventionen ableiten zu können.

3.5 Anwendung

Zahlreiche Interventionsstudien stützen die grundlegenden Annahmen der PMT (vgl. Norman et al. 2005). Sie belegen insbesondere, dass sich die Schutzmotivation, d.h. die Absicht, sich gesundheitsfördernd zu verhalten, durch die Veränderung der Modellkomponenten positiv beeinflussen lässt (z.B. Rippetoe/Rogers 1987). Milne et al. (2002) geben jedoch zu bedenken, dass sich die in experimentellen Studien ermittelten Befunde nicht ohne weiteres auf die Wirkung von Gesundheitskampagnen übertragen lassen. Die Veränderung der Bedrohungseinschätzung sowie die des wahrgenommenen Schweregrads führen zwar in der Praxis zu den auf Basis der Theorie vorhergesagten Kognitionen; um die Modellkomponenten zu manipulieren, ist es aber unter Umständen nötig, den Adressaten Fehlinformationen zu geben. Einer Person glaubhaft zu machen, sie sei stärker gefährdet, an einer bestimmten Krankheit zu leiden, als es der Realität entspricht, ist **ethisch bedenklich**. Dies gilt auch dann, wenn die gute Absicht, das gesundheitsdienliche Verhalten dieser Person zu fördern, dahinter steht.

Die Theorie der Schutzmotivation ist eine der **einflussreichsten Theorien** in der Marketingpraxis (vgl. Pechmann et al. 2003, Tanner et al. 1991). Viele Verantwortliche von Gesundheitskampagnen ziehen sie als Grundlage für die Gestaltung von Kommunikationsstrategien heran. Insbesondere der gezielte Einsatz von Furchtappellen basiert oft auf den Annahmen der Schutzmotivationstheorie.

Cismaru und Lavack (2007) geben spezifische **Empfehlungen zur Gestaltung** von Gesundheitskampagnen. Demnach müssen alle Modellkomponenten eine Mindestausprägung aufweisen, um Verhalten wirksam ändern zu können. Den Autoren zufolge sollten deshalb alle vier Modellvariablen in Präventionskampagnen gezielt angesprochen werden. Die Handlungsempfehlungen anderer Autoren setzen jedoch davon abweichende Schwerpunkte. Folgt man Pechmann et al. (2003) gilt es Interventionen darauf auszulegen, dass sie die Selbstwirksamkeit der Zielpersonen steigert. Bandura (1991) schlägt mehrere Wege vor, wie sich dies erreichen lässt. Hierzu zählt unter anderem, dass man dafür Sorge trägt, dass der Adressat mehrere Zwischenschritte bewältigt und damit zahlreiche kleine Erfolge erlebt (vgl. Kap. 4).

Literatur

Arthur, D.; Quester, P. (2004): Who's Afraid of That Ad? Applying Segmentation to the Protection Motivation Model, in: Psychology & Marketing, 21 (9), 671-696.

Aspinwall, L.; Kemeny, M.; Taylor, S.; Schneider, S.; Dudley, J. (1991): Psychosocial Predictors of Gay Men's AIDS Risk-Reduction Behavior, in: Health Psychology, 10 (6), 432-444.

Bandura, A. (1997): Self-Efficacy: The Exercise of Control, New York: Freeman.

Ben-Ahron, V.; White, D.; Phillips, K. (1995): Encouraging Drinking at Safe Limits on Single Occasions: The Potential Contribution of Protection Motivation Theory, in: Alcohol and Alcoholism, 30 (5), 633-639.

Block, L.; Keller, P. (1998): Beyond Protection Motivation: An Integrative Theory of Health Aspects, in: Journal of Applied Social Psychology, 28 (17), 1584-1608.

Cismaru, M.; Lavack, A. (2007): Interaction Effects and Combinatorial Rules Governing Protection Motivation Theory Variables: A New Model, in: Marketing Theory, 7 (3), 249-270.

Cohen, J. (1992): A Power Primer, in: Psychological Bulletin, 112 (1), 155-159.

Eagly, A.; Chaiken, S. (1993): The Psychology of Attitudes, Orlando: Harcourt Brace Jovanovich College Publishers.

Floyd, D. L.; Prentice-Dunn, S; Rogers, R. W. (2000): A Meta-Analysis of Research on Protection Motivation Theory, in: Journal of Applied Social Psychology, 30 (2), 407–429.

Greening, L. (1997): Adolescents' Cognitive Appraisals of Cigarette Smoking: An Application of the Protection Motivation Theory, in: Journal of Applied Social Psychology, 27 (22), 1972–1985.

Greening, L.; Stoppelbein, L. (2000): Young Drivers' Health Attitudes and Intentions to Drink and Drive, in: Journal of Adolescent Health, 27 (2), 94-101.

Greening, L.; Stoppelbein, L.; Jackson, M. (2001): Health Education Programs to Prevent Teen Pregnancy, in: Journal of Adolescent Health, 28 (4), 257-258.

Orbell, S.; Hodgkins, S.; Sheeran, P. (1997): Implementation Intentions and the Theory of Planned Behavior, in: Personality and Social Psychology Bulletin, 23 (9), 945-954.

Hovland, C.; Janis, I.; Kelley, H. (1953): Communication and Persuasion, New Haven: Yale University Press.

Kleinert, J. (2007): Mood States and Perceived Physical States as Short-Term Predictors of Sport Injuries: Two Prospective Studies, in: International Journal of Sport and Exercise Psychology, 5 (4), 340-351.

Lefrancois, G. R. (2006): Psychologie des Lernens, Berlin: Springer.

Leventhal, H. (1970): Findings and Theory in the Study of Fear Communications, in: Berkowitz, L. (Ed.): Advances in Experimental Social Psychology, New York: Academic Press, 119-186.

McMath, B.; Prentice-Dunn, S. (2005): Protection Motivation Theory and Skin Cancer Risk: The Role of Individual Differences in Responses to Persuasive Appeals, in: Journal of Applied Social Psychology, 35 (3), 621-643.

Milne, S.; Orbell, S.; Sheeran, P. (2002): Combining Motivational and Volitional Interventions to Promote Exercise Participation: Protection Motivation Theory and Implementation Intentions, in: British Journal of Health Psychology, 7 (2), 163-184.

Milne, S.; Sheeran, P.; Orbell, S. (2000): Prediction and Intervention in Health-Related Behavior: A Meta-Analytic Review of Protection Motivation Theory, in: Journal of Applied Social Psychology, 30 (1), 106-143.

Murgraff, V.; White, D.; Phillips, K. (1999): An Application of Protection Motivation Theory to Riskier Single-Occasion Drinking, in: Psychology and Health, 14 (2), 339-350.

Neuwirth K.; Dunwoody, S.; Griffin, R. J. (2000): Protection Motivation and Risk Communication, in: Risk Analysis, 20 (5), 721-34.

Pechmann, C.; Zhao, G.; Goldberg, M. E.; Reibling, E. T. (2003): What to Convey in Antismoking Advertisements for Adolescents: The Use of Protection Motivation Theory to Identify Effective Message Themes, in: Journal of Marketing 67 (2), 1–18.

Norman, P.; Boer, H.; Seydel, E. R. (2005): Protection Motivation Theory, in: Conner, M.; Norman, P. (Eds.): Predicting Health Behavior, 2nd ed.; Berkshire: Open University Press, 81-126.

Orbell, S.; Sheeran, P. (1998): 'Inclined Abstainers': A Problem for Predicting Health-Related Behaviour, in: British Journal of Social Psychology, 37 (2), 151-165.

Petersen, L.; Lieder, F. (2006): Die Effektivität von schriftlichen und graphischen Warnhinweisen auf Zigarettenschachteln: Eine Überprüfung des revidierten Modells der Schutzmotivation, in: Zeitschrift für Sozialpsychologie, 37 (4), 245-258.

Plotnikoff, R.; Trinh, L.; Courneya, K.; Karunamuni, N.; Sigal, R. (2009): Predictors of Aerobic Physical Activity and Resistance Training Among Canadian Adults with Type 2 Diabetes: An Application of the Protection Motivation Theory, in: Psychology of Sport & Exercise, 10 (3), 320-328.

Plotnikoff, R. C.; Higginbottom, N. (1998): Protection Motivation Theory and the Prediction of Exercise and Low-Fat Diet Behaviors Among Australian Cardiac Patients, in: Psychology and Health, 13 (3), 411-429.

Plotnikoff, R. C.; Higginbottom, N. (2002): Protection Motivation Theory and Exercise Behavior Change for the Prevention of Coronary Heart Disease in a High-Risk, Australian Representative Community Sample of Adults, in: Psychology, Health and Medicine, 7 (1), 87-98.

Rogers, R. W. (1975): A Protection Motivation Theory of Fear Appeals and Attitude Change, in: Journal of Psychology, 91 (1), 93–114.

Rogers, R. W. (1983): Cognitive and Physiological Processes in Fear Appeals and Attitude Change: A Revised Theory of Protection Motivation, in: Cacioppo, J. T.; Petty, R. E. (Eds.): Social Psychophysiology: A Source Book, New York: Guilford Press, 153-176.

Stanley, M.; Maddux, J. (1986): Cognitive Processes in Health Enhancement: Investigation of a Combined Protection Motivation and Self-Efficacy Model, in: Basic & Applied Social Psychology, 7 (2), 101-113.

Tanner Jr., J.; Hunt, J.; Eppright, D. (1991): The Protection Motivation Model: A Normative Model of Fear Appeals, in: Journal of Marketing, 55 (3), 36-45.

Weinstein, N. D. (1993): Testing Four Competing Theories of Health-Protective Behavior, in: Health Psychology, 12 (4), 324-333.

Witte, K. (1992): Putting the Fear Back into Fear Appeals: The Extended Parallel Process Model, in: Communication Monographs, 59 (4), 329-349.

4. Sozial-kognitive Theorie

Franziska Faselt und Stefan Hoffmann

In Kürze: Ob eine Person in einer bestimmten Weise handelt oder nicht, hängt Albert Banduras Sozial-kognitiver Theorie zufolge vor allem von der Selbstwirksamkeitserwartung ab, d.h. davon, ob die Person sich zutraut, das Verhalten erfolgreich auszuführen. Die Selbstwirksamkeitserwartung bestimmt, ob die Person Umweltgegebenheiten als eher förderlich oder eher hemmend einschätzt. Sie beeinflusst zudem, welche Ergebnisse die Person von ihrem eigenen Handeln erwartet und welche Ziele sie sich setzt.

> **Beispiel:** S. C. Thieme meistert in der Regel alles, was er anpackt. Er ist beruflich sehr erfolgreich und als Schwimmer gewann er bereits mehrere kleinere Wettkämpfe. Um noch mehr Leistung im Sport zu erbringen, möchte er nun mit dem Rauchen aufhören. Seit Jahren geht er abends in seine Stammkneipe, wo er regelmäßig Zigaretten raucht. Das neue Gesundheitsschutzgesetz untersagt jedoch seit kurzem das Rauchen in öffentlichen Gebäuden, so dass er zurzeit vor das Lokal gehen muss, um zu rauchen. Welches Verhalten sagt die Theorie voraus?

4.1 Ausgangspunkt

In den 1970ern vollzog die psychologische Forschung die so genannte „kognitive Wende". Das Interesse der Forscher verlagerte sich von der Betrachtung des menschlichen Verhaltens hin zur Analyse der diesem zugrundeliegenden Kognitionen (vgl. Luszczynska/Schwarzer 2005). Maßgeblich daran beteiligt war Albert Bandura (1977) mit der Veröffentlichung seiner **Sozialen Lerntheorie**, die erklären sollte, wie Menschen durch Beobachtung und Imitation lernen. Der Autor selbst revidierte die ursprüngliche Fassung der Theorie später und baute sie zur **Sozial-kognitiven Theorie** (Social Cognitive Theory, SCT) aus (vgl. Bandura 2001, 2000, 1997, 1986).

Die **Selbstwirksamkeitserwartung** (synonym Selbstwirksamkeit) bildet das Kernstück dieser Theorie. Bandura (1977) zufolge beschreibt sie, inwiefern sich eine Person in der Lage sieht, sich so zu verhalten, dass sie ein bestimmtes Ziel erreichen kann. Bewältigt ein Individuum eine herausfordernde Situation, so steigt die Selbstwirksamkeit und die Person wird in vergleichbaren Situationen mit höherer Wahrscheinlichkeit wieder auf dieselbe Weise handeln. Die Selbstwirksamkeit ist deshalb eine personale Ressource, die für das Gesundheitsverhalten von großer Relevanz ist.

Die Selbstwirksamkeitserwartung gilt als eines der populärsten psychologischen Konstrukte. Mehr als 10.000 Studien untersuchten es in den letzten drei Jahrzehnten (vgl. Judge et al. 2007). So verwundert es nicht, dass Haggbloom et al. (2002) Albert Bandura als einen der einflussreichsten Psychologen bezeichnen. Die Sozialkognitive Theorie wurde auf zahlreiche Gebiete angewendet, insbesondere auf den Arbeitskontext (vgl. Judge et al. 2007, Lent/Brown 2006, Stajkovic/Luthans 1998) und zur Erklärung verschiedenster gesundheitsförderlicher oder -schädigender Verhaltensweisen (vgl. Bandura 2001).

4.2 Beschreibung

Die Sozial-kognitive (Lern-)Theorie geht davon aus, dass Menschen sich neue Verhaltensweisen aneignen können, indem sie das Verhalten Anderer beobachten. Sie schreibt dem Individuum damit eine weitaus aktivere Rolle zu als andere Lerntheorien (wie das Operante Konditionieren). Der Theorie zufolge beeinflussen insbesondere die Selbstwirksamkeitserwartung und die Ergebniserwartung den Lernerfolg und das daraus resultierende zukünftige Verhalten. Daneben können sich auch soziostrukturelle Faktoren förderlich oder hemmend darauf auswirken, ob die Person ihre Verhaltensabsichten und ihr tatsächliches Verhalten ändert (vgl Abbildung 4-1).

Die **Selbstwirksamkeitserwartung** stellt das Kernstück der Sozial-kognitiven Theorie dar. Bandura (1997) beschreibt die Selbstwirksamkeitserwartung als selbstregulierende Kognition, die darüber bestimmt, ob ein Individuum eine Handlung ausführt, wie viel Anstrengung es investiert und wie beharrlich es bei Hindernissen und Rückschlägen sein Ziel weiterverfolgt. Der Grad der Selbstwirksamkeit resultiert aus eigenen Erfahrungen und Lernprozessen. Die Wahrnehmung, dass die Umwelt kontrollierbar ist, steigert die Selbstwirksamkeit. Empfindet ein Individuum

Abbildung 4-1: Sozial-kognitive Theorie

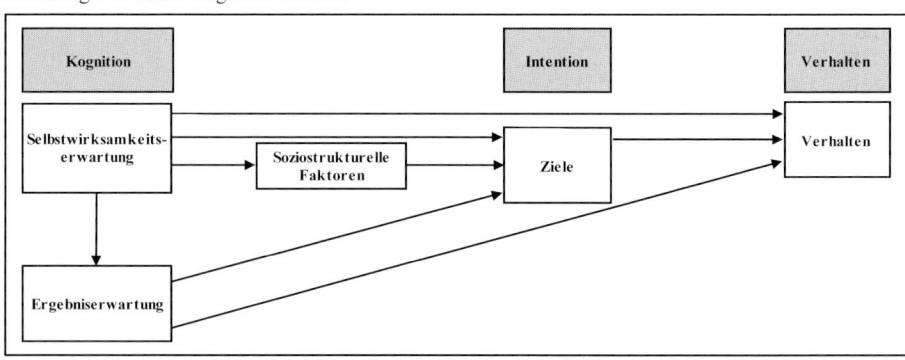

seine Umgebung dagegen als nicht beeinflussbar, kann es keine Selbstwirksamkeit entwickeln (vgl. Williams/Lillibridge 1992). Die Selbstwirksamkeit prägt, wie das Individuum die eigenen Möglichkeiten zur Bewältigung der Situation bewertet. Sie wirkt sich direkt auf das Verhalten aus. Zudem beeinflusst sie das Verhalten indirekt über die Konstrukte Ergebniserwartungen und Ziele.

Während sich die Selbstwirksamkeitserwartung auf die persönliche Kompetenz bezieht, beschreiben die **Ergebniserwartungen** die antizipierten Konsequenzen einer Verhaltensweise. Diese lassen sich danach differenzieren, ob sie positive oder negative sowie kurzfristige oder langfristige Konsequenzen betreffen. Zudem unterscheidet Bandura (1997) physische, soziale und selbstbewertende Ergebniserwartungen. Physische Ergebniserwartungen umfassen antizipierte Symptome oder körperliche Veränderungen. Soziale Konsequenzen können Anerkennungen oder Missbilligungen aus dem Umfeld der Person sein. Selbstbewertende Ergebniserwartungen betreffen hingegen das persönliche Erleben, wie Gefühle von Stolz und Zufriedenheit. Die Selbstwirksamkeit beeinflusst die Ergebniserwartungen in starkem Maße: Wer davon ausgeht, ein bestimmtes Verhalten gut ausführen zu können, nimmt auch an, dass dieses Verhalten zielführend und erfolgsversprechend ist.

Analog zu den meisten anderen kognitiven Theorien des Gesundheitsverhaltens (z.B. Theorie des geplanten Verhaltens, vgl. Kap. 5) unterstellt auch die Sozialkognitive Theorie, dass dem Verhalten eine Absichtskomponente vorgelagert ist. Bandura (1997) selbst bezeichnet diese als **Ziele**. Je spezifischer eine Person diese Ziele formuliert, desto wahrscheinlicher ist es, dass sie das entsprechende Verhalten auch tatsächlich ausübt. Welche Ziele sich eine Person setzt, hängt von den Ergebniserwartungen ab, denn eine Person erachtet ein Ziel nur dann als sinnvoll, wenn sie sich von der Zielerreichung positive Konsequenzen verspricht. So kann sich eine Person beispielsweise das Ziel setzen, körperlich aktiv zu sein, weil sie sich erhofft, dadurch ausgeglichener zu werden, ihr Immunsystem zu stärken und sie in der Folge seltener zu erkranken. Ihre Selbstwirksamkeit bestimmt jedoch darüber, wie intensiv sie dieses Ziel verfolgt. Bei geringer Selbstwirksamkeitserwartung wird sie sich möglicherweise vornehmen, einmal pro Woche zu joggen. Bei hoher Selbstwirksamkeitserwartung erstellt sie sich unter Umständen einen differenzierten Trainingsplan, der mindestens drei verschiedene sportliche Aktivitäten pro Woche vorsieht. Bandura (2000) weist jedoch explizit auf eine mögliche Intentions-Verhaltens-Lücke hin: Das Setzen von Zielen ist zwar eine notwendige, aber keine hinreichende Bedingung dafür, dass die Person ein bestimmtes Verhalten ausführt.

Welche Ziele sich das Individuum setzt, hängt darüber hinaus von **soziostrukturellen Faktoren** ab. Diese Merkmale des politischen, ökonomischen und umweltbezogenem Lebensumfelds können die Zielsetzung sowohl fördern als auch hindern. Förderlich sind beispielsweise die Unterstützung von Freunden und Familienangehörigen und die Verfügbarkeit finanzieller Mittel, während sich mangelnde zeitliche Ressourcen hemmend auswirken. Die Selbstwirksamkeit beeinflusst, wie stark die Person ihre Aufmerksamkeit auf bestimmte Faktoren richtet und wie sie diese bewertet. Je stärker die Selbstwirksamkeit ausgeprägt ist, desto eher nimmt die Person Chancen wahr und desto eher blendet sie Hindernisse aus (vgl. Bandura 1997).

> **Beispiel:** Da S. C. Thieme seit Jahren berufliche und sportliche Erfolge verbuchen kann, besitzt er vermutlich eine ausgeprägte *Selbstwirksamkeit*. Zugleich ist er auch davon überzeugt, dass der Verzicht auf den Nikotinkonsum zu besseren sportlichen Leistungen führt (= *Ergebniserwartung*). Dass der Gesetzgeber das Rauchen in seiner Stammkneipe vor kurzem verboten hat, interpretiert er vermutlich als Anstoß, mit dem Rauchen aufzuhören (= Wahrnehmung der *soziostrukturellen Faktoren*). Aus diesen Gründen ist es sehr wahrscheinlich, dass sich Herr Thieme das *Ziel* setzt, das Rauchen aufzugeben, und dass er dies dann auch erreichen wird.

4.3 Stand der Forschung

Die Sozial-kognitive Theorie zählt zu den **populärsten psychologischen Erklärungsansätzen**. Neben Psychologen haben Forscher der verschiedensten Fachdisziplinen (z.B. Medizin, Wirtschaftswissenschaften) die prognostische Validität der Selbstwirksamkeitserwartung überprüft (vgl. Abbildung 4-2). Trotz einer beeindruckenden Anzahl empirischer Studien liegt jedoch bisher keine quantitative Metaanalyse zur Sozial-kognitiven Theorie vor. Dies ist vermutlich darauf zurückzuführen, dass die meisten Untersuchungen nur die Kernkonstrukte der Theorie prüfen.

Eine Ausnahme stellt die strukturanalytische Untersuchung von Rovniak et al. (2002) dar, welche die Erklärungskraft der SCT für **sportliche Aktivitäten** prüft. Dieser Studie zufolge lassen sich 33 Prozent der Verhaltensvarianz durch Unterschiede in den Selbstwirksamkeitserwartungen und den Zielen der Befragten erklären. Die hoch signifikanten Korrelationen zwischen einzelnen Modellkomponenten variieren von $r = 0,30$ (Selbstwirksamkeitserwartung und soziostrukturelle Faktoren) bis $r = 0,53$ (Selbstwirksamkeitserwartung und Ziele). Kritisch anzusehen ist jedoch, dass die Autoren soziostrukturelle Faktoren als soziale Unterstützung operationalisieren, da dies nicht der theoretischen Konzeption Banduras (1997) entspricht. Auch die Untersuchung von Lippke et al. (2003) bestätigt, dass die Selbstwirksamkeit in entscheidendem Maße beeinflusst, ob sich eine Person an sportlichen Aktivitäten beteiligt und ob sie dieses Verhalten über eine längere Zeit aufrecht erhält.

Mit Hilfe der Sozial-kognitiven Theorie lässt sich ebenfalls vorhersagen, ob sich Menschen gesund ernähren. Beispielsweise belegen van Duyn et al. (2001), dass die Selbstwirksamkeit ein wichtiger Prädiktor **gesunder Ernährung** ist. Luszczynska und Schwarzer (2004) unterscheiden mehrere Dimensionen der Selbstwirksamkeitserwartung bezüglich der **Rauchentwöhnung**. So muss sich eine Person dazu in der Lage sehen, das Rauchen zu reduzieren bzw. zu unterlassen, sie muss die Entwöhnung durchhalten und sie muss bei einem eventuell auftretenden Rückfall die Selbstkontrolle schnell wieder herstellen können. Condiotte und Lichtenstein (1981) bestätigen, dass ein ehemaliger Raucher umso wahrscheinlicher rückfällig wird, je geringer seine Selbstwirksamkeitserwartung ist.

Abbildung 4-2: Ausgewählte empirische Befunde zur Sozial-kognitiven Theorie

Sport und körperliche Aktivität	
Plotnikoff et al. (2008)	Längsschnittuntersuchung. Die SCT sagt die körperliche Aktivität von Diabetes-Patienten voraus. Die Selbstwirksamkeit erklärt die Zielsetzung und das tatsächliche Verhalten besser als andere Variablen der SCT.
Rovniak et al. (2002)	Längsschnittuntersuchung. Die körperliche Aktivität wird acht Wochen nach den Variablen soziale Unterstützung, Selbstwirksamkeit, Ergebniserwartungen und Selbstregulation erfasst. Das Strukturmodell erklärt 55% der Varianz der körperlichen Aktivität. Selbstwirksamkeit erweist sich als bester Prädiktor.
Strauss et al. (2001)	Selbstwirksamkeit ist der stärkste Prädiktor objektiv gemessener körperlicher Aktivität bei Jugendlichen.
Ernährungsverhalten	
Anderson et al. (2007)	Die SCT erklärt 59% der Verhaltensvarianz des Obst- und Gemüseverzehrs.
Schnoll/ Zimmerman (2001)	Ernährungsverhalten wird anhand von Kassenbelegen objektiv erhoben. Körperbezogene Ergebniserwartungen mediieren den Einfluss der Selbstwirksamkeit auf den Verzehr von viel Obst, Gemüse, Ballaststoffen und Fett.
Van Duyn et al. (2001)	Bevölkerungsrepräsentative Erhebung in den USA. Selbstwirksamkeitserwartung erweist sich als stärkster Prädiktor für regelmäßigen Verzehr von Obst und Gemüse.
Vorsorgeverhalten	
Cormier et al. (2002)	Überprüfung der SCT anhand einer Hochrisikogruppe für Prostatakrebs. Selbstwirksamkeit und Ergebniserwartungen können die Teilnahme an Vorsorgeuntersuchungen gut vorhersagen. Empfehlungen des Arztes, krankheitsbezogenes Wissen und die Risikoeinschätzung sind dagegen zu vernachlässigende Prädiktoren.
Seydel et al. (1990)	Ergebniserwartung und Selbstwirksamkeit sind die besten Prädiktoren für die Intention, krebsvorbeugende Selbstuntersuchungen der Brust anzuwenden.
Rauchen	
Gwaltney et al. (2009)	Metaanalyse über 52 Studien. Selbstwirksamkeit ist ein robuster Prädiktor zukünftiger Rauchabstinenz. Der Einfluss wird aber oft überschätzt, da viele Studien das Rauchverhalten zum Erhebungszeitpunkt der Selbstwirksamkeit nicht kontrollieren.
Gwaltney et al. (2002)	Rückfälle innerhalb einer vierwöchigen Phase des Rauchentzugs lassen sich am besten anhand der Selbstwirksamkeit der Abstinenzler prognostizieren.
Alkoholkonsum	
Ellickson/ Hays (1992)	Je positiver die Ergebniserwartungen bzgl. des Alkoholkonsums sind, desto wahrscheinlicher und desto mehr Alkohol konsumierten die Befragten ein Jahr später.
Forcehimes/ Tonigan (2008)	Metaanalyse über elf Studien. Der Zusammenhang zwischen Selbstwirksamkeit und Alkoholreduktion/-abstinenz variiert vermutlich aufgrund verschiedener Untersuchungsdesigns zwischen den Studien.
Sexualverhalten	
Rostosky (2008)	Das sexuelle Selbstkonzept (sowohl sexuelles Selbstbewusstsein als auch sexuelle Angst) von Jugendlichen korreliert mit der sexuellen Selbstwirksamkeitserwartung. Männer erzielten geringere Werte auf jeder der erhobenen Variablen.
Semple et al. (2000)	Je geringer die Selbstwirksamkeits- und Ergebniserwartung gegenüber Kondomen ist, desto seltener nutzen HIV-positive heterosexuelle Männer diese. Männer, die häufiger ihre Sexualpartner wechseln, zeigen die geringste Wirksamkeitserwartung.

4.4 Kritik und Weiterentwicklung

Ein Vergleich mit anderen Ansätzen des Gesundheitsverhaltens verdeutlicht die **theoretische Reichweite** der Sozial-kognitiven Theorie. Bandura (1997) selbst unterstreicht, dass seine Konzeptionalisierung der Ergebniserwartungen sowohl soziale Einflussfaktoren, die beispielsweise in der Theorie des geplanten Verhaltens zu finden sind (vgl. Kap. 5), als auch Risikowahrnehmungen, welche die Theorie der Schutzmotivation diskutiert (vgl. Kap. 3), integriert. Weiterhin argumentiert er, dass die SCT implizit auch normative Überzeugungen aufgreift, denn diese entsprächen Ergebniserwartungen mit sozialem Bezug. Analog betrachtet er auch die in vielen anderen Modellen diskutierten Risikowahrnehmungen als Teilmenge der Ergebniserwartungen. Auch Nichthandeln ist nach Banduras Auffassung eine Handlungskategorie und er interpretiert die Risikowahrnehmung als Ergebniserwartung unter der Bedingung des Nichthandelns: Wer nicht mit dem Rauchen aufhört, erhöht durch sein Nichthandeln das Risiko an Lungenkrebs zu erkranken. Schwarzer (2004) kritisiert jedoch Banduras Gleichsetzung der beiden Konstrukte und grenzt die Risikowahrnehmung deutlich von den Ergebniserwartungen ab. Er verweist auf die Differenzierung des Konstrukts Ergebniserwartung in Handlungs- und Situationsergebniserwartungen, und sieht eher Parallelen der Risikowahrnehmung zu Situationsergebniserwartungen, da der Handelnde bei der Antizipation von Risiken keine aktive Rolle einnimmt.

Eine häufig geäußerte Kritik an vielen Theorien des Gesundheitsverhaltens ist die **Intentions-Verhaltens-Lücke** (vgl. Kap. 1). Auch die Sozial-kognitive Theorie vermag diese Lücke nicht zu schließen. Bandura führt keine Variablen an, die moderierenden bzw. mediierenden Charakter für die Beziehung zwischen Zielen und Verhalten aufweisen. Problematisch an Banduras Beschreibung der SCT ist ferner, dass er sich zu stark auf die zentralen Konstrukte (Selbstwirksamkeitserwartung und Ergebniserwartung) beschränkt. Andere in die Theorie eingeschlossene Variablen wie Ziele und soziostrukturelle Faktoren führt er dagegen weder explizit ein noch nennt er Operationalisierungsvorschriften. Vermutlich finden diese Konstrukte deshalb in empirischen Studien so wenig Beachtung.

Uneinigkeit besteht in der Forschergemeinschaft darüber, ob Selbstwirksamkeitserwartungen für spezifische Verhaltensweisen differenziert werden sollten oder ob eine generelle Selbstwirksamkeitserwartung auf alle Verhaltensweisen ausstrahlt. Während Schwarzer (1992) die generalisierte Selbstwirksamkeitserwartung als **allgemeines Persönlichkeitsmerkmal** ansieht, empfiehlt Bandura (1977) selbst, die Selbstwirksamkeit bezüglich verschiedener Verhaltensbereiche differenziert zu untersuchen. Die meisten Studien folgen diesem Rat. Dies erklärt, warum so viele **domänenspezifische** Skalen zur Erfassung von Selbstwirksamkeit vorliegen (z.B. Kompetenzerwartung für Raucher, vgl. Colletti et al. 1985).

Aufgrund der beeindruckenden empirischen Fundierung integrierten viele Autoren das Konstrukt Selbstwirksamkeitserwartung in ihre Modelle des Gesundheitsverhaltens. Manche Forscher benannten das Konstrukt zwar um, inhaltlich findet sich die Variable aber in mehreren Modellen wie der Theorie des geplanten Verhaltens oder dem Sozial-kognitiven Prozessmodell gesundheitlichen Handelns wieder (vgl. Kap. 1). Strecher et al. (1986) weisen auf die **inhaltliche Überschneidung** der Selbstwirksamkeitserwartung mit verwandten Konstrukten hin. Hierzu zählen beispielsweise der Health Locus of Control, das Selbstwertgefühl und die Erlernte Hilflosigkeit. Die Autoren fordern, dass diese Konstrukte konzeptionell voneinander abgegrenzt werden sollten. Nur so lassen sich sie sinnvoll für empirische Untersuchungen operationalisieren.

Die Sozial-kognitive Theorie wird mit mehreren anderen Ansätzen des Gesundheitsverhaltens zusammengefügt und zu neuen Modellen **weiterentwickelt**. Marcus et al. (1994) streben eine Synthese mit dem Transtheoretischen Modell (vgl. Kap. 6) an; James et al. (2002) verbinden die Sozial-kognitive Theorie mit der Theorie des geplanten Verhaltens. Darüber hinaus zeigen Nordgren et al. (2008), dass körperliche Zustände, wie Hungern oder Frieren, gesundheitsbezogene Kognitionen und damit auch die Selbstwirksamkeitserwartungen beeinflussen. Diese Ergebnisse legen nahe, dass Kognitionen viel instabiler und dynamischer sind als bisher angenommen.

4.5 Anwendung

Im Rahmen von **Interventionskampagnen** nimmt die Sozial-kognitive Theorie gegenüber anderen Theorien des Gesundheitsverhaltens eine herausragende Position ein. So zeigen Contento et al. (2002), dass ca. 90 Prozent der 265 Ernährungsinterventionen, die in den Jahren zwischen 1980 und 2000 veröffentlicht wurden, mindestens eines der Kernkonstrukte der SCT aufgreifen, um Verhalten zu modifizieren. Die Autoren ziehen des Weiteren die Schlussfolgerung, dass sowohl Interventionen, die darauf abzielen die Selbstwirksamkeits- und/oder die Ergebniserwartung der Teilnehmer zu stärken, anderen Ansätzen überlegen sind.

Schwarzer (2000) stellt heraus, dass sich der **motivationale Effekt** hoher Selbstwirksamkeitserwartungen in drei Schritten offenbart: Wer eine hohe Selbstwirksamkeit besitzt, widmet sich erstens herausfordernden Aufgaben, investiert zweitens Anstrengung und bleibt drittens auch dann standhaft und ausdauernd, wenn Erfolge zunächst ausbleiben oder gar Rückschläge auftreten. Vor diesem Hintergrund wurde dem Konstrukt eine hohe Bedeutung in vielen Anwendungsbereichen zugesprochen.

Der Titel der Theorie, Sozial-kognitive *Lern*theorie, impliziert, dass sich Selbstwirksamkeits- und Ergebniserwartung im Rahmen von Lernprozessen entwickeln. Auf dieser Annahme aufbauend, nennt Bandura vier Möglichkeiten, die Selbstwirksamkeitserwartungen zu steigern. Die folgende Reihenfolge entspricht der vom Autor angenommenen Wertigkeit dieser Maßnahmen. So lässt sich die Selbstwirksamkeitserwartung am intensivsten durch **eigene Erfolgserfahrungen** stärken. Den zweitgrößten Einfluss üben **stellvertretende Erfahrungen** auf die Veränderung der Selbstwirksamkeitserwartung aus. Wer jemand anderen dabei beobachtet, wie dieser eine Situation meistert, wird sich gegebenenfalls auch zutrauen, dasselbe Problem auf die gleiche Weise zu lösen (Modelllernen). Deutlich schwächeren Einfluss auf die Selbstwirksamkeitserwartungen entfalten **verbal geäußerte Überzeugungen**, d.h. der Zuspruch eines anderen und einem persönlich wichtigen Menschen. Als schwächste Ursache der Steigerung der Selbstwirksamkeitserwartung nennt Bandura **physiologische und affektive Zustände**. Diese werden in Interventionsprogrammen zudem oft vernachlässigt, weil sie schwer zu beeinflussen sind.

Aufgrund dieser klaren Handlungsimplikationen verwundert es nicht, dass **Interventionsstudien** in den verschiedensten Bereichen des Gesundheitsverhaltens die Bedeutung der Selbstwirksamkeit analysieren. Ergebnisse von Rauchentwöhnungsprogrammen verdeutlichen beispielsweise, dass Selbstwirksamkeitserwartungen vor der Behandlung wenig aussagekräftig sind. Die eigene Kompetenzzuschreibung am Ende der Behandlung hat dagegen sowohl für den kurz- als auch den langfristigen Entwöhnungserfolg prädiktiven Wert. Weitere empirische Studien liegen in folgenden Bereichen vor: Sexuelles Risikoverhalten (vgl. Casey et al. 2009, Lawrence et al. 1997), Einhalten ärztlicher Anweisungen (vgl. O`Leary et al. 1988), sportliche Aktivitäten (vgl. Parent/Fortin 2000), Vorsorgeverhalten (vgl. Luszczynska 2004, Meyerowitz/Chaiken 1987), Alkoholabstinenz (vgl. Forcehimes/Tonigan 2008), sowie gesunde Ernährung (vgl. Anderson et al. 2007, Luszczynska et al. 2007).

Entscheidend für den Erfolg von Maßnahmen zur Steigerung der Selbstwirksamkeitserwartungen ist, dass die Teilnehmer ihre Erfolge den **eigenen Fähigkeiten** zuschreiben und nicht etwa auf Glück oder andere Personen zurückführen. Das Konstrukt des Health Locus of Control (vgl. Wallston 1992), d.h. die gesundheitsbezogenen Kontrollüberzeugungen, sind hier von besonderer Bedeutung (vgl. Kap. 1). Darüber hinaus wirken sich viele kleine Ziele positiver aus als ein großes, denn regelmäßige Zwischenerfolge stärken die Selbstwirksamkeit und erhöhen die Wahrscheinlichkeit, dass die Person das Zielverhalten aufrecht erhält.

Literatur

Anderson, E.; Winett, R.; Wojcik, J. (2007): Self-Regulation, Self-Efficacy, Outcome Expectations, and Social Support: Social Cognitive Theory and Nutrition Behavior, in: Annals of Behavioral Medicine, 34 (3), 304-312.
Bandura, A. (1977): Self-Efficacy: Toward a Unifying Theory of Behavioral Change, in: Psychological Review, 84 (2), 191-215.
Bandura, A. (1986): Social Foundation of Thought and Action: A Social Cognitive Theory, Engelwood Cliffs: Prentice-Hall.
Bandura, A. (1997): Self-Efficacy: The Exercise of Control, New York: Freeman.

Bandura, A. (2000): Health Promotion from the Perspective of Social Cognitive Theory, in: Norman, P.; Abraham, C.; Conner, M. (Eds.): Understanding and Changing Health Behaviour: From Health Beliefs to Self-Regulation, Amsterdam: Harwood Academic Publishers, 299-339.

Bandura, A. (2001): Social Cognitive Theory: An Agentic Perspective, in: Annual Review of Psychology, 52, 1–26.

Casey, M.; Timmermann, L.; Allen, M.; Krahn, S.; Turkiewicz, K. (2009): Response and Self-Efficacy of Condom Use: A Meta-Analysis of this Important Element of AIDS Education and Prevention, in: Southern Communication Journal, 74 (1), 57-78.

Colletti, G.; Supnick, J.; Payne, T. (1985): The Smoking Self-Efficacy Questionnaire (SSEQ): Preliminary Scale Development and Validation, in: Behavioral Assessment, 7 (3), 249-260.

Contento, I.; Randell, J.; Basch, C. (2002): Review and Analysis of Evaluation Measures Used in Nutrition Education Intervention Research, in: Journal of Nutrition Education & Behavior, 34 (1), 2-25.

Cormier, L.; Kwan, L.; Reid, K.; Litwin, M. (2002): Knowledge and Beliefs Among Brothers and Sons of Men with Prostate Cancer, Urology, 59 (6), 895-900.

Ellickson, P.; Hays, R. (1992): On Becoming Involved with Drugs: Modeling Adolescent Drug Use Over Time, in: Health Psychology, 11 (6), 377-385.

Forcehimes, A.; Tonigan, J. (2008): Self-Efficacy as a Factor in Abstinence from Alcohol/Other Drug Abuse: A Meta-Analysis, in: Alcoholism Treatment Quarterly, 26 (4), 480-489.

Lippke, S.; Knäuper, B.; Fuchs, R. (2003): Subjective Theories of Physical Exercise Instructors: Causal Attributions of Dropout in Health and Leisure Sport Programs, in: Journal of Sport and Exercise Psychology, 4, 155-173.

Gwaltney, C.; Shiffman, S.; Paty, J.; Liu, K.; Kassel, J.; Gnys, M.; et al. (2002): Using Self-Efficacy Judgments to Predict Characteristics of Lapses to Smoking, Journal of Consulting and Clinical Psychology, 70 (5), 1140-1149.

Gwaltney, C.; Metrik, J.; Kahler, C.; Shiffman, S. (2009): Self-Efficacy and Smoking Cessation: A Meta-Analysis, in: Psychology of Addictive Behaviors, 23 (1), 56-66.

Haggbloom, S. J.; Warnick, R.; Warnick, J. E (2002): The 100 Most Eminent Psychologists of the 20th Century, in: Review of General Psychology, 41, 101-112.

James, A.; Tripp, M.; Parcel, G.; Sweeney, A.; Gritz, E. (2002): Psychosocial Correlates of Sun-Protective Practices of Preschool Staff Toward Their Students, in: Health Education Research, 17 (3), 305-314.

Judge, T. A.; Jackson, C. L.; Shaw, J. C.; Scott, B. A.; Rich, B. L. (2007): Self-Efficacy and Work-Related Performance: The Integral Role of Individual Differences, in: Journal of Applied Psychology, 92, 107-127.

Lawrence, J.; Eldridge, G.; Shelby, M.; Little, C.; Brasfield, T.; O'Bannon, R. (1997): HIV Risk Reduction for Incarcerated Women: A Comparison of Brief Interventions Based on Two Theoretical Models, in: Journal of Consulting and Clinical Psychology, 65 (3), 504-509.

Lent, R.; Brown, S. (2006): Integrating Person and Situation Perspectives on Work Satisfaction: A Social-Cognitive View, in: Journal of Vocational Behavior, 69 (2), 236-247.

Luszczynska, A. (2004): Change of Breast Self-Examination: The Effects of Intervention on Enhancing Self-Efficacy, in: International Journal of Behavioural Medicine, 11 (2), 95-103.

Luszczynska, A.; Tryburcy, M.; Schwarzer, R. (2007): Improving Fruit and Vegetable Consumption: A Self-Efficacy Intervention Compared to a Combined Self-Efficacy and Planning Intervention, Health Education Research, 22 (5), 630-638.

Luszczynska, A.; Schwarzer, R. (2005): Social Cognitive Theory, in: Conner, M.; Norman, P. (Eds.), Predicting Health Behavior, 2nd ed., Buckingham: Open University Press, 127-169.

Marcus, B.; Eaton, C.; Rossi, J.; Harlow, L. (1994): Self-Efficacy, Decision-Making, and Stages of Change: An Integrative Model of Physical Exercise, in: Journal of Applied Social Psychology, 24 (6), 489-508.

Meyerowitz, B.; Chaiken, S. (1987): The Effect of Message Framing on Breast Self-Examination Attitudes, Intentions, and Behavior, in: Journal of Personality and Social Psychology, 52 (3), 500-510.

Nordgren, L.; van der Pligt, J.; van Harreveld, F. (2008): The Instability of Health Cognitions: Visceral States Influence Self-Efficacy and Related Health Beliefs, in: Health Psychology, 27 (6), 722-727.

O'Leary, A.; Shoor, S.; Lorig, K.; Holman, H. (1988): A Cognitive-Behavioral Treatment for Rheumatoid Arthritis, in: Health Psychology, 7 (6), 527-544.

Parent, N.; Fortin, F. (2000): A Randomized, Controlled Trial of Vicarious Experience Through Peer Support for Male First-Time Cardiac Surgery Patients: Impact on Anxiety, Self-Efficacy Expectation, and Self-Reported Activity, in: Heart & Lung, 29 (6), 389-400.

Plotnikoff, R.; Lippke, S.; Courneya, K.; Birkett, N.; Sigal, R. (2008): Physical Activity and Social Cognitive Theory: A Test in a Population Sample of Adults with Type 1 or Type 2 Diabetes, in: Applied Psychology: An International Review, 57 (4), 628-643.

Rostosky, S.; Dekhtyar, O.; Cupp, P.; Anderman, E. (2008): Sexual Self-Concept and Sexual Self-Efficacy in Adolescents: A Possible Clue to Promoting Sexual Health?, in: Journal of Sex Research, 45 (3), 277-286.

Rovniak, L.; Anderson, E.; Winett, R.; Stephens, R. (2002): Social Cognitive Determinants of Physical Activity in Young Adults: A Prospective Structural Equation Analysis, in: Annals of Behavioral Medicine, 24 (2), 149-155

Savoca, M.; Miller, C. (2001): Food Selection and Eating Patterns: Themes Found Among People with Type 2 Diabetes Mellitus, in: Journal of Nutrition Education, 33 (4), 224-233.

Schnoll, R.; Zimmerman, B.J. (2001): Self-Regulation Training Enhances Dietary Self-Efficacy and Dietary Fiber Consumption, in: Journal of the American Dietetic Association, 101 (9), 1006-1011.

Schwarzer, R. (1992): Self-Efficacy in the Adoption and Maintenance of Health Behaviors: Theoretical Approaches and a New Model, in: Schwarzer, R. (Ed.): Self-Efficacy: Thought Control of Action, Washington: Hemisphere Publishing Corporation, 217-243.

Schwarzer, R. (2000): Stress, Angst und Handlungsregulation, Stuttgart: Kohlhammer.

Schwarzer, R. (2004): Psychologie des Gesundheitsverhaltens, 3. Aufl., Göttingen: Hogrefe.

Semple, S.; Patterson, T.; Grant, I. (2000): Partner Type and Sexual Risk Behavior Among HIV Positive Gay and Bisexual Men: Social Cognitive Correlates, in: AIDS Education & Prevention, 12 (4), 340-356.

Seydel, E.; Taal, E.; Wiegman, O. (1990): Risk-Appraisal, Outcome and Self-Efficacy Expectancies: Cognitive Factors in Preventive Behaviour Related to Cancer, in: Psychology and Health, 4 (2), 99-109.

Stajkovic, A.; Luthans, F. (1998): Self-Efficacy and Work-Related Task Performance: A Meta-Analysis, in: Psychological Bulletin, 124 (2), 240-261.

Strauss, R.; Rodzilsky, D.; Burack, G.; Colin, M. (2001): Psychosocial Correlates of Physical Activity in Healthy Children, in: Archives of Pediatrics & Adolescent Medicine, 155 (8), 897-902.

Strecher, V.; DeVellis, B.; Becker, M.; Rosenstock, I. (1986): The Role of Self-Efficacy in Achieving Health Behavior Change, in: Health Education Quarterly, 13 (1), 73-92.

van Duyn, M.; Kristal, A.; Dodd, K.; Campbell, M.; Subar, A.; Stables, G.; et al. (2001): Association of Awareness, Intrapersonal and Interpersonal Factors, and Stage of Dietary Change with Fruit and Vegetable Consumption: A National Survey, in: American Journal of Health Promotion, 16 (2), 69-78.

Wallston, K. (1992): Hocus-Pocus, the Focus Isn't Strictly On Locus: Rotter's Social Learning Theory Modified for Health, in: Cognitive Therapy and Research, 16 (2), 183-199.

Williams, K. J.; Lillibridge, J. R. (1992): Perceived Self-Competence and Organizational Behaviour, in: Advances in Psychology: Issues, Theory and Research in Industrial/ Organizational Psychology, 82, 155-184.

5. Theorie des geplanten Verhaltens

Franziska Faselt und Stefan Hoffmann

In Kürze: Ob eine Person beabsichtigt, ein bestimmtes Verhalten auszuführen, hängt laut der Theorie des geplanten Verhaltens von Icek Ajzen und Martin Fishbein von drei Einflussgrößen ab: Von der Einstellung, welche die Person gegenüber dem Verhalten hat, davon, wie bedeutende Personen aus ihrem sozialen Umfeld das Verhalten beurteilen (sog. subjektive Norm) und davon, ob sich die Person in der Lage sieht, auf die gewünschte Weise zu handeln (sog. wahrgenommene Verhaltenskontrolle). Aus der Verhaltensabsicht resultiert wiederum das tatsächliche Verhalten der Person.

> **Beispiel:** T. P. Becker ist ein erfolgreicher Manager. Seit Jahren raucht er in stressigen Momenten, um zu entspannen. Da ihm die negativen Folgen des Rauchens bewusst sind und ihm seine Gesundheit eigentlich sehr wichtig ist, möchte er gerne mit dem Rauchen aufhören und deshalb an einem Kurs zur Rauchentwöhnung teilnehmen. Seine Freunde, deren Meinungen ihm schon immer sehr wichtig waren, sprechen ihm Mut zu. Nur leider sind die Kurse, an denen er so gern teilnehmen möchte, immer vormittags. Zu dieser Zeit kann er keinesfalls teilnehmen, da er dienstlich stark eingespannt ist. Welches Verhalten sagt das Modell voraus?

5.1 Ausgangspunkt

Die Theorie des geplanten Verhaltens (Theory of Planned Behavior, TPB, vgl. Ajzen 1991) ist eine Erweiterung der Theorie des überlegten Handelns (Theory of Reasoned Action, vgl. Ajzen/Fishbein 1980). Beide Theorien knüpfen an die **Einstellungs-Verhaltens-Hypothese** an, wonach sich das Verhalten einer Person anhand ihrer Einstellung gegenüber der jeweiligen Verhaltensweise vorhersagen lässt. Da empirische Studien jedoch offenbarten, dass diese simplifizierende Annahme nur geringe Erklärungskraft besitzt (vgl. Wicker 1969, LaPiere 1934), wurde sie von zahlreichen Forschern erweitert. Ajzen und Fishbein (1980) entwickelten zunächst die **Theorie des überlegten Handelns**. Um Verhalten besser als bisher vorhersagen zu können, berücksichtigen sie neben der Einstellung auch die Konstrukte subjektive Norm und Verhaltensabsicht. Letzteres erklärt als Mediatorvariable den Einfluss der Einstellung auf das Verhalten. Die Theorie des überlegten Handelns besitzt allerdings nur Erklärungskraft für Verhaltensweisen, die unter der vollständigen willentlichen Kontrolle des Individuums stehen. Um den Geltungsbereich zu erweitern, schlug Ajzen (1991, 1985) die **Theorie des geplanten Verhaltens** vor, welche noch das Konstrukt wahrgenommene Verhaltenskontrolle umfasst.

Die Theorie des geplanten Verhaltens wurde auf zahlreiche Verhaltensweisen wie der Teilnahme an politischen Wahlen, dem Spendeverhalten, der Nutzung des Internets und dem Konsumentenverhalten angewandt. Auch zur Erklärung des Gesundheitsverhaltens kam das Modell wiederholt zum Einsatz (vgl. Blanchard et al. 2008, Armitage/Conner 2001, East 1997, Sheppard et al. 1988).

5.2 Beschreibung

Um zu erklären, unter welchen Umständen Einstellungen das Verhalten vorhersagen können, entwickelten Ajzen und Fishbein zunächst das Prinzip der **Kompatibilität** (vgl. Ajzen 1988, Fishbein/Ajzen 1975). Demnach lassen sich sowohl Einstellungen als auch Verhalten anhand von vier Merkmalen spezifizieren: Handlung, Zielobjekt, Kontext und Zeit. Je mehr sich der Spezifikationsgrad von Einstellung und Verhalten gleichen, desto stärker ist die Einstellungs-Verhaltens-Beziehung.

Ajzen und Fishbein (1980) führen die **Verhaltensabsicht** als Mediatorvariable zwischen der Einstellung und dem Verhalten ein (vgl. Abbildung 5-1). Je stärker die Verhaltensabsicht ausgeprägt ist, desto wahrscheinlicher zeigt das Individuum das gewünschte Verhalten. Dem Kompatibilitätsprinzip folgend lässt sich das Verhalten umso präziser prognostizieren, je konkreter das Verhalten und die Intention spezifiziert sind. So führt die unpräzise formulierte Verhaltensabsicht „Ich werde mehr

Abbildung 5-1: Theorie des geplanten Verhaltens

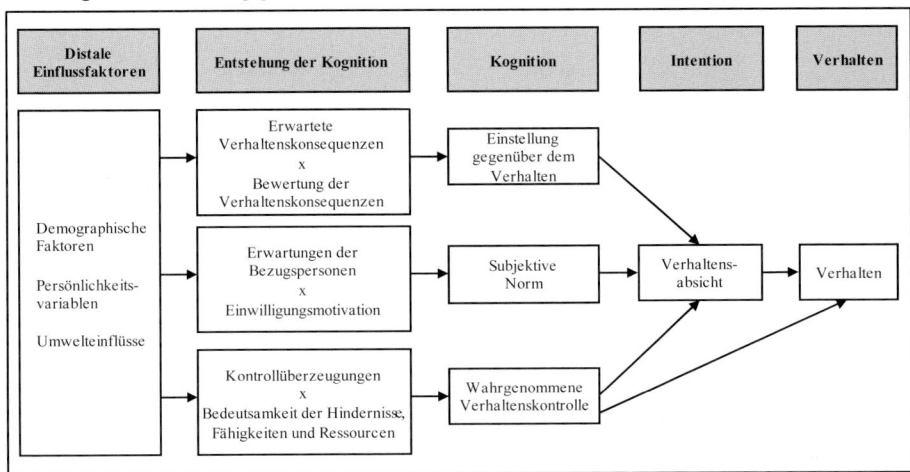

Obst essen" mit geringer Wahrscheinlichkeit zu dem gewünschten Verhalten. Dagegen führt das Individuum das gewünschte Verhaltens sehr viel wahrscheinlicher aus, wenn es die Handlung, das Ziel, den Kontext und den Zeitpunkt konkretisiert (z.B. „Ich habe die Absicht, jeden Tag in der Woche zum Frühstück und zum Abendbrot ein Stück Obst zu essen."). Neben dem Spezifikationsgrad spielt auch der Zeitabstand zwischen Verhaltensabsicht und Verhalten eine wichtige Rolle: Je weiter diese auseinander liegen, desto instabiler wird die Beziehung (vgl. Conner/Armitage 1998).

Wie entsteht nun aber die Verhaltensabsicht? Nach Annahmen der TPB bestimmen die folgenden drei additiv miteinander verknüpften Variablen die Intention: Einstellung, subjektive Norm und wahrgenommene Verhaltenskontrolle. Die **Einstellung gegenüber dem Verhalten** erfasst, ob es eine Person positiv oder negativ bewertet, sich gesundheitsförderlich zu verhalten. Dieses Globalurteil ergibt sich aus dem Zusammenspiel der erwarteten Verhaltenskonsequenzen und der Bewertung dieser Verhaltenskonsequenzen. Die erwarteten Verhaltenskonsequenzen beschreiben, welcher Zielzustand voraussichtlich erreicht wird (z.B. gesund sein), wenn die Person ein bestimmtes Verhalten ausübt (z.B. sich gesund ernähren). Die Bewertung der Verhaltenskonsequenzen gibt an, wie die Person den erwarteten Zielzustand beurteilt (z.B. erstrebenswert). Die Einstellung gegenüber der Verhaltensweise entsteht als Erwartungs-x-Wert-Produkt, d.h. die erwarteten Konsequenzen einer Handlung werden an dem subjektiven Wert des Verhaltensergebnisses gewichtet.

Weiterhin wird die Verhaltensabsicht von der **subjektiven Norm** beeinflusst. Auch diese Einflussgröße ergibt sich aus dem multiplikativen Zusammenwirken zweier Komponenten. Hierzu schätzt die Person die Erwartungen ihrer Bezugspersonen ein. D.h. sie beurteilt, inwieweit es relevante Personen (Familie, Verwandte, Freunde) befürworten, dass sie ein bestimmtes Verhalten ausübt. Diese Wünsche gewichtet die Person an ihrer Einwilligungsmotivation, also daran, inwiefern sie generell bereit ist, die Erwartungen dieser Bezugspersonen zu erfüllen.

Die dritte Variable, welche zur Intentionsbildung beiträgt, ist die **wahrgenommene Verhaltenskontrolle**. Der Vorläufer der Theorie des geplanten Verhaltens, die Theorie des überlegten Handelns, enthielt dieses Konstrukt noch nicht. Ajzen (1985) ergänzte es, um auch Verhaltensweisen erklären zu können, deren Konsequenzen das Individuum nicht vollständig willentlich kontrollieren kann. Das Konstrukt baut auf dem von Bandura (1977, vgl. Kap. 4) vorgeschlagenen Konstrukt Selbstwirksamkeitserwartung auf. Die wahrgenommene Verhaltenskontrolle beschreibt somit, inwiefern sich die Person in der Lage sieht, auf die gewünschte Weise zu handeln. Je mehr nicht-zufällige Barrieren, wie fehlende zeitliche oder finanzielle Ressourcen, das Verhalten behindern, desto schwächer ist die Absicht ausgeprägt, ein Verhalten auszuführen. Die wahrgenommene Verhaltenskontrolle übt nach Annahmen der TPB als einzige der drei intentionsbildenden Variablen auch einen direkten Effekt auf das Verhalten aus (vgl. Abbildung 5-1).

Schließlich nennen die Autoren eine Vielzahl **distaler Einflussfaktoren**, die sich indirekt auf das Verhalten auswirken könnten. Diese Variablen beeinflussen über die

Erwartungs-x-Wert-Komponenten die Ausprägungen der Variablen Einstellung, subjektiver Norm und wahrgenommene Verhaltenskontrolle. Zu diesen Faktoren zählen unter anderem soziodemographische Merkmale (z.B. Alter, Geschlecht, Beruf, Status, Religion, Bildung), Persönlichkeitsmerkmale (z.B. Extraversion, Offenheit, Selbstwertschätzung, Kausalitätsbedürfnis) und Umwelteinflüsse (z.b. der Zugang zu gesundheitsförderlichen Angeboten).

> **Beispiel:** T. P. Becker hält es für erstrebenswert, zukünftig nicht mehr zu rauchen, da ihm seine Gesundheit sehr wichtig ist und er diese gefährdet sieht, wenn er weiter raucht (= *Einstellung* gegenüber dem Verhalten Nichtrauchen). Der Zuspruch seiner Freunde, die ihm sehr wichtig sind, bestärkt dieses Ziel (= *subjektive Norm*). Deshalb beabsichtigt er so bald wie möglich das Rauchen aufzugeben (= *Verhaltensabsicht*). An dem gewünschten Kurs zur Rauchentwöhnung kann er nicht teilnehmen. Seine beruflichen Verpflichtungen lassen dies nicht zu (= *wahrgenommene Verhaltenskontrolle*). Da er ein selbstbewusster Mann ist und den starken Wunsch verspürt, Nichtraucher zu werden, wird er an dem nächsten Kurs teilnehmen, der sich mit seinem beruflichen Terminkalender vereinbaren lässt. So wird er mit großer Wahrscheinlichkeit bald seine Verhaltensabsicht umsetzen können.

5.3 Stand der Forschung

Zur Theorie des geplanten Verhaltens liegen mehrere **Metaanalysen** vor, die sich mit dem Verhalten in verschiedensten Anwendungsbereichen (z.B. Armitage/Conner 2001, Trafimow et al. 2002), mit dem Gesundheitsverhalten im Allgemeinen (vgl. Godin/Kok 1996) oder mit spezifischen gesundheitsrelevanten Verhaltensweisen (z.B. Hagger et al. 2002, Albarracin et al. 2001, Sheeran/Taylor 1999) befassen. Die multiple Korrelation zwischen den Modellkomponenten Einstellung, subjektive Norm und wahrgenommene Verhaltenskontrolle einerseits und der Verhaltensabsicht andererseits schwankt zwischen verschiedenen Metaanalysen (vgl. Trafimow et al. 2002, Armitage/Conner 2001, Godin/Kok 1996, Ajzen 1991) nur minimal im Bereich von $R = 0{,}64$ bis $R = 0{,}71$. Die vorhandenen Metaanalysen lassen somit den Schluss zu, dass die drei intentionsbildenden Variablen zusammen zwischen 40 und 50 Prozent der Varianz der Verhaltensabsicht erklären (vgl. Conner/Sparks 2005).

Der **Verhaltensprognose** attestieren die Metaanalysen allerdings etwas geringere Werte. Beispielsweise ermitteln Armitage und Conner (2001) auf der Basis von 185 Studien, dass die Variablen Verhaltensabsicht und wahrgenommene Verhaltenskontrolle gemeinsam 27 Prozent der Varianz des Verhaltens aufklären können. In 19 Studien wurde auch der Interaktionseffekt „Wahrgenommene Verhaltenskontrolle x Verhaltenabsicht" geprüft. Neun dieser Untersuchungen berichten von einem signifikanten Einfluss auf das Verhalten (vgl. Armitage/Conner 2001). Conner und Sparks (2005) ziehen auf Basis von neun Metaanalysen das Fazit, dass die Modellkomponenten Verhaltensabsicht und wahrgenommene Verhaltenskontrolle zwischen 21 und 36 Prozent des Verhaltens aufklären. Sie beurteilen diesen Effekt, ebenso wie den Einfluss der Einstellung auf die Intention als stark. Die Effektstärken aller weiteren Zusammenhänge der Modellkomponenten klassifizieren sie als mittel bis stark, nur die Korrelation zwischen subjektiver Norm und Verhaltensabsicht ist in Anlehnung an Cohen (1992) als klein bis mittel einzuschätzen.

Der **Zusammenhang zwischen Verhaltensabsicht und Verhalten** variiert jedoch stark zwischen den einzelnen Primäruntersuchungen. So schwankt die Korrelation laut der Metaanalyse von Sheppard et al. (1988) im 95%-Konfidenzintervall zwischen 0,15 und 0,92. Diese Streubreite erklären die Autoren durch die Charakteristika der Studien (z.B. unterschiedlich strenge Kriterien für den Einschluss von Studien in eine Metaanalysen). Godin und Kok (1996) heben jedoch hervor, dass die Stärke des Zusammenhangs auch von den untersuchten Verhaltensweisen abhängt. Während die durchschnittlich erklärte Varianz für die Teilnahme an ärztlichen Vorsorgeuntersuchungen 16 Prozent beträgt, sind es bei Studien zum Suchtverhalten 41 Prozent. Die Autoren begründen die geringen Effektstärken in den Untersuchungen zur Teilnahme an Vorsorgeuntersuchungen damit, dass es sich bei diesem Verhalten um ein komplexeres Verhalten handelt, welches sich aus mehreren Teilschritten zusammensetzt. Wer sich beispielsweise einer Vorsorgeuntersuchung auf Hautkrebs unterziehen möchte, muss erst einen geeigneten Arzt recherchieren, dann einen Termin vereinbaren und diesen Termin anschließend auch wahrnehmen. Randall und Wolff (1994) bestätigen ähnliche Zusammenhänge zwischen der Art des Verhaltens und der Stärke der Intentions-Verhaltens-Beziehung.

Zusammenfassend lässt sich aus Metaanalysen zur Theorie des geplanten Verhaltens ableiten, dass die Theorie über unterschiedliche Stichproben und Gesundheitsverhaltensweisen hinweg einen guten Erklärungsbeitrag leistet. Abbildung 5-2 fasst exemplarisch einige Studien zusammen, welche die TPB in verschiedenen gesundheitsrelevanten Verhaltensbereichen prüfen.

5.4 Kritik und Weiterentwicklung

Trotz der guten Varianzaufklärung werden sowohl in der psychologischen als auch in der Marketing-Literatur eine Reihe weiterer Vorschläge unterbreitet, wie sich das Modell modifizieren bzw. erweitern lässt (z.B. Conner/Armitage 1998). Conner und Sparks (2005) resümieren, dass das Modell zwar den direkten psychologischen Einflüssen auf das Verhalten gerecht wird; um noch bessere Verhaltensprognosen zu erzielen, muss aber auch die **soziale Struktur**, vor deren Hintergrund die in der TPB diskutierten psychologischen Einflüsse entstehen, betrachtet werden. So sollten unter anderem die Entwicklungsgeschichte des Individuums und die sozioökonomische Umwelt analysiert werden.

Abbildung 5-2: Ausgewählte empirische Befunde zur Theorie des geplanten Verhaltens

Sport und körperliche Aktivität	
Blanchard et al. (2008)	Die Intention, körperlich aktiv zu sein, lässt sich am besten über die wahrgenommene Verhaltenskontrolle vorhersagen. Allerdings erweisen sich in Abhängigkeit der ethnischen Zugehörigkeit der Probanden andere Prädiktoren als wirksam.
Jones et al. (2007)	Die wahrgenommene Verhaltenskontrolle und die emotionsbezogenen Einstellungen zu körperlicher Aktivität sind die bedeutsamsten Einflussfaktoren um die Intention zu körperlicher Aktivität von Krebspatienten vorherzusagen.
Ernährungsverhalten	
De Bruijn et al. (2007)	Die wahrgenommene Verhaltenskontrolle und die emotionsbezogenen Einstellungen prognostizieren die Intention, Obst zu essen. Die prognostische Validität variiert zwischen Clustern, die auf Basis der Gewohnheit Obst zu essen, gebildet wurden.
Hewitt/ Stephens (2007)	Einstellungen, subjektive Norm und wahrgenommene Verhaltenskontrolle sind signifikante Prädiktoren für die Intention 10-13 jähriger Kinder, sich gesund zu ernähren. Die Vorhersage lässt sich nicht verbessern, indem man den Einfluss der Eltern auf das Ernährungsverhalten betrachtet.
Vorsorgeverhalten	
McClenahan (2007)	Die TPB kann besser als das Modell gesundheitlicher Überzeugungen vorhersagen, ob Männer Selbstuntersuchungen zur Früherkennung von Hodenkrebs durchführen. Die TPB erklärt 50% der Varianz der Intentionen und 22% der Verhaltensvarianz.
Norman/ Hoyle (2004)	Die TPB eignet sich zur Vorhersage von Selbstuntersuchungen der Brust. Vergangenes Verhalten liefert einen zusätzlichen Erklärungsbeitrag in der Varianz der Intentionen. Die Studie weist zudem die Diskriminanzvalidität der Konstrukte wahrgenommene Verhaltenskontrolle und Selbstwirksamkeitserwartung nach.
Rauchen	
Rise et al. (2008)	Längsschnittuntersuchung. Die TPB eignet sich um die Absicht, das Rauchen aufzuhören, und das tatsächliche Entwöhnungsverhalten vorherzusagen. Weitere Einflussgrößen (Pläne, Zukunftsorientierung, Anzahl der gerauchten Zigaretten, vergangenes Verhalten) verbessern die Varianzaufklärung nicht bedeutsam.
Droomers et al. (2004)	Es besteht kein Zusammenhang zwischen dem sozioökonomischen Status bzw. dem Bildungsstand und der Intentionen, das Rauchen aufzuhören. Je gebildeter die Befragten sind, desto stärker ist ihre wahrgenommene Verhaltenskontrolle.
Alkoholkonsum	
Huchting et al. (2008)	Inwiefern Frauen, die einer Studentenvereinigung angehörten, beabsichtigen zu trinken, lässt sich vor allem über die subjektive Norm erklären. Wahrgenommene Verhaltenskontrolle weist keinen signifikanten Zusammenhang zur Intention, aber eine signifikante Beziehung zum Trinkverhalten auf.
Collins/ Carey (2007)	Einstellungen und wahrgenommene Verhaltenskontrolle prognostizieren die Intention Jugendlicher zu Trinken. Subjektive Normen wirken sich nicht bedeutsam aus.
Sexualverhalten	
Beadnell et al. (2007)	Die TPB beschreibt den Einfluss intrapersonaler Faktoren (z.B. Sensation Seeking) auf die Intention, Sex zu haben, besser, als den interpersonaler Variablen (z.B. sozialer Druck der Peergroup).
Albarracin et al. (2001)	Metaanalyse. Wahrgenommene Verhaltenskontrolle weist einen Zusammenhang von $r = 0,45$ zur Intention, Kondome zu gebrauchen, auf. Vergangenes Verhalten moderiert die Stärke des Zusammenhangs.

Eine Reihe von Untersuchungen belegen, dass **soziale Unterstützung** gesundheitsfördernd wirkt. Sie fördert, das die Person eine Verhaltensabsicht ausbildet und dass sie das Verhalten über eine längere Zeitspanne aufrecht erhält (vgl. von Dras/Madey 2004, Rhodes et al. 2002, Povey et al. 2000). Soziale Unterstützung hilft unter anderem, Stress zu bewältigen. In der Studie von Courneya et al. (2000) erklärt die soziale Unterstützung mehr Varianz in der Intention zu körperlicher Bewegung als die subjektive Norm. Die Autoren regen deshalb sogar dazu an, letztere durch das Konstrukt der sozialen Unterstützung zu ersetzen.

Ajzen (1991) zufolge sind das Konstrukt der wahrgenommenen Verhaltenskontrolle und Banduras (1977) Konzept der **Selbstwirksamkeitserwartung** austauschbar. Zahlreiche Studien, die beide Konstrukte umfassen, widerlegen diese Annahme jedoch (vgl. Rhodes/Courneya 2003, Armitage/Conner 1999). Auch Ajzen (2002) selbst beschreibt später die wahrgenommene Verhaltenskontrolle als hierarchisches Modell, das sich aus den Komponenten Selbstwirksamkeit und Kontrollierbarkeit zusammensetzt.

Des Weiteren argumentieren einige Autoren, dass die Theorie des geplanten Verhaltens um **moralische Normen** erweitert werden sollte. Dabei handelt es sich um Gefühle moralischer Verpflichtung, ein bestimmtes Verhalten auszuführen („was richtig und was falsch ist", vgl. Sparks/Shepherd 2002). Der Einschluss dieser Variable hilft mehreren Studien zufolge die Vorhersage der Verhaltensabsicht zu verbessern (z.B. Harland et al. 1999, Conner/Armitage 1998). Zudem zeigen Autoren wie Kaiser (2006) und Raats et al. (1995), dass moralische Normen auch die Einstellung beeinflussen können. Als weitere Einflussgrößen der TPB schlagen Armitage und Conner (2001) die **Selbst-Identität** vor, die sie als Variante normativer Variablen betrachten. Sie beschreibt das Ausmaß, zu dem eine Person annimmt, die Kriterien für eine bestimmte soziale Rolle zu erfüllen (z.B. „Der Gesundheitsbewusste"). Verschiedene Untersuchungen belegen, dass die TPB an Erklärungskraft gewinnt, wenn dieses Konstrukt integriert wird (vgl. Armitage/Conner 1999, Pierro et al. 2003, Terry et al. 1999).

Eine Reihe von Untersuchungen zur TPB schließt das **antizipierte Bedauern** ein. Diese negative Emotion erlebt eine Person, die annimmt, dass ihre Situation besser sein könnte als sie tatsächlich ist, wenn sie anders gehandelt hätte. Die Metaanalyse von Sandberg/Conner (2009) weist nach, dass das antizipierte Bedauern zusätzlich zu dem bereits durch die Komponenten der TPB erklärten Varianzanteil der Verhaltensabsicht weitere sieben Prozent erklärt. Zudem besteht ein signifikanter, direkter Zusammenhang mit dem Verhalten.

Vorangegangenes Verhalten erweist sich in vielen Studien als guter Prädiktor der Verhaltensintention und des Verhaltens (vgl. Conner et al. 2007, Hagger et al. 2002, Albarracin et al. 2001, Norman et al. 2000, Sheeran/Taylor 1999). Oulette und Wood (1998) belegen metaanalytisch, dass sich vorangegangenes Verhalten nicht nur indirekt, sondern auch direkt auf die Intention und das Verhalten auswirkt.

Die Fülle an Studien, welche die TPB überprüfen oder weiterentwickeln sollen, unterstreicht den herausragenden Stellenwert der Theorie. Bis heute liefert sie sowohl Wissenschaftlern als auch Praktikern nützliche Anregung zur Erforschung des Gesundheitsverhalten beziehungsweise zur Gestaltung von Interventionen.

5.5 Anwendung

Eine sechsjährige Langzeitstudie von Conner et al. (2002) prüft die prognostische Validität der TPB für **gesunde Ernährung**. Aus dieser Untersuchung leiten sich zahlreiche praktische Implikationen ab, wie sich Intention und Verhalten positiv verändern lassen. Demnach sollten die Modellkomponenten Einstellungen, soziale Normen und die wahrgenommene Verhaltenskontrolle durch Veränderung **zugrundeliegender Überzeugungen** gezielt beeinflusst werden. Schon Fishbein und Ajzen (1975) betrachten persuasive Botschaften, die an den Überzeugungen bezüglich spezifischer Verhaltensergebnisse anknüpfen, als die geeignetsten Maßnahmen, um Verhalten in eine gewünschte Richtung zu lenken.

Conner et al. (2002) identifizieren verschiedene Überzeugungen, welche die globale Einstellung zu gesunder Ernährung am stärksten prägen. Dazu gehören die Überzeugungen, dass gesunde Ernährung zu physischer Fitness führt und sich positiv auf die Gesundheit auswirkt. Dagegen schwächt die Annahme, dass gesunde Ernährung größere finanzielle Kosten verursacht, die wahrgenommene Verhaltenskontrolle. Bandura (1997, 1986, vgl. Kap. 4) schlägt verschiedene Maßnahmen zur Steigerung der Selbstwirksamkeit vor. Aufgrund der konzeptionellen Überschneidung dieses Konstrukts mit der wahrgenommenen Verhaltenskontrolle, können diese **Maßnahmen** auch hier aufgegriffen werden. Unter anderem kann sich das Individuum Teilziele setzen. Förderlich ist auch zu beobachten, dass Andere spezifische Ziele erreichen. Schließlich können Entspannungstechniken Angstgefühle reduzieren. Conner et al. (2002) identifizieren zudem **Kontrollüberzeugungen**, anhand derer sich Personen mit hoch ausgeprägter wahrgenommener Verhaltenskontrolle von denjenigen mit schwacher Ausprägung, deutlich unterscheiden lassen. Dazu gehören das Beobachten anderer, wie sie ungesunde Nahrung konsumieren, der schlechtere Geschmack gesünderen Essens sowie mangelnde Zeit für Mahlzeiten. All diese Erkenntnisse liefern nützliche Gestaltungsimplikationen für Kampagnen zur Steigerung gesunden Ernährungsverhaltens.

Auch in zahlreichen **anderen Anwendungsbereichen** werden auf Basis der TPB Interventionsstudien konzipiert. Beispielsweise führen Godin et al. (1992) eine Studie zur Reduktion des Rauchens durch; Parker et al. (1996) widmen ihre Anwendungsforschung dem sicheren Verhalten im Straßenverkehr. Courneya und McAuley (1991) befassen sich in ihrer Interventionsstudien mit der Steigerung körperlicher Bewegung. Zusammenfassend lassen alle Studien die Schlussfolgerungen zu, dass die positive Beeinflussung von individuellen Überzeugungen zu veränderten Verhaltensabsichten und schließlich auch zu modifizierten Verhaltensweisen führt. Dennoch sollte der Beitrag der TPB zur Konzeption von Interventionen nicht überbewertet werden (vgl. Conner/Sparks 2005). In diesem Zusammenhang weisen Hardeman et al. (2002) darauf hin, dass die Theorie den Praktikern zwar Hinweise darauf gibt, an welchen Kognitionen eine Interventionskampagne anknüpfen kann; die Theorie bietet aber **zu wenig konkrete Ansatzpunkte**, in welcher Art und Weise sich diese Gedanken und Überzeugungen verändern lassen. Darüber hinaus sollten weitere Einflussgrößen beachtet werden, die das Verhalten beeinflussen können oder moderierend wirken. Hierzu zählt unter anderem das **Setting**, d.h. insbesondere die sozialen Strukturen, in denen sich der Einzelne befindet.

Literatur

Ajzen, I. (1985): From Intentions to Action: A Theory of Planned Behavior, in: Kuhl, J.; Beckmann, J. (Eds.): Action-Control: From Cognition to Behavior, Heidelberg: Springer, 11-39.
Ajzen, I. (1988): Attitudes, Personality and Behavior, Stony Stratford: Open University Press.
Ajzen, I. (1991): The Theory of Planned Behavior, in: Organizational Behavior and Human Decision Processes, 50 (2), 179-211.
Ajzen, I. (2002): Perceived Behavioral Control, Self-Efficacy, Locus of Control, and the Theory of Planned Behavior, in: Journal of Applied Social Psychology, 32 (4), 665–683.
Ajzen, I.; Fishbein, M. (1980): Understanding Attitudes and Predicting Social Behavior: Attitudes, Intentions, and Perceived Behavioral Control, Englewood Cliffs, NJ: Prentice Hall.
Albarracin, D.; Johnson, B. T.; Fishbein, M.; Muellerleile, P. A. (2001): Theories of Reasoned Action and Planned Behaviour as Models of Condom Use: A Meta-Analysis, in: Psychological Bulletin, 127 (1), 142–161.
Armitage, C. J.; Conner, M. (1999): The Theory of Planned Behaviour: Assessment of Predictive Validity and 'Perceived Control', in: British Journal of Social Psychology, 38 (1), 35–54.
Armitage, C. J.; Conner, M. (2001): Efficacy of the Theory of Planned Behavior: A Meta-Analytic Review, in: British Journal of Social Psychology, 40 (4), 471-500.
Bandura, A. (1977): Self-Efficacy: Toward a Unifying Theory of Behavioral Change, in: Psychological Review, 84 (2), 191-215.
Bandura, A. (1986): Social Foundation of Thought and Action: A Social Cognitive Theory, Engelwood Cliffs: Prentice-Hall.
Bandura, A. (1997): Self-Efficacy: The Exercise of Control, New York: Freeman.
Beadnell, B.; Wilsdon, A.; Wells, E. A.; Morison, D. M.; Gillmore, M. R.; Hoppe, M. (2007): Intrapersonal and Interpersonal Factors Influencing Adolescents' Decisions About Having Sex: A Test of Sufficiency of the Theory of Planned Behavior, in: Journal of Applied Social Psychology, 37 (12), 2840-2876.
Blanchard, C.; Fisher, J.; Sparling, P.; Nehl, E.; Rhodes, R.; Courneya, K.; Baker, F. (2008): Understanding Physical Activity Behavior in African American and Caucasian College Students: An Application of the Theory of Planned Behavior, in: Journal of American College Health, 56 (4), 341-346.
Cohen, J. (1992): A Power Primer, in: Psychological Bulletin, 112 (1), 155-159.
Collins, S. E.; Carey, K. B. (2007): The Theory of Planned Behavior as a Model of Heavy Episodic Drinking Among College Students, in: Psychology of Addictive Behaviors, 21 (4), 498-507.
Conner, M.; Armitage, C. J. (1998): Extending the Theory of Planned Behavior: A Review and Avenues for Further Research, in: Journal of Applied Social Psychology, 28 (15), 1429–1464.

Conner, M.; Lawton, R.; Parker, D.; Chorlton, K.; Manstead, A. S. R.; Stradling, S. (2007): Application of the Theory of Planned Behaviour to the Prediction of Objectively Assessed Breaking of Posted Speed Limits, in: British Journal of Psychology, 98 (3), 429–453.

Conner, M.; Norman, P.; Bell, R. (2002): The Theory of Planned Behavior and Healthy Eating, in: Health Psychology, 21 (2), 194-201.

Conner, M.; Sparks, P. (2005): The Theory of Planned Behavior and Health Behavior, in: Conner, M.; Norman, P. (Eds.): Predicting Health Behavior, 2nd ed., Berkshire: Open University Press, 170-222.

Courneya, K.; Plotnikoff, R.; Hotz, S.; Birkett, N. (2000): Social Support and the Theory of Planned Behavior in the Exercise Domain, in: American Journal of Health Behavior, 24 (4), 300-308.

Courneya, K.; McAuley, E. (1991): Perceived Effectiveness of Motivational Strategies to Enhance Children's Intrinsic Interest in Sport and Physical Activity, in: Journal of Social Behavior & Personality, 6 (1), 125-136.

De Bruijn, G.; Kremers, S. P. J.; De Vet, E. (2007): Does Habit Strength Moderate the Intention-Behaviour Relationship in the Theory of Planned Behaviour? The Case of Fruit Consumption, in: Psychology and Health, 22 (8), 899-916.

Droomers, M.; Schrijvers, C.; Mackenbach, J. (2004): Educational Differences in the Intention to Stop Smoking, in: European Journal of Public Health, 14 (2), 194-198.

Fishbein, M.; Ajzen, I. (1975): Belief, Attitude, Intention, and Behavior, New York: Wiley.

Godin, G.; Valois, P.; Lepage, L.; Desharnais, R. (1992): Predictors of Smoking Behaviour: An Application of Ajzen's Theory of Planned Behaviour, in: British Journal of Addiction, 87 (9), 1335-1343.

Godin, G.; Kok, G. (1996): The Theory of Planned Behavior: A Review of its Applications to Health-Related Behaviours, in: American Journal of Health Promotion, 11 (2), 87–98.

Hagger, M. S.; Chatzisarantis, N. L. D.; Biddle, S. J. H. (2002): A Meta-Analytic Review of the Theories of Reasoned Action and Planned Behavior in Physical Activity: Predictive Validity and the Contribution of Additional Variables, in: Journal of Sport and Exercise Psychology, 24 (1), 3-32.

Hardeman, W.; Johnston, M.; Johnston, D. W.; Bonetti, D.; Wareham, N.J.; Kinmonth, A. L. (2002): Application of the Theory of Planned Behaviour in Behaviour Change Interventions: A Systematic Review, in: Psychology and Health 17 (2), 123-158.

Harland, P.; Staats, H.; Wilke, H. (1999): Explaining Proenvironmental Intention and Behavior by Personal Norms and the Theory of Planned Behavior, in: Journal of Applied Social Psychology, 29 (12), 2505-2528.

Hewitt, A. M.; Stephens, C. (2007): Healthy Eating Among 10-13-Year-Old New Zealand Children: Understanding Choice Using the Theory of Planned Behaviour and the Role of Parental Influence, in: Psychology, Health and Medicine, 12 (5), 526-535.

Huchting, K.; Lac, A.; LaBrie, J. W. (2008): An Application of the Theory of Planned Behavior to Sorority Alcohol Consumption, in: Addictive Behaviors, 33 (4), 538-551.

Jones, L. W.; Guill, B.; Keir, S. T.; Carter, K.; Friedman, H. S.; Bigner, D. D.; Reardon, D. A. (2007): Using the Theory of Planned Behavior to Understand the Determinants of Exercise Intention in Patients Diagnosed with Primary Brain Cancer, in: Psycho-Oncology, 16 (3), 232-240.

LaPiere, R.T. (1934): Attitudes vs. Actions, in: Social Forces, 13 (2), 230-237.

McClenahan, C.; Shevlin, M.; Adamson, G. (2007): Testicular Self-Examination: A Test of the Health Belief Model and the Theory of Planned Behaviour, in: Health Education Research, 22 (2), 272-284.

Norman, P.; Conner, M.; Bell, R. (2000): The Theory of Planned Behaviour and Exercise: Evidence for the Moderating Role of Past Behaviour, in: British Journal of Health Psychology, 5 (3), 249-261.

Norman, P.; Hoyle, S. (2004): The Theory of Planned Behavior and Breast Self-Examination: Distinguishing Between Perceived Control and Self-Efficacy, in: Journal of Applied Social Psychology, 34 (4), 694-708.

Oulette, J. A.; Wood, W. (1998): Habit and Intention in Everyday Life: The Multiple Processes by Which Past Behavior Predicts Future Behavior, in: Psychological Bulletin, 124 (1), 54–74.

Parker, D.; Stradling, S.; Manstead, A. (1996): Modifying Beliefs and Attitudes to Exceeding the Speed Limit: An Intervention Study Based on the Theory of Planned Behavior, in: Journal of Applied Social Psychology, 26 (1), 1-19.

Pierro, A.; Mannetti, L.; Stefano, L. (2003): Self-Identity and the Theory of Planned Behavior in the Prediction of Health Behavior and Leisure Activity, in: Self and Identity, 2 (1), 47-60.

Povey, R.; Conner, M.; Sparks, P.; James, R.; Shepherd, R. (2000): The Theory of Planned Behaviour and Healthy Eating: Examining Additive and Moderating Effects of Social Influence Variables, Psychology and Health, 14 (6), 991-1006.

Randall, D. M.; Wolff, J. A. (1994): The Time Interval in the Intention-Behaviour Relationship: Meta-Analysis, in: British Journal of Social Psychology, 33 (4), 405-418.

Rhodes, R. E.; Jones, L. W.; Courneya, K. S. (2002): Extending the Theory of Planned Behavior in the Exercise Domain: A Comparison of Social Support and Subjective Norm, in: Research Quarterly for Exercise and Sport, 73 (2), 193-200.

Rise, J.; Kovac, V.; Kraft, P.; Moan, I. (2008): Predicting the Intention to Quit Smoking and Quitting Behaviour: Extending the Theory of Planned Behavior, in: British Journal of Health Psychology, 13 (2), 291-310.

Sandberg, T.; Conner, M. (2009): A Mere Measurement Effect for Anticipated Regret: Impacts on Cervical Screening Attendance, in: The British Journal of Social Psychology, 48 (2), 221-36.

Sheeran, P.; Taylor, S. (1999): Predicting Intentions to Use Condoms: A Meta-Analysis and Comparison of the Theories of Reasoned Action and Planned Behaviour, in: Journal of Applied Social Psychology, 29 (8), 1624–1675.

Sheppard, B. H.; Hartwick, J.; Warshaw, R. P. (1988): The Theory of Reasoned Action: A Meta-Analysis of Past Research with Recommendations for Modifications and Future Research, in: Journal of Consumer Research, 15 (3), 325-344.

Sparks, P.; Shepherd, R. (2002): The Role of Moral Judgments within Expectancy-Value-Based Attitude-Behavior Models, in: Ethics & Behavior, 12 (4), 299-321.

Terry, D. J.; Hogg, M. A.; White, K. M. (1999): The Theory of Planned Behaviour: Self-Identity, Social Identity and Group Norms, in: British Journal of Social Psychology, 38 (3), 225–244.

Trafimow, D.; Sheeran, P.; Conner, M.; Findlay, K. (2002): Evidence that Perceived Behaviour Control is a Multidimensional Construct: Perceived Control and Perceived Difficulty, in: British Journal of Social Psychology, 41 (1), 101–121.

Von Dras, D. D.; Madey, S. F. (2004): The Attainment of Important Health Goals Throughout Adulthood: An Integration of the Theory of Planned Behavior and Aspects of Social Support, in: International Journal of Aging and Human Development, 59 (3), 205–234.

Wicker, A.W. (1969): Attitudes versus Actions: The Relationship of Verbal and Overt Behavioral Responses to Attitude Objects, in: Journal of Social Issues, 25 (4), 41-78.

6. Transtheoretisches Modell

Franziska Faselt und Stefan Hoffmann

In Kürze: Das Transtheoretische Modell wurde von einer Forschergruppe der Rhode Island University um James Prochaska und Carlo DiClemente entwickelt. Ob eine Person ihr Gesundheitsverhalten ändert, hängt dem Modell zufolge von ihren kognitiven Strategien, ihrer Selbstwirksamkeitserwartung und anderen psychologischen Einflussgrößen ab. Die Änderung des Verhaltens verläuft nicht kontinuierlich, sondern über qualitativ unterschiedliche Stufen. Die Übergänge zu einer nächsthöheren Stufe werden durch jeweils typische Strategien gemeistert.

> **Beispiel:** T. T. Mutlos raucht seit vielen Jahren mehrere Zigaretten täglich. Vor kurzem hat er den Entschluss gefasst, das Rauchen aufzugeben. Er erzählt seinem Freund T. T. Meister, dass er sich für diese Entscheidung bereits selbst belohnt hat und dass er mit sich selbst einen Vertrag abgeschlossen hat, in dem er seine Absicht festhält. Er fragt nun seinen Freund, der seit zehn Jahren Nichtraucher ist, wie dieser seine Entwöhnungsstrategien einschätzt. Gleichzeitig berichtet er ihm, dass er Zweifel hat, ob er es schaffen kann. Schließlich helfe ihm das Rauchen zu entspannen, obwohl er weiß, dass es gesundheitsschädigend ist. Was wird Herr Meister Herrn Mutlos raten?

6.1 Ausgangspunkt

Das Transtheoretische Modell (Transtheoretical Model, TTM) basiert auf den Arbeiten von Prochaska und Kollegen (vgl. Prochaska et al. 1992, Prochaska/DiClemente 1984, 1983, Prochaska 1979). Um zu verstehen, wann, wie und warum, Individuen ihr Verhalten ändern, verglichen die Autoren die Wirkmechanismen verschiedener psychotherapeutischer Ansätze. Dabei identifizierten sie zehn **charakteristische Prozesse**. Empirische Untersuchungen zur Raucherentwöhnung offenbarten, dass diese Prozesse nicht zeitgleich, sondern zu bestimmten Zeitpunkten im Verlauf der Verhaltensänderung ablaufen (vgl. DiClemente/Prochaska 1982). Die Autoren leiten aus diesen Befunden ab, dass Änderungsprozesse durch mehrere Stadien gekennzeichnet sind, die sich qualitativ unterscheiden und sukzessive aufeinander aufbauen. Aufgrund dieser grundlegenden Annahme wird das Modell auch oft als **Stufenmodell der Verhaltensänderung** („Stages of Change") bezeichnet.

Nach mehreren Revisionen umfasst das Transtheoretische Modell heute abhängig vom untersuchten Verhaltensbereich fünf bzw. sechs Stufen (vgl. Prochaska et al. 1992). Wie auch lineare Modelle des Gesundheitsverhaltens (vgl. Kap. 2 bis 5) beschreibt das TTM den Verlauf einer intentionalen Verhaltensänderung. Im Gegensatz zu den linearen Modellen beachtet es aber auch die zeitliche Perspektive der Veränderung sowie kognitive Prozesse, welche jeweils typisch für die Übergänge zwischen den einzelnen Stufen der Verhaltensänderung sind. Das TTM ist derzeit das dominierende Stadienmodell in der Gesundheitsverhaltensforschung (vgl. Sutton 2005).

6.2 Beschreibung

Neuere Fassungen des Transtheoretischen Modells beschreiben fünf bzw. sechs Stufen, je nachdem, ob im untersuchten Verhaltensbereich die abschließende Stufe der Stabilisierung erreicht werden kann oder nicht (vgl. Prochaska/Norcross 2002, Abbildung 6-1). Die erste Phase wird als **Absichtslosigkeit** bezeichnet. Sie zeichnet sich dadurch aus, dass das Individuum sich nicht gesundheitsbewusst verhält und auch nicht darüber nachdenkt, sein Verhalten zu ändern. In dieser Phase sind Personen unbesorgt und blenden negative Informationen über mögliche Folgen ihres Risikoverhaltens aus (z.B. dass Rauchen Lungenkrebs verursachen kann). Die Stufe der Absichtslosigkeit ist die stabilste, da die nächste Stufe ohne aktive Intervention von

Abbildung 6-1: Das Transtheoretische Modell

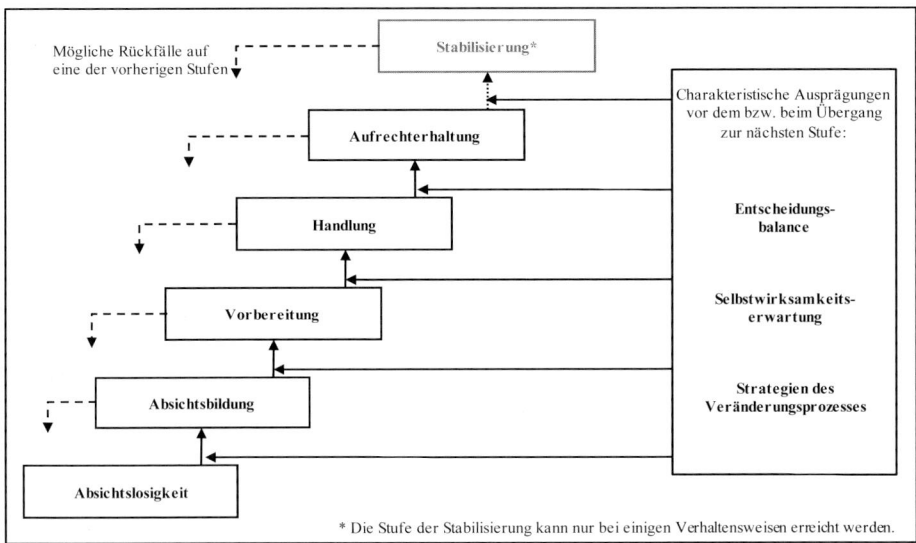

außen (z.B. Arzt, soziales Umfeld) kaum erreicht wird. In der darauf folgenden Phase der **Absichtsbildung** erwägt die Person, sich zukünftig gesünder als bisher zu verhalten. Sie setzt sich bewusst mit den Risiken ihres Verhaltens auseinander, ergreift aber noch keine Maßnahmen, dieses zu ändern.

Es folgt die Stufe der **Vorbereitung**, in der die Person fest entschlossen ist, das Zielverhalten auszuführen. Sie möchte unmittelbar damit beginnen, das problematische Verhalten zu ändern. Die Stufe der Vorbereitung ist meist nur von kurzer Dauer, da sie unmittelbar in die Stufe der Handlung übergehen sollte. In der **Handlungsphase** hat die Person gerade begonnen, sich gesundheitsförderlich zu verhalten. Sie versucht aktiv, kritische Verhaltensweisen zu reduzieren. Hierzu gilt es, sowohl Umweltbedingungen als auch eigene Erlebens- und Verhaltensprozesse zu verändern. Möchte eine Person sich beispielsweise gesund ernähren, sollte sie ihre persönliche Umwelt entsprechend gestalten, z.B. viel Obst und Gemüse vorrätig haben und den Einkauf fettiger Lebensmittel vermeiden. Des Weiteren sollte sie ihr Verhalten modifizieren, um neue Essgewohnheiten zu entwickeln. Da sich die Person in der Handlungsphase aktiver einbringen muss als in den anderen Phasen, birgt sie die größte Rückfallgefahr.

Wenn die Person das geänderte Verhalten über einen längeren Zeitraum beibehält und dabei aktive Maßnahmen zur Rückfallprophylaxe ergreift, ist sie in die Phase der **Aufrechterhaltung** eingetreten. In manchen Verhaltensbereich (z.B. gesunde Ernährung und regelmäßige Bewegung) kann diese den Rest der Lebensspanne umfassen. Bei zahlreichen Verhaltensweisen (z.B. Rauchen) ist es jedoch sinnvoll, noch eine sechste Stufe abzugrenzen. In dieser Stufe der **Stabilisierung** führt das Individuum das Zielverhalten automatisiert aus. Ob die Unterscheidung zwischen Aufrechterhaltung und Stabilisierung bei allen gesundheitsrelevanten Verhaltensweisen angebracht ist, wurde bisher noch nicht empirisch untersucht. Grimley et al. (1994) postulieren, dass die sechste Stufe dann erreichbar ist, wenn das Individuum versucht, gesundheitsschädigende Verhaltensweisen abzulegen (z.B. Verzicht auf Alkohol, Zigaretten oder Drogen). Wer jedoch gesundheitsförderliche Verhaltensweisen ausüben möchte (z.B. Sport, Teilnahme an Vorsorgeuntersuchungen oder gesunde Ernährung), muss sich lebenslang aktiv mit den entsprechenden Versuchungssituationen auseinandersetzen. Deshalb kann bei diesen Verhaltensweisen keine Stabilsierung erreicht werden.

Menschen unterscheiden sich darin, wie lange sie in den einzelnen Phasen verweilen. Eine Person kann sich beispielsweise mehrere Jahre auf der Stufe der Absichtsbildung befinden, eine andere kann diese Stufe sehr schnell meistern. Beide Personen können jedoch erfolgreich ihr Problemverhalten ändern, wenn sie im Anschluss an diese Stufe alle folgenden durchläuft. Werden Stufen übersprungen, ist das **Risiko für Rückfälle** in frühere Gewohnheiten deutlich erhöht (vgl. Prochaska et al. 1992). Zwar kann es auf jeder Stufe Rückfälle geben, besonders häufig sind sie jedoch in den Stufen der Handlung und Aufrechterhaltung.

Das TTM postuliert, dass so genannte **Strategien des Verhaltensänderungsprozesses** nötig sind, damit eine Person erfolgreich von einer Stufe zur nächsten über-

Abbildung 6-2: Strategien des Verhaltensänderungsprozesses

Erlebensorientierte Strategien	Verhaltensorientierte Strategien
• Steigerung des Problembewusstseins • Emotionskontrolle • Neubewertung des Selbst • Neubewertung der persönlichen Umwelt • Wahrnehmung förderlicher Umweltbedingungen	• Gegenkonditionierung • Umweltkontrolle • Nutzen hilfreicher Beziehungen • Selbstverpflichtung • Selbstverstärkung

gehen kann. Diese Strategien lassen sich in **erlebensorienterte** (bzw. kognitiv-affektive) und **verhaltensorientierte** unterteilen (vgl. Prochaska et al. 2002, vgl. Abbildung 6-2). Auf den ersten drei Stufen des Veränderungsprozesses werden vorrangig erlebensorientierte Strategien angewandt. Verhaltensorientierte Strategien kommen dagegen eher in den späteren Phasen zum Einsatz.

Der Übergang zwischen verschiedenen Stufen hängt nicht nur von der Anwendung der richtigen Strategien, sondern auch von der so genannten Entscheidungsbalance und der Selbstwirksamkeitserwartung der Person ab. Die **Entscheidungsbalance** ergibt sich aus dem Verhältnis der subjektiv wahrgenommene Vor- und Nachteile einer Verhaltensänderung. Je mehr Vorteile und je weniger Nachteile ein Mensch mit einer Änderung seines Verhaltens verbindet, desto wahrscheinlicher wird er alle Stufen durchlaufen. Das Konzept der Vor- und Nachteile des TTM weist deutliche Parallelen zu der positiven und negativen Handlungsergebniserwartung der Sozial-kognitiven Theorie (vgl. Kap. 4) und der Kosten-Nutzen-Abwägung des Modells gesundheitlicher Überzeugungen (vgl. Kap. 2) auf.

Zahlreiche empirische Studien (vgl. Plotnikoff et al. 2008, Rostosky 2008) belegen, dass das in der Sozial-kognitiven Theorie (vgl. Kap. 4) vorgeschlagene Konstrukt der **Selbstwirksamkeitserwartung** in starkem Maße vorhersagen kann, ob eine Person ihr Verhalten ändert. Deshalb integrieren Prochaska et al. (2002) dieses Konstrukt auch in das Transtheoretische Modell. Sie verstehen die Selbstwirksamkeitserwartung als bipolare Dimension mit den Endpunkten Zuversicht und Versuchung. Demnach steht die **Zuversicht**, sich auch in schwierigen Situationen gesund verhalten zu können, der **Versuchung**, wissentlich ungesund zu handeln, gegenüber. Die Person kann in drei verschiedenen Arten von Situationen in Versuchung geraten: (1) Situationen, die positive Gefühle hervorrufen (z.B. soziale Situationen), (2) Situationen mit negativem Affekt bzw. emotionalem Stress sowie (3) Situationen, in denen sie sich aus Gewohnheit so verhält. So könnte derjenige, der mit dem Rauchen aufhören möchte, in die Versuchung geraten, erneut eine Zigarette zu rauchen, weil er sich mit Freunden zusammen über eine bestandene Prüfung freut und die Zigarette eine Belohnung darstellt, weil er sich gerade angespannt fühlt oder weil er immer nach dem Abendessen raucht.

> **Beispiel:** Herr Mutlos raucht regelmäßig. Er hat aber den Entschluss gefasst, damit aufzuhören (= *Stufe der Absichtsbildung*). Sein Freund Herr Meister denkt dagegen schon seit Jahren nicht mehr daran zu rauchen (= *Stufe der Stabilisierung*). Dass sich Herr Mutlos für seinen Entschluss selbst belohnt und persönliche Verträge mit sich abschließt (= *verhaltensorientierte Strategien der Selbstverstärkung und Selbstverpflichtung*), betrachtet Herr Meister kritisch. Aus eigener Erfahrung weiß er, dass diese Maßnahmen vor allem dann wirksam sind, wenn es darum geht, ein bereits geändertes Verhalten über längere Zeit aufrecht zu erhalten. Deshalb empfiehlt er Herrn Mutlos, Selbstbelohnungen und Selbstverträge erst dann einzusetzen, wenn er schon aufgehört hat zu rauchen. Momentan sei es viel wichtiger, sich gedanklich mit dem Thema auseinanderzusetzen (= *erlebensorientierte Strategien*) und sich zum Beispiel die gesundheitlichen Folgen des Rauchens stärker vor Augen zu führen (= *Steigerung des Problembewusstseins*). Des Weiteren rät er ihm, stärker darauf zu vertrauen, dass er es schaffen werde. Er selbst habe die gleiche Situation ja bereits auch gemeistert (= *Selbstwirksamkeitserwartung erhöhen*). Momentan befürchtet Herr Mutlos zwar die gesundheitlichen Folgen des Rauchens, dieser Nachteil wird in seinem persönlichen Entscheidungskalkül aber durch die positive Entspannungswirkung ausgeglichen. Herr Meister empfiehlt deshalb Herrn Mutlos darüber nachzudenken, wie er diese Vor- und Nachteile gewichtet und ob nicht langfristig gesund zu sein mehr wiegt als sich kurzfristig entspannen zu können (= *Entscheidungsbalance*). Wenn sich Herr Mutlos diese Ratschläge zu Herzen nimmt, wird er sehr wahrscheinlich Nichtraucher werden.

6.3 Stand der Forschung

Das Transtheoretische Modell wird bislang am häufigsten mit Blick auf die Verhaltensweisen Rauchen und körperliche Aktivität untersucht. Zahlreiche Studien beschäftigen sich auch mit Alkoholkonsum und Sexual-, Ernährungs-, sowie Krebsvorsorgeverhalten (vgl. Abbildung 6-3). Die externe Validität der Theorie, d.h. die Verallgemeinerung auf unterschiedliche Anwendungsbereiche, ist jedoch fraglich, da die Autoren viele der theoretischen Kernannahmen aus Untersuchungen zum Rauchverhalten ableiten.

Die empirische Forschung zum Transtheoretischen Modell liefert **inkonsistente Befunde**. Einige Studien belegen die postulierten Zusammenhänge (vgl. Heather et al. 2009, Arden/Armitage 2008), während andere diese Annahmen zurückweisen (vgl. Callaghan et al. 2007, De Nooijer et al. 2005, Rosen 2000). Insbesondere experimentelle Untersuchungen bestätigen das TTM nicht oder nur sehr schwach (z.B. Blissmer/McAuley 2002). So widerlegen Quinlan/McCaul (2000) die Annahme, dass die Wirksamkeit der Strategien des Veränderungsprozesses von der jeweils erreichten Stufe abhängt. Auch die Autoren einschlägiger Metaanalysen (vgl. Bridle et al. 2005, Van Sluijs et al. 2004, Riemsma et al. 2003, Spencer et al. 2002) resümieren nahezu einstimmig, dass sich die Gültigkeit des TTM nur eingeschränkt nachweisen lässt und dass sich folglich stadienspezifische Interventionen nur bedingt eignen, um Verhalten zu verändern.

Abbildung 6-3: Ausgewählte empirische Befunde zum Transtheoretischen Modell

Sport und körperliche Aktivität	
Bulley et al. (2007)	Review-Artikel. Die Stufenhierarchie kann belegt werden, aber das methodische Vorgehen der Stufenzuordnung wird kritisiert.
Maier/ Basler (2003)	In den Stufen der Handlung und der Aufrechterhaltung wenden Probanden eher verhaltensorientierte als erlebensorientierte Strategien an. In den der Handlung vorgelagerten Stufen kommen beide Strategiearten gleich häufig zum Einsatz.
Rosen (2000)	Review-Artikel. Nachweis linearer Veränderungsmuster, d.h. die Annahme diskreter Stufen lässt sich empirisch nicht absichern.
Ernährungsverhalten	
De Vet (2006)	Verändertes Ernährungsverhalten hängt kaum mit den Stufen der Verhaltensänderungen zusammen. Signifikante Zusammenhänge bestehen dagegen zur Entscheidungsbalance und zur Selbstwirksamkeitserwartung.
De Nooijer et al. (2005)	Kritik der Stufenkonzeption. Die Stufen sind instabil, die Stufenübergänge spontan.
Vorsorgeverhalten	
Spencer (2005)	Review-Artikel. Die Wirksamkeit stufenspezifischer Mammographie-Interventionen kann belegt werden. Strategien des Verhaltensänderungsprozesses bleibt jedoch unbeachtet.
Rauchen	
Herzog (2008)	Review-Artikel. Die postulierten Stadien unterscheiden sich qualitativ nicht voneinander.
Schorr et al. (2008)	Differenzierung der Stufe der Absichtslosigkeit in die vier Subgruppen fortschreitend, demotiviert, inaktiv und pessimistisch, inaktiv aber optimistisch.
Sutton (2005)	Review-Artikel. Die differentielle Wirkung verschiedener Veränderungsstrategien bei unterschiedlichen Stadienübergängen kann bestätigt werden.
Prochaska/ DiClemente (1983)	Die Veränderungsstrategien wirken auf den Stufen differenziert.
Alkoholkonsum	
Heather et al. (2009)	Längsschnitt-Design. Die Ergebnisse stützen das TTM. Das Trinkverhalten verbessert sich jeweils beim Übergang auf eine höhere Stufe.
Callaghan et al. (2007)	Quasi-experimentelles Design. Das Trinkverhalten auf den ersten beiden Stufen unterscheidet sich nicht von dem auf der Vorbereitungs- und Handlungsstufe. Die Theorie kann nicht gestützt werden.
Sexualverhalten	
Arden/ Armitage (2008)	Längsschnittuntersuchung. Die Stufenübergänge konnten durch die erhobenen Variablen reliabel vorhergesagt werden. Übergänge zur nächsten Stufe lassen sich durch kurze Intervention herbeiführen.
Naar-King et al. (2008)	Das TTM dient der Vorhersage riskanten Sexualverhaltens. Allerdings wurden nicht alle Konstrukte des Modells untersucht. Zwischen einer thailändischen und einer US-amerikanische Stichprobe zeigen sich kulturelle Unterschiede.

6.4 Kritik und Weiterentwicklung

Mehrere Forscher kritisieren die mangelhafte **Operationalisierung der Stufen** (z.B. Sutton 2005, Schwarzer 2004). Die Autoren des TTM scheinen die zeitlichen Bestimmungsgrößen der einzelnen Stufen willkürlich festgelegt zu haben. Aus diesem Grund werden die Stadien in verschiedenen Untersuchungen sehr unterschiedlich gemessen. Die Ergebnisse mehrerer Studien lassen sich somit schwer vergleichen und metaanalytisch aggregieren.

Um den postulierten stufenartigen Prozess prüfen zu können, sind Längsschnittuntersuchungen erforderlich, die Aussagen über den zeitlichen Verlauf der Verhaltensänderung ermöglichen. Viele Forscher prüfen die TTM aber im Rahmen von **Querschnittsuntersuchungen**, da sich diese vergleichsweise einfach durchführen lassen.

Die Übergänge von einer Stufe zur nächsten können als abhängige Variablen aufgefasst werden, welche von mehreren Prädiktoren (Strategien der Verhaltensänderung, Entscheidungsbalance sowie Selbstwirksamkeitserwartung) beeinflusst werden. Die Autoren des TTM beschreiben diese **Kausalstruktur** jedoch nicht hinreichend. Zukünftig sollte in empirischen Studien getestet werden, ob die Prädiktoren unabhängig auf die Stadienübergänge wirken oder sich gegenseitig kausal beeinflussen.

Mehrere Autoren bezweifeln sogar die grundlegende Annahme des Modells: Die Existenz diskreter Stufen (z.B. Adams/White 2004). Weinstein (1998) bezeichnet das TTM als ein **Pseudostadienmodell**, da seiner Auffassung nach kontinuierliche Prozesse künstlich in Stadien unterteilt werden. Als Indiz führt er unter anderem an, dass die Selbstwirksamkeitserwartung vielen Studien zufolge während des Durchlaufens der Stufen stetig wächst.

Trotz seiner breiten Anwendung lehnen viele Autoren das Modell (z.B. Littell/Girvin 2002, Sutton 2001, Rosen 2000), sowie die auf dessen Basis entwickelten Interventionen (vgl. Quinlan/McCaul 2000, Dijkstra et al. 1998) und Stadienmodelle im Allgemeinen (vgl. Bridle et al. 2005, Weinstcin et al. 1998) ab. Sutton (2005) fordert aufgrund der mangelnden empirischen Basis die Autoren des TTM auf, sich mit der vorhandenen Kritik auseinanderzusetzen. Prochaska et al. (2008) erwidern mit einer **systematischen Theorieevaluation**, welche das Modell anhand von zwölf hierarchisch geordneten Kriterien prüft. Sie ziehen das Fazit, dass das TTM einen bedeutenden Beitrag leistet, um Forschung und Praxis zur Änderung von Gesundheitsverhalten voranzubringen. Sie räumen jedoch ein, dass die Theorie zukünftig noch verbessert werden kann. Marcus et al. (1994) versuchen als Reaktion auf die beobachteten Mängel die Theorie **weiterzuentwickeln** und andere Ansätze zu integrieren. Sie kombinieren den Stufenansatz mit der Sozial-kognitiven Theorie (vgl. Kap. 4). Andere Autoren streben eine Synthese zwischen der Theorie des geplanten Verhaltens (vgl. Kap. 5) und dem TTM an (vgl. Lippke et al. 2007).

Trotz aller Kritik hat das TTM **heuristischen Wert** und es stößt deshalb bei Forschern und Praktikern auf großes Interesse. Die Annahme diskreter Stufen regte Forscher dazu an, sich mit den Details des Veränderungsprozesses auseinanderzusetzen. Praktikern bietet das TTM zahlreiche Ansatzpunkte, um stadienspezifische Interventionen und innovative, zielgruppenspezifische Präventionskampagnen zu entwickeln.

6.5 Anwendung

Interventionen sollten dem TTM zufolge **stadienspezifische Verhaltensstrategien** aktivieren. Lippke et al. (2004) sowie Schüz et al. (2007) belegen die Wirksamkeit stadienspezifischer Interventionen, während die Metaanalyse von Bridle et al. (2005) nur eingeschränkt bestätigen kann, dass Interventionen, die auf dem TTM basieren, erfolgreich sind. Das bedeutet jedoch nicht zwingend, dass stadienspezifische Interventionen einer so genannten nicht differenzierenden One-size-fits-all-Intervention unterlegen sind. Vielmehr zeigt sich, dass sie aufgrund ihrer Komplexität schwer zu entwickeln sind. Die Anwendung erfordert viel diagnostisches Wissen und zeitlichen Aufwand, um valide und reliabel zu bestimmen, auf welcher Stufe sich die Person, welche eine stadienspezifische Intervention erhalten soll, befindet.

Die Stufenkonzeption des Transtheoretische Modell bietet klinischen Praktikern ein Orientierungsschema dafür, die individuelle Verfassung des Patienten wahrzunehmen (vgl. Keller 2004) und differenziert darauf zu reagieren. Das TTM avancierte in einzelnen Bereichen zwischenzeitlich sogar zum **State of the Art-Ansatz der Interventionsplanung**. Dies gilt insbesondere für die Raucherentwöhnung (vgl. Aveyard et al. 2009, Armitage/Arden 2008). Im Rahmen individueller persönlicher Beratung hat das TTM starken Einfluss auf die Entwicklung des **Motivational Interviews** ausgeübt. Diese therapeutische oder beratende Methode ist vor allem im Umgang mit Substanzabhängigen weit verbreitet (vgl. Miller/Rollnick 2002). Auch im Rahmen computergestützter diagnostischer und therapeutischer Programme findet das Modell Anwendung. Wiederholte diagnostische Schleifen ermöglichen **individualisierte Rückmeldungen**. So kann der Therapeut Rückfälle erfassen und angemessen darauf reagieren (vgl. Keller 2004).

Hampton et al. (2009) schlagen eine **zielgruppengerechte Gesundheitskommunikation** für verschiedene Stufen des TTM vor. Sie zeigen die differenzierte Wirkung von Nachrichten mit emotionalem oder sachlichem Inhalt in Abhängigkeit von Geschlecht und der Veränderungsstufe. Die zukünftige Forschung sollte deshalb den Interaktionseffekt von Geschlecht und Stadium intensiver untersuchen. Auch in der Prävention von ernährungsassoziierten Erkrankungen bzw. bei der Unterstützung gesunden Ernährungsverhaltens erweisen sich stadienspezifische Interventionen als hilfreich (vgl. Do et al. 2009, Johnson et al. 2008, Spencer et al. 2007).

Zusammenfassend bestätigt die weit verbreitete praktische Anwendung, dass das Modell trotz aller Kritik großen heuristischen Wert besitzt.

Literatur

Adams, J.; White, M. (2005): Why Don't Stage-Based Activity Promotion Interventions Work?, in: Health Education Research, 20 (2), 237-243.

Armitage, C.; Arden, M. (2008): How Useful Are the Stages of Change for Targeting Interventions? Randomized Test of a Brief Intervention to Reduce Smoking, in: Health Psychology, 27 (6), 789-798.

Arden, M.; Armitage, C. (2008): Predicting and Explaining Transtheoretical Model Stage Transitions in Relation to Condom-Carrying Behavior, in: British Journal of Health Psychology, 13 (4), 719-735.

Aveyard, P.; Massey, L.; Parsons, A.; Manaseki, S.; Griffin, C. (2009): The Effect of Transtheoretical Model Based Interventions on Smoking Cessation, in: Social Science & Medicine, 68 (3), 397-403.

Blissmer, B.; McAuley, E. (2002): Testing the Requirements of Stages of Physical Activity Among Adults: The Comparative Effectiveness of Stage-Matched, Mismatched, Standard Care, and Control Interventions, in: Annals of Behavioral Medicine, 24 (3), 181-189.

Bridle, C.; Riemsma, R. P.; Pattenden, J.; Sowden, A. J.; Mather, L.; Watt, I. S.; Walker, A. (2005): Systematic Review of the Effectiveness of Health Behaviour Interventions Based on the Transtheoretical Model, in: Psychology and Health, 20 (3), 283-301.

Bulley, C.; Donaghy, M.; Payne, A.; Mutrie, N. (2007): A Critical Review of the Validity of Measuring Stages of Change in Relation to Exercise and Moderate Physical Activity, in: Critical Public Health, 17 (1), 17-30.

Callaghan, R.; Taylor, L.; Cunningham, J. (2007): Does Progressive Stage Transition Mean Getting Better? A Test of the Transtheoretical Model in Alcoholism Recovery, in: Addiction, 102 (10), 1588-1596.

De Nooijer, J.; van Assema, P.; De Vet, E.; Brug, J. (2005): How Stable Are Stages of Change for Nutrition Behaviors in the Netherlands?, in: Health Promotion International, 20 (1), 27-32.

De Vet, E.; De Nooijer, J.; De Vries, N.; Brug, J. (2006): The Transtheoretical Model for Fruit, Vegetable and Fish Consumption: Associations Between Intakes, Stages of Change and Stage Transition Determinants, in: International Journal of Behavioral Nutrition & Physical Activity, 3, 13-11.

DiClemente, C.; Prochaska, J. (1982): Self-Change and Therapy Change of Smoking Behavior: A Comparison of Processes of Change in Cessation and Maintenance, in: Addictive Behaviors, 7 (2), 133-142.

Dijkstra, A.; De Vries, H.; Roijackers, J. (1998): Tailored Interventions to Communicate Stage-Matched Information to Smokers in Different Motivational Stages, in: Journal of Consulting and Clinical Psychology, 66 (3), 549-557.

Do, M.; Kattelmann, K.; Boeckner, L.; Greene, G.; White, A.; Hoerr, S.; et al. (2008): Low-Income Young Adults Report Increased Variety in Fruit and Vegetable Intake After a Stage-Tailored Intervention, in: Nutrition Research, 28 (8), 517-522.

Grimley, D.; Prochaska, J.; Velicer, W.; Blais, L.; DiClemente, C. (1994): The Transtheoretical Model of Change. Changing the Self: Philosophies, Techniques, and Experiences, Albany: State University of New York Press, 201-227.

Hampton, B.; Brinberg, D.; Peter, P.; Corus, C. (2009): Integrating the Unified Theory and Stages of Change to Create Targeted Health Messages, in: Journal of Applied Social Psychology, 39 (2), 449-471.

Heather, N.; Hönekopp, J.; Smailes, D. (2009): Progressive Stage Transition Does Mean Getting Better: A Further Test of the Transtheoretical Model in Recovery From Alcohol Problems, in: Addiction, 104 (6), 949-958.

Herzog, T. (2008): Analyzing the Transtheoretical Model Using the Framework of Weinstein, Rothman, and Sutton (1998): The Example of Smoking Cessation, in: Health Psychology, 27 (5), 548-556.

Johnson, S.; Paiva, A.; Cummins, C.; Johnson, J.; Dyment, S.; Wright, J.; et al. (2008): Transtheoretical Model-based Multiple Behavior Intervention for Weight Management: Effectiveness on a Population Basis, in: Preventive Medicine, 46 (3), 238-246.

Keller, S. (2004): Motivation zur Verhaltensänderung: Aktuelle deutschsprachige Forschung zum Transtheoretischen Modell, in: Zeitschrift für Gesundheitspsychologie, 12, 35-38.

Lippke, S.; Ziegelmann, J. P.; Schwarzer, R. (2004): Initiation and Maintenance of Physical Exercise: Stage-Specific Effects of a Planning intervention, in: Research in Sports Medicine, 12, 221-240.

Lippke, S.; Nigg, C.; Maddock, J. (2007): The Theory of Planned Behavior within the Stages of the Transtheoretical Model: Latent Structural Modeling of Stage-Specific Prediction Patterns in Physical Activity, in: Structural Equation Modeling, 14 (4), 649-670.

Littell, J.; Girvin, H. (2002): Stages of Change: A Critique, in: Behavior Modification, 26 (2), 223-273.

Maier, A.; Basler, H. (2003): Gibt es eine Stufenspezifität der Änderungsstrategiein bei sportlicher Aktivität? Eine Studie zum Transtheoretischen Modell, in: Zeitschrift für Gesundheitspsychologie, 11 (4), 125-131.

Marcus, B.; Eaton, C.; Rossi, J.; Harlow, L. (1994): Self-Efficacy, Decision-Making, and Stages of Change: An Integrative Model of Physical Exercise, in: Journal of Applied Social Psychology, 24 (6), 489-508.

Miller, W.; Rollnick, S. (2002): Motivational Interviewing: Preparing People for Change. Book Review, in: Journal of Studies on Alcohol, 63 (6), 776-777.

Naar-King, S.; Rongkavilit, C.; Wang, B.; Wright, K.; Chuenyam, T.; Lam, P.; et al. (2008): Transtheoretical Model and Risky Sexual Behaviour in HIV + Youth in Thailand, in: AIDS Care, 20 (2), 205-211.

Prochaska, J. (1979): Systems of Psychotherapy: A Transtheoretical Analysis, Oxford: Dorsey.

Prochaska, J.; Wright, J.; Velicer, W. (2008): Evaluating Theories of Health Behavior Change: A Hierarchy of Criteria Applied to the Transtheoretical Model, in: Applied Psychology: An International Review, 57 (4), 561-588.

Prochaska, J.; DiClemente, C.; Velicer, W.; Rossi, J.; Heather, N.; Stockwell, T.; et al. (1992): Criticisms and Concerns of the Transtheoretical Model in Light of Recent Research, in: British Journal of Addiction, 87 (6), 825-835.

Prochaska, J.; DiClemente, C. (1983): Stages and Processes of Self-Change of Smoking: Toward an Integrative Model of Change, in: Journal of Consulting and Clinical Psychology, 51 (3), 390-395.

Prochaska, J. O.; DiClemente, C. C. (1984): The Transtheoretical Approach: Crossing Traditional Boundaries of Therapy, Homewood: Dow Jones Irwin

Prochaska, J.; Norcross, J. (2002): Stages of Change. Psychotherapy Relationships That Work: Therapist Contributions and Responsiveness to Patients, New York: Oxford University Press, 303-313.

Quinlan, K.; McCaul, K. (2000): Matched and Mismatched Interventions with Young Adult Smokers: Testing a Stage Theory, in: Health Psychology, 19 (2), 165-171.

Riemsma, R.; Pattenden, J.; Bridle, C.; Sowden, A.; Mather, L.; Watt, I.; et al. (2003): Systematic Review of the Effectiveness of Stage Based Interventions to Promote Smoking Cessation, in: BMJ: British Medical Journal, 326 (7400), 1175-1177.

Rosen, C. (2000): Is the Sequencing of Change Processes by Stage Consistent Across Health Problems? A Meta-Analysis, in: Health Psychology, 19 (6), 593-604.

Schorr, G.; Ulbricht, S.; Schmidt, C.; Rüge, J.; Hans-Jürgen, H.; Baumeister, S.; et al. (2008): Does Precontemplation Represent a Homogeneous Stage Category? A Latent Class Analysis on German Smokers, in: Journal of Consulting & Clinical Psychology, 76 (5), 840-851.

Schüz, B.; Sniehotta, F. F.; Schwarzer, R. (2007): Stage-Specific Effects of an Action Control Intervention on Dental Flossing, in: Health Education Research, 22, 332-341.
Schwarzer, R. (2004): Psychologie des Gesundheitsverhaltens: Einführung in die Gesundheitspsychologie, 3. Aufl., Göttingen: Hogrefe.
Spencer, L.; Pagell, F.; Adams, T. (2005): Applying the Transtheoretical Model to Cancer Screening Behavior, in: American Journal of Health Behavior, 29 (1), 36-56.
Spencer, L.; Pagell, F.; Hallion, M.; Adams, T. (2002): Applying the Transtheoretical Model to Tobacco Cessation and Prevention: A Review of Literature, in: American Journal of Health Promotion, 17 (1), 7-71.
Spencer, L.; Wharton, C.; Moyle, S.; Adams, T. (2007): The Transtheoretical Model as Applied to Dietary Behaviour and Outcomes, in: Nutrition Research Reviews, 20 (1), 46-73.
Sutton, S. (2001): Back to the Drawing Board? A Review of Applications of the Transtheoretical Model to Substance Use, in: Addiction, 96 (1), 175-186.
Sutton, S. (2005): Stage Theories of Health Behavior, in: Conner, M.; Norman, P. (Eds.): Predicting Health Behavior, 2nd ed., Berkshire: Open University Press, 223-275.
van Sluijs, E.; van Poppel, M.; van Mechelen, W. (2004): Stage-Based Lifestyle Interventions in Primary Care: Are They Effective?, in: American Journal of Preventive Medicine, 26 (4), 330-343.
Weinstein, N. D.; Lyon, J. E.; Sandman, P. M.; Cuite, C. L. (1998): Experimental Evidence for Stages of Health Behavior Change: The Precaution Adoption Process Model Applied to Home Radon Testing, in: Health Psychology, 17, 445–453.

7. Sozial-kognitives Prozessmodell gesundheitlichen Handelns

Franziska Faselt und Stefan Hoffmann

In Kürze: Das Sozial-kognitive Prozessmodell gesundheitlichen Handelns beruht auf den Arbeiten Ralf Schwarzers. Diesem Modell zufolge durchläuft eine Person, die ihr Verhalten ändern möchte, zunächst eine motivationale und anschließend mehrere volitionale Phasen. In jeder Phase des Prozessmodells bestimmen andere Formen der Selbstwirksamkeitserwartung und der Handlungsplanung darüber, auf welche Weise und wie erfolgreich die Person ihr Verhalten ändert.

> **Beispiel:** H. A. P. Anders rauchte vor zwei Wochen seine letzte Zigarette. Den Entschluss, mit dem Rauchen aufzuhören, hatte er kurz zuvor gefasst, weil ihm die Risiken des Nikotinkonsums bewusst wurden und er sich auch tatsächlich traute, mit dem Rauchen aufzuhören. Herr Anders hatte sich genau überlegt, wie und wo er seine letzte Zigarette rauchen möchte und was er tun würde, wenn er danach wieder einmal in Versuchung geraten sollte. Um sein Durchhaltevermögen zu steigern, versprach er sich selbst, sich einen langersehnten DVD-Rekorder zu kaufen, wenn er ein halbes Jahr lang nicht rückfällig wird. Nun sitzt er im Biergarten und ein Freund bietet ihm eine Zigarette an. Wie bewertet Herr Anders die Situation und wie wird er sich verhalten?

7.1 Ausgangspunkt

Das Sozial-kognitive Prozessmodell gesundheitlichen Handelns (Health Action Process Approach, HAPA, vgl. Schwarzer 2008, 2004, 2001, 1992) beansprucht in den letzten Jahren eine zentrale Rolle in der Theorienlandschaft zum Gesundheitsverhalten. Dies spiegelt sich unter anderem darin wider, dass die renommierte Fachzeitschrift *Applied Psychology* im Jahr 2008 ein Sonderheft veröffentlichte, in dem führende Forscher der Gesundheitspsychologie (Charles Abraham, Mark Conner, Howard Leventhal, Pablo Mora, Ralf Schwarzer, Stephen Sutton, Wayne Velicer und James Prochaska) den besonderen Stellenwert des Modells herausarbeiten.

Schwarzer (1992) entwickelte das Modell mit dem Ziel, die in bisherigen Theorien noch ungeklärte Diskrepanz zwischen Intention und Verhalten erklären zu können. Zudem wollte er den Geltungsbereich der Theorie durch die Integration bislang vernachlässigter gesundheitsassoziierter Bedingungen, Handlungen und Kognitionen verbessern. Zahlreiche Studien (vgl. Gollwitzer 2009, Prestwich et al. 2008, Godin et al. 2005, Webb/Sheeran 2006) weisen nach, dass eine Verhaltensabsicht keine hinreichende Bedingung dafür ist, dass die Person die entsprechende Handlung tatsächlich ausführt. Schwarzer bemängelte deshalb an den vorliegenden Theorien des Gesundheitsverhaltens (vgl. Kap. 2 bis 6), dass die der Intentionsbildung nachgelagerten Prozesse nicht spezifiziert werden. Der Autor möchte mit dem Sozialkognitiven Prozessmodell gesundheitlichen Handelns diese **Intentions-Verhaltens-Lücke** schließen, indem er die Handlungsplanung detailliert betrachtet und mehrere Phasen der Verhaltensänderung differenziert. In der **motivationalen Phase** bildet das Individuum die Absicht aus, ihr Verhalten zu ändern. In der **volitionalen Phase** plant und realisiert sie das angestrebte Verhalten.

Zwei Leitprinzipien kennzeichnen das Modell. Erstens postuliert Schwarzer (1992), dass sich Verhalten in qualitativ unterschiedlichen Stufen ändert. Zweitens geht er davon aus, dass die Person einen gewissen Grad an Selbstwirksamkeit aufweisen muss, um den Übergang zur jeweils nächsten Stufe meistern zu können. Da das Modell damit die Stadienkonzeption mit Annahmen der linearen Verhaltensänderung verknüpft, wird es als **Hybridmodell** bezeichnet.

7.2 Beschreibung

Das Sozial-kognitive Prozessmodell gesundheitlichen Handelns unterscheidet eine motivationale und eine volitionale Phase der Verhaltensänderung. Letztere untergliedert sich wiederum in eine präaktionale, eine aktionale und eine postaktionale Stufe (vgl. Abbildung 7-1).

Der Änderungsprozess beginnt in der **Motivationsphase** auf der **präintentionalen Stufe**. Das Zusammenspiel der drei nachfolgend genannten Variablen bestimmt in dieser Phase, ob eine Person die Intention ausbildet, sich gesundheitsbewusst zu verhalten.

- **Risikowahrnehmung:** Die subjektive Einschätzung des Schweregrades sowie der eigenen Verwundbarkeit.
- **Handlungsergebniserwartung**: Erwartungen, wie positiv oder negativ sich eine Handlung auswirkt.
- **Selbstwirksamkeitserwartung:** Überzeugung, ein schwieriges Problem aufgrund der eigenen Kompetenz erfolgreich lösen zu können.

Das HAPA postuliert folgende Zusammenhänge zwischen diesen drei Konstrukten (vgl. Schwarzer 2004): Nimmt eine Person ein Risiko wahr und fühlt sie sich dadurch ernsthaft bedroht, wägt sie ab, welche Ergebnisse sie bei bestimmten Handlungen erwarten kann. Diesen Handlungsergebniserwartungen schließen sich wiederum die Selbstwirksamkeitserwartungen an (vgl. Schwarzer/Renner 2000). Das HAPA differenziert drei **phasenspezifische Selbstwirksamkeitsfacetten** (aufgaben- bzw. handlungsbezogen, bewältigungs- bzw. aufrechterhaltungsbezogen und widerherstellungsbezogen), die ihre Wirkung auf den verschiedenen Stufen der

Verhaltensänderung entfalten. In der präintentionalen Phase ist die aufgaben- bzw. handlungsbezogene Facette der Selbstwirksamkeitserwartungen relevant. Sofern das Individuum ein hohes Risiko wahrnimmt, von potentiellen Handlungen positive Konsequenzen erwartet und zudem noch eine ausgeprägte handlungsbezogene Selbstwirksamkeitserwartung aufweist, setzt es sich Verhaltensziele und bildet die Intention aus, die Verhaltensweisen auszuführen. Diese Absichtsbildung kennzeichnet den Übergang von der Motivations- zur Volitionsphase.

Die **Volitionsphase** beginnt mit der **präaktionalen Stufe**, die auch postintentionale bzw. Planungsstufe genannt wird. Die Person plant nun, ihr Gesundheitsverhalten zu verändern. Diese Stufe ist eine wichtige Ergänzung zu den bisherigen Theorien des Gesundheitsverhaltens, denn sie schließt dem Autor zufolge die Intentions-Verhaltens-Lücke. Sie setzt sich aus der Handlungs- und der Bewältigungsplanung zusammen (vgl. Sniehotta et al. 2005). Im Zuge der **Handlungsplanung** konkretisiert eine Person unter anderem die zeitlichen und lokalen Rahmenbedingungen des angestrebten Verhaltens, indem sie beispielsweise überlegt, wann genau und auf welche Art und Weise sie ihr Verhalten ändert. Bevor die Person jedoch das intendierte Verhalten ausübt, setzt sie sich im Rahmen der **Bewältigungsplanung** mit möglichen Handlungsbarrieren auseinander und überlegt, wie diese überwunden werden können. Dieser Schritt ist eine wichtige Selbstregulationsstrategie, um das Verhalten später tatsächlich umzusetzen und trotz möglicher Barrieren oder Versuchungssituationen aufrechtzuerhalten.

Abbildung 7-1: Das Sozial-kognitive Prozessmodell gesundheitlichen Handelns

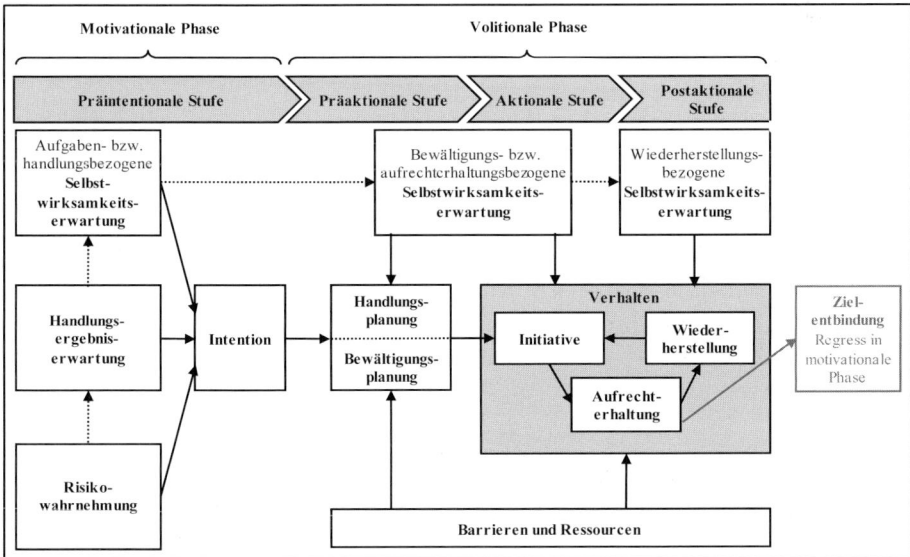

Die Person vollzieht den Übergang zur darauffolgenden **aktionalen Stufe**, indem sie eine **Handlungsinitiative** ergreift. Die Person unterlässt nun risikoreiche Verhaltensweisen und führt stattdessen das gewünschte gesundheitsfördernde Verhalten aus und erhält es aufrecht (Schwarzer 2004). In der aktionalen Stufe unterliegt das Verhalten einer ständigen **Handlungsausführungskontrolle**, wodurch die Person sowohl die Intention als auch das Verhalten gegenüber ablenkenden Einflüssen (z.B. Versuchungssituationen) abschirmt. Hierzu stehen ihr zahlreiche **selbstregulative Strategien** zur Verfügung, wie Emotions- und Aufmerksamkeitskontrolle (vgl. Kuhl 2001) und Belohnungsaufschub (vgl. Mischel et al. 1988). Je stärker die spezifische Selbstwirksamkeitserwartung ausgeprägt ist, umso leichter kann die Person das Verhalten aufrechterhalten und schließlich habitualisiert ausführen.

Mögliche Rückfälle treten vor allem in der **postaktionalen Phase** auf. Erlebt eine Person einen Misserfolg, greift sie im Idealfall das zuvor angestrebte gesundheitsfördernde Verhalten wieder auf. Misserfolge können jedoch auch eine **Zielentbindung** zur Folge haben: Die Person erhält das Gesundheitsverhalten nicht länger aufrecht. Sie verlässt damit die volitionale Phase und fällt in eine motivationale Phase zurück (vgl. Schwarzer 2004). Häufig sind unzureichend ausgebildete Selbstregulationsmechanismen die Ursache dafür, dass die Person das gesundheitsrelevante Verhalten nicht länger aufrecht erhalten möchte.

Das HAPA berücksichtigt ferner **situative Barrieren** sowie **personale und soziale Ressourcen**. Objektive Fertigkeiten und Kompetenzen einer Person können das Verhalten ebenso mitbestimmen wie ihr sozialer Rückhalt oder die Einbindung in ihr soziales Netzwerk.

Beispiel: H. A. P. Anders Entschluss, mit dem Rauchen aufzuhören (= *Intention*), entstand, weil er sich der Risiken bewusst geworden war (= *Risikowahrnehmung*) und sich auch tatsächlich zugetraut hatte, mit dem Rauchen aufzuhören (= *handlungsbezogene Selbstwirksamkeitserwartung*). Er hatte sich genau überlegt, wie und wo er seine letzte Zigarette rauchen möchte (= *Handlungsplanung*) und was er tun würde, wenn er wieder in Versuchung geraten sollte (= *Bewältigungsplanung*). Jetzt ist Herr Anders bereits seit zwei Wochen Nichtraucher (= *Aufrechterhaltung in der postaktionalen Stufe*). Als ein Freund ihm eine Zigarette anbietet, ist die Versuchung groß. Während er mit sich hadert, erinnert er sich an seinen Verhaltensvertrag, der zu Hause auf seinem Schreibtisch liegt. Dort hat er schwarz auf weiß festgehalten, dass er sich den langersehnten DVD-Rekorder kaufen wird, wenn er ein halbes Jahr lang keine Zigarette geraucht hat (= *Handlungsplanung*). Gleichzeitig hat er sich fest vorgenommen, in Versuchungssituationen an seinen Bruder zu denken, der es auch schaffte, das Rauchen aufzugeben (= *Bewältigungsplanung*). Er denkt sich, was sein Bruder schafft, das schafft er auch (= *aufrechterhaltungsbezogene Selbstwirksamkeitserwartung*). Herr Anders berichtet deshalb seinem Freund, dass er nicht mehr raucht und lehnt dankend ab.

7.3 Stand der Forschung

Die HAPA Research Group der Freien Universität Berlin um Ralf Schwarzer, aber auch andere Forscher (vgl. Garcia/Mann 2003, Murgraff et al. 2003) haben das Modell in zahlreichen Studien empirisch überprüft (vgl. Abbildung 7-2). Eine quantitative Metaanalyse für das vergleichsweise junge Modell liegt bislang noch nicht vor. Schwarzer (2008) weist jedoch auf der Grundlage einer **qualitativen Review** über sieben Studien nach, dass sich das Sozial-kognitive Prozessmodell gesundheitlichen Handelns eignet, verschiedenste gesundheitsrelevante Verhaltensweisen zu erklären

Abbildung 7-2: Ausgewählte empirische Befunde zum HAPA

Sport und körperliche Aktivität	
Luszczynska (2007a)	Über eine zweijährige Beobachtungsphase erweist sich die wiederherstellungsbezogene Selbstwirksamkeit als bester Prädiktor für das Joggen.
Sniehotta et al. (2005)	Längsschnittuntersuchung. Planung, Selbstwirksamkeitserwartung und Handlungskontrolle mediieren den Einfluss von der Absicht, Sport zu treiben, auf später gezeigtes sportliches Verhalten.
Ernährungsverhalten	
Scholz et al. (2009)	Längsschnittuntersuchung. Veränderungen der Selbstwirksamkeitserwartung, nicht aber der Risikowahrnehmung und der Handlungsergebniserwartung führen zur Intentionsbildung. Veränderungen der Handlungsplanung und selbstregulativer Handlungskontrollstrategien führen zu Verhaltensveränderungen.
Renner et al. (2008)	Selbstwirksamkeitserwartungen besitzen bei Männern und bei Frauen einen hohen Vorhersagewert für gesundes Ernährungsverhalten. Planungen und Intentionen beeinflussen dagegen nur bei Frauen das Essverhalten.
Vorsorgeverhalten	
Luszczynska (2004)	Die Stärkung differenzierter Selbstwirksamkeitserwartungen steigert die Häufigkeit von Selbstuntersuchungen der Brust signifikant.
Luszczynska/ Schwarzer (2003)	Die Risikowahrnehmung beeinflusst die Selbstuntersuchungen der Brust nur schwach. Selbstwirksamkeit und selbstregulierende Strategien bestimmen dagegen, ob Absichten in Taten umgesetzt werden.
Garcia/Mann (2003)	HAPA sagt die Intention weiblicher Probanden, Brustselbstuntersuchungen durchzuführen, besser vorher als drei weitere Gesundheitsverhaltensmodelle.
Rauchen	
Scholz et al. (2009)	Längsschnittuntersuchung. Veränderungen der Selbstwirksamkeitserwartung, nicht aber der Risikowahrnehmung und der Handlungsergebniserwartung führen zur Intentionsbildung. Veränderungen der Handlungsplanung und selbstregulativer Handlungskontrollstrategien führen zu Verhaltensveränderungen.
Schwarzer/ Luszczynska (2008)	Längsschnittuntersuchung. Handlungsplanung und bewältigungsbezogene Selbstwirksamkeit prognostizieren die Reduktion des Zigarettenkonsums.
Alkoholkonsum	
Murgraff et al. (2003)	Die Modellkomponenten des HAPA erklären 29 Prozent der Varianz des Alkoholkonsums.

und vorherzusagen. Die Variablen des HAPA klären in diesen Studien bis zu 42 Prozent der Verhaltensvarianz auf (vgl. Schwarzer et al. 2007).

Schüz et al. (2009) untersuchen die Übergänge der im Modell postulierten Stufen und stützen die **Diskontinuitätshypothese**, die besagt, dass der Prozess der Verhaltensänderung nicht linear sondern in diskreten Stufen abläuft. Die Risikowahrnehmung folgt beispielsweise einer umgekehrt U-förmigen Verteilung über die Stufen der Verhaltensänderung (vgl. Lippke/Sniehotta 2003): Noch unentschlossene nehmen weniger Gesundheitsrisiken wahr (präintentionale Stufe) als Personen, die beabsichtigen, sich zukünftig gesund zu verhalten (präaktionale Stufe). Personen, die schon handeln, nehmen wieder weniger Risiken wahr (aktionale Stufe).

7.4 Kritik und Weiterentwicklung

Sutton (2008) betont, dass das HAPA-Modell nicht als **Stadienmodell** im klassischen Sinne verstanden werden kann. Zudem liegen keine klaren Kriterien zur Beschreibung der Stadien und der Übergänge vor (vgl. Velicer/Prochaska 2008). Insbesondere wirkt es verwirrend, dass die Phasen der Motivation und der Volition von einer weiteren Stufenkonzeption überlagert werden.

An der bisherigen **empirischen Forschung** muss kritisiert werden, dass viele Studien nicht alle Komponenten des Modells gemeinsam überprüfen. Stattdessen beschränken sich Autoren auf einzelne Konstrukte wie Intention, Handlungsergebniserwartung, Selbstwirksamkeitserwartung oder Planung (vgl. Schwarzer et al. 2008, Lippke et al. 2005, 2004). Situative sowie personale Barrieren und Ressourcen finden zwar in der theoretischen Konzeption des HAPA Beachtung; sie wurden aber bisher kaum empirisch untersucht (Sutton 2008). Des Weiteren verwenden diverse Studien **verschiedene Versionen** des HAPA oder die Konstrukte sind unterschiedlich operationalisiert. Die mangelnde Standardisierung erschwert den Vergleich von Studienergebnissen.

Wiedemann (2009) prüft Wechselwirkungen zwischen den Variablen **Planung, Intention und Verhalten**. Eine moderierte Mediatoranalyse bestätigt, dass die Handlungsplanung den Einfluss der Intention auf das Verhalten vermittelt und dass gleichzeitig die Intention den Zusammenhang zwischen Handlungsplanung und Verhalten moderiert. Der Einfluss der Handlungsplanung auf das Verhalten ist somit nicht konstant, sondern steigt mit zunehmender Intention an.

In dem eingangs erwähnten Sonderheft der einschlägigen Fachzeitschrift *Applied Psychology* aus dem Jahr 2008 nehmen führende Forscher der Gesundheitspsychologie kritisch Stellung und zeigen auf, wie sich das HAPA **weiterentwickeln** lässt. Beispielsweise schlagen Leventhal und Mora (2008) vor, Handlungskontrollstrategien und die Rolle von Erfahrung explizit im Modell zu integrieren. So ließe sich die theoretische Basis und damit auch der Anwendungsmöglichkeiten der Theorie für die Planung von Interventionen erweitern.

Zusammenfassend lässt sich festhalten, dass das HAPA eine empirisch fundierte Basis für Forschung und Praxis bietet, deren Potenziale es in den kommenden Jahren noch auszuschöpfen gilt. Forscher sollten aber zukünftig weitere empirisch gesicherte Prädiktoren des Gesundheitsverhaltens in das Modell integrieren, um so den Nutzen für die praktische Anwendung zu steigern.

7.5 Anwendung

Das Sozial-kognitiven Prozessmodell des gesundheitlichen Handelns verdeutlicht, dass Interventionen **stufenspezifisch** gestaltet werden sollten. Auf jeder Stufe des Veränderungsprozesses sollten sie besonders diejenige Faktoren ansprechen, welche das Individuum dazu befähigen, die nächste Stufe zu erreichen (vgl. Schwarzer et al. 2008).

Für Personen auf der präintentionalen Stufe sind das alle Interventionen, welche die **Intention stärken**. Dazu gehören die Kommunikation möglicher Gefahren, um das wahrgenommenen Risiko zu erhöhen sowie ressourcenstärkende Maßnahmen, welche die wahrgenommene Selbstwirksamkeit steigern. Für Menschen, die bereits eine Änderungsbereitschaft entwickelt haben, sind Interventionen, welche die **Handlungsplanung unterstützen**, besonders hilfreich (vgl. Lippke et al. 2004). So sollte der Person verdeutlicht werden, wie sie Ziele formulieren und strukturieren und wie sie Prioritäten setzen kann. Nachdem eine Person bereits begonnen, das gesundheitsförderliche Verhalten auszuführen, gilt es, **Rückfälle zu verhindern** beziehungsweise zu überwinden. Dies lässt sich durch Interventionen erreichen, welche die bewältigungs- und aufrechterhaltungsbezogene Selbstwirksamkeit stärken und damit die Motivation durchzuhalten steigern.

Sowohl Lippke et al. (2004) als auch Ziegelmann et al. (2006) zeigen anhand experimenteller Untersuchungen zur Steigerung körperlicher Aktivität, dass insbesondere planungsrelevante Interventionen stufenspezifisch wirksam sind. Weder Personen auf der präintentionalen noch jene auf der aktionalen Stufe profitieren von planungsbezogenen Interventionen. Dagegen unterscheidet sich die körperliche Aktivität von Individuen auf der postintentionalen Stufe deutlich von Personen der Kontrollgruppe, die bei der Handlungsplanung keine Unterstützung erhalten. Auch andere gesundheitsrelevante Verhaltensweisen wie Selbstuntersuchung der Brust (vgl. Luszczynska 2004), Zahnpflegeverhalten (vgl. Schüz et al. 2007) oder Ernährung (vgl. Luszczynska et al. 2007b) lassen sich besonders wirkungsvoll stufenspezifisch beeinflussen.

Generell gilt, dass Maßnahmen umso effektiver sind und umso weniger Zeit und finanzielle Mittel beanspruchen, je besser sie auf die Bedürfnisse des Patienten zugeschnitten sind. Dies stellt jedoch erhöhte Anforderungen an die **Diagnostik der Stufen**, denn nur wenn der Zustand der Person richtig beurteilt wird, können maßgeschneiderte Interventionen ihre Wirkung entfalten (vgl. Lippke et al. 2009).

Literatur

Abraham, C. (2008): Beyond Stages of Change: Multi-Determinant Continuum Models of Action Readiness and Menu-Based Interventions, in: Applied Psychology: An International Review, 57, 30-41.

Conner, M. (2008): Initiation and Maintenance of Health Behaviors, in: Applied Psychology: An International Review, 57, 42–50.

Garcia, K.; Mann, T. (2003): From 'I Wish' to 'I Will': Social-Cognitive Predictors of Behavioral Intentions, in: Journal of Health Psychology, 8 (3), 347-360.

Kuhl, J. (2001): Motivation und Persönlichkeit: Interaktionen psychischer Systeme, Göttingen: Hogrefe.

Leventhal, H.; Mora, P. A. (2008): Predicting Outcomes or Modeling Process? Commentary on the Health Action Process Approach, in: Applied Psychology: An International Review, 57, 51–65.

Lippke, S.; Sniehotta, F. F. (2003): Ernährungsverhalten aus handlungsorientierter Sicht. Das Multistadienmodell der Gesundheitsverhaltensänderung, in: Zeitschrift für Gesundheitspsychologie, 11, 143-152.

Lippke, S.; Ziegelmann, J. P.; Schwarzer, R. (2004): Initiation and Maintenance of Physical Exercise: Stage-Specific Effects of a Planning Intervention, in: Research in Sports Medicine, 12, 221–240.

Lippke, S.; Ziegelmann, J. P.; Schwarzer, R. (2005): Stage-Specific Adoption and Maintenance of Physical Activity: Testing a Three-Stage Model, in: Psychology of Sport and Exercise, 6, 585-603.

Lippke, S.; Ziegelmann, J.; Schwarzer, R.; Velicer, W. (2009): Validity of Stage Assessment in the Adoption and Maintenance of Physical Activity and Fruit and Vegetable Consumption, in: Health Psychology, 28 (2), 183-193.

Luszczynska, A. (2004): Change in Breast Self-Examination Behavior: Effects of Intervention on Enhancing Self-Efficacy, in: International Journal of Behavioral Medicine, 11, 95–103.

Luszczynska, A.; Schwarzer, R. (2003): Planning and Self-Efficacy in the Adoption and Maintenance of Breast Self-Examination: A Longitudinal Study on Self-Regulatory Cognitions, in: Psychology and Health, 18, 93-108.

Luszczynska, A.; Mazurkiewicz, M.; Ziegelmann, J. P.; Schwarzer, R. (2007a): Recovery Self-Efficacy and Intention as Predictors of Running: A Cross-Lagged Panel Analysis over a Two-Year Period, in: Psychology of Sport and Exercise, 8, 247–260.

Luszczynska, A.; Tryburcy, M.; Schwarzer, R. (2007b): Improving Fruit and Vegetable Consumption: A Self-Efficacy Intervention Compared to a Combined Self-Efficacy and Planning Intervention, in: Health Education Research, 22, 630–638.

Mischel, W.; Shoda, Y.; Peake, P. (1988): The Nature of Adolescent Competencies Predicted by Preschool Delay of Gratification, in: Journal of Personality and Social Psychology, 54 (4), 687-696.

Murgraff, V.; McDermott, M. (2003): Self-Efficacy and Behavioral Enactment: The Application of Schwarzer's Health Action Process Approach to the Prediction of Low-Risk, Single-Occasion Drinking, in: Journal of Applied Social Psychology, 33 (2), 339-361.

Renner, B.; Kwon, S.; Yang, B.; Paik, K.-C.; Kim, S. H.; Roh, S.; Song, J.; Schwarz, R. (2008): Social-Cognitive Predictors of Dietary Behaviors in South Korean Men and Women, in: International Journal of Behavioral Medicine, 15 (1), 4-13.

Scholz, U.; Nagy, G.; Göhner, W.; Luszczynska, A.; Kliegel, M. (2009): Changes in Self-Regulatory Cognitions as Predictors of Changes in Smoking and Nutrition Behavior, in: Psychology & Health, 24 (5), 545-561.

Schüz, B.; Sniehotta, F.; Mallach, N.; Wiedemann, A.; Schwarzer, R. (2009): Predicting Transitions From Preintentional, Intentional and Actional Stages of Change, in: Health Education Research, 24 (1), 64-75.

Schwarzer, R. (1992): Self-Efficacy in the Adoption and Maintenance of Health Behaviors: Theoretical Approaches and a New Model, in: Schwarzer, R. (Ed.): Self-Efficacy: Thought Control of Action, Washington: Hemisphere Publishing Corporation, 243-271.

Schwarzer, R. (2001): Social-Cognitive Factors in Changing Health-Related Behaviors, in: Current Directions in Psychological Science, 10, 47-51.

Schwarzer, R. (2004): Psychologie des Gesundheitsverhaltens: Einführung in die Gesundheitspsychologie, 3. Aufl., Göttingen: Hogrefe.

Schwarzer, R. (2008): Modeling Health Behavior Change: How to Predict and Modify the Adoption and Maintenance of Health Behaviors, in: Applied Psychology: An International Review, 57, 1–29.

Schwarzer, R.; Lippke, S.; Ziegelmann, J. P. (2008): Health Action Process Approach: A Research Agenda at the Freie Universität Berlin to Examine and Promote Health Behavior Change, in: Zeitschrift für Gesundheitspsychologie, 16, 157-160.

Schwarzer, R.; Luszczynska, A. (2008): How to Overcome Health-Compromising Behaviors: The Health Action Process Approach, in: European Psychologist, 2, 141-151.

Schwarzer, R.; Renner, B. (2000): Social-Cognitive Predictors of Health Behavior: Action Self-Efficacy and Coping Self-Efficacy, in: Health Psychology, 19 (5), 487-495.

Schwarzer, R.; Schüz, B.; Ziegelmann, J. P.; Lippke, S.; Luszczynska, A.; Scholz, U. (2007): Adoption and Maintenance of Four Health Behaviors: Theory-Guided Longitudinal Studies on Dental Flossing, Seat Belt Use, Dietary Behavior, and Physical Activity, in: Annals of Behavioral Medicine, 33, 156-166.

Sniehotta, F.; Schwarzer, R.; Scholz, U.; Schüz, B. (2005): Action Planning and Coping Planning for Long-Term Lifestyle Change: Theory and Assessment, in: European Journal of Social Psychology, 35 (4), 565-576.

Sutton, S. (2008): How Does the Health Action Process Approach (HAPA) Bridge the Intention–Behavior Gap? An Examination of the Model's Causal Structure, in: Applied Psychology: An International Review, 57, 66–74.

Velicer, W. F.; Prochaska, J. O. (2008): Stage and Non-Stage Theories of Behavior and Behavior Change: A Comment on Schwarzer, in: Applied Psychology: An International Review, 57, 75–83.

Weinstein, N. D.; Lyon, J. E.; Sandman, P. M.; Cuite, C. L. (1998): Experimental Evidence for Stages of Health Behavior Change: The Precaution Adoption Process Model Applied to Home Radon Testing, in: Health Psychology, 17, 445–453.

Wiedemann, A.; Schüz, B.; Sniehotta, F.; Scholz, U.; Schwarzer, R. (2009): Disentangling the Relation Between Intentions, Planning, and Behaviour: A Moderated Mediation Analysis, in: Psychology and Health, 24 (1), 67-79.

B

Antezedenzen gesundheitsbewussten Verhaltens

8. Persönlichkeit und gesundheitsbewusstes Verhalten

Sandra Hoffmann und Uta Schwarz

8.1 Wachstumsmarkt Gesundheit

Obwohl bei den Verbrauchern das Bewusstsein wächst, für ihre Gesundheit selbst verantwortlich zu sein, sind Volkskrankheiten wie Diabetes Mellitus Typ 2, Wirbelsäulenleiden und Herzkreislauf-Beschwerden immer noch weit verbreitet (vgl. Statistisches Bundesamt 2007, 2006). Prognosen der WHO (2007, S. 12) zufolge nehmen solche lebensstilbedingten Krankheiten weiter zu. Im Jahr 2030 werden sie 70 Prozent der Todesursachen ausmachen. Ein Blick auf die wichtigsten Risikofaktoren Tabak- und Alkoholkonsum, Bluthochdruck, Übergewicht, unausgewogene Ernährung und Bewegungsmangel (vgl. WHO 2005, S. 20) offenbart, dass sich gerade diese Krankheiten durch ein proaktives Gesundheitsverhalten beeinflussen lassen.

Aus diesem Grund ist es Aufgabe der Gesundheitspsychologie, zu untersuchen, aus welchen Gründen sich Menschen gesundheitsbewusst verhalten. Der Fokus des vorliegenden Beitrags liegt dabei auf der Frage, inwieweit stabile Persönlichkeitsmerkmale – konkret die Big Five-Faktoren – das Gesundheitsverhalten beeinflussen. Hierbei sollen theoretische Grundlagen zum Einfluss von Persönlichkeitsmerkmalen erläutert und bisherige empirische Befunde zum Zusammenhang zwischen Persönlichkeit und Gesundheitsverhalten aufgearbeitet werden.

8.2 Relevanz des Gesundheitsverhaltens für die Gesundheit

In der ersten Hälfte des letzten Jahrhunderts war der Begriff **Gesundheit** negativ geprägt, indem er als die Abwesenheit von Krankheit definiert wurde. Im Jahr 1946 hat die Weltgesundheitsorganisation erstmals ein positives Verständnis des Begriffs Gesundheit formuliert (vgl. WHO 1946). Demnach ist Gesundheit der Zustand des vollständigen körperlichen, geistigen und sozialen Wohlbefindens. Seither besteht in der Gesundheitsforschung weitgehend Einigkeit darüber, dass Gesundheit aus Sicht des salutogenetischen Ansatzes (vgl. Antonovsky 1987) betrachtet werden sollte. Das **Salutogenese-Modell** geht der Frage nach, warum Menschen gesund sind bzw.

wie sie es bleiben. Das Gesundheitsverhalten wird dabei als eine entscheidende Einflussgröße auf den Gesundheitszustand in den Mittelpunkt gestellt (vgl. Ziegelmann 2004, S. 153, Stroebe 2000, S. 5f.).

Gochman (1997, S. 3) definiert **Gesundheitsverhalten** als jene Verhaltensweisen und Gewohnheiten, die darauf abzielen, die Gesundheit zu erhalten oder zu verbessern. Norman/Conner (2005, S. 2) und Schwarzer (2004, S. 5) erweitern dieses Begriffsverständnis, indem sie unter Gesundheitsverhalten auch all jene Aktivitäten verstehen, die Krankheiten verhindern und Schäden fern halten. Gesundheitsverhalten umfasst also neben dem Ausführen gesundheitsförderlicher auch das Vermeiden gesundheitsschädigender Verhaltensweisen (vgl. Ziegelmann 2004, S. 153, Stroebe 2000, S. 13.). Zur Frage welche Verhaltensweisen gesundheitsfördernd und welche gesundheitsschädigend sind, existieren in der Gesundheitspsychologie unterschiedliche Auffassungen. Während Ernährung, Rauchen oder körperliche Aktivität häufig zur Operationalisierung von Gesundheitsverhalten herangezogen werden, beziehen andere Forscher beispielsweise auch das Desinfizieren des Badezimmers, das Benutzen von Deodorant (vgl. Finlay et al. 1997, S. 2024) oder die Reparatur kaputter Dinge im Haushalt (vgl. Ingledew/Brunning 1999, S. 196) mit ein.

Kontrovers diskutiert wird zudem die Frage, ob Gesundheitsverhalten ein- oder mehrdimensional gemessen werden sollte. Renner (2004, S 220f.) weist darauf hin, dass zwischen verschiedenen gesundheitsrelevanten Verhaltensweisen kein Zusammenhang bestehen muss (z.B. kann ein Raucher regelmäßig zu Vorsorgeuntersuchungen gehen) und schlägt deshalb eine mehrdimensionale Betrachtung des Konstruktes vor. Andere Autoren (z.B. Bilic 2005, S. 247, Schwarzer 2004, S. 39, Steptoe et al. 1994, S. 111) halten es hingegen für notwendig, den gesamten Lebensstil einer Person zu betrachten, da eine einzelne positive Verhaltensweise nur dann wirkungsvoll ist, wenn sie nicht durch ein gleichzeitig stattfindendes gesundheitsschädigendes Verhalten neutralisiert wird.

8.3 Big Five: Das Fünf-Faktoren-Modell der Persönlichkeit

In der Gesundheitspsychologie besteht weitestgehend Einigkeit, dass der Persönlichkeit eines Menschen eine entscheidende Rolle für die Entwicklung und den Verlauf des Gesundheitszustandes zukommt (vgl. Smith/Gallo 2001, Friedman 2000). Zum einen wirken sich Persönlichkeitsmerkmale auf diverse Krankheiten aus (vgl. Kupper/Denollet 2007, Vollrath 2006, S. 2, Becker 2004, S. 386). Zum anderen beeinflussen Persönlichkeitseigenschaften die gesundheitsbezogene Lebensqualität (vgl. Van Straten et al. 2007) sowie den wahrgenommenen Gesundheitszustand (vgl. Hampson et al. 2007). Auch ein Zusammenhang zwischen Persönlichkeit und Gesundheitsverhalten wird immer häufiger untersucht. Das Fünf-Faktoren-Modell

Abbildung 8-1: Persönlichkeitsfaktoren der Big Five und deren Ausprägungen

Dimensionen	Facetten	Beispiel für bipolare Eigenschaftspaare
Neurotizismus	Ängstlichkeit, Reizbarkeit, Depressivität, Befangenheit, Impulsivität, Verletzbarkeit	ruhig und stabil vs. ängstlich und instabil
Extraversion	Herzlichkeit, Geselligkeit, Durchsetzungsfähigkeit, Aktivität, Erlebnishunger	gesprächig und energiegeladen vs. zurückhaltend und schüchtern
Offenheit für neue Erfahrungen	Offenheit für Phantasie, Ästhetik, Gefühle, Handlungen, Ideen, Werte- und Normensystem	kreativ und offen vs. nicht kreativ und oberflächlich
Verträglichkeit	Vertrauen, Freimütigkeit, Altruismus, Entgegenkommen, Bescheidenheit, Gutherzigkeit	freundlich und mitfühlend vs. kalt und unbarmherzig
Gewissenhaftigkeit	Kompetenz, Ordnungsliebe, Pflichtbewusstsein, Leistungsstreben, Selbstdisziplin, Besonnenheit	organisiert und vorsichtig vs. sorglos und verantwortungslos

Quelle: Amelang et al. 2006, S. 280f.

der Persönlichkeit (vgl. Costa/McCrae 1992, S. 2) hat sich dabei als besonders aufschlussreich erwiesen und dient in zahlreichen empirischen Studien als Grundlage, um Gesundheitsverhalten zu erforschen.

Das **Fünf-Faktoren-Modell** postuliert, dass fünf Merkmale ausreichend sind, um die Persönlichkeit eines Individuums zu beschreiben (vgl. John/Srivastava 1999, S. 103, Digman 1990, S. 436): Neurotizismus, Extraversion, Offenheit für Erfahrungen, Verträglichkeit und Gewissenhaftigkeit (vgl. Abbildung 8-1). Diese Merkmale äußern sich im Verhalten eines Individuums (vgl. Ajzen 2005, S. 19f.). So ist ein extrovertierter Mensch eher gesprächig als ruhig und eher gesellig als zurückgezogen (vgl. Borkenau/Ostendorf 1993, S. 5), was sich wiederum in noch spezielleren Reaktionen ausdrückt. Ein gesprächiger Mensch telefoniert beispielsweise vermutlich mehr als ein ruhiger Mensch, sucht in einer Gruppe eher das Wort und scheut sich weniger, andere Menschen um Unterstützung zu fragen.

8.4 Einfluss von Persönlichkeitsmerkmalen auf das Gesundheitsverhalten

Theoretische Grundlagen

Bei der Erforschung von Gesundheitsverhalten stehen sich drei Forschungsstränge gegenüber (vgl. Abraham et al. 2000, Bermudez 1999). Zum einen wird der **direkte Einfluss** von Persönlichkeitsmerkmalen auf das Gesundheitsverhalten untersucht (vgl. Abbildung 8-2). Mit Hilfe von Korrelations- und Regressionsanalysen konnten in verschiedenen Studien Zusammenhänge zwischen Persönlichkeitseigenschaften und diversen gesundheitsförderlichen Verhaltensweisen (vgl. Contrada/Goyal 2004, Mulkana/Hailey 2001, Rhodes et al. 2001, Jerram/Coleman 1999) bzw. gesundheitsschädigenden Verhaltensweisen (vgl. Hampson et al. 2006, Torgersen/Vollrath 2006, Roberts/Bogg 2004) gezeigt werden.

Zum anderen werden **sozial-kognitive Modelle** (z.B. Theorie des geplanten Verhaltens, Theorie der Schutzmotivation, Health Belief Model) zur Erklärung von Gesundheitsverhalten herangezogen. Diese Ansätze gehen von der Annahme aus, dass Kognitionen, wie die Motivation gesundheitsbewusst zu leben oder die Einschätzung der Selbstwirksamkeit, Verhaltensabsichten beeinflussen, die sich wiederum auf das Gesundheitsverhalten auswirken.

Bermudez (1999, S. 98) regt an, beide **Forschungstraditionen** zu **verbinden**, indem sowohl Persönlichkeitsmerkmale als auch sozial-kognitive Einflussfaktoren bei der Erklärung von Gesundheitsverhalten berücksichtigt werden. In der empirischen Forschung dominieren hierbei Untersuchungen, die das Fünf-Faktoren-Modell der Persönlichkeit in die Theorie des geplanten Verhaltens (vgl. Ajzen 1991) integrieren (vgl. Rhodes et al. 2005, Rhodes/Courneya 2003, Courneya et al. 1999).

Dieser Beitrag lehnt sich an den integrierten Ansatz an, um Gesundheitsverhalten zu erklären. Im nächsten Abschnitt werden deshalb empirische Studien aufgeführt, die den Einfluss der Big Five auf Komponenten der Theorie des geplanten Verhaltens (Verhaltensabsicht, subjektive Norm, wahrgenommene Verhaltenskontrolle) untersucht haben. Der darauf folgende Abschnitt gibt sodann einen Überblick zu Forschungsergebnissen, die den direkten Einfluss der Big Five auf das Gesundheitsverhalten betreffen.

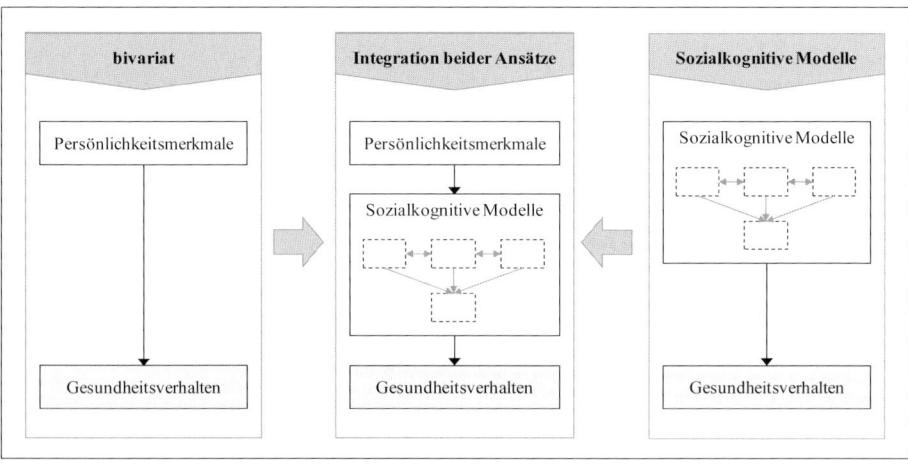

Abbildung 8-2: Ansätze zur Erforschung von Gesundheitsverhalten

Einfluss der Big Five auf die Komponenten der Theorie des geplanten Verhaltens

Neurotizismus

Empirische Studien zeigen, dass Neurotizismus negativ mit der **Einstellung gegenüber gesundheitsbewusstem Verhalten** korreliert (vgl. Courneya et al. 1999). Eine Erklärung hierfür ist darin zu suchen, dass neurotische Menschen oft Stimmungsschwankungen unterliegen und häufig Ärger oder Zorn durchleben. Um derart negative Emotionen zu kompensieren, neigen neurotische Menschen eher zu gesundheitsschädigenden Verhaltensweisen, wie Rauchen oder übermäßigem Alkoholkonsum, als dass sie es beabsichtigen, sich gesundheitsfördernd zu verhalten.

Conner/Abraham (2001, S. 1557) attestieren der Persönlichkeitseigenschaft einen negativen Effekt auf die **wahrgenommene Verhaltenskontrolle**. Neurotische Menschen beklagen sich zwar häufig über ihren Gesundheitszustand und sorgen sich um ihre Gesundheit (vgl. Reis et al. 1994), ihnen gelingt es jedoch nicht, sich tatsächlich gesundheitsbewusst zu verhalten. Zum einen wenden sie öfter Bewältigungsstrategien an, die nicht zum gegebenen Stressfaktor passen (vgl. Park et al 2004, S. 567). Zum anderen hemmt sie die Sorge über den eigenen Gesundheitszustand zu sehr, um gesundheitsförderliche Verhaltensweisen an den Tag zu legen (vgl. Booth-Kewley/Vickers 1994).

Im Gegensatz zu den negativen Zusammenhängen zwischen Neurotizismus und der Einstellung gegenüber Gesundheitsverhalten bzw. der wahrgenommenen Verhaltenskontrolle korreliert das Persönlichkeitsmerkmal positiv mit der **subjektiven Norm** (vgl. Rhodes et al. 2002). Da neurotische Menschen sensibel auf Ablehnung reagieren und in sozialen Situationen oft unsicher agieren, sollte die Meinung anderer Menschen für sie Relevanz besitzen. Tatsächlich suchen neurotische Menschen häufig einen Arzt auf (vgl. Jerran/Coleman 1999, S. 186, Frazier et al. 1993). Tucker et al. (2006, S. 1149) zeigen zudem, dass neurotische Menschen oft von anderen Individuen dazu aufgefordert werden, ihr Gesundheitsverhalten zu verändern (– direkte soziale Regulation).

Extraversion

Verschiedene Studien zeigen, dass Extraversion positiv mit dem subjektiven Wohlbefinden korreliert (vgl. Hayes/Joseph 2003, DeNeve/Cooper 1998, S. 209f.). Extrovertierte Menschen klagen seltener über psychische oder körperliche Symptome (vgl. Spiro et al. 1990) und sorgen sich wenig um ihren Gesundheitszustand (vgl. Artistico et al. 2000, S. 547). Die vorliegenden Befunde lassen einen positiven Zusammenhang zwischen Extraversion und der Einstellung gegenüber gesundheitsbewussten Verhalten erwarten. Rhodes/Courneya (2003, S. 30) bestätigen dies an zwei studentischen Stichproben am Beispiel der Einstellung gegenüber körperlicher Betätigung.

Zudem besteht ein positiver Zusammenhang zwischen Extraversion und der **wahrgenommenen Verhaltenskontrolle** (vgl. Rhodes/Courneya 2003, S. 30, Rhodes et al. 2002, S. 1727, Courneya et al. 1999, S. 320). Eine Ursache hierfür ist darin zu suchen, dass extrovertierte Menschen ein hohes Selbstwertgefühl besitzen und sich dementsprechend viel zutrauen (vgl. Siegler/Brummett 2000, S. 712f.). Zudem zeichnen sie sich durch eine positive gesundheitsbezogene Selbstwirksamkeit aus (vgl. Williams et al. 2004, S. 87). Mit möglichen Barrieren gegenüber gesundheitsbewusstem Verhalten (z.b. fehlende Energie) korreliert die Persönlichkeitseigenschaft hingegen negativ (vgl. Courneya/Hellsten 1998, S. 629).

Schließlich korreliert Extraversion positiv mit der **subjektiven Norm** (vgl. Rhodes/Courneya 2003, S. 30, Courneya et al. 1999, S. 30). Maßgeblich hierfür ist, dass extrovertierte Menschen sehr gesellig, gesprächig und häufig in soziale Netzwerke eingebunden sind. Aufgrund dieser Eigenschaften fällt es ihnen leicht, Unterstützung bei Mitmenschen einzuholen (vgl. Becker 2004, S. 388), was wiederum hilft, Stress zu bewältigen (vgl. Stradzdins/Broom 2007, S. 370). Hinzu kommt, dass extrovertierte Menschen nicht zögern, einen Arzt aufzusuchen, wenn sie Symptome wahrnehmen (vgl. Jerram/Coleman 1999, S. 183).

Offenheit für neue Erfahrungen

Offene Menschen sind eher als andere Menschen in der Lage, ihren Gesundheitszustand realistisch einzuschätzen (vgl. Costa/McCrae 1984), haben positive Erwartungen an ihre Gesundheit und klagen selten über Schmerzen (vgl. Jerram/Coleman 1999, S. 188), woraus ein positiver Einfluss auf die **Einstellung gegenüber gesundheitsbewusstem Verhalten** resultiert (vgl. Courneya et al. 1999, S. 320).

Offene Menschen schätzen neue Erfahrungen und sind unabhängig in ihrem Urteil (vgl. Borkenau/Ostendorf 1993, S. 5), weshalb die Meinungen und Normen anderer Menschen eine geringere Wertigkeit für sie besitzen sollte. Empirische Befunde, die einen negativen Zusammenhang zwischen der Offenheit für neue Erfahrungen und der subjektiven Norm bestätigen, liegen jedoch nicht vor.

Verträglichkeit

Verträgliche Menschen haben eine **positive Einstellung gegenüber gesundheitsbewusstem Verhalten** (vgl. Rhodes et al. 2002, S. 125, Courneya et al. 1999, S. 320). Sie sind verständnisvoll, neigen zu zwischenmenschlichem Vertrauen und Nachgiebigkeit und sind durch ein starkes Harmoniebedürfnis gekennzeichnet (vgl. Borkenau/Ostendorf 1993, S. 5), weshalb subjektive Normen für diese Menschen wichtige Richtlinien für ihr Verhalten darstellen sollten. Bislang konnte ein positiver Zusammenhang zwischen Verträglichkeit und der subjektiven Norm jedoch nicht empirisch bestätigt werden.

Gewissenhaftigkeit

Conner/Abraham (2001, S. 1552, S. 1557) finden für Gewissenhaftigkeit in zwei studentischen Stichproben einen positiven Effekt auf die **Einstellung gegenüber gesundheitsbewusstem Verhalten**. Courneya et al. (1999) zeigen zudem, dass das Persönlichkeitsmerkmal mit der **wahrgenommenen Verhaltenskontrolle** korreliert. Maßgeblich hierfür ist, dass gewissenhafte Menschen große Ausdauer und Sorgfalt an den Tag legen (vgl. Becker 2004, S. 387). Auch ihre höhere Selbstfürsorge (vgl. Brickman et al. 1996) und die negative Korrelation von Gewissenhaftigkeit mit möglichen Barrieren wie fehlender Energie oder fehlende Motivation (vgl. Courneya/Hellsten 1998, S. 629), wirken sich positiv auf die wahrgenommene Verhaltenskontrolle aus.

Gewissenhafte Menschen führen häufig stabile Ehen (vgl. Tucker et al. 1998, S. 211), haben eine größere Anzahl an Kindern und sind häufiger als weniger gewissenhafte Menschen Mitglied in einem Verein (vgl. Tucker et al. 1999, S. 569f.). Tucker et al. (2006, S. 1148) spezifizieren, wie die hieraus resultierenden sozialen Beziehungen gewissenhafter Menschen gesundheitsbewusstes Verhalten bestimmen: Gewissenhafte Menschen reagieren besonders stark auf indirekte Versuche, ihr Verhalten zu regulieren. Sie glauben, dass andere es für wichtig halten, dass sie gesund sind und dass diese Menschen enttäuscht wären, wenn sie keine Anstrengungen unternehmen, um dies zu erreichen. So fühlen sich gewissenhafte Individuen anderen gegenüber verpflichtet und sind eher geneigt, soziale Normen zu befolgen. Bislang liegen jedoch keine empirischen Studien vor, die diese Vermutung stützen können.

Einfluss der Big Five auf das Gesundheitsverhalten

Die Forschung zum Zusammenhang zwischen den Big Five-Faktoren und dem Gesundheitsverhalten liefert bislang sehr unterschiedliche Ergebnisse. Während für die Dimensionen Verträglichkeit und Offenheit für neue Erfahrung nur wenige Befunde vorliegen, scheinen die Faktoren Neurotizismus, Extrovertiertheit und Gewissenhaftigkeit eine größere Erklärungskraft für gesundheitsbewusstes Verhalten zu besitzen.

Mehrere Studien zeigen, dass **Gewissenhaftigkeit** das Gesundheitsverhalten positiv beeinflusst. Auf der einen Seite meiden gewissenhafte Menschen gesundheitsschädigende Verhaltensweisen wie Rauchen, zu viel Alkoholkonsum und riskante Sexualpraktiken (vgl. Vollrath et al. 1998, Lemos-Giraldez/Fidalgo-Aliste 1997). Zum anderen korreliert Gewissenhaftigkeit positiv mit körperlicher Aktivität (vgl. Bogg/Roberts 2004, Conner/Abraham 2001, Courneya/Hellstein 1998). Friedmann et al. (1993) zeigen zudem, dass Gewissenhaftigkeit mit einem gesunden Lebenswandel, wenig Leichtsinnigkeit und einer Reduktion von Unfallrisiken einhergeht.

Im Gegensatz zum Faktor Gewissenhaftigkeit scheint **Neurotizismus** mit negativem Gesundheitsverhalten assoziiert zu sein. Vollrath et al. (1998) zeigen, dass neurotische Menschen sich selbst als eher anfällig für Alkoholabhängigkeit, Trunkenheit am Steuer und sexual übertragbare Krankheiten wie HIV betrachten. Lemos-Giraldez/Fidalgo-Aliste (1997) stellen fest, dass neurotische Menschen tatsächlich häufig rauchen, viel Alkohol trinken und zu wenig Obst essen. Je extrovertierter und wenig neurotisch eine Person ist, desto mehr bewegt sie sich (vgl. Courneya/Hellsten 1998, Yeung/Hemsley 1997)

Individuen mit hohen Werten auf dem Faktor **Extraversion** zeigen sowohl positive als auch negative Gesundheitsverhaltensweisen. Auf der einen Seite übt Extraversion einen positiven Einfluss auf die körperliche Aktivität aus (vgl. Rhodes/Courneya 2003, Courneya et al. 1999, Courneya/Hellsten 1998, Yeung/Hemsley 1997). Auf der anderen Seite sind extrovertierte Menschen risikobereiter, was mit gesundheitsschädigendem Verhalten einhergeht (vgl. Becker 2004, S. 387, Booth-Kewley/Vickers 1994, S. 292).

8.5 Fazit

Gegenstand der Gesundheitspsychologie ist die Frage, wie die Gesundheit erhalten werden kann. Maßgeblich für eine stabile Gesundheit ist das Gesundheitsverhalten, d.h. jene Verhaltensweisen und Gewohnheiten, die darauf abzielen, die Gesundheit zu erhalten oder zu verbessern. In der Literatur besteht weitestgehend Einigkeit darüber, dass die Persönlichkeit eines Menschen sein Gesundheitsverhalten maßgeblich bestimmt.

Obwohl Forscher zunehmend die Big Five nutzen, um Gesundheitsverhalten zu erklären, lässt sich feststellen, dass die Einflüsse von Offenheit für neue Erfahrungen und Verträglichkeit häufig nicht-signifikant ausfallen (z.B. Hayes/Joseph 2003). Darin kann ein Indiz dafür gesehen werden, dass andere Persönlichkeitsmerkmale, wie Selbstwirksamkeit, Optimismus und Health Locus of Control, bedeutender für das Gesundheitsverhalten sind als das Fünf-Faktoren-Modell (vgl. Snell/Johnson 1997). Die Erweiterung der Theorie des geplanten Verhaltens um diese Variablen könnte möglicherweise dazu beitragen, stabilere Verhaltensvorhersagen zu treffen. Ein weiteren Ansatzpunkt für die künftige Forschung stellt die Erweiterung der Theorie des geplanten Verhaltens um verhaltensinduzierte Gesundheitsfolgen dar (Integration von Psychologie und Epidemiologie). Auf diese Weise kann ein umfassendes Verständnis über die Zusammenhänge von Persönlichkeitsmerkmalen, Umfeldeinflüssen, kognitiven Vorgängen und dem Gesundheitsverhalten gewonnen werden.

Literatur

Abraham, C.; Norman, P.; Conner, M. (2000): Towards a Psychology of Health-Related Behavior Change, in: Norman, P.; Abraham, C.; Conner, M. (Eds.): Understanding and Changing Health Behavior: From Health Beliefs to Self-Regulation, Amsterdam: Harwood, 242-369.

Ajzen, I. (1991): The Theory of Planned Behavior, in: Organizational Behavior and Human Decision Processes, 50 (2), 179–211.

Ajzen, I. (2005): Attitudes, Personality and Behavior, 2nd ed., Berkshire: Open University Press.

Amelang, M.; Bartussek, D.; Stemmler, G.; Hagemann, D. (2006): Differentielle Psychologie und Persönlichkeitsforschung, 6. Aufl., Stuttgart: Kohlhammer.

Antonovsky, A. (1987): Unraveling the Mystery of Health, San Francisco: Jossey-Bass.

Artistico, D.; Baldassarri, F.; Lauriola, M.; Laicardi, C. (2000): Dimensions of Health-Related Dispositions in Elderly People: Relationships with Health Behaviour and Personality Traits, in: European Journal of Personality, 14 (6), 533-552.

Becker, P. (2004): Persönlichkeit und Gesundheit, in: Schwarzer, R.; Jerusalem, M.; Weber, H. (Hrsg.): Gesundheitspsychologie von A bis Z, Göttingen: Hogrefe, 384-388.

Bermudez, J. (1999): Personality and Health-Protective Behaviour, in: European Journal of Personality, 13 (2), 83-103.

Bilic, B. (2005): The Theory of Planned Behaviour and Health Behaviours: Critical Analysis of Methodological and Theoretical Issues, in: Hellenic Journal of Psychology, 2 (3), 243-259.

Booth-Kewley, S.; Vickers, R. R. (1994): Associations between Major Domains of Personality and Health Behavior, in: Journal of Personality, 62 (3), 281–298.

Borkenau, P.; Ostendorf, F. (1993): NEO-Fünf-Faktoren Inventar (NEO-FFI) nach Costa und McCrae, Göttingen: Hogrefe.

Brickman, A. L.; Yount, S. E.; Blaney, N. T. (1996): Personality Traits and Longterm Health Status: The Influence of Neuroticism and Conscientiousness on Renal Deterioration in Type-1 Diabetes, in: Psychosomatics: Journal of Consultation Liaison Psychiatry, 37 (5), 459-468.

Conner, M.; Abraham, C. (2001): Conscientiousness and the Theory of Planned Behavior: Toward a more Complete Model of the Antecedents of Intentious Behaviour, in: Personality and Social Psychology Bulletin, 27 (11), 1547-1561.

Contrada, R. J.; Goyal, T. M. (2004): Individual Differences, Health, and Illness: The Role of Emotional Traits and Generalized Expectancies, in: Sutton, S.; Baum, A.; Johnston, M. (Eds.): The Sage Handbook of Health Psychology, London: Sage, 143-168.

Costa, P. T.; McCrae, R. R. (1984): Personality as a Lifelong Determinant of Wellbeing, in: Malatesa, C. Z.; Izard, C. E. (Eds.): Emotion in Adult Development, Beverly Hills: Sage Publications, 141-157.

Costa, P. T.; McCrae, R. R. (1992): Normal Personality Assessment in Clinical Practice: The NEO Personality Inventory, in: Psychological Assessment, 4 (1), 5–13.

Courneya, K. S.; Bobick, T. M.; Schinke, R. J. (1999): Does the Theory of Planned Behavior Mediate the Relation Between Personality and Exercise Behavior?, in: Basic und Applied Social Psychology, 21 (4), 317-324.

Courneya, K. S.; Hellsten, L. M. (1998): Personality Correlates of Exercise Behavior, Motives, Barriers and Preferences: An Application of the Five-Factor Model, in: Personality and Individual Differences, 24 (5), 625-633.

De Neve, K. M.; Cooper, H. (1998): The Happy Personality: A Meta-Analysis of 137 Personality Traits and Subjective Well-Being, in: Psychological Bulletin, 124 (2), 197-229.

Digman, J. M. (1990): Personality Structure: Emergence of the Five-Factor Model, in: Annual Review of Psychology, 41 (1), 417–440.

Finlay, K. A.; Trafimow, D.; Jones, D. (1997): Predicting Health Behaviors from Attitudes and Subjective Norms: Between-Subjects and Within-Subjects Analyses, in: Journal of Applied Social Psychology, 27 (22), 2015-2031.

Frazier, L. D.; Hooker, K.; Siegler, I. C. (1993): Longitudinal Studies of Aging in Social and Psychological Gerontology, in: Reviews in Clinical Gerontology, 3 (4), 415-426.

Friedman, H. S.; Tucker, J.; Tomlinson-Keasey, C.; Schwartz, J.; Wingard, D. E.; Criqui, M. H. (1993): Does Childhood Personality Predict Longevity?, in: Journal of Personality and Social Psychology, 65 (1), 176-185.

Friedman, H. S. (2000): Long-Term Relations of Personality and Health: Dynamisms, Mechanisms, Tropism, in: Journal of Personality, 68 (6), 1089-1107.

Gochman, D. S. (1997): Handbook of Health Behavior Research: Personal and Social Determinants, New York: Plenum.

Hampson, S. E.; Andrews, J. A.; Barchley, M.; Lichtenstein, E.; Lee, M. E. (2006): Personality Traits, Perceived Risk, and Risk-Reduction Behaviors: A Further Study of Smoking and Radon, in: Health Psychology, 25 (4), 530-536.

Hampson, S. E.; Goldberg, L. R.; Vogt, T. M.; Dubanoski, J. P. (2007): Mechanisms by Which Childhood Personality Traits Influence Adult Health Status: Educational Attainment and Healthy Behaviors, in: Health Psychology, 26 (1), 121-125.

Hayes, N; Joseph, S. (2003): Big 5 Correlates of Three Measures of Subjective Well-Being, in: Personality and Individual Differences, 34 (4), 3-727.

Ingledew, D.; Brunning, S. (1999): Personality, Preventive Health Behaviour and Comparative Optimism about Health Problems, in: Journal of Health Psychology, 4 (2), 193-208.

Jerram, K. L.; Coleman, P. G. (1999): The Big Five Personality Traits and Reporting of Health Problems and Health Behaviours in Old Age, in: British Journal of Health Psychology, 4 (2), 181–192.

John, O. P.; Srivastava, S. (1999): The Big Five Trait Taxonomy: History, Measurement, and Theoretical Perspectives, in: Pervin, L. A.; John, O. P. (Eds.): Handbook of Personality: Theory and Research, New York: Guilford, 102–138.

Kupper, N.; Denollet, J. (2007): Type D Personality as Prognostic Factor in Heart Disease: Assessment and Mediating Mechanisms, in: Journal of Personality Assessment, 89 (3), 265–276.

Lemos-Giraldez, S.; Fidalgo-Aliste, A. M. (1997): Personality Disposition and Health-Related Habits and Attitudes: A Cross-sectional Study, in: European Journal of Personality, 11(3), 197-209.

Mulkana, S.; Hailey, B. J. (2001): The Role of Optimism in Health-Enhancing Behavior, in: American Journal of Health Behavior, 25 (4), 388-396.

Norman, P.; Conner, M. (2005): Predicting and Changing Behaviour: Future Directions, in: Conner, M.; Norman, P. (Eds.): Predicting Health Behavior, 2nd ed., Berkshire: Open University Press, 324-371.

Park, C. L.; Armeli, S.; Tennen, H. (2004): Appraisal-Coping Goodness of Fit: A Daily Internet Study, in: Personality and Social Psychology Bulletin, 30 (5), 558–569.

Reis, M. F.; Andres, D.; Gold, D. P.; Markiewicz, D.; Gauthier, S. (1994): Personality Traits as Determinants of Burden and Health Complaints in Caregiving, in: International Journal of Aging and Human Development, 39 (3), 257-271.

Renner, B. (2004): Gesundheitsverhaltensmessung, in: Schwarzer, R.; Jerusalem, M.; Weber, H. (Hrsg.): Gesundheitspsychologie von A bis Z, Göttingen: Hogrefe, 220–223.

Rhodes, R. E.; Courneya, K. S.; Bobick, T. M. (2001): Personality and Exercise Participation Across the Breast Cancer Experience, in: Psycho-Oncology, 10 (5), 380-388.

Rhodes, R. E.; Courneya, K. S.; Hayduk, L. A. (2002): Does Personality Moderate the Theory of Planned Behavior in the Exercise Domain?, in: Journal of Sport und Exercise Psychology, 24 (2), 120–132.

Rhodes, R. E.; Courneya, K. S. (2003): Relationships between Personality, an Extended Theory of Planned Behaviour Model and Exercise Behaviour, in: British Journal of Health Psychology, 8 (1), 19-37.

Rhodes, R. E.; Courneya, K. S.; Jones, L. W. (2005): The Theory of Planned Behavior and Lower-Order Personality Traits: Interaction Effects in the Exercise Domain, in: Personality und Individual Differences, 38 (2), 251-265.
Roberts, B. W.; Bogg, T. (2004): A Longitudinal Study of the Relationships Between Conscientiousness and the Social- Environmental Factors and Substance-Use Behaviors That Influence Health, in: Journal of Personality, 72 (2), 325–354.
Siegler, I. C.; Brummett, B. H. (2000): Associations Among NEO Personality Assessments and Well-Being at Mid-Life: Facet-Level Analyses, in: Psychology and Aging, 15 (4), 710-714.
Smith, T.; Gallo, L. C. (2001): Personality Traits as Risk Factors for Physical Illness, in: Baum, T. R.; Singer, J. (Eds.): Handbook of Health Psychology, Hillsdale: Lawrence Erlbaum, 139-172.
Schwarzer, R. (2004): Psychologie des Gesundheitsverhaltens: Einführung in die Gesundheitspsychologie, 3. Aufl., Göttingen: Hogrefe.
Snell, W. E. Jr.; Johnson, G. (1997): The Multidimensional Health Questionnaire, in: American Journal of Health Behavior, 21 (1), **33-42**.
Spiro, A.; Aldwin, C. M.; Levenson, M. R. (1990): Longitudinal Findings from the Normative Aging Study: II. Do Emotionality and Extraversion Predict Symptom Change, in: Journals of Gerontology, 45 (4), 136-144.
Statistisches Bundesamt (Hrsg.) (2006): Gesundheit, in: Statistisches Bundesamt: Datenreport 2006, 179-194.
Statistisches Bundesamt (Hrsg.) (2007): Todesursachenstatistik, in: www.gbe-bund.de, am 12.01.2008.
Steptoe, A.; Wardle, J.; Vinck, J.; Tuomisto, M.; Holte, A.; Wichstrom, L. (1994): Personality and Attitudinal Correlates of Healthy and Unhealthy Lifestyles in Young Adults, in: Psychology and Health, 9 (5), 331-343.
Strazdins, L.; Broom, D. H. (2007): The Mental Health Costs and Benefits of Giving Social Support, in: International Journal of Stress Management, 14 (4), 370-385.
Stroebe, W. (2000): Social Psychology and Health, 2nd ed., Buckingham: Open University Press, 5f.
Torgersen, S.; Vollrath, M. E. (2006): Personality Types, Personality Traits, and Risky Health Behavior, in: Vollrath, M. E. (Ed.): Handbook of Personality and Health, Chichester: Wiley and Sons, 215-234.
Tucker, J. S.; Elliott, M. N.; Klein, D. J. (2006): Social Control of Health Behavior: Associations with Conscientiousness and Neuroticism, in: Personality and Social Psychology Bulletin, 32 (9), 1143-1152.
Tucker, J. S.; Kressin, N. R.; Spiro, A.; Ruscio, J. (1998): Intrapersonal Characteristics and the Timing of Divorce: A Prospective Investigation, in: Journal of Social and Personal Relationships, 15 (2), 211-226.
Tucker, J. S.; Schwartz, J. E.; Clark, K. M. (1999): Age-Related Changes in the Associations of Social Network Ties with Mortality Risk, in: Psychology and Aging, 14 (4), 564-571.
Van Straten, A.; Cuijpers, P.; Van Zuuren, F. J.; Smits, N.; Donker, M. (2007): Personality Traits and Health-Related Quality of Life in Patients with Mood and Anxiety Disorders, in: Quality of Life Research, 16 (1), 1-8.
Vollrath, M. E. (1998): Smoking, Coping, and Health Behavior Among University Students, in: Psychology and Health, 13 (3), 431-441.
Vollrath, M. E. (2006): Handbook of Personality and Health, Chichester: Wiley and Sons.
Williams, P. G.; O'Brien, C. D.; Colder, C. R. (2004): The Effects of Neuroticism and Extraversion on Self-Assessed Health and Health-Relevant Cognition, in: Personality and Individual Differences, 37 (1), 83-94.
WHO (Ed.) (1946): Constitution of the World Health Organization, Geneva: Switzerland.
WHO (Ed.) (2005): Der Europäische Gesundheitsbericht 2005, in: http://www.euro.who.int/document/e87325g.pdf, download am 17.03.2008.
WHO (Ed.) (2007): World Health Statistics 2007, in: http://www.who.int/whosis/whostat2007/en/index.html, am 20.11.2007.

Yeung, R. R.; Hemsley, D. R. (1997): Personality, Exercise, and Psychological Wellbeing: Static Relationships in the Community, in: Personality and Individual Differences, 22 (1), 47-53.
Ziegelmann, J. P. (2004b): Gesundheits- und Risikoverhalten, in: Schwarzer, R.; Jerusalem, M.; Weber, H. (Hrsg.): Gesundheitspsychologie von A bis Z, Göttingen: Hogrefe, 152–155.

9. Optimismus und Gesundheit

Jürgen Hoyer und Franziska Faselt

9.1 Optimismus – ein populäres Konstrukt

Was ist ein Optimist? Ein Mensch, der alles halb so schlimm und doppelt so gut findet! Solche und andere Sprüche – für einen Optimisten ist ein Glas halbvoll, für einen Pessimisten halbleer – zeigen einen vertrauten Gebrauch des Begriffes Optimismus. Zahlreiche Lebensratgeber bedienen sich der Popularität des Konstrukts und verkaufen sich gut. Ist Optimismus aber nicht nur gut zu verkaufen, sondern auch von messbar positiver Wirkung?

Vieles spricht dafür! Optimismus meint eine lebensbejahende Haltung mit positiven Erwartungen für die Zukunft. Eine solche Lebenshaltung bleibt tatsächlich nicht ohne Folgen, denn sie unterstützt aktive und meist konstruktive Verhaltensweisen. Optimismus stellt damit eine gesundheitsförderliche Konstruktion der Realität dar. Die mit Optimismus verbundenen positiven Einstellungen und Erwartungen sind lern- und lehrbar (vgl. Seligman 1990). Sie können damit im Rahmen der Gesundheitsförderung und Prävention systematisch nutzbar gemacht werden (vgl. Junge et al. 2002). Das folgende Kapitel stellt die begrifflichen, theoretischen und empirischen Grundlagen hierfür vor.

9.2 Optimismus als personale Ressourcenvariable

Optimismus gilt psychologisch gesehen als personale Ressource. Ressourcen stellen allgemein „generalisierte Widerstandsquellen" (vgl. Antonovsky 1979) dar und erleichtern die Anpassung an eine Situation (vgl. Lazarus/Folkman 1984).

Udris (2006) definiert **personale Ressourcen** als „[...] (mehr oder weniger) habitualisierte, d.h. situationskonstante, aber zugleich flexible gesundheitserhaltende und wiederherstellende Handlungsmuster sowie Überzeugungssysteme der Person, die differentialpsychologisch als Persönlichkeitskonstrukte beschrieben werden." Eine weitere Begriffsbestimmung liefern Becker et al. (2004): Sie verstehen unter internen Ressourcen „[...] die einer Person zur Verfügung stehenden psychischen und physischen Mittel (Verhaltens- und Erlebensweisen, Kompetenzen, Kognitionen, Einstellungen, Überzeugungen, Bewertungen, ...), die sich bei der Bewältigung von

Anforderungen im Allgemeinen als vorteilhaft erweisen.". Aus beiden Definitionen wird deutlich, dass die Abgrenzung zu Persönlichkeitseigenschaften im differentialpsychologischen Sinn schwer ist bzw. fließend verläuft.

Optimismus wird von vielen Autoren zu den erwähnten Überzeugungsmustern gezählt. Dabei ist auf konzeptuelle Überlappungen mit weiteren psychologischen Konstrukten hinzuweisen, die ebenfalls personale Ressourcen in dem beschriebenen Sinne erfassen: Hardiness (vgl. Kobasa 1982), Kohärenzgefühl (vgl. Antonovsky 1987, 1979), Selbstwirksamkeitserwartung (vgl. Bandura 1977), Handlungsorientierung (vgl. Kuhl 1994), Mindfulness (vgl. Langer 1989), Seelische Gesundheit (vgl. Becker 1992, 2006) oder Constructive Thinking (vgl. Epstein/Meier 1989) gehören zu den wichtigsten der verwandten Konstrukte. Ihnen ist gemeinsam, dass sie zu erklären versuchen, warum einige Menschen mit Belastungen der Umwelt – psychischer, sozialer oder auch physischer Art – besser umgehen können als andere. Bei den jeweiligen Operationalisierungen zeigen sich teilweise starke Überschneidungen und Merkmalsähnlichkeiten (vgl. Weber 2005).

9.3 Konzeptionen von Optimismus

Die wohl einflussreichste wissenschaftliche Konzeption des Optimismus entwickelten Scheier und Carver im Rahmen ihres **Selbstregulationsmodells** (Überblick: Scheier et al. 2001). Sie definieren Optimismus als generalisierte positive Ergebniserwartung, d.h. eine dispositionelle Überzeugung, dass sich das eigene Leben günstig entwickeln wird. Dabei bleibt jedoch offen, ob die positive Entwicklung von allein, aufgrund äußerer Faktoren oder aber durch eigenes Bemühen eintritt.

Seligman (1990, 2005) verfolgt einen **attributionstheoretischen Ansatz**, betont also die Bedeutung subjektiver Ursachenerklärungen. Frühere Arbeiten hatten eindrucksvoll gezeigt, dass der so genannte depressive Attributionsstil, welcher durch internale, globale und stabile subjektive Erklärungen für Misserfolge zu kennzeichnen ist, für depressive Störungen typisch ist und diese sogar vorhersagt. Um dem Missverständnis vorzubeugen, dieses Attributionsmuster sei nur bei Depressionen relevant, setzte Seligman den depressiven Attributionsstil später mit einem „pessimistischen Attributionsstil" gleich und benannte dessen Gegenpol (mit dem spiegelbildlichen Attributionsmuster) als optimistischen Attributionsstil. Der optimistische Attributionsstil (Übersicht: Peterson/Bossio 2001) bezeichnet die Tendenz positiven Ereignissen internale, globale und stabile Ursachen zuzuschreiben und (gleichzeitig) negative Ereignisse auf externale, variable und spezifische Ursachen zurückzuführen.

Shelley Taylor (1983) verknüpft den Optimismusbegriff eng mit **positiven Illusionen**, die Menschen über ihr Selbst und ihren Selbstwert, über das Ausmaß persönlicher Kontrolle sowie über ihre persönliche Zukunft haben. Positive Illusionen, als leichte Überschätzungen der Realität, sind nach Taylor Zeichen guter psychologischer Anpassung und günstig für Gesundheitsverhalten und psychisches Wohlbefinden.

Alle drei einflussreichen Konzeptionen fassen Optimismus als personale Ressourcenvariable auf, die der psychischen und physischen Gesundheit auf verschiedenen Wegen förderlich ist.

9.4 Messinstrumente

Die unterschiedlichen Konzeptionen des Optimismus bilden die Grundlage für unterschiedliche Messverfahren. So wird der dispositionale Optimismus sensu Carver und Scheier mit dem **Life Orientation Test** (LOT, vgl. Scheier/Carver 1985, revidierte Version LOT-R, vgl. Scheier et al. 1994), gemessen, dessen aktuelle Version von Glaesmer et al. (2008) übersetzt und normiert wurde. Entgegen der Auffassung der Originalautoren sind Optimismus und Pessimismus aber nicht die Endpunkte einer gemeinsamen Dimension. Sie haben sich in vielen Studien als zu unterscheidende Konstrukte erwiesen, die relativ unabhängig voneinander sind und in verschiedener Weise mit gesundheitsrelevanten Kriterien (z.B. Wohlbefinden, körperliche Beschwerden) zusammenhängen (vgl. Herzberg et al. 2006).

Der optimistische Attributionsstil wird mit dem **Attributional Style Questionnaire** (ASQ) von Peterson et al. (1982) gemessen. Der ASQ erfasst den Attributionsstil für positive und negative Ereignisse, mit jeweils drei Subskalen für internale, stabile und globale Ursachenzuschreibungen.

Für die Messung des Optimismus sensu Taylor gibt es kein Standardverfahren. Nicht selten werden Items der Skala der Selbsttäuschung des BIDR (Balanced Inventory of Desirable Responding, vgl. Paulhus 1984) herangezogen. Des Weiteren messen Autoren verschiedene Facetten der positiven Illusionen wie eine hohe Selbsteinschätzung, eine Überschätzung persönlicher Kontrolle und eine verzerrte Wahrscheinlichkeitseinschätzung positiver Ereignisse. Soziale Vergleichsinformationen spielen dabei eine wesentliche Rolle.

9.5 Optimismus und Gesundheit

Zusammenhang zwischen Optimismus und Gesundheitsparametern

Zahlreiche Befunde sprechen für einen positiven Zusammenhang zwischen Optimismus und seelischer Gesundheit. So korreliert Optimismus positiv mit subjektiven Variablen wie konstruktivem Denken, positiver Stimmung, Selbstwirksamkeit,

Selbstwert, Hoffnung und psychischem Wohlbefinden (vgl. Schwarzer 2004, Scheier et al. 2001). Diese Befunde sind vielfach und an sehr verschiedenartigen Stichproben repliziert worden. Sie sind angesichts dessen, dass die Messinstrumente (meist Fragebögen) für einige der genannten Konstrukte sich überlappen, allerdings auch wenig überraschend (vgl. Hoyer 2000, Weber 2005). So scheint Optimismus vor psychischen Störungen zu schützen, er korreliert negativ mit Depression und Angst (vgl. Day/Maltby 2003). Auch postpartale Depressionen weisen einen negativen Zusammenhang zu Optimismus auf (vgl. Fontaine/Jones 1997). Je optimistischer eine Frau, desto unwahrscheinlicher wird sie nach der Geburt eines Kindes depressive Symptome oder gar eine postpartale Depression entwickeln.

Zahlreiche Studien zeigen allerdings auch positive Zusammenhänge zwischen Optimismus und objektiven Gesundheitsparametern (vgl. Rasmussen/Wallio 2008, Wiebe/Fortenberry 2006, Seligman 2005). So ist der Einfluss von psychologischen Faktoren (u.a. Optimismus) auf den Krankheitsverlauf von HIV-Infizierten gut belegt. Mehrere Studien (vgl. Ironson et al. 2005, Milam et al. 2004) konnten zeigen, dass Personen mit hoch ausgeprägten Optimismuswerten eine hohe Anzahl an CD4+-Zellen in ihren Blutwerten aufwiesen. Dieser Wert spiegelt die Güte des Immunsystems wieder und steht folglich in negativem Zusammenhang mit dem Ausbruch der AIDS-Erkrankung.

Andere objektive Parameter, wie immunologische Kennwerte, hingen sowohl in experimentellen (vgl. Segerstrom et al. 2003, Sieber et al. 1992) als auch in Längsschnittuntersuchungen (vgl. Segerstrom 2001, Cohen et al. 1999) positiv mit Optimismus zusammen. Sieber et al. (1992) konnten den Zusammenhang von Optimismus mit dem NKCC-Wert („natural killer cell cytotoxicity") nachweisen. Je optimistischer die Probanden waren, desto mehr natürliche Killerzellen, die Teil eines intakten Immunsystems sind, wurden gemessen. Auch Segerstrom et al. (2003) erbrachten vergleichbare experimentelle Befunde. Sie bestätigten den positiven Zusammenhang von Optimismus mit DTH-Werten, welche Auskunft über die zelluläre Immunaktivität geben. Jedoch deuten die vier Studien, welche die Beziehungen zwischen Optimismus und Immunparametern untersuchten, konsistent darauf hin, dass Optimismus nicht per se einen positiven Einfluss hat. Befindet sich eine optimistische Person in einer als unkontrollierbar wahrgenommenen Situation, kehren sich die gefundenen Beziehungen um (vgl. Segerstrom 2006). Der für Optimismus typische aktive Bewältigungsstil ist offenbar in unkontrollierbaren Lagen nicht funktional.

Fitzgerald et al. (1993) konnten längsschnittlich zeigen, dass optimistische Patienten schneller nach einer Operation genesen sind als Menschen mit gering ausgeprägtem Optimismus. Matthews et al. (2004) fanden in einer prospektiven Längsschnittstudie, dass das Risiko einer Probandin, an Arteriosklerose zu erkranken, umso geringer war, je optimistischer sie war.

Viele Studien bestätigten, dass Optimismus vorhersagen kann, wie stabil Stimmungslagen sind. Gerade ein Heilungsprozess nach einer Operation oder eine Krebserkrankung unterliegt starken emotionalen Schwankungen, die wiederum

Auswirkungen auf den Krankheitsverlauf haben (vgl. Pressmann/Cohen 2005). Je optimistischer ein Patient war, desto ausgeglichener war seine Stimmung (vgl. Trunzo/Pinto 2003). Diesen Zusammenhang von Stimmungen und Optimismus replizierte Baker (2007). Zusätzlich konnte sie auch zeigen, dass weder negative Stimmungen noch Widrigkeiten des Alltags die Beziehung zwischen Optimismus und Gesundheit moderierten.

Optimistische Krebspatienten berichten seltener über Schmerz, dafür aber über eine höhere gesundheitsbezogene Lebensqualität (vgl. Mannix et al. 2009). Der Zusammenhang zur wahrgenommenen Lebensqualität ist während aller Krankheitsstadien stabil (vgl. Petersen et al. 2008). Diese subjektiven Parameter der Krankheit wirken sich positiv auf die Krankheitsfolgen und -konsequenzen aus.

Mehr methodisch anspruchsvolle prospektive Längsschnittstudien zur Frage, inwieweit Optimismus als Einflussfaktor für die Entwicklung von Gesundheit bzw. für die Genesung und Minderung von Krankheitsfolgen gelten kann, bleiben aber weiter wünschenswert.

Mechanismen des Zusammenhangs zwischen Optimismus und Gesundheit

Vereinfachend kann der Mechanismus, über den Konsequenzen optimistischer versus pessimistischer Erwartungen vermittelt werden, vielleicht am besten als „sich selbst erfüllende Prophezeiung" beschrieben werden: Optimismus und die durch diese dispositionellen Erwartungen begünstigten Verhaltensmuster vergrößern objektiv die Wahrscheinlichkeit von positiven Konsequenzen. Es lassen sich mehrere Wirkmechanismen postulieren, welche erklären, warum sich Optimismus positiv auf die seelische und körperliche Gesundheit auswirkt (vgl. Weber 2005, Abbildung 9-1).

Sowohl kognitive als auch affektive gewohnheitsmäßige Reaktionen können direkt mit gesundheitsrelevanten physiologischen Reaktionen verbunden sein. Vor allem die entsprechenden Zusammenhänge zwischen Depression und objektiven Parametern der Gesundheit sind sehr gut beschrieben (vgl. Kiecolt-Glaser/Glaser 2002). Depression als eine der häufigsten psychischen Störungen geht sowohl mit kognitiven als auch affektiven Symptomen einher, gleichzeitig rufen diese auch physiologische Veränderungen hervor, die unter anderem das Zentralnervensystem, das Immunsystem, die Hormone und das Herz-Kreislauf-System beeinträchtigen. Störungen in diesen Systemen können zu zahlreichen Erkrankungen führen. Insbesondere die das Immunsystem stark prägenden Cytokine spielen hier eine entscheidende Rolle. Erhöhen die mit einer Depression einhergehenden Kognitionen und Emotionen die Erkrankungshäufigkeit und in der Folge auch Sterblichkeit einer Person, dann führt der nach der Konzeption von Seligman (2003) entgegengesetzte Denkstil folglich zur Prävention der beschriebenen physiologischen Reaktionen.

Optimismus kann auch dazu führen, dass eine Person beispielsweise in höherem Maße ärztliche Ratschläge und Anweisungen befolgt, also eine stärkere Compliance aufweist. Eine bessere Gesundheit ist in diesem Fall eine **direkte Verhaltensfolge**.
Auch eine **indirekte Verhaltensfolge** ist denkbar. Optimisten bemühen sich aktiv um eine Lösung kontrollierbarer Probleme (vgl. Aspinwall et al. 2001). Problemorientierte Bewältigung ist zwar nicht per se schon „gesund", führt aber dazu, dass potentiell krankheitsverursachende Belastungen reduziert werden.

Darüber hinaus führt dieser aktivere Bewältigungsstil eines Optimisten dazu, dass soziale und gesundheitsbezogene Ressourcen in seiner Umwelt generiert und aktiviert werden. Ein optimistischer Mensch wird mehr von seinen Mitmenschen unterstützt als weniger optimistische Menschen (vgl. Segerstrom 2007). Ein gutes soziales Netzwerk, Freundschaften, ein hoher soziöokomischer Status oder soziale Kompetenzen gelten als Schutzfaktoren für die seelische und körperliche Gesundheit. Diese **Selektion von Umwelten** als Erklärung für die gesundheitsförderliche Wirkung des Optimismus konnte Segerstrom (2007) in einer über zehn Jahre laufenden Längsschnittstudie teilweise bestätigen.

Eine weitere vermittelnde Variable stellt das **Krankheitsverhalten** selbst dar. Optimisten interpretieren die Krankenrolle gemäß ihrem sonstigen Bewältigungsverhalten aktiver als andere. Verschiedene Studien bestätigten sowohl schnellere als auch heilsamere Genesungsverläufe bei Optimisten.

Abbildung 9-1: Mögliche vermittelnde Variablen in der Beziehung zwischen Optimismus und Gesundheit

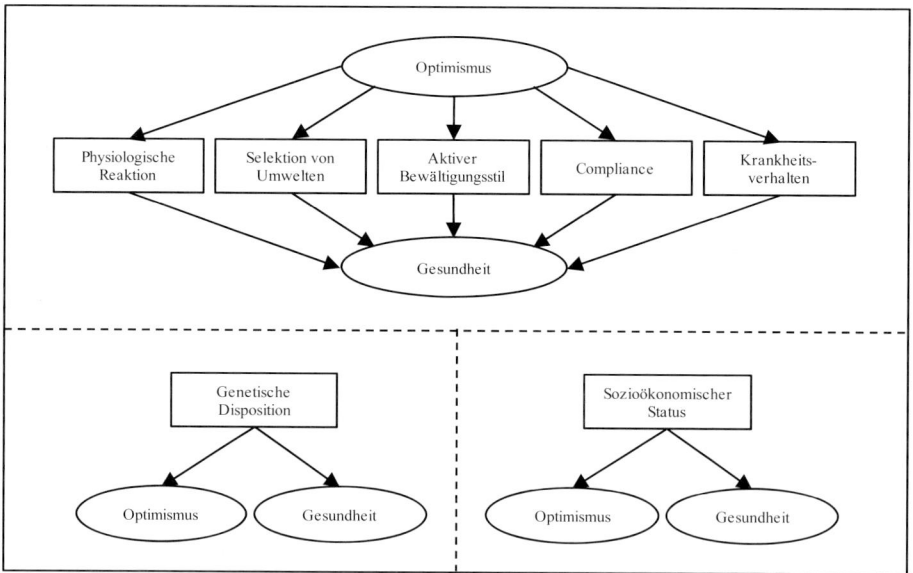

Es ist wahrscheinlich, dass alle genannten Wirkmechanismen oder Teilmengen von ihnen gleichzeitig relevant sein können. In welcher Form sie jeweils miteinander kombiniert wirken, ist abhängig vom Kontext. Neben diesen fünf Wirkmechanismen, die eine kausale Beziehung zwischen Optimismus sowie Gesundheit annehmen, sind aber auch andere denkbar (vgl. Weber 2005). So könnten die bestätigten positiven Zusammenhänge zwischen Optimismus und (besserer) Gesundheit Ausdruck einer gemeinsamen (genetischen) Disposition sein. Eine breit angelegte Längsschnittuntersuchung konnte zeigen, dass der sozioökonomische Status der Familie, welcher während der frühen Kindheit gemessen wurde, prädiktiv dafür war, wie stark der dispositionelle Optimismus 20 Jahre später ausgeprägt war (vgl. Heinonen et al. 2006). Dass es auch starke Zusammenhänge zwischen sozioökonomischem Status und Gesundheit gibt, ist schon lange bekannt (vgl. Adler et al. 1994, Alwin et al. 2005, Cowell et al. 2006). Ferner kann – dies wäre eher für Pessimismus relevant – die Persönlichkeit auch durch eine längere und schwere Krankheit geformt worden sein.

9.6 Unterscheidung von funktionalem und defensivem Optimismus

Schwarzer (1993) unternahm den Versuch, das Konstrukt weiter zu differenzieren und konzeptionell in funktionalen und defensiven Optimismus zu unterscheiden. Grundlegend an diesem Ansatz ist, dass hinsichtlich verschiedener Erwartungsebenen differenziert wird. Demnach steht defensiver Optimismus für eine positive *Situations*-Ergebnis-Erwartung, während funktionaler Optimismus eine positive *Handlungs*-Ergebnis-Erwartung bezeichnet (vgl. Schwarzer 1993). Entsprechend dem kognitiven Motivationsmodell von Heckhausen (2006) werden damit verhaltensaktivierende und verhaltensblockierende Aspekte des Optimismus aufgegriffen (vgl. Hoyer 2000).

Defensiver Optimismus basiert auf einer kognitiven Verzerrung und kann auch als unrealistischer Optimismus bezeichnet werden (vgl. Schwarzer 2004). Solch ein naiver Über-Optimismus gilt als kognitive Barriere des präventiven Handelns. Empirische Studien wie die von Treloar und Hopwood (2008) verdeutlichen, dass diese Form des Optimismus mit gesundheitlichen Beeinträchtigungen einher gehen kann. Sie untersuchten anhand einer qualitativen Studie, ob ein hoch ausgeprägter unrealistischer Optimismus bei Patienten, welche sich einer den Behandelten sehr beanspruchenden Therapie gegen Hepatitis C unterzogen, mit Einbußen in der Lebensqualität einhergeht. Die Autoren gingen davon aus, dass eine Person mit hoch ausgeprägtem naivem Optimismus bei Nebenwirkungen der Behandlung zu spät Hilfe aufsucht oder diese sogar verweigert, da sie ihre Bewältigungschancen zu hoch einschätzt bzw. das Risiko negativer Krankheitsverläufe unterschätzt. Die Interviewergebnisse unterstützen diese Annahmen, jedoch sollten weitere Forschungen über derartige explorative Studien hinausgehen und intensiver die Zusammenhänge und Wirkmechanismen untersuchen. Darüber hinaus scheint es auch Parallelen zwischen dem defensiven Optimismus und den positiven Illusionen nach der Konzeption von Taylor zu geben, denn beide gehen mit einer unterschätzten Risikowahrnehmung einher. Von welchen Einflüssen es abhängt, ob sich diese dann gesundheitsförderlich bzw. -beeinträchtigend auswirken, sollte in weiteren Studien untersucht werden und setzt eine trennscharfe Operationalisierung der Konstrukte und entsprechende valide und reliable Messmethoden voraus (vgl. Covey/Davies 2004). **Funktionaler Optimismus** hingegen ist eng mit der Kompetenzerwartung verbunden und bezieht sich auf die Erwartung, dass eigene Bemühungen zu einem positiven Ausgang führen werden.

Die Unterscheidung zwischen funktionalem und defensivem Optimismus hat nach Schwarzer und Renner (1997) einen heuristischen Wert, da sich die ableitbaren Konsequenzen für gesundheitliches Vorsorgeverhalten teilweise gegenläufig darstellen. Ein eher funktional optimistischer Mensch würde zu eigeninitiativem Handeln neigen. Er ginge also zuversichtlich davon aus, mit eigenem Handeln und seinen Fähigkeiten aktiv etwas gegen das Auftreten von Krankheiten tun zu können. Ein defensiv optimistischer Mensch hingegen würde passiv auf den positiven Lauf der Dinge vertrauen, was präventives Handeln oder aktives Coping für ihn überflüssig erscheinen ließe. Es ist wichtig herauszustellen, dass sich die beiden Formen des Optimismus in ihren zeitlichen Auswirkungen voneinander abgrenzen lassen. Kurzfristig gesehen ist die Strategie des defensiven Optimismus im Hinblick auf das psychische Wohlbefinden vermutlich überlegen, da potentiell negative Ergebnisse weitgehend ausgeklammert bleiben. Langfristig könnte dieses Verhalten jedoch mit Einbußen im subjektiven Wohlbefinden verbunden sein, nämlich von dem Moment

Abbildung 9-2: Postuliertes zeitliches Wirkprofil des funktionalen vs. defensiven Optimismus

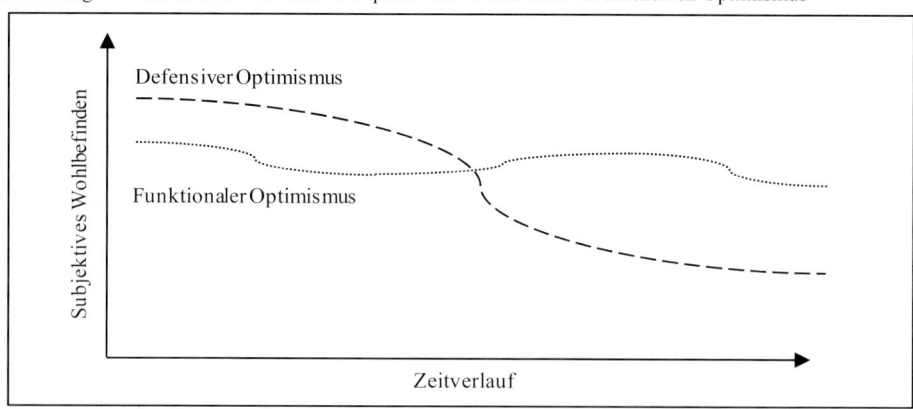

an, in dem ein defensiv optimistisches und passives Vertrauen auf den positiven Lauf der Dinge aufgrund offensichtlich eingetretener negativer Konsequenzen nicht mehr gerechtfertigt werden kann. Der funktional Optimistische hätte aufgrund seiner eigenen Aktivität einen stabileren Verlauf hinsichtlich des subjektiven Wohlbefindens, würde also eventuell kurzfristig dem defensiv Optimistischen unterlegen, langfristig jedoch überlegen sein (vgl. Abbildung 9-2).

Einen Versuch, die beiden Formen des Optimismus mittels zweier Fragebogenskalen zu operationalisieren, unternahmen Faselt und Hoyer (2007). Erste Ergebnisse zum Fragebogen zum Funktionalen und Defensiven Optimismus (FODO, abgedruckt in Faselt/Hoyer 2007) sind vielversprechend: Erwartungskonforme signifikante Korrelationen ergaben sich unter anderem für beide Skalen mit dem LOT-R sowie für die Skala des funktionalen Optimismus mit der Generalisierten Kompetenzerwartung (Schwarzer, 1994) und der Tendenz zur Gedankenunterdrückung. Für die Skala des defensiven Optimismus zeigte sich ein Zusammenhang mit der Skala des naiven Optimismus des Constructive Thinking Inventory (CTI, vgl. Epstein/Meier 1989). In der Zukunft sollte der Fragebogen noch für anwendungsrelevante Fragestellungen geprüft werden. Insbesondere die weiter oben diskutierten Zusammenhänge zu objektiven Gesundheitsparametern könnten dabei im Fokus von Untersuchungen stehen.

9.7 Kritik und Ausblick

Obwohl das Konstrukt Optimismus in der gesundheitspsychologischen Forschung sehr beliebt ist, bestehen konzeptuelle Probleme. Wie bereits dargestellt, zeigt Optimismus sowohl theoretisch als auch empirisch starke Überschneidungen mit anderen hypothetischen Konstrukten, wie Selbstwirksamkeit und Kohärenzsinn. Darüber hinaus sind empirische Prädiktoren und Kriterien in einigen Fällen sogar konfundiert. Das liegt an den genannten gemeinsamen inhaltlichen Konzeptionen: Wenn Optimismus psychisches Wohlbefinden vorhersagt, Wohlbefinden aber auch schon eine positive Sicht der Zukunft impliziert, dann sind positive Korrelationen zwischen beiden Variablen ein Beispiel für „Pseudoempirie" (vgl. Weber 2005).

Dass „blinder" Optimismus allein keine optimale Bewältigungsstrategie sein kann, zeigen Befunde, dass optimistische Studienteilnehmer in einer persönlichen Konfliktsituation länger als Vergleichspersonen versuchten, zwei (langfristig unvereinbare) Alternativen miteinander zu verbinden. Dieses zu lange Festhalten führte zu erhöhten Stressreaktionen und messbar schlechteren Immunantworten (Segerstrom 2001). Auch während der unterschiedlichen Phasen der Handlungsregulation ist Optimismus nicht gleichermaßen adaptiv (vgl. Taylor/Gollwitzer 1995, Weber et al. 2007).

Für die Gesundheitsförderung und Prävention sind systematische Versuche, optimistisches Denken zu fördern, dennoch naheliegend. Sie sind dann besonders wünschenswert, wenn sie wie das Programm von Junge et al. (2002) empirisch evaluiert wurden und damit nicht nur Optimismus verkaufen, sondern positive Wirkungen des Optimismus lehr- und lernbar machen. Bei diesem Programm, welches sich hauptsächlich an Jugendliche und junge Erwachsene richtet, handelt es sich um einen mehrere Stunden umfassenden Kurs, der Wissen über Stress, Ängste und Depressionen sowie Fertigkeiten zu ihrer Vorbeugung vermittelt und trainiert. Das sogenannte *GO!-Programm* (Gesundheit und Optimismus) wurde zwischen 1997 und 2001 entwickelt und an über 1000 Personen evaluiert. Das als Gruppentraining konzipierte Programm gibt es in einer veröffentlichten Version für Jugendliche zwischen 13 und 20 Jahren (vgl. Junge et al. 2002). Der Kurs wird von den Krankenkassen als Präventionsmaßnahme gemäß §20 SGB V im Handlungsfeld „Prävention stressbedingter Erkrankungen" zur Kostenerstattung anerkannt. Die weitere Beantwortung der Frage, in welchem Ausmaß dieses und andere Programme langfristig nicht nur Depressionen und Ängsten vorbeugen, sondern tatsächlich auch die körperliche Gesundheit fördern, gehört zu den spannendsten Brennpunkten der gesundheitspsychologischen Forschung (vgl. Freres/Gillham 2006).

Literatur

Adler, N. E.; Boyce, T.; Chesney, M. A.; Cohen, S.; Folkman, S.; Kahn, R. L.; Syme, S. L. (1994): Socioeconomic Status and Health: The Challenge of the Gradient, in: American Psychologist, 49 (1), 15-24.
Alwin, D. F.; Wray, L. A. (2005): A Life-Span Developmental Perspective on Social Status and Health, in: Journals of Gerontology Series B: Psychological Sciences and Social Sciences, 60 (2), 7-14.
Antonovsky, A. (1979): Health, Stress and Coping, San Francisco: Jossey-Bass.
Antonovsky, A. (1987): Unrevealing the Mystery of Health, San Francisco: Jossey-Bass.
Aspinwall, L.G.; Richter, L.; Hoffman, R.R. (2001): Understanding How Optimism Works: An Examination of Optimists' Adaptive Moderation of Belief and Behavior, in: Chang, E.C. (Ed.): Optimism and Pessimism: Implications for Theory, Research, and Practice, Washington, D.C.: American Psychological Association, 189-216.
Baker, S. (2007): Dispositional Optimism and Health Status, Symptoms and Behaviours: Assessing Idiothetic Relationships Using a Prospective Daily Diary Approach, in Psychology & Health, 22 (4), 431-455.
Bandura, A. (1977): Self-Efficacy: Toward a Unifying Theory of Behavioral Change, in: Psychological Review, 84 (2), 191-215.
Becker, P. (1992): Seelische Gesundheit als protektive Persönlichkeitseigenschaft, in: Zeitschrift für Klinische Psychologie, 11 (1), 64-75.
Becker, P. (2006): Gesundheit und Bedürfnisbefriedigung, Göttingen: Hogrefe.
Becker, P.; Schulz, P.; Schlotz, W. (2004): Persönlichkeit, chronischer Stress und körperliche Gesundheit: Eine prospektive Studie zur Überprüfung des systemischen Anforderungs-Ressourcen-Modells, in: Zeitschrift für Gesundheitspsychologie, 12 (1), 11–23.
Cohen, F.; Kearney, K. A.; Zegans, L. S.; Kemeny, M. E.; Neuhaus, J. M.; Stites, D. P. (1999): Differential Immune System Changes with Acute and Persistent Stress for Optimists vs. Pessimists, in: Brain, Behavior, and Immunity, 13 (2), 155–174.

Covey, J.; Davies, A. (2004): Are People Unrealistically Optimistic? It Depends How You Ask Them, in: British Journal of Health Psychology, 9 (1), 39–49.
Cowell, A. J. (2006): The Relationship Between Education and Health Behavior: Some Empirical Evidence, in: Health Economics, 15 (2), 125-46.
Day, L.; Maltby, J. (2003): Belief in Good Luck and Psychological Well-Being: The Mediating Role of Optimism and Irrational Beliefs, in: The Journal of Psychology, 137 (1), 99-110.
Dember, W. N.; Martin, S.; Hummer, M. K.; Howe, S.; Melton, R. (1989): The Measurement of Optimism and Pessimism, in: Current Psychology: Research and Reviews, 8 (1), 102–119.
Ducki, A.; Kalytta, T. (2006): Gibt es einen Ressourcenkern? Überlegungen zur Funktionalität von Ressourcen, in: Wirtschaftspsychologie, 8 (2), 30-39.
Epstein, S.; Meier, P. (1989): Constructive Thinking: A Broad Coping Variable with Specific Components, in: Journal of Personality and Social Psychology, 57, 332-350.
Faselt, F.; Hoyer, J. (2007): Formen des Optimismus und ihr Vorhersagewert für die Gesundheit, in Richter, P. G.; Rau, R.; Mühlpfordt, S. (Hrsg.): Arbeit und Gesundheit, Lengerich: Pabst, 95-109.
Freres, D. R.; Gillham, J. E. (2006): The Promotion of Optimism and Health, in: Vollrath, M. (Ed.): Handbook of Personality and Health, Chichester: Wiley, 315-335.
Glaesmer, H.; Hoyer, J.; Klotsche, J.; Herzberg, P. Y. (2008): Die deutsche Version des Life Orientation Tests (LOT-R) zum dispositionellen Optimismus und Pessimismus, in: Zeitschrift für Gesundheitspsychologie, 16 (1), 26-31.
Heckhausen, H.; Heckhausen, J. (2006): Motivation und Handeln, Berlin: Springer.
Heinonen, K.; Räikkönen, K.; Matthews, K.; Scheier, M.; Raitakari, O.; Pulkki, L.; et al. (2006): Socioeconomic Status in Childhood and Adulthood: Associations with Dispositional Optimism and Pessimism Over a 21-Year Follow-Up, in: Journal of Personality, 74 (4), 1111-1126.
Herzberg, P. Y.; Glaesmer, H.; Hoyer, J. (2006): Separating Optimism and Pessimism: A Robust Psychometric Analysis of the LOT-R, in: Psychological Assessment, 18 (4), 433-438.
Hoyer, J. (2000): Optimismus und Gesundheit: Überblick, Kritik und Forschungsperspektiven, in: Zeitschrift für Gesundheitspsychologie, 8 (3), 111-122.
Ironson, G.; Hayward, H. (2008): Do Positive Psychosocial Factors Predict Disease Progression in HIV-1?: A Review of the Evidence, in Psychosomatic Medicine, 70 (5), 546-554.
Ironson G.; Balbin E.; Stuetzle R.; Fletcher M. A.; O'Cleirigh C.; Laurenceau J. P.; Schneiderman N.; Solomon G. (2005): Dispositional Optimism and the Mechanisms by which it Predicts Slower Disease Progression in HIV: Proactive Behavior, Avoidant Coping, and Depression, in: International Journal of Behavioral Medicine, 12 (2), 86–97.
Junge, J.; Neumer, S.; Manz, R.; Margraf, J. (2002): Gesundheit und Optimismus: GO - Trainingsprogramm für Jugendliche, Weinheim: Beltz.
Kobasa, S. C.; Maddi, S. R.; Kahn, S. (1982): Hardiness and Health: A Prospective Study, in: Journal of Personality and Social Psychology, 42 (1), 168–177.
Kiecolt-Glaser, J.; Glaser, R. (2002): Depression and Immune Function: Central Pathways to Morbidity and Mortality, in: Journal of Psychosomatic Research, 53 (4), 873-876.
Kivimäki, M.; Vahtera, J.; Elovainio, M.; Helenius, H.; Singh-Manoux, A.; Pentti, J. (2005): Optimism and Pessimism as Predictors of Change in Health after Death or Onset of Severe Illness in Family, in: Health Psychology, 24 (4), 413–421.
Krohne, H.-W.; Egloff, B.; Kohlmann, C. W.; Tausch, A. (1996): Untersuchungen mit einer deutschen Version der „Positive and Negative Affect Schedule", in: Diagnostica, 42 (2), 139-156.
Kuhl, J. (1994): A Theory of Action and State Orientations, in: Kuhl, J.; Beckmann, J. (Eds.): Volition and Personality: Action versus State Orientation, Göttingen: Hogrefe, 9-46.
Langer, E. (1989): Mindfulness, Reading: Addison-Wesley.
Lazarus, R. S.; Folkman, S. (1984): Stress, Appraisal, and Coping, New York: Springer.
Mannix, M.; Feldman, J.; Moody, K. (2009): Optimism and Health-Related Quality of Life in Adolescents with Cancer, in: Child: Care, Health & Development, 35 (4), 482-488.

Matthews, K.; Raikkonen, K.; Sutton-Tyrrell, K.; Kuller, L. (2004): Optimistic Attitudes Protect Against Progression of Carotid Atherosclerosis In Healthy Middle-Aged Women, in: Psychosomatic Medicine, 66 (5), 640-644.

Milam, J. E.; Richardson, J. L.; Marks, G.; Kemper, C. A.; McCuthchan, A. J. (2004): The Roles of Dispositional Optimism and Pessimism in HIV Disease Progression, in: Psychology abd Health, 19 (2), 81-167.

Paulhus, D. L. (1984): Two-Component Models of Social Desirability Responding, in: Journal of Personality and Social Psychology, 46 (3), 598–609.

Petersen, L.; Clark, M.; Novotny, P.; Kung, S.; Sloan, J.; Patten, C.; et al. (2008): Relationship of Optimism-Pessimism and Health-Related Quality of Life in Breast Cancer Survivors, in: Journal of Psychosocial Oncology, 26(4), 15-32.

Peterson, C.; Semmel, A.; von Baeyer, C.; Abramson, L. Y.; Metalsky, G. I.; Seligman, M. E. P. (1982): The Attributional Style Questionnaire, in: Cognitive Therapy and Research, 6 (3), 287-299.

Pressman S.; Cohen S. (2005): Does Positive Affect Influence Health?, in: Psychological Bulletin, 131 (6), 925–971.

Rasmussen, H.; Wallio, S. (2008): The Health Benefits of Optimism, in: Lopez, J. S. (Ed.): Positive Psychology: Exploring the Best In People/Discovering Human Strengths, Westport: Praeger Publishers, 131-149.

Scheier, M. F; Carver, C. S. (1985): Optimism, Coping, and Health: Assessment and Implications of Generalized Outcome Expectancies, in: Health Psychology, 4 (3), 219-247.

Scheier, M. F.; Carver, C. S.; Bridges, M. W. (1994): Distinguishing Optimism From Neuroticism (and Trait Anxiety, Self-Mastery, and Self-Esteem): A Re-Evaluation of the Life Orientation Test, in: Journal of Personality and Social Psychology, 67 (6), 1063-1078.

Scheier, M. F.; Carver, C. S.; Bridges, M. W. (2001): Optimism, Pessimism and Psychological Well-Being, in: Chang, E. C. (Ed.): Optimism and Pessimism: Implications for Theory, Research, and Practice, Washington, D. C.: American Psychological Association, 189-216.

Schwarzer, R. (1993); Defensiver und funktionaler Optimismus als Bedingungen für Gesundheitsverhalten, in: Zeitschrift für Gesundheitspsychologie, 1 (1), 7-31.

Schwarzer, R. (1994): Optimistische Kompetenzerwartung: Zur Erfassung einer personellen Bewältigungsressource, in: Diagnostica, 40 (2), 105-123.

Schwarzer, R. (2004): Psychologie des Gesundheitsverhaltens, 3. Aufl., Göttingen: Hogrefe.

Schwarzer, R.; Renner, B. (1997): Risikoeinschätzung und Optimismus, in: R. Schwarzer (Hrsg.): Gesundheitspsychologie: Ein Lehrbuch ,2. Aufl., Göttingen: Hogrefe, 43-66.

Segerstrom, S. C. (2001): Optimism, Goal Conflict and Stressor-Related Immune Change, in: Journal of Behavioral Medicine, 24 (5), 441-467.

Segerstrom, S. C. (2006): How Does Optimism Suppress Immunity?: Evaluation of Three Affective Pathways, in: Health Psychology, 25(5), 653-657.

Segerstrom, S. C. (2007): Optimism and Resources: Effects on Each Other and on Health over 10 years, in: Journal of Resaerch in Personality, 41 (4), 772-786.

Segerstrom, S. C.; Taylor, S. E.; Kemeney, M. E.; Fahey, J. L. (1998): Optimism is Associated with Mood, Coping and Immune Change in Response to Stress, in: Journal of Personality and Social Psychology, 74 (1), 1646-1654.

Segerstrom, S. C.; Castaneda, J. O.; Spencer, T. E. (2003): Optimism Effects on Cellular Immunity: Testing the Affective and Persistence Models, in: Personality and Individual Differences, 35 (1), 1615–1624.

Seligman, M. E. P. (1990): Learned Optimism, New York: Knopf.

Seligman, M. E. P. (2003): Positive Psychology: Fundamental Assumptions, in: Psychologist, 16 (3), 126-127.

Seligman, M. E. P. (2005): Der Glücksfaktor: Warum Optimisten länger leben, Bergisch Gladbach: Lübbe.

Sieber, W. J.; Rodin, J.; Larson, L.; Ortega, S.; Cummings, N.; Levy, S.; Whiteside, T.; Herberman, R. (1992): Modulation of Human Natural Killer Cell Activity by Exposure to Uncontrollable Stress, in: Brain, Behavior, and Immunity, 6 (2), 141–156.

Taylor, S. E. (1983): Adjustment to Threatening Events: A Theory of Cognitive Adaptation, in: American Psychologist, 38 (11), 1161-1173.

Taylor, S. E.; Gollwitzer, P. M. (1995): The Effects of Mindset on Positive Illusions, in: Journal of Personality and Social Psychology, 69 (2), 213-226.

Titzmann, P. F.; Roger, D.; Olason, D. T.; Greco, V. (2004): A New Approach to Assessing Optimism: The Development of a German Version of the Positive and Negative Expectancies Questionnaire (PANEQ-G), in: Current Psychology: Developmental, Learning, Personality, Social, 23 (2), 97-110.

Treloar, C.; Hopwood, M. (2008): 'Look, I'm Fit, I'm Positive and I'll be All Right, Thank You Very Much': Coping with Hepatitis C Treatment and Unrealistic Optimism, in: Psychology, Health & Medicine, 13 (3), 360-366.

Udris, I. (2006): Salutogenese in der Arbeit – Ein Paradigmenwechsel?, in: Wirtschaftspsychologie, 8 (2/3), 4-13.

Weber, H. (2005): Persönlichkeit und Gesundheit, in Schwarzer, R. (Hrsg.): Gesundheitspsychologie: Enzyklopädie der Psychologie, Göttingen: Hogrefe, 130-148.

Weber, H.; Vollmann, M.; Renner, B. (2007): The Spirited, The Observant and The Disheartened: Social Concepts of Optimism, Realism, and Pessimism, in: Journal of Personality, 75 (1), 169-197.

Wiebe, D. J.; Fortenberry, K. T. (2006): Mechanisms Relating Personality and Health, in: Vollrath, M. (Ed.): Handbook of Personality and Health, Chichester: Wiley, 137-157.

10. Erklärung der persuasiven Wirkung von Werbekampagnen durch die Regulatory-Focus-Theorie

Heribert Gierl und Sabine Pagel

10.1 Problemstellung

Die Regulatory-Focus-Theorie stammt von E. Tory Higgins. In 90 seiner Veröffentlichungen (Stand 2009) beschäftigte er sich mit diesem Thema und entwickelte er mit Koautoren eine Vielzahl von Partialtheorien. In dieser Abhandlung wird ein Teil der Überlegungen von Higgins mit Bezug auf die persuasive Wirkung von Gesundheitskampagnen vorgestellt. Der Ausgangspunkt diesbezüglicher Arbeiten von Higgins und Koautoren (z.B. Cesario et al. 2004, Spiegel et al. 2004) besteht darin, dass Personen die Empfehlung erhalten, eine bestimmte Handlungsweise (**mean** aus der Sicht des Werbeerreichten) zu ergreifen (z.B. mehr Obst oder Gemüse zu essen). Diese Empfehlung wird mit Argumenten unterstützt. Diese Argumente sind aus der Sicht der Personen die Ziele (**goals**), die sie mit der Handlungsweise erreichen können; sie lassen sich inhaltlich in **approach goals** und **avoidance goals** einteilen (vgl. Cesario et al. 2004, S. 389). Die vorgestellte Theorie erklärt, unter welchen Bedingungen die eine oder die andere Art von Argumenten eine höhere Persuasionswirkung aufweist.

Eine erste Bedingung ist der mentale Zustand, in welchem sich der Rezipient befindet, wenn er die Argumente verarbeitet. Personen können eine Empfehlung im Zustand des „prevention focus" oder im Zustand des „promotion focus" verarbeiten (vgl. Higgins 1997, S. 1287, Higgins et al. 1997, S. 516). Im **promotion focus** verbinden Personen die Empfehlung mit Hoffnungen und Sehnsüchten und im **prevention focus** verknüpfen Personen eine Empfehlung mit eigener Verantwortlichkeit und Pflicht. Im „promotion focus" interpretieren Personen die Empfehlung als **mean of eagerness** und im „prevention focus" als **mean of vigilance**. Eine zweite Bedingung besteht in der kognitiven Verarbeitung der Empfehlung als **gain**, **nongain**, **nonloss** oder **loss**, die durch rhetorische Stilmittel manipuliert werden kann (vgl. Higgins 1997, S. 1282).

Im Folgenden werden die theoretischen Konstrukte ausgeführt und mögliche experimentelle Manipulationen dargestellt. Ferner werden wichtige Experimente zur Verdeutlichung dieser Theorie aufgeführt. Die Abhandlung wird schließlich um die

Darstellung von Befunden aus einem eigenen Experiment ergänzt. An dieser Stelle ist anzumerken, dass in dieser Abhandlung die originalen, englischsprachigen Bezeichnungen verwendet werden, um die Komplexität, die den Theorien von Higgins innewohnt, nicht durch weitere Begriffe zu erhöhen.

10.2 Theoretische Überlegungen

Abbildung 10-1 enthält ein einfaches Modell zur Regulatory-Focus-Theorie. Damit kann nicht der Anspruch erhoben werden, dieses Modell repräsentiere die komplette Theorie. Dieses Modell enthält hypothetische Konstrukte, dargestellt in Kreisen, und mögliche experimentelle Manipulationen dieser Konstrukte, dargestellt in Rauten. Diese Einteilung ist hilfreich, um die Theorie, in der Beziehungen zwischen den Konstrukten thematisiert werden, von der Manipulation, durch die ein Einfluss auf die Konstrukte mittels exogener Eingriffe möglich sein soll, zu unterscheiden.

Abbildung 10-1: Ein Partialmodell aus dem Bereich der Regulatory-Focus-Theorie

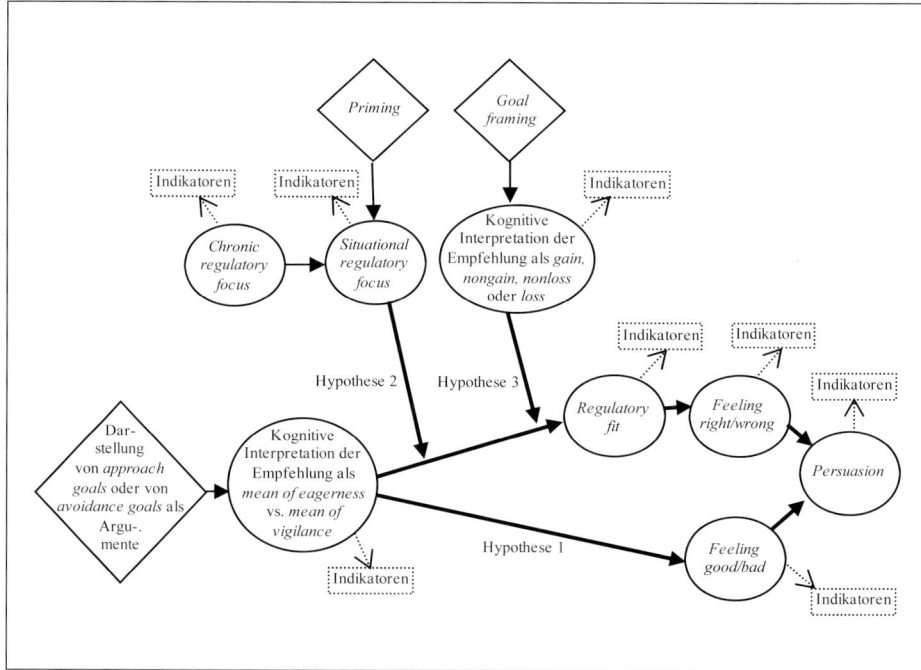

Situational regulatory focus als mentaler Zustand

Die Theorie des Regulatory-Focus besagt, dass sich Menschen durch zwei Persönlichkeitsmerkmale beschreiben lassen, die als **chronic promotion focus** und **chronic prevention focus** bezeichnet werden (vgl. Higgins 1997, S. 1280). Ein hoher (geringer) Wert für „chronic promotion" bedeutet, dass eine Person ihr Handeln normalerweise als erfolgreich (wenig erfolgreich) ansieht, wenn sie das erreichen möchte, was sie sich vorgenommen hatte. Ein hoher (geringer) Wert für „chronic prevention" hingegen drückt aus, dass sie ihr Handeln stark (weniger stark) an vorgegebenen Regeln ausrichtet (zu Indikatoren vgl. Higgins et al. 2001, S. 8). Abbildung 10-2 illustriert diese Annahme.

Higgins geht weiterhin davon aus, dass sich der **regulatory focus** einer Person durch eine geeignete Manipulation verändern lässt und die Person dadurch in den mentalen Zustand eines **situational regulatory focus** gelangt, der als ein eindimensionales Konstrukt angesehen wird und die zwei Ausprägungen „situational promotion focus" und „situational prevention focus" aufweist (vgl. Higgins 1997, S. 1287, Higgins et al. 1997, S. 516). Sengupta und Zhou (2007, S. 298) argumentieren, dass die Aktivierung des einen **chronic regulatory focus** „dumpens the other".

Situational promotion focus: In einer Kampagne, die dafür wirbt, mehr Obst und Gemüse zu essen, könnte eine Manipulation darin bestehen, Personen in Form eines Textes aufzufordern, an ihren nächsten Urlaub zu denken, den sie sicherlich gerne fit erleben und genießen möchten, oder an die nächste Gelegenheit zu denken, in der sie mit einem guten Bekannten begeistert Sport treiben werden. Durch derartige Manipulationen könnte sich eine Person vorstellen, wie schön es wäre, die Gesundheit in der Zukunft zu erhalten und zu fördern („Es wäre so schön, wenn ich

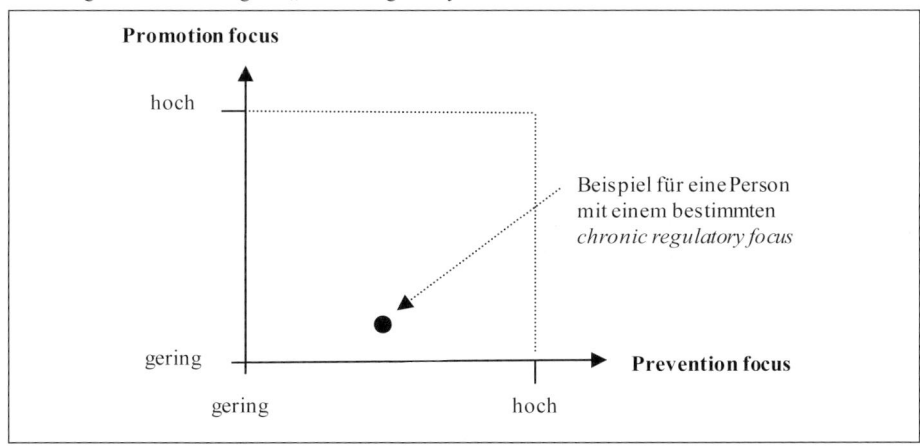

Abbildung 10-2: Darstellung des „chronic regulatory focus"

gesund bliebe und meine Gesundheit verbessern könnte, weil [...]"). Alternativ könnte auch ein redaktioneller Beitrag, in den die Empfehlung eingebettet ist, eine geeignete Manipulation sein, um diesen Zustand der Rezipienten herbeiführen (vgl. Zhao/Pechmann 2007, S. 684). Higgins spricht vom Zustand der **aspiration** (vgl. Higgins 1997, S. 1282). Ein Zitat, welches *Antoine de Saint-Exupéry* zugeschrieben wird, kann diesen mentalen Zustand, in den eine Person versetzt werden kann, gut beschreiben: „Wenn du ein Schiff bauen willst, so trommle nicht Männer zusammen, um Holz zu beschaffen, Werkzeuge vorzubereiten, Aufgaben zu vergeben und die Arbeit einzuteilen, sondern lehre die Männer die Sehnsucht nach dem weiten endlosen Meer".

Situational prevention focus: In der als Beispiel dienenden Kampagne für den Konsum von mehr Obst und Gemüse könnten Personen per Text aufgefordert werden, an ihre Verpflichtungen gegenüber ihrer Familie und ihre Verantwortung gegenüber anderen Mitmenschen zu denken. In Anlehnung an Agrawal et al. (2007, S. 104) könnte eine Formulierung, die diese Art der Manipulation nutzt, lauten: „Picture your family if you (get a) disease. How would they feel? Think of your family!" Dies könnte um weitere Beispiele, was der Familie alles an Negativem passieren könnte, ergänzt werden. Eine Person könnte dadurch in den Zustand versetzt werden, in dem sie eine Handlungsweise als eine Pflicht (**obligation**) interpretiert („ich muss meine Gesundheit erhalten und fördern, sonst ..."; vgl. Higgins 1997, S. 1282).

Kognitive Interpretation der Empfehlung als „mean of eagerness" oder als „mean of vigilance"

Higgins (2000, S. 1222) unterscheidet, ob Personen eine Empfehlung als eine Maßnahme des Eifers (**mean of eagerness**) oder als eine Maßnahme der Vorsicht (**mean of vigilance**) interpretieren. Higgins (2000, S. 1220) bezeichnet „eagerness means" synonym auch als **approach means** und „vigilance means" als **avoidance means**. In einer Kampagne, die darauf abzielt, dass Personen mehr Obst und Gemüse essen, ist das Befolgen dieser Empfehlung das „mean" (die Handlungsweise). Um die Personen zu überzeugen, werden Argumente eingesetzt. Die Argumente thematisieren die Ziele („goals"), die Personen mit der Handlungsweise verknüpfen sollen.

Approach goals: In einer Kampagne, in der dafür geworben wird, mehr Obst und Gemüse zu essen, könnten die Argumente beispielsweise darin bestehen, dass der Konsum von Obst und Gemüse „promotes an active metabolism, which burns fat and contributes to an overall toned and attractive body" oder dass der Konsum zu „greater creativity" gelangt (vgl. Cesario et al. 2004, S. 403). In diesem Fall werden Ziele beschrieben, die positivere Zustände herbeiführen, wenn das jeweilige Ziel erreicht wird (leichtere Fettverbrennung, mehr Kreativität), und die keine positiveren Zustände voraussagen, wenn die jeweiligen Ziele nicht erreicht werden (keine leichtere Verbrennung von Fett, nicht mehr Kreativität). Werden von dritter Seite derartige Argumente zur Manipulation verwendet, so stellt sich die Zielperson vor, was an Positivem (**presence of positive outcomes**) erreicht werden kann, wenn sie der Empfehlung folgt, bzw. was an Positivem nicht erreicht werden kann (**absence of positive outcomes**), wenn sie der Empfehlung nicht gehorcht. Das Erreichen von Positivem wird als „gain" und das Nicht-Erreichen von Positivem als „nongain" bezeichnet (vgl. Cesario et al. 2004, S. 405). Das heißt, die Person denkt über „gains" und „nongains" nach.

Avoidance goals: In der oben diskutierten Kampagne könnten alternativ auch Argumente aufgeführt werden, wonach der Konsum von mehr Obst und Gemüse „forms a barrier against invading bacteria to prevent their spread", „is effective in protecting the body from cancer and heart disease" oder „produces substances which buffer the body from the physical demands of the world we live in" (vgl. Cesario et al. 2004, S. 403). Dies sind Folgen, die zum Ausdruck bringen, dass etwas Negatives vermieden werden kann, wenn der Empfehlung gefolgt wird. Wenn hingegen die Empfehlung nicht befolgt wird, wird angedroht, dass etwas Negatives nicht vermieden werden kann. Wird diese Manipulation vorgenommen, kann sich die Zielperson vorstellen, was an Negativem vermieden (**absence of negative outcomes**) bzw. nicht vermieden werden kann (**presence of negative outcomes**), wenn man der Empfehlung folgt bzw. nicht folgt. Das Vermeiden von Negativem wird als **nonloss** und das Nicht-Vermeiden von Negativem als **loss** bezeichnet (vgl. Higgins 1997, S. 1282). Das heißt, die Person denkt im Fall derartiger Argumente über „nonlosses" und „losses" nach. Abbildung 10-3 verdeutlicht die Zuordnung von „gain", „nongain", „nonloss" und „loss".

Werden „approach goals" aufgeführt, verspricht der Werbetreibende „gains" und das Vermeiden von „nongains". Betont er hingegen „avoidance goals", verspricht er „nonlosses" bzw. das Vermeiden von „losses". Folgt die Person der Empfehlung, wenn „approach goals" als Argumente eingesetzt werden, dient diese Handlungsweise als „mean of eagerness". Im Falle von „avoidance goals" dient die Handlungsweise als „mean of vigilance". Abbildung 10-4 stellt diese Idee auf andere Art und Weise grafisch dar.

Abbildung 10-3: Kognitive Interpretation der Empfehlungen

Types of arguments	Regulatory focus	
	Promotion focus	**Prevention focus**
Approach goals	Erreichen des Ziels: gain Verfehlen des Ziels: nongain	Erreichen des Ziels: gain Verfehlen des Ziels: nongain
Avoidance goals	Erreichen des Ziels: nonloss Verfehlen des Ziels: loss	Erreichen des Ziels: nonloss Erreichen des Ziels: loss

Abbildung 10-4: „*Approach goals*" und „*avoidance goals*" im Verhältnis zum Status quo

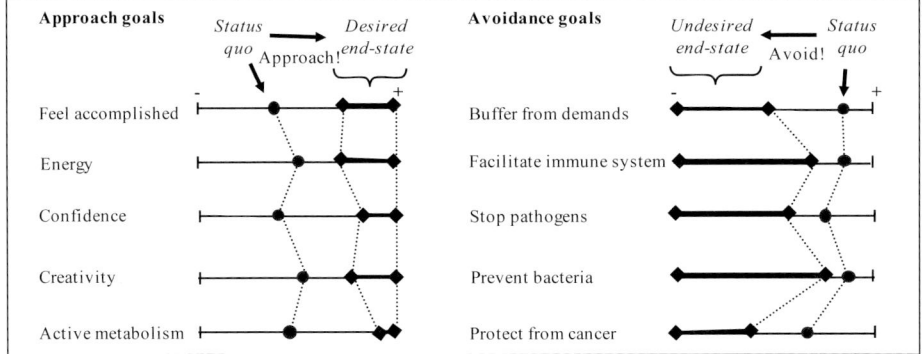

Kognitive Verarbeitung der Empfehlung als „gain", „nongain", „nonloss" oder „loss"

Goal framing bezeichnet die rhetorische Formulierung der Argumente. Überlegungen zu „goal framing" wurden ursprünglich in anderen Theoriebereichen angestellt (z.B. Rothman/Salovey 1997). Higgins übernahm diese Überlegungen zur Manipulation eines Konstrukts. „Goal framing" heißt, dass man ein und dieselbe Konsequenz als „gain", als „nongain", als „nonloss" oder als „loss" formulieren kann. Das heißt, nicht der **desired end-state** oder der **undesired end-state** werden variiert, sondern deren Formulierung durch rhetorische Mittel. Abbildung 10-5 illustriert dies an Beispielen.

Abbildung 10-5: Beispiele für „goal framing" von „approach goals" und „avoidance goals"

Goal frame	Arguments	
	Approach goals	**Avoidance goals**
Gain frame	„If you eat more fruits and vegetables, you **can** experience greater confidence."	„If you eat more fruits and vegetables, you are **effective** in protecting the body from cancer and heart disease."
Nongain frame	„If you don't eat more fruits and vegetables, you **can't** experience greater confidence."	„If you don't eat more fruits and vegetables, you are **not effective** in protecting the body from cancer and heart disease."
Nonloss frame	„If you don't eat more fruits and vegetables, you **don't miss out** experiencing greater confidence."	„If you eat more fruits and vegetables, you **don't lose** the opportunity for protecting the body from cancer and heart disease."
Loss frame	„If you don't eat more fruits and vegetables, you **miss out** on experiencing greater confidence."	„If you don't eat more fruits and vegetables, you **lose** the opportunity for protecting the body from cancer and heart disease."

Spiegel et al. (2004, S. 50) diskutieren auch den Fall, dass Rezipienten unterstellt wird, sie wollten ihren Status quo bei „approach goals" nicht verschlechtern. Diese Manipulation („approach goal" verbessern vs. nicht verschlechtern) bezeichnen sie als **regulatory reference**. Analog könnten Formulierungen dann lauten: „If you eat more fruits and vegetables you gain the opportunity to avoid lowered confidence" (**gain frame**), „If you don't eat more fruits and vegetables, you don't get the opportunity to avoid lower confidence" (**nongain frame**), „If you eat more fruits and vegetables you don't lose the opportunity to avoid lowered confidence" (**nonloss frame**) und „If you do not eat more fruits and vegetables you lose the opportunity to avoid lowered confidence" (**loss frame**). Zu dieser Diskussion ist jedoch anzumerken, dass es fraglich ist, ob der Effekt des „goal framing" vom Effekt der Verständlichkeit derartiger Formulierungen separiert werden kann.

Mediatorvariable: Feeling good/bad

Dienen einerseits „approach goals" zur Begründung, warum einer Empfehlung gefolgt werden sollte, verbindet eine Person mit dem Erreichen dieser Ziele etwas Positives („gains"), und sie hat positive Empfindungen. Sie stellt sich das Erreichen dieser Ziele als eine Annehmlichkeit vor: es wäre **pleasant**. Das Verfehlen dieser Ziele verbindet sie mit dem Fehlen von Positivem („nongains"). Sie stellt sich das Verfehlen der Ziele als das Nicht-Erreichen von Annehmlichkeiten vor, was eine nicht-positive Empfindung auslöst; dies wäre **not pleasant**.

Fungieren andererseits „avoidance goals" zur Begründung, warum einer Empfehlung gefolgt werden sollte, so interpretiert eine Person das Erreichen dieser Ziele als das Vermeiden von etwas Negativem („nonloss"). Sie wird einer Unannehmlichkeit entgehen, und sie stellt sich vor: es wäre **not painful**. Verfehlt sie diese Ziele, entsteht etwas Negatives („loss"). Dies stellt sie sich als eine Unannehmlichkeit vor: dies wäre **painful**.

Eine zentrale Aussage der Autoren zur Regulatory-Focus-Theorie ist, dass „gain" und „nonloss" ein unterschiedlich starkes Gefühl auslösen und auch „nongain" und „loss" ein unterschiedlich intensives Gefühl bewirken. Higgins (2000, S. 1223f.) postuliert: „gain felt better than nonloss; loss felt worse than nongain". Dieses Gefühl wird als **feeling good** vs. **feeling bad** bezeichnet. Eine Person, der „approach goals" als Argumente zur Verfügung gestellt werden, empfindet also positiver als eine Person, der „avoidance goals" als Argumente präsentiert werden. Das führt zu einer Hypothese, die auch in Abbildung 10-7 verdeutlicht ist.

H1 Werden „approach goals" anstelle von „avoidance goals" als Argumente eingesetzt, wird ein relevantes Meinungsobjekt positiver bewertet.

Abbildung 10-6: Erste Ursache für „regulatory fit"

Types of arguments	Situational regulary focus	
	Promotion focus	Prevention focus
Approach goals	hoher regulary fit	geringer regulary fit
Avoidance goals	geringer regulary fit	hoher regulary fit

Mediatorvariable: Regulatory fit

Higgins unterscheidet mehrere Ursachen für den „regulatory fit". Eine erste Ursache für „regulatory fit" ist die Übereinstimmung zwischen der Empfehlung als „mean of eagerness" oder als „mean of vigilance" einerseits und der Ausprägung des „situational regulatory focus" andererseits (vgl. Higgins 2000, S. 1218). Dies wird in Abbildung 10-6 dargestellt.

Spiegel et al. (2004, S. 40) begründen die Empfindung von „regulatory fit" damit, dass Personen, die sich im Zustand des „situational promotion focus" befinden, einen hohen „concern with the presence or absence of positive outcomes" hätten. Demgegenüber hätten sie im „situational prevention focus" einen hohen „concern with the absence or presence of negative outcomes". Personen sind stärker motiviert, sich mit Information zu befassen, die für den aktivierten „regulatory focus" relevant ist. Sie gewichten Argumente, die mit dem aktivierten „focus" kompatibel sind, höher.

Cesario et al. (2004, S. 389) geben an, dass die „arguments in terms either gain/ nongain or nonlosses/losses" geframt werden können. Die Autoren nehmen an, dass auch die Kongruenz zwischen dem Frame der Argumente und der Art der Argumente („approach goals" und „avoidance goals") einen Einfluss auf den „regulatory fit" aufweist und somit die zweite Ursache für einen regulatory fit darstellt. Die Ver-

Abbildung 10-7: Empfindungen bei Zielerreichung bzw. –verfehlung

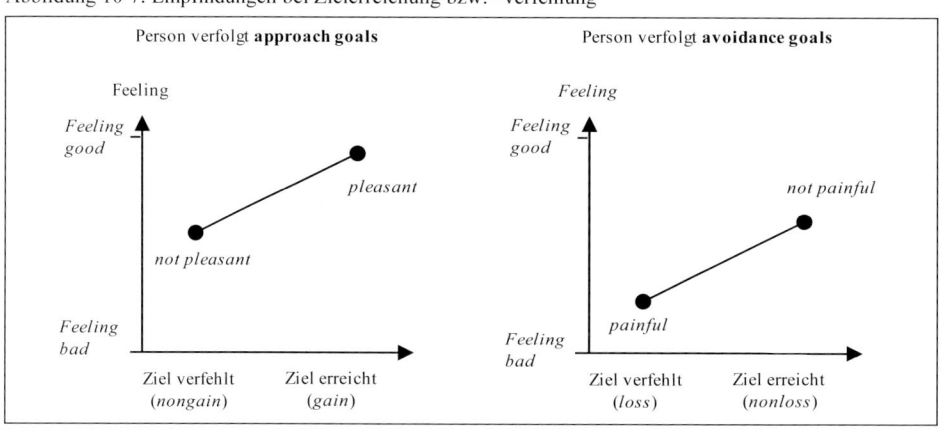

wendung des „gain frame" für „approach goals" als Argumente und die Verwendung des „nonloss frame" für „avoidance goals" als Argumente besitzt laut Higgins (1997, S. 1282) einen **natural fit**.

Mediatorvariable: Feeling right/feeling wrong

Die Autoren nehmen weiter an, dass ein hoher „regulatory fit" ein „feeling right" und ein geringer „regulatory fit" ein „feeling wrong" auslöst, welches auch unterschiedliche Inhalte aufweist.

Higgins (1997, S. 518) vermutet, dass eine Person heiter oder fröhlich bzw. beruhigt ist, wenn sie sich im **promotion focus gains** bzw. im **prevention focus nonlosses** vorstellt. Weiterhin nimmt er an, dass eine Person sich niedergeschlagen bzw. beunruhigt fühlt, wenn sie sich im **promotion focus nongains** bzw. im **prevention focus losses** vorstellt. Abbildung 10-8 verdeutlicht dieser Zuordnung. Cesario et al. (2004, S.389) unterstellen, dass sich das **feeling right** auf den Meinungsgegenstand überträgt. Als Begründungen führen sie an, dass die Ursache für dieses Gefühl damit verwechselt wird, dass das Urteil über das Meinungsobjekt richtig sei. Ferner vermuten sie einen direkten Affekt-Transfer. Daraus ergeben sich zwei weitere Hypothesen:

H2 Im Fall der Übereinstimmung des „situational regulatory focus" mit der Art der Argumente wird ein Meinungsobjekt positiver bewertet als im Fall der mangelnden Übereinstimmung.

H3 Im Fall der Verwendung eines für die Art der Argumente passenden „goal frame" wird ein Meinungsobjekt positiver bewertet als im Fall eines unpassenden „goal frame".

In weiterführenden Theorien wird auch argumentiert, dass das situative Involvement, die Kultur und das generelle Interesse an der Thematik (z.B. Gesundheit) weitere moderierende Variablen darstellen und dass der „regulatory fit" eine positive Wirkung auf das situative Involvement hat (z.B. Uskul et al. 2009).

Es ist anzumerken, dass in dem eingangs dargestellten Modell davon ausgegangen wird, dass sich der Typ der Argumente („approach goals" vs. „avoidance goals") und der „situational regulatory focus" unabhängig voneinander manipulieren lassen. „It should be noted, however, that almost any goal can be viewed with either a promotion or a prevention focus" (Spiegel et al. 2004, S. 40). Auch Zhao/Pechman (2007, S. 672) vertreten inhaltlich diese Position. Sie bezeichnen den „situational regulatory focus" als **viewer's regulatory focus** und die Art der Argumente als **message's regulatory focus**. In vielen Veröffentlichungen wird jedoch der Typ der Argumente auch entweder als Einflussgröße auf den „situational regulatory focus" oder als dessen Operationalisierung angesehen, und es wird generell von „regulatory

Abbildung 10-8: Durch den *regulatory fit* ausgelöste Empfindungen

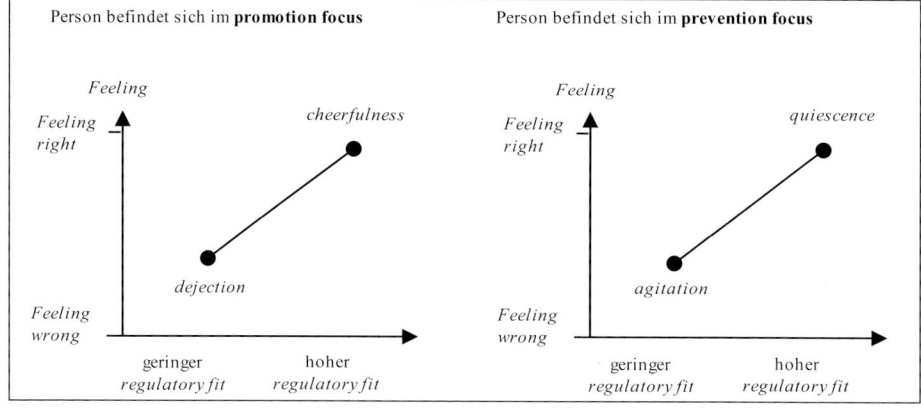

focus" gesprochen. Im Folgenden werden empirische Studien vorgestellt. Der besseren Verständlichkeit willen werden die oben definierten Begriffe weiterhin verwendet, obwohl sich die Autoren dieser Experimente teilweise anderer Begriffe bedienten.

10.3 Bisherige empirische Studien

Im Folgenden werden Studien vorgestellt, in denen das vorgestellte Modell zur Analyse der Wirksamkeit von Gesundheitskampagnen eingesetzt worden ist. Aaker/Lee (2001) testeten, ob der „situational regulatory focus" eine Moderatorvariable auf den Zusammenhang zwischen der Art der Argumente („approach goals" und „avoidance goals") und der Persuasionswirkung ist. In den Studien von Cesario et al. (2004), Spiegel et al. (2004) und Aaker/Lee (2004) wurde das „Framing" der Argumente als Manipulation einer weiteren Moderatorvariable auf diesen Zusammenhang überprüft.

Studie zum Effekt des situational regulatory focus

Aaker/Lee (2001) variierten den „situational regulatory focus" („promotion focus" vs. „prevention focus") und die Art der Argumente („approach goals" vs. „avoidance goals", jeweils im „gain frame" formuliert). Sie zeigten Auskunftspersonen eine Website, auf der für einen Traubensaft geworben wurde. Der „regulatory focus" wurde wie folgt manipuliert:

- **Promotion focus**: „Give *yourself* a chance of great taste! Welch's grape juice [...] (has) been favorite for more than six generations. Today, our classic purple grape juice has been [...] to please *your* taste. [...]" (plus Abbildung einer Einzelperson).
- **Prevention focus**: „Give *your family* a chance of great taste! Welch's grape juice [...] (has) been a *family* favorite for more than six generations. Today, our classic purple grape juice has been [...] to *please your every* taste. [...]" (plus Abbildung einer Familie).

Die beiden Versionen für den Typ der Argumente lauten:
- **Approach goals/gain frame**: „Further, preliminary medical research suggests that drinking purple grape juice may *contribute to the creation of greater energy!* Growing evidence suggests that diets rich in Vitamin C and iron *lead to higher energy levels*. [...] Welch's purple 100 % grape juice has more than three times the naturally occurring Vitamin C and iron than other juices. [...] so that Welch's grape juice is *great tasting as well as energizing*. Plus, it is *simply fun* to drink! We're proud to say that everything bearing the Welch's label meets the very highest standards for *great taste, enjoyment, and energy*."
- **Avoidance goals/gain frame**: „Further, preliminary medical research suggests that drinking purple grape juice may *contribute to healthy cardiovascular function*. Growing evidence suggests that diets rich in antioxidants *may reduce the risk of some cancers and heart disease*. [...] Welch's purple 100 % grape juice has more than three times the naturally occurring antioxidant capacity of other juices. Purple grape juice's antioxidants are commonly attributed to the flavinoids contained in the juice that *help keep arteries clear so that blood can flow freely. Therefore, it is healthy to drink!* We"re proud to say that everything bearing the Welch's label meets the very highest standards for *great taste, goodness, and healthiness*."

Die Autoren erzielten für die Einstellung zum beworbenen Traubensaft die Mittelwerte 4,70 (promotion focus/approach goals), 4,04 (promotion focus/avoidance goals), 3,58 (prevention focus/approach goals) und 4,45 (prevention focus/avoidance goals). Im Mittel haben „approach goals" als Argumente eine positivere Wirkung als „avoidance goals", was Hypothese H1 stützt; streng genommen ist dieser Vergleich jedoch problematisch, da Argumente miteinander verglichen werden, die unterschiedlich stark sein könnten. Auch der in Hypothese H2 vermutete Interaktionseffekt ist konform mit den Ergebnissen.

Studien zum Effekt des Framing der Argumente

Cesario et al. (2004) und Spiegel et al. (2004) stellten eine Studie zu einer Kampagne vor, in der dafür geworben wurde, dass Verbraucher mehr Obst und Gemüse essen sollen. Die Autoren formulierten vier Textvarianten. Diese Texte sind in Abbildung 10-9 ausschnittsweise dargestellt. Die Versionen unterscheiden sich dahingehend, ob „approach goals" oder „avoidance goals" als Argumente verwendet wurden. Ferner sind die Argumente entweder im „gain frame" oder im „nongain frame" formuliert.

Cesario et al. (2004, S. 391) untersuchten, wie die Testteilnehmer, die einen solchen Text zu lesen bekamen, reagierten. Eine abhängige Variable war die Intention, mehr Obst und Gemüse zu essen (7-stufige Skala). Sie ermittelten für approach goals/gain frame den Mittelwert 2,52, für approach goals/nongain frame den Mittelwert 1,96, für avoidance goals/gain frame den Mittelwert 2,14 und für avoidance goals/nongain frame den Mittelwert 2,97. Spiegel et al. (2004, S. 51) wiederholten dieses Experiment für eine andere abhängige Variable. Sie ermittelten, wie häufig Probanden je Testgruppe innerhalb der folgenden sechs Tage Obst oder Gemüse zu sich nahmen. Die Mittelwerte lauteten: 8,25 (approach goals/gain frame), 7,05 (approach goals/nongain frame), 6,46 (avoidance goals/gain frame) und 8,06 (avoidance goals/nongain frame). Diese Befunde sind mit der Studie, in der Kaufabsichten verglichen worden waren, stimmig. Die Autoren fassen zusammen, dass die Kon-

Abbildung 10-9: Manipulation in der Studie von Cesario et al. und Spiegel et al.

Approch goals/gain frame	Approach goals/nongain frame
„Eat fruits and vegetables and. • feel accomplished, • [...] increased energy, better moods, and a general sense of happiness and fulfillment, • experience greater confidence and optimism, • maximize mental abilities and creativity, • promote an active metabolism, which burns fat and contributes to an overall toned and attractive body. "	„Neglect to eat fruits and vegetables and • you won't feel accomplished, • [...] a loss of opportunity for increased energy, better moods, and a general sense of happiness and fulfillment, • miss out on experiencing greater confidence and optimism, • [...] not maximize mental abilities and creativity, • [...] not promote an active metabolism, which when active burns fat and contributes to an overall toned and attractive body. "
Avoidance goals/gain frame	Avoidance goals/nongain frame
„Eat fruits and vegetables and • enable the body to produce substances from within which buffer it from the physical demands of the world we live in (pollution, daily stress, bad weather, etc.), • (you can) facilitate the actions of the immune system which works to keep you healthy and safe from illness, • (you can stop) pathogens (poisons), • (you can) form a barrier against invading bacteria to prevent their spread, • (you are) effective in protecting the body from cancer and can contribute to healthy teeth, gums, and bones. "	„Neglet to eat fruits and vegetables and • not enable the body to produce substances from within which buffer it from the physical demands of the world we live in (pollution, daily stress, bad weather, etc.), • you will not help to facilitate the actions of the immune system which works to keep you healthy and safe from illness, • (you can not) stop pathogens (poisons), • (you can not) form a barrier against invading bacteria to prevent their spread, • (you are not) effective in protecting the body, from cancer and heart disease and you cannot contribute to healthy teeth, gums, and bones. "

Abbildung 10-10: Manipulation in der Studie von Aaker/Lee

Treatment	Manipulation
Approach goals/ gain frame	„Enjoy life! Bask in the warm rays of the sun, feeling completely happy. Let SunSkin™ be a part of your daily routine, […] Enjoy Life. SUNSKIN™"
Approach goal/ nongain frame	„Don't miss out on enjoying life! Not being able to bask in the warm rays of the sun may stand in the way of your feeling completely happy. Let SUNSKIN™ be a part of you daily routine. […] Don't Miss out on Enjoying Life. SUNSKIN™"
Avoidance goal/ gain frame	„Be safe! Know that you are risk free from sunburns, feeling completely relaxed. Let SunSkin™ be a part of your daily routine. (…) Be Safe. SUNSKIN™"
Avoidance goal/ nongain frame	„Don't miss out on being safe! Not knowing you are risk-free from sunburns may stand in the way of your feeling completely relaxed. Let SUNSKIN™ be a part of you daily routine. (…) Don't Miss out on Being Safe. SUNSKIN™"

sumhäufigkeit von Obst und Gemüse um 21 Prozent erhöht werden konnte, wenn die Argumente passend „geframt" worden waren. Im Mittel haben „approach goals" als Argumente einen positiveren Effekt (Einstellung: 2,52, Konsumhäufigkeit: 7,65) als „avoidance goals" (Einstellung: 1,96, Konsumhäufigkeit: 7,26), was mit Hypothese H1 konform ist. Weiterhin zeigt sich ein Interaktionsterm zwischen dem Typ der Argumente und dem „framing" der Argumente, was mit H3 stimmig ist.

Aaker/Lee (2004) veröffentlichten zur selben Zeit Befunde aus einem Experiment, in dem mittels eines Textes für ein Sonnenschutzmittel geworben wurde. Das experimentelle Design gleicht dem Design der oben dargestellten Studien. Die variierten Textpassagen sind in Abbildung 10-10 aufgeführt.

Die Werte der Einstellung zur Marke, gemessen mit Hilfe der Items negative/positive, unfavorable/favorable und bad/good auf einer 7-stufigen Skala, lauteten für die vier Gruppen: 5,16 (approach goal/gain frame), 4,62 (approach goal/nongain frame), 4,74 (avoidance goal/gain frame) und 5,09 (avoidance goal/nongain frame). Dieses Ergebnis stützt nur Hypothese H3, nicht jedoch Hypothese H1. Eine analoge Analyse führten die Autoren für Werbung für einen Traubensaft durch.

10.4 Neue Studie

In einer neuen Studie wurde nochmals Hypothese H1 geprüft, für deren Gültigkeit die bisherige Forschung nur zum Teil Belege erbringen konnte. Für fiktive Marken aus vier Produktkategorien (Auslandsreise-Krankenversicherung, Mountainbike, Sonnencreme, Schokolade) wurden jeweils zwei Versionen einer Werbeanzeige erstellt, die sich aufgrund der Art der dargestellten Argumente, die sich auf Sicherheit und Gesundheit bezogen, unterschieden.

Ein Pretest diente zur Klärung der Frage, ob approach goals und avoidance goals als gleich starke Argumente empfunden werden. Denn diese Forschungsrichtung

Abbildung 10-11: Argumente in Werbeanzeigen für drei Produkte

Kategorie	Avoidance goals/gain frame	Approach goals/gain frame
Mountainbike	• LindeCubil – das sichere Mountainbike • Dieses Bike bietet mehr Sicherheit und überzeugende Qualität • Ohne Risiko in der Freizeit entspannen • Vermeiden Sie Unfälle durch doppelt geschweißten Rahmen und verstellbare Federung	• LindeCubil – mein individuelles Montainbike • Dieses Bike passt zu Ihnen und Ihrer Leidenschaft • Für meine Leistung am Berg durch ultra-leicht Aluminiumrahmen • Mehr Spaß am Abenteuer
Sonnenbrille	• Egal wo Sie sind, mit South Beach Sun sind Sie immer rundum geschützt • Vermeidet vorzeitige Hautalterung • Verringert den Verlust des natürlichen Feuchtigkeitsgrades der Haut • Der Rundum-Schutz für Ihre Haut	• Zeigen Sie Ihre schöne, sonnengebräunte Haut mit South Beach Sun • Intensive Pflegestoffe verleihen Ihrer Haut unwiderstehlichen Glanz • Innovative Rezeptur erfrischt und vitalisiert • Damit Sie die Sonne in vollen Zügen genießen können
Schokolade	• Vermeiden Sie Stress und entspannen Sie sich • Profitieren Sie von der gesundsheitsfördernden Wirkung von Senual • Schutz vor freien Radikalen durch besonders hohen Kakaoanteil • Vitamine und Spurenelemente sorgen für Stressabbau und Wohlbefinden	• Lassen Sie sich in die Welt der Schokolade entführen • Gönnen Sie sich das sinnliche Vergnügen für jeden Tag – Mit Sensual • Genießen Sie die Leichtigkeit des Lebens • Zartschmelzender Genuss für die süßen Momente des Lebens

Abbildung 10-12: Beispiel für die beiden Varianten einer Werbeanzeige

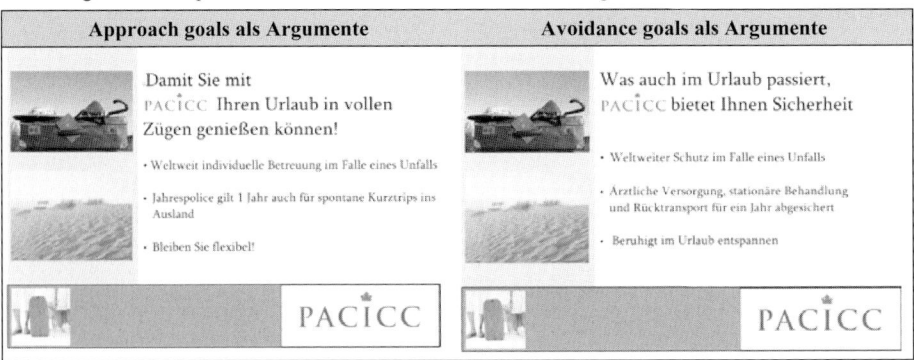

Tabelle 10-1: Ergebnisse der eigenen Studie

Kategorie	Stärke der Argumente[a] (Pretest)			Einstellung zum Produkt[b] (Hauptstudie)		
	avoidance goals	approach goals	t-Wert	avodaince goals	approach goals	t-Wert
Krankenversicherung	4,67	5,03	0,896	4,34	4,89	1,510*
Mountainbike	4,79	4,97	0,539	3,77	4,86	2,446***
Schokolade	4,73	5,10	1,082	4,98	5,49	1,389*
Sonnencreme	5,07	4,90	-0,716	3,47	4,41	4,148***

Skala: [a] 1=schwache Argumente - 7=starke Argumente; [b] 1=negative Bewertung - 7=positive Bewertung; * p < 0,10, ** p < 0,05, *** p < 0,01 (einseitig).

zielt darauf ab, den Effekt der Art der Argumente und nicht den der Stärke der Argumente zu untersuchen. Eine Stichprobe von Studenten las Textformulierungen und bewertete die Argumente im Hinblick auf „Argumente überzeugen mich sehr" und „Argumente sind sehr glaubwürdig" (7-stufige Skala). Die letztendlich in den Anzeigen formulierten Texte sind für drei Produkte in Abbildung 10-11 aufgeführt.

90 Studenten bewerteten die als approach goals und die als avoidance goals formulierten Argumente als gleich stark. Diese Texte wurden sodann mit Bildern versehen. Abbildung 10-12 zeigt beispielhaft die zwei Versionen einer Werbeanzeige für eine Auslandsreise-Krankenversicherung.

Ander Hauptstudie wirkten 371 Studenten mit, die jeweils eine Werbeanzeige betrachten konnten. Die abhängige Variable, die Einstellung zum Werbeobjekt, wurde mit Hilfe von sieben Statements gemessen. Es wurde eine bipolare, 7-stufige Skala verwendet. Das eine Ende der Skala war mit den Begriffen „attraktiv", „gut", „sympathisch", „interessant", „mag ich", „gefällt mir" und „spricht mich an" beschriftet, das andere mit dem Gegenteil des jeweiligen Attributs (Cronbachs Alpha = 0,941). Tabelle 10-1 enthält die Ergebnisse aus dem Pretest und aus der Hauptstudie. Das Ergebnis dieses Experiments lautet, dass eine Werbung im Fall der Verwendung von „approach goals" anstelle von „avoidance goals" als Argumenten eine höhere persuasive Wirkung hat. Die Ergebnisse aus diesem Experiment sind daher konform mit Hypothese H1.

10.5 Fazit

Die Ergebnisse der in Abschnitt 10.3 vorgestellten Studien und der in Abschnitt 10.4 dargestellten neuen Studie zeigen, dass „approach goals" als Argumente eine positivere Wirkung haben als „avoidance goals". Aaker/Lee (2001) konnten zeigen, dass ein Meinungsobjekt im Fall des Fits zwischen dem „situational regulatory focus" und der Art der Argumente positiver bewertet wird. Cesario et al. (2004), Spiegel et al. (2004) und Aaker/Lee (2004) konnten in ihren Studien auch den moderierenden Effekt des Framing der Argumente bestätigen. Aus diesen Ergebnissen lassen folgende Empfehlungen ableiten:

In Gesundheitskampagnen sollten „approach goals" als Argumente eingesetzt werden. Voraussetzung ist jedoch, dass die Argumentstärke der „approach" goals nicht geringer ist als die der „avoidance goals". Werbetreibende sollten zudem versuchen, die Zielpersonen in den Zustand des „situational promotion focus" zu versetzen, und die Argumente im „gain frame" zu formulieren, da dies die Wirkung weiter verstärkt. Werden dennoch „avoidance goals" als Argumente genutzt, sollten die Zielpersonen vor dem Betrachten des Stimulus in den Zustand des „situational prevention focus" versetzt werden, und es sollte der „nongain frame" gewählt werden.

Möglichkeiten, Personen in einen bestimmten „situational regulatory focus" zu versetzen, sind der Einsatz von redaktionellen Beiträgen oder von entsprechenden Texten in einem Werbemittel. Wichtig ist es dabei, dass zunächst die Induktion des „situational regulatory focus" stattfindet, bevor sie die Argumente lesen.

Literatur

Aaker, J.L.; Lee, A.Y. (2001): 'I' Seek Pleasures and 'We' Avoid Pains: The Role of Self-Regulatory Goals in Information Processing and Persuasion, in: Journal of Consumer Research, 28 (1), 33-49.

Aaker, J.L.; Lee, A.Y. (2004): Bringing the Frame into Focus: The Influence of Regulatory Fit on Processing Fluency and Persuasion, in: Journal of Personality and Social Psychology, 86(2), 205-218.

Agrawal, N.; Menon, G.; Aaker, J.L. (2007): Getting Emotional About Health, in: Journal of Marketing Research, 44 (1), 100-113.

Cesario, J.; Grant, H.; Higgins, E.T. (2004): Regulatory Fit and Persuasion: Transfer from "Feeling Right", in: Journal of Personality and Social Psychology, 86 (3), 388-404.

Higgins, E.T. (1997): Beyond Pleasure and Pain, in: American Psychologist, 52 (12), 1280-1300.

Higgins, E.T. (2000): Making a Good Decision: Value From Fit, in: American Psychologist, 55 (11), 1217-1230.

Higgins, E.T.; Friedman, R.S.; Harlow, R.E.; Idson, L.C.; Ayduk, O.N.; Taylor, A. (2001): Achievement Orientations from Subjective Histories of Success: Promotion Pride versus Prevention Pride, in: European Journal of Social Psychology, 31 (1), 3-23.

Higgins, E.T.; Shah, J.; Friedman, R. (1997): Emotional Responses to Goal Attainment: Strength of Regulatory Focus as Moderator, in: Journal of Personality & Social Psychology, 72 (3), 515-525.

Rothman, A.J.; Salovey, P. (1997): Shaping Perceptions to Motivate Healthy Behavior: The Role of Message Framing, in: Psychological Bulletin, 121 (1), 3-19.

Sengupta, J.; Zhou, R. (2007): Understanding Impulsive Eaters' Choice Behaviors: The Motivational Influences of Regulatory Focus, in: Journal of Marketing Research, 44 (2), 297-308.

Spiegel, S.; Grant-Pillow, H.; Higgins, E.T. (2004): How Regulatory Fit Enhances Motivational Strength During Goal Pursuit, in: European Journal of Social Psychology, 34 (1), 39-54.

Uskul, A.K.; Sherman, D.K.; Fitzgibbon, J. (2009): The Cultural Congruency Effect: Culture, Regulatory Focus, and the Effectiveness of Gain- vs. Loss-Framed Health Messages, in: Journal of Experimental Social Psychology, 45(3), 535-541.

Zhao, G.; Pechmann, C. (2007): The Impact of Regulatory Focus on Adolescents' Response to Antismoking Advertising Campaigns, in: Journal of Marketing Research, 44 (4), 671-687.

11. Moral Hazard: Anreize zur Verhaltensänderung

Michael Berlemann, Alexander Karmann und Andreas Werblow

11.1 Einführung

Fast jede der zahlreichen Gesundheitsreformen der letzten Jahre in Deutschland beinhaltete Regelungen zur **Selbstbeteiligung** der Versicherten an den Kosten der medizinischen Versorgung. Einmal waren es Erhöhungen der Eigenbeteiligung für Zahnersatz, ein anderes Mal Änderungen der Zuzahlungsmodalitäten für Medikamente und schließlich wurde für gesetzlich Versicherte die Praxisgebühr für ambulante Arzt- und Zahnarztbesuche eingeführt. Ziel dieser Regelungen ist es, ein verantwortungsvolles Verhalten der Versicherten zu erreichen und somit das so genannte **Moral-Hazard Problem** zu lindern.

Trotz der unterschiedlichen Selbstbeteiligungsregelungen in der gesetzlichen Krankenversicherung in Deutschland ist der Anteil der privaten Zuzahlungen an den Gesamtkosten im internationalen Vergleich eher moderat. Andere Länder mit einem ähnlichen Krankenversicherungssystem weisen deutlich höhere Kostenbeteiligungen der Versicherten auf (bspw. die Schweiz). Die jüngste Gesundheitsreform (Wettbewerbsstärkungsgesetz 2007) eröffnet den gesetzlichen Krankenversicherungen in Deutschland ein relativ hohes Maß der Flexibilität bei der Ausgestaltung von Versicherungsverträgen. Dies betrifft auch die Möglichkeit, den Versicherten unterschiedliche Formen von Selbstbehaltmodellen anzubieten.

Der vorliegende Beitrag zeigt zunächst, warum Eigenbeteiligungen der Versicherten an den Kosten der medizinischen Versorgung notwendig sind. Der Beitrag stellt dann einige empirische internationale und nationale Untersuchungen zur Wirkung von Selbstbeteiligungen dar. Außerdem geht der Beitrag auf die in diesem Zusammenhang stehenden Fragen der Prävention ein. Schließlich werden mögliche negative Auswirkungen von Kostenbeteiligungsregelungen auf die Gesundheit der Versicherten diskutiert.

11.2 Nachfrage nach medizinischen Leistungen und Moral Hazard

Was ist Moral Hazard?

Von Moral Hazard spricht man, wenn eine Person in Folge des **Abschlusses einer Versicherung** sein Verhalten gegenüber dem Nicht-Versicherungsfall verändert. Oft wird Moral Hazard etwas missverständlich mit „moralischem Risiko" in die deutsche Sprache übersetzt, was dem Inhalt des Begriffs aber nur unzureichend Rechnung trägt. Mit dem Begriff des Moral Hazard soll nämlich keineswegs eine moralisch verwerfliche Handlung qualifiziert werden. Vielmehr handelt es sich hier um eine vollkommen **rationale Verhaltensänderung** in Konsequenz der durch den Abschluss einer Versicherung veränderten Anreize.

Gründe für und Formen des Auftretens von Moral Hazard

Der Gesundheitssektor gehört zu den am stärksten regulierten Sektoren der deutschen Wirtschaft. Eine ähnliche Regulierungsdichte kennt wohl allenfalls das Banken- und Versicherungswesen. Die einzelnen Regulierungsmaßnahmen werden mit sehr unterschiedlichen Argumenten gerechtfertigt, die im Einzelfall nicht immer überzeugen können(z.B. Breyer et al. 2004, Berlemann/Karmann 1998). Eine Regulierungsmaßnahme mit erheblichen Konsequenzen liegt in der gesetzlichen Krankenversicherungspflicht. Lange Zeit bestand in Deutschland nur für Arbeitnehmer mit einem Einkommen unter einer Beitragsbemessungsgrenze die Pflicht, sich in der gesetzlichen Krankenversicherung zu versichern. Besser verdienende Angestellte, Selbstständige und Freiberufler, sowie Beamte, mussten bis dahin weder in die gesetzliche Krankenversicherung eintreten noch überhaupt einen Krankenversicherungsschutz nachweisen. Mit der Gesundheitsreform von 2007 wurde diese Versicherungspflicht deutlich verschärft, indem sie für alle Bundesbürger verpflichtend gemacht wurde. Nichtversicherte, die zuletzt Mitglied in einer gesetzlichen Krankenkasse waren, mussten zum 1. April 2007 in diese Krankenkasse zurückkehren. Nichtversicherte, die zuvor bei einer privaten Krankenkasse versichert waren oder zuvor noch nie eine Krankenversicherung hatten, mussten spätestens zum 1.1.2009 einen Versicherungsschutz nachweisen, konnten aber ihre private Krankenkasse frei wählen.

Die gesetzliche Krankversicherungspflicht wird vor allem damit gerechtfertigt, dass sich Menschen im nicht-vorhersehbaren Krankheitsfall häufig sehr hohen Krankheits- und Rehabilitationskosten gegenübersähen, die sie aus Ersparnissen möglicherweise nicht tragen könnten, zumal im Krankheitsfall mit Einkommenseinbußen oder sogar Einkommensausfall zu rechnen sei. Für sich genommen, kann dieses Argument allerdings nicht überzeugen, da sich jedes risikoaverse Individuum gegen die im Krankheitsfall anfallenden Kosten versichern und somit die Illiquidität vermeiden könnte. In einem anderen Licht erscheint das Argument der im Krankheitsfall potentiell großen Kosten allerdings, wenn es in Zusammenhang mit dem Hinweis auf das in Deutschland existierende System der sozialen Sicherung gebracht wird. In einer Sozialen Marktwirtschaft wie der der Bundesrepublik Deutschland wird den Bedürftigen das Existenzminimum durch die Gewährung staatlicher Leistungen gesichert. Dieses Sicherungssystem umfasst auch Gesundheitsleistungen. Wer in der Bundesrepublik Deutschland in Not gerät und seine Versicherungsprämie nicht mehr zahlen kann, dem darf die Krankenversicherung nicht gekündigt werden. In einem Notfall übernimmt das Sozialamt die Prämienzahlung. Offensichtlich hat die Existenz eines solchen Systems der sozialen Sicherung bedeutende Rückwirkungen auf die Bereitschaft vieler Menschen, sich gegen Krankheitsrisiken zu versichern, da sie davon ausgehen können, dass der Sozialstaat im Bedarfsfall für sie eintritt und die anfallenden Krankheitskosten übernimmt. Somit erzeugt das System der sozialen Sicherung der Bundesrepublik potentiell negative Anreizwirkungen auf die freiwillige Bereitschaft, eine Krankenversicherung abzuschließen (vgl. Buchholz/Wiegard 1992, S. 442-450). Interessanterweise handelt es sich hier also gar nicht um ein originäres Versagen des Marktes. Der Regulierungsgrund liegt vielmehr in den durch eine wirtschaftspolitische Grundsatzentscheidung zugunsten eines Systems der sozialen Sicherung erzeugten Fehlanreizen.

Um dem beschriebenen Anreizproblem entgegenzuwirken, erscheint die Einführung einer gesetzlichen Versicherungspflicht für Krankheitsrisiken gerechtfertigt. Prinzipiell ist die Einführung einer Versicherungspflicht zur Gewährleistung einer optimalen Risikoallokation bei gleichzeitiger Existenz eines Systems der sozialen Sicherung geeignet. Lange Zeit war die gesetzliche Krankenversicherung in den meisten Bereichen allerdings als Vollversicherung ausgelegt. Dies bedeutet, dass im Krankheitsfall die gesamten anfallenden Behandlungskosten von der Krankenversicherung getragen wurden. Aus der Versicherungstheorie ist aber bekannt, dass im Zusammenhang mit Vollversicherungen das Moral-Hazard-Problem auftritt (vgl. Pauly 1974, Sinn 1980, S. 331-340). Grundsätzlich gibt es zwei verschiedene Erscheinungsformen von Moral Hazard. Vom sogenannten **Ex-ante-Moral-Hazard** spricht man dann, wenn ein Versicherungsnehmer nach Abschluss des Versicherungsvertrages, aber vor Eintritt eines Krankheitsfalls, sein Verhalten ändert, und dies von der Versicherung nicht beobachtet werden kann. Ein solches Verhalten ist subjektiv rational, da der Versicherte nun nicht mehr die gesamten Folgen seines Handelns tragen muss. Insbesondere die direkten Krankheitskosten wird er in der Regel außer Acht lassen, da sie durch die Krankenversicherung erstattet werden. Wenn Präventionsmaßnahmen Zeit kosten und als lästig empfunden werden, sind sie nutzenmindernd und werden deswegen unterlassen (zumindest dann, wenn im Krankheitsfall keine immateriellen Kosten anfallen). Damit erhöhen sich regelmäßig entweder die im Krankheitsfall anfallenden Kosten oder die Wahrscheinlichkeit des Eintritts des Krankheitsfalls.

Ein Fall von **Ex-post-Moral-Hazard** dagegen liegt vor, wenn nach Abschluss einer Versicherung und nach Eintreten eines Krankheitsfalls der Versicherungsnehmer sein Verhalten im Vergleich zum Nicht-Versicherungsfall ändert. Dies ist insbesondere dann der Fall, wenn er nach Eintritt des Krankheitsfalls eine andere Menge an Gesundheitsleistungen konsumiert als er dies getan hätte, wenn er nicht versichert gewesen wäre. Dieser Fall kann grundsätzlich nur dann auftreten, wenn der Versicherer seine Versicherungsleistung nicht an das Eintreten bestimmter Umweltzustände, sondern nur an die Handlungen des Versicherten knüpfen kann. Im Rahmen einer Vollversicherung wird der Versicherte seine individuelle Sättigungsmenge an Gesundheitsleistungen konsumieren, da er die Leistungen zum Nulltarif bekommt, ihm also keine Grenzkosten einer zusätzlichen Inanspruchnahme entstehen. Diese Form von Moral Hazard kann generell nur dann auftreten, wenn die Nachfrage nach den entsprechenden Gesundheitsleistungen preiselastisch, also von der Höhe des für die Gesundheitsleistung zu zahlenden Preises abhängig ist. Auch Ex-post-Moral-Hazard ist Ergebnis subjektiv rationalen Verhaltens.

Beide Arten von Moral Hazard führen also dazu, dass mehr als die im Referenzfall ohne Versicherung individuell optimale Menge an Gesundheitsleistungen konsumiert wird und die insgesamt zu tragenden Kosten damit ansteigen. Dies schlägt sich mittelfristig in Beitragserhöhungen der Krankenkassen nieder. Da die erhöhten Beiträge alle Versicherten treffen, handelt es sich bei der beschriebenen Situation um ein **Gefangenendilemma**: subjektiv rationales Verhalten führt zu einer kollektiv inferioren Allokation.

Zusammenfassend lässt sich feststellen, dass die Ursache von Moral Hazard allein in den beschriebenen **Anreizwirkungen von Vollversicherungen** zu suchen ist. Moral Hazard tritt demnach nicht unbewusst auf und ist ursächlich auch nicht auf das vermeintlich schlechte Beispiel anderer Wirtschaftssubjekte zurückzuführen (für eine andere Auffassung: Ullrich 1995, S. 8ff.). Es ist leicht zu zeigen, dass das Moral-Hazard-Problem das oben beschriebene Problem der verminderten freiwilligen Versicherungsbereitschaft bei Existenz eines Systems der sozialen Sicherung noch verschärft.

11.3 Empirische Evidenz für Moral Hazard im Gesundheitswesen

So plausibel Moral-Hazard-Effekte aus der Theorie heraus erscheinen, so schwer sind sie doch empirisch nachzuweisen. Dies liegt vor allem an der Schwierigkeit der Beschaffung geeigneter Daten zu einer sauberen Analyse von Moral-Hazard-Effekten.

Da Moral Hazard nur dann auftritt, wenn die Nachfrage nach Gesundheitsleistungen preiselastisch ist, zielt eine Reihe von empirischen Studien darauf ab, gerade diese **Preiselastizität** zu ermitteln. Die Arbeiten von Phelps (1975), Newhouse (1980) und Newhouse, Phelps und Marquis (1980) finden auf der Basis von Daten für die Vereinigten Staaten jeweils eine negative, wenn auch oft recht gering ausgeprägte Preiselastizität der Nachfrage nach Gesundheitsleistungen. Zu ähnlichen Ergebnissen kommen die Studien von Schulenburg (1987) und Zweifel und Waser (1986) für die Bundesrepublik Deutschland und die Schweiz. Allerdings sind diese Untersuchungen methodisch nicht unproblematisch. Es ist nämlich zu erwarten, dass der Versichertenstatus selbst wesentlich von der eigenen Erwartung der Inanspruchnahme von Gesundheitsleistungen abhängt. Wenn dem so ist, leidet der beschriebene Untersuchungsansatz unter einem schwer zu lösenden **Endogenitätsproblem** (vgl. Manning et al. 1987, S. 252).

Um sich der Endogenitätsproblematik zu entziehen, wurde deswegen vereinzelt auch auf experimentell gewonnene Daten zurückgegriffen. Ende der 70er Jahre führte die Rand Corporation ein umfassendes Experiment durch. Hierzu wurden in den Vereinigten Staaten mehrere tausend Personen in einer eigens gegründeten Versicherung zusammengeführt und ihnen nach dem Zufallsprinzip unterschiedliche Versicherungsverträge zugewiesen. Auch für diese Personen wurde im Anschluss die Preiselastizität der Nachfrage nach Gesundheitsleistungen ermittelt. Da die am Experiment teilnehmenden Personen keinen Einfluss auf die Ausgestaltung ihres Versicherungsvertrags hatten, können in dieser Untersuchung Effekte der Selbstselektion ausgeschlossen werden. Die in Manning et al. (1987) dokumentierten Ergebnisse weisen auf eine negative, aber nur schwach ausgeprägte Preiselastizität der Nachfrage nach Gesundheitsleistungen hin.

Die Einführung der **Praxisgebühr** in Deutschland für gesetzliche Versicherte im Jahr 2004 kann man als eine Art natürliches Experiment betrachten, denn wie bei den oben angesprochenen Experimenten mit Zufallszuordnung der Versicherten zu einem Vertrag haben die Versicherten auch hier keinen Einfluss auf die Ausgestaltung des Vertrages. Die Hoffnung des Gesetzgebers, mit der Praxisgebühr die Zahl der Konsultationen zu begrenzen, wurde nicht erfüllt. Gesetzlich Krankenversicherte gehen nach Einführung der Praxisgebühr mit der gleichen Wahrscheinlichkeit zum Arzt wie zuvor. Dies ist jedenfalls das Ergebnis einer Untersuchung des RWI Essen. Die Praxisgebühr führt demnach nur zu einer zeitlichen Verlagerung der Arztbesuche, trägt aber insgesamt nicht zu einer Reduktion der Inanspruchnahme bei (vgl. Augurzky et al. 2006). Dieses Ergebnis sollte aber nicht als ein Indiz für die Wirkungslosigkeit von derartigen Kostenbeteiligungen missverstanden werden. Vielmehr zeigt dieses natürliche Experiment, dass die Konsumenten sehr rational auf derartige Anreize reagieren (Verschieben von Arztbesuchen). Außerdem ist das Ergebnis ein Hinweis auf die Wichtigkeit der richtigen Ausgestaltung von Versicherungsverträgen, um Moral Hazard wirkungsvoll einzudämmen. So hätte der Gesetzgeber das Verschieben von Arztbesuchen sehr leicht unterbinden können, indem er beispielsweise jeden Arztbesuch mit einer Gebühr belegt hätte.

Massiven ex-post Moral Hazard weist die Studie von Berlemann und Karmann (1998) für die Bundesrepublik Deutschland am Beispiel kieferorthopädischer Leistungen nach. Anders als die zuvor zitierten Studien basiert diese Untersuchung auf einer anonymen Befragung der Eltern von mehr als tausend Schulkindern, bei denen im Rahmen einer Feldstudie eine kieferorthopädische Behandlungsnotwendigkeit diagnostiziert wurde. Die Befragungsergebnisse zeigten, dass in Anbetracht der zu diesem Zeitpunkt in der Bundesrepublik Deutschland bestehenden nahezu vollkommenen Vollversicherung für kieferorthopädische Leistungen Kostenaspekte für einen verschwindend geringen Prozentsatz der Eltern eine Rolle für die Entscheidung über die Aufnahme einer Behandlung spielten. Zudem wurden die Eltern zu ihrer Zahlungsbereitschaft für eine kieferorthopädische Behandlung ihres Kindes für den Fall befragt, in dem sie über keinerlei Krankenversicherung verfügten. Obwohl die Befragten über die wahren Kosten aufgeklärt wurden, äußerten etwa zwei Drittel der Antwortenden eine geringere Zahlungsbereitschaft und gaben dennoch an, eine Behandlung aufnehmen zu wollen. Berlemann und Karmann (1998) schließen daraus auf massive Ex-post-Moral-Hazard-Effekte.

Das oben angesprochene Endogenitätsproblem verschärft sich, wenn die Versicherten zwischen unterschiedlichen Versicherungsverträgen wählen können. In Europa bietet sich insbesondere die Schweiz für die Untersuchung derartiger Verträge an. In der Schweiz existiert nicht nur ein allgemeiner Selbstbehalt bis zu dem man sämtliche Krankheitskosten (ausgenommen sind bestimmte Vorsorgeuntersuchungen) selber tragen muss, die Versicherten können vielmehr noch zwischen vier weiteren Selbstbehaltstufen wählen. Je höher der gewählte Selbstbehalt ist, desto höher ist auch die Prämienentlastung. Es ist klar, dass bei einer derartigen Ausgestaltung der Nachweis einer Reduktion des Moral Hazard sehr schwierig ist. Denn die Versicherten können selber den für sie geeigneten Versicherungsvertrag auswählen, so dass der Versichertenstatus des Einzelnen im starken Maße von der erwarteten Inanspruchnahme abhängt (Selbstselektion). So ist es nicht verwunderlich, dass insbesondere Menschen mit einem guten Gesundheitszustand einen hohen Selbstbehalt wählen werden und man daher auf den höheren Selbstbehaltstufen geringere Durchschnittsausgaben beobachtet als auf der untersten (obligatorischen) Stufe. Dagegen ist nicht auf den ersten Blick klar, ob diese geringeren Durchschnittskosten auf den höheren Selbstbehaltstufen tatsächlich nur der Selbstselektion geschuldet sind oder ob vielmehr trotzdem eine Verhaltensänderung der Versicherten eintritt, d.h. ob die Versicherten nach der Wahl der Selbstbehaltstufe ihre Leistungsinanspruchnahme verringern.

Viele Untersuchungen haben versucht, den Effekt der **Selbstselektion** vom Moral-Hazard-Effekt zu trennen (u.a. Schellhorn 2001, Gardiol et al. 2003, Felder/Werblow 2002, Gerfin/Schellhorn 2006). Alle Untersuchungen kommen zu dem Schluss, dass es einen erheblichen Selbstselektionseffekt gibt. Uneinheitlich sind hingegen die Ergebnisse bezüglich des Moral-Hazard-Effektes. Einige Studien kommen zu dem Schluss, dass der Moral Hazard Effekt eine hohe Relevanz besitzt. So zeigen Werblow und Felder (2003), dass der Moral-Hazard-Effekt ca. ein Drittel des gesamten Einspareffektes ausmacht (zwei Drittel Selbstselektion). Weitere Studien kommen zu ähnlichen Ergebnissen (vgl. Gerfin/Schellhorn 2006, Gardiol et al.

2003). Andere Studien (z.B. Schellhorn 2001) können hingegen keinen signifikanten Moral-Hazard-Effekt nachweisen.

Auch in Deutschland wird mittlerweile verstärkt mit optionalen **Selbstbehaltmodellen** experimentiert. Das Wettbewerbsstärkungsgesetz aus dem Jahr 2007 schuf für die Krankenkassen Möglichkeiten der Vertragsgestaltung, die vorher nur in Modellvorhaben durchgeführt werden konnten. Bisher gibt es noch keine wissenschaftlichen Untersuchungen von Selbstbehaltmodellen, die auf der Grundlage des neuen Gesetzes eingeführt worden sind. Ein wichtiges Modellvorhaben der Techniker Krankenkasse aus dem Jahr 2003 wurde hingegen umfassend evaluiert (vgl. Felder/Werblow 2006). Es handelte sich um den ersten Versuch in der gesetzlichen Krankenversicherung, ein Modell mit einem wählbaren Selbstbehalt anzubieten. In diesem Modellvorhaben wurde freiwillig Versicherten ein Beitragsnachlass von 240 Euro gewährt, wenn sie gegebenenfalls bereit waren, die ersten 300 Euro Krankheitskosten pro Jahr selbst zu zahlen. Auf diesen Selbstbehalt werden auch die Leistungen der erwachsenen beitragsfrei Mitversicherten angerechnet. Felder und Werblow (2006) können in ihrer Untersuchung mit unterschiedlichen Methoden eine deutliche Steuerungswirkung des Selbstbehaltes zeigen, obwohl auch in diesem Modell Selbstselektion eine wichtige Rolle spielt.

11.4 Moral Hazard und Prävention

Moral Hazard spielt auch im Zusammenhang mit Präventionsanstrengungen eine bedeutende Rolle. Wie Eingangs erwähnt, führt ein Vollversicherungsschutz dazu, dass die Versicherten die finanziellen Konsequenzen ihres Verhaltens nicht mehr tragen müssen. Sie haben dann auch keinen Anreiz, in effizientem Umfang Präventionsmaßnahmen durchzuführen und auf diesem Wege zukünftige Krankheitskosten zu vermeiden. Kostenbeteiligungsmodelle der Krankenkasse lassen sich vor diesem Hintergrund auch als Präventionsförderungsmaßnahmen auffassen. Muss der Patient einen Teil der Krankheitskosten tragen, so entsteht auch wieder ein größerer Anreiz, Präventionsmaßnahmen zu ergreifen und so Erkrankungen vorzubeugen (z.B. Werblow 2002).

Einen radikalen Weg hat in dieser Hinsicht die Schweiz im Hinblick auf Zahnarztbesuche eingeschlagen. In der Schweiz sind Zahnarztbesuche nicht im Leistungskatalog der sozialen Krankenversicherung enthalten, die Kosten müssen vom Versicherten also voll getragen werden (vorausgesetzt, er schließt nicht eine gesonderte private Versicherung ab). Diese 100%-ige Kostenbeteiligung hat die Prävention bei Kindern und Jugendlichen stark gefördert. Im Vergleich der OECD-Länder schnitt daher die Schweiz in der Vergangenheit auch überdurchschnittliche gut ab (vgl. OECD 2009). In Deutschland konnte die Zahngesundheit in den letzten Jahren deutlich verbessert werden (OECD 2009). Auch diese Beobachtung kann direkte

Folge der Erhöhung von Zuzahlungen für Zahnbehandlungen (insbesondere für Zahnersatz) sein.

Das Beispiel der Schweiz zeigt auch die Bedeutung von Selbstbeteiligungen in der sozialen Krankenversicherung für primäre Präventionsmaßnahmen. Denn die Akzeptanz und Unterstützung der Zahnvorsorge im Kindergarten oder der Schule durch die Eltern kann durch die Kostenbeteiligung offenbar erheblich gestärkt werden. Inwieweit das Beispiel allerdings auch geeignet ist, als Referenz für andere Krankheitsbilder zu dienen, ist umstritten. So ist es beispielsweise schwierig, gesonderte Kostenbeteiligungen für Raucher in die Krankenversicherung einzuführen, da dies die zuverlässige Ermittlung des Raucherstatus aller Versicherten notwendig machen würde.

Gleichwohl kann das Wissen um das Moral-Hazard-Phänomen bei der Ausgestaltung von (Pimär-)Präventionsmaßnahmen hilfreich sein. Am Anfang des Beitrages wurde gezeigt, dass Menschen individuell rational auf Anreize reagieren. Insbesondere spielen offenbar monetäre Anreize dabei eine wichtige Rolle. Präventionskampagnen zielen heute zumeist allein darauf ab, die medizinischen Vorteile heraus zu stellen. Flankierend wird dabei zumeist auf moralische Argumente zurück gegriffen. Die oben zitierten Ergebnisse deuten darauf hin, dass es sinnvoll sein könnte, in Präventionskampagnen sehr viel deutlicher auch die finanziellen Vorteile von Präventionsmaßnahmen heraus zu stellen.

11.5 Kritik und Ausblick

Wie in diesem Beitrag herausgearbeitet wurde, können Vollversicherungen zu erheblichen Verhaltensänderungen der Versicherten führen. Dies gilt auch und insbesondere für den Gesundheitssektor. Inzwischen liegt eine ganze Reihe von empirischen Untersuchungen vor, die solche Moral-Hazard-Effekte nachgewiesen hat. Um den negativen Konsequenzen dieser Verhaltensänderungen entgegen zu wirken, kommen insbesondere Selbstbehalte in Betracht.

Auch wenn die prinzipielle Wirksamkeit von Selbstbehalten weitgehend unumstritten ist, werden sie in der Praxis doch bisher eher sparsam eingesetzt. Eine mögliche Erklärung hierfür liegt in dem häufig vorgebrachten Einwand, Selbstbehalte seien ungerecht und sozial unverträglich. In der Tat treffen Kostenbeteiligungsregelungen Menschen mit geringem Einkommen härter als Menschen mit höherem Einkommen. Allerdings lässt sich dieser Effekt durch eine Staffelung der Selbstbeteiligungsbeträge abmildern ohne dass die Wirkung zwangsläufig eingeschränkt wird. Auch wenn die Selbstbeteiligungen bei Geringverdienern absolut eher gering ausfallen würden, würde dies durch den vergleichsweise hohen Grenznutzen der eingesparten Mittel kompensiert, zudem könnte durch Transferzahlungen dafür gesorgt werden, dass alle Versicherten prinzipiell genügend Mittel zur Verfügung haben, um die Selbstbeteiligungen zu finanzieren. Dem sinnvollen Prinzip der Trennung von

Versicherungsaspekten und Verteilungsfragen würde auf diese Art und Weise in jedem Fall Rechnung getragen.

Literatur

Berlemann, M.; Karmann, A. (1998): Moral Hazard im Gesundheitswesen - Ein Beispiel aus der Kieferorthopädie, in: Zeitschrift für Wirtschafts- und Sozialwissenschaften (ZWS) 118, 573-595.
Breyer, F.; Zweifel, P.; Kifmann, M. (2004): Gesundheitsökonomik, 5. Auflage, Berlin: Springer.
Buchholz, W.; Wiegard, W. (1992): Allokative Überlegungen zur Reform der Pflegevorsorge, in: Jahrbücher für Nationalökonomie und Statistik, 209, 441-457.
Felder, S.; Werblow, A. (2006): Anreizwirkungen wählbarer Selbstbehalte, Baden-Baden: Nomos-Verlagsgesellschaft.
Gardiol, L.; Geoffard, P.; Grandchamp, C. (2003): Separating Selection and Incentive Effects: An Econometric study of Swiss Insurance Claims Data, Working Paper 2003-27, Paris: DELTA.
Gerfin, M.; Schellhorn, M. (2006): Nonparametric Bounds on the Effect of Deductibles in Health Care Insurance on Doctor Visits – Swiss Evidence, in: Health Economics, 15 (9), 1011-1020.
Manning, W. G. et al. (1987): Health Insurance and the Demand for Medical Care: Evidence from a Randomized Experiment, in: American Economic Review, 77 (3), 251-277.
Newhouse, J.; Phelps, C. E.; Marquis, M. S. (1980): On Having Your Cake and Eating it Too: Econometric Problems in Estimating Demand for Health Services, in: Journal of Econometrics, 13 (3), 365-390.
OECD (2009): OECD Gesundheitsdaten 2009, Paris.
Pauly, M. (1974): Overinsurance and Public Provision of Insurance: The Roles of Moral Hazard and Adverse Selection, in: Quarterly Journal of Economics, 68, 44-62.
Phelps, C.E. (1975): Effects of Insurance on Demand for Medical Care, in: Andersen, R.; Anderson, O.; Kravits, J. (Eds.): Equity in Health Services: Empirical Analyses in Social Policy, Cambridge: Ballinger Publishing Company, 105-130.
Schellhorn, M. (2001): The Effect of Variable Health Insurance Deductibles on the Demand for Physician Visits, in: Health Economics, 10 (5), 441-456.
Schulenburg, J. M. (1987): Selbstbeteiligung, Tübingen: Mohr.
Sinn, H. W. (1980): Ökonomische Entscheidungen bei Unsicherheit, Tübingen: Mohr.
Ullrich, C. G. (1995): Die Auswirkungen des Moral Hazard auf die GKV-Versicherten: Akzeptanzverlust oder Handlungsoption?, in: ZeS-Arbeitspapier, Nr. 7/95, Bremen.
Werblow, A. (2002): Alles nur Selektion?: Der Einfluss von Selbstbehalten in der Gesetzlichen Krankenversicherung, in: Vierteljahreshefte zur Wirtschaftsforschung, 71 (4), 427-436.
Werblow, A.; Felder, S. (2003): Der Einfluss von freiwilligen Selbstbehalten in der gesetzlichen Krankenkasse: Evidenz aus der Schweiz, in: Schmollers Jahrbuch, 123 (2), 235-264.
Zweifel, P.; Waser, O. (1986): Bonus-Optionen in der Krankenversicherung: Eine mikroökonomische Untersuchung, in: Gäfgen, G. (Hrsg.): Ökonomie des Gesundheitswesens, Berlin: Duncker & Humblot, 469-481.

12. Betroffenheit als Auslöser gesundheitsbewussten Konsums

Stefan Hoffmann und Julia Schlicht

12.1 Bedeutung des Konstrukts Betroffenheit

Das Eintreten ernährungsassoziierter Erkrankungen, wie Diabetes Mellitus Typ 2 oder Neurodermitis, hat häufig zur Folge, dass Verbraucher ihr Ernährungs- und somit auch ihr Konsumverhalten ändern (vgl. Sehrer 2004). Genauso lösen Berichte in den Medien über Lebensmittelskandale (BSE, Gammelfleisch etc.) bei potenziell betroffenen Konsumenten Unsicherheiten aus. Dies führt zu einem intensiveren Bedürfnis nach qualitativ hochwertigen Lebensmitteln und in der Folge zu einem stärker gesundheitsbewussten Konsumverhalten. Dies verdeutlicht, dass das Ausmaß gesundheitsbewussten Konsumentenverhaltens nicht nur von Persönlichkeitsmerkmalen und generellem Lebensstil bestimmt wird (vgl. Kap. 8), sondern auch in starkem Maße aus dem persönlichen Bezug der Person zu einem kritischen Ereignis resultiert. Dieser Zusammenhang wird im vorliegenden Beitrag anhand des Konstrukts Betroffenheit beleuchtet.

Trotz oder vielleicht auch gerade wegen des offensichtlichen Einflusses der Betroffenheit auf das gesundheitsbewusste Konsumverhalten liegen zu diesem Thema bislang kaum Untersuchungen vor. In der Gesundheitspsychologie wird zwar das verwandte und kausal nachgelagerte Konstrukt der wahrgenommenen Bedrohung diskutiert (z.B. im Rahmen der Schutzmotivationstheorie von Rogers 1975, 1983). In der Marketingforschung zum gesundheitsbewussten Konsumverhalten wird die Betroffenheit des Verbrauchers jedoch nicht explizit beachtet. Um diese Lücke zu schließen, stellt der vorliegende Beitrag anhand einer experimentellen Untersuchung dar, inwiefern die gesundheitliche Betroffenheit Auslöser für bewusstes Konsumverhalten sein kann. Hierzu wird zunächst das Konstrukt Betroffenheit eingeführt. Anschließend werden Hypothesen abgeleitet, wie sich direkte vs. indirekte sowie materielle vs. immaterielle Betroffenheit auf das Konsumverhalten auswirken. Diese werden in einer Vignettenstudie mit 512 Teilnehmern experimentell geprüft.

12.2 Konzeptionalisierung der Betroffenheit

Der Begriff Betroffenheit beschreibt in der Alltagssprache zwei verschiedene Phänomene. Einerseits steht er für die objektive Tatsache, dass ein Ereignis oder eine Situation unmittelbar negative Konsequenzen für eine Person nach sich zieht. Ein Individuum, welches beispielsweise aufgrund des Konsums verdorbener Lebensmittel erkrankt, ist in diesem Sinne betroffen. Uebersax (1991, S. 83) bezeichnet diese Form der Betroffenheit als Betroffen*sein*. Andererseits kennzeichnet der Term Betroffenheit auch Gefühlszustände, welche durch ein gewisses Ereignis oder eine gewisse Situation hervorgerufen werden. Hierzu zählen Anteilnahme und Bestürzung (vgl. Häcker/Stapf 2004, S. 132). Als Synonyme für diese Emotionen führt der Duden unter anderem „Beklommenheit", „Bekümmertheit" oder „sich innerlich bewegt fühlen" auf (vgl. o.V. 2004, S. 207). Um diese beiden grundlegenden Deutungsformen der Betroffenheit konzeptionell differenzieren zu können, unterscheidet Hoffmann (2008) zwischen einer objektiven und einer affektiven Spielart des Konstrukts. **Objektive Betroffenheit** beschreibt, welche tatsächliche Relation zwischen dem Verbraucher und einem kritischen Ereignis (z.B. einem Lebensmittelskandal) besteht. **Affektive Betroffenheit** beschreibt hingegen das Ausmaß, in dem sich eine Person als Folge dieses Ereignisses innerlich bewegt fühlt.

Aus der rechtswissenschaftlichen Literatur ist bekannt, dass objektive Betroffenheit zahlreiche unterschiedliche Formen annehmen kann. So unterscheidet Uebersax (1991) beispielsweise zwischen individueller und kollektiver, direkter und indirekter, materieller und immaterieller, aktueller und potenzieller, existenzieller und nonexistenzieller sowie zwischen zahlreichen weiteren Bewertungsdimensionen der Betroffenheit. Diese Systematisierung wurde kürzlich auch auf die Marketingforschung übertragen und erforscht, wie sich verschiedene Formen der Betroffenheit auf das Kaufverhalten auswirken (vgl. Hoffmann 2008, Hoffmann et al. 2009).

Dem vorliegenden Beitrag liegt die Annahme zugrunde, dass zur Erklärung gesundheitsbewussten Konsumverhaltens insbesondere die Dimensionen „direkte vs. indirekte" und „materielle vs. immaterielle" Betroffenheit betrachtet werden sollten.

Direkte vs. indirekte Betroffenheit. Wirkt sich ein kritisches Ereignis unmittelbar auf eine Person aus (z.B. Erkrankung an Diabetes Mellitus Typ 2), so ist diese direkt betroffen. Von indirekter Betroffenheit wird dagegen gesprochen, wenn nur ein mittelbarer Zusammenhang zwischen dem auslösenden Ereignis und dem Individuum besteht. In diesem Fall schafft eine mit dem Individuum assoziierte Person (z.B. ein Verwandter, ein Bekannter oder ein Arbeitskollege) die Verbindung zwischen dem Ereignis und dem Individuum.

Materielle vs. immaterielle Betroffenheit. Materielle Betroffenheit beschreibt die Tatsache, dass ein kritisches Ereignis materielle bzw. finanzielle Folgen für das Individuum hat. Bei immaterieller Betroffenheit verursacht das Ereignis „nur" eine ideelle Belastung für das Individuum.

12.3 Theoretischer Hintergrund und Hypothesen

Rahmenmodell

Dieser Beitrag postuliert, dass Betroffenheit der Auslöser dafür sein kann, dass Verbraucher bewusster konsumieren als zuvor. Dies kann sich sowohl in bewusstem positivem Konsum (wie dem bevorzugten Kauf gesundheitsförderlicher Produkte) als auch in bewusstem Antikonsum (wie der Teilnahme an Konsumentenboykotten) äußern. Deshalb werden im Folgenden Annahmen zur Wirkung der Betroffenheit auf das Kaufverhalten aus dem Modell der individuellen Boykottpartizipation von Hoffmann (2008) abgeleitet. Der Autor schlug das Modell zunächst vor, um die Teilnahme an Konsumentenboykotten zu erklären. Er weist jedoch darauf hin, dass sich das sehr allgemein formulierte Rahmenmodell zur Erklärung jeder Form des bewussten Konsumverhaltens eignet. Das Attribut „bewusst" kennzeichnet dabei, dass der Konsument auch umweltbezogene, gesundheitliche, politische, ethische oder ähnliche Aspekte betrachtet.

Das Modell basiert auf folgender Grundannahme: Je stärker eine Person von einem auslösenden Ereignis (z.B. einem Lebensmittelskandal) objektiv betroffen ist und/oder je stärker sie sich davon betroffen fühlt, desto wahrscheinlicher fällt sie bewusste Kaufentscheidung. Darüber hinaus postuliert das Modell, dass die Betroffenheit nicht nur direkt auf das Kaufverhalten wirkt. Vielmehr löst Betroffenheit einen umfassenden Vergleich möglicher Promotoren und Inhibitoren eines bewussten Konsumverzichts aus. Die Verhaltensreaktion hängt vom Ergebnis dieses kognitiven Entscheidungsprozesses ab (vgl. Abbildung 12-1). Die vermittelnden Prozesse lassen sich unter Rekurs auf die in Kapitel 1 bis 7 in diesem Band vorgestellten Modelle differenzierter beschreiben. Der vorliegende Beitrag möchte dagegen den Blick auf verschiedene Formen der auslösenden Betroffenheit lenken.

Wie oben dargestellt, lassen sich mehrere Dimensionen objektiver Betroffenheit unterscheiden. Bislang wurde jedoch kaum untersucht, welche Dimensionen zur Erklärung bewusster Konsumentscheidungen beitragen können. In der vorliegenden Untersuchung gilt es, die Wirkung direkter vs. indirekter und materieller vs. immate-

Abbildung 12-1: Rahmenmodell der betroffenheitsbasierten Konsumentscheidung

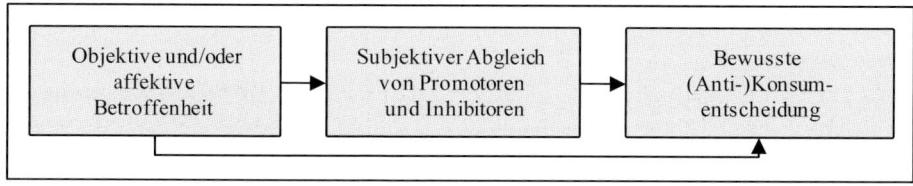

Quelle: In Anlehnung an Hoffmann (2008).

rieller Betroffenheit zu untersuchen. Auf Basis des dargestellten Rahmenmodells wird zum einen der direkte Einfluss der objektiven Betroffenheit auf das Konsumverhalten untersucht. Zum anderen wird der vermittelte Effekt über verschiedene Promotoren bzw. Inhibitoren analysiert.

Wirkung verschiedener Formen objektiver Betroffenheit

Begreift man objektive Betroffenheit als eine Antezedenz der wahrgenommenen Bedrohung, so leitet sich aus der Schutzmotivationstheorie (vgl. Rogers 1975, 1983, Kap. 3 in diesem Band) ab, dass Personen, die **direkt** durch ein kritisches Ereignis betroffen sind, stärker als andere dazu neigen, bewusst zu konsumieren. Eine direkt betroffene Person nimmt wahr, dass sie von dem Ereignis bedroht wird. Sofern eine Person annimmt, dass sie sich vor einer Bedrohung schützen kann (hohe Bewältigungseinschätzung), erhöht sich mit steigender Bedrohungseinschätzung ihre Motivation, Handlungen zur Verminderung der Bedrohung auszuführen. Problemzugewandte Bewältigungsstrategien (vgl. Rippetoe/Rogers 1987) sind im Falle gesundheitlicher Betroffenheit beobachtbare Handlungen, die auf eine Verringerung der Bedrohung ausgerichtet sind, wie der bewusste Konsum biologischer Nahrungsmittel mit genauen Herkunftsinformationen.

Aber auch Personen, die in einer **indirekten** Beziehung zu einem auslösenden Ereignis stehen, sollten nach der Theorie der sozialen Identität (vgl. Tajfel/Turner 1986) stärker zum bewussten Konsum neigen als Personen, die weder direkt noch indirekt betroffen sind. Demnach verfügt jede Person neben ihrer persönlichen Identität auch über eine soziale Identität, welche aus der Zugehörigkeit zu einer sozialen Gruppe sowie der Abgrenzung von anderen Gruppen resultiert. Identifiziert sich ein Individuum, welches nicht direkt von einem kritischen Ereignis betroffen ist, mit den direkt betroffenen Personen, so kann dies bewusste Konsumentscheidungen zur Folge haben.

Diese Annahmen zum Einfluss direkter und indirekter Betroffenheit auf das bewusste Konsumverhalten werden in diesem Beitrag im Rahmen eines Laborexperiments überprüft. Da hierbei das tatsächliche Kaufverhalten nicht erfasst werden kann, dient die Intention, bewusst zu konsumieren, als Proxivariable.

H1 Personen, die direkt von einem kritischen Ereignis betroffen sind, hegen stärker die Absicht, bewusst zu konsumieren als Personen, die indirekt betroffen sind. Bei letzteren ist diese Absicht wiederum stärker ausgeprägt als bei Personen, die nicht betroffen sind.

Ferner wird postuliert, dass sich **materielle** und **immaterielle** Betroffenheit unterschiedlich stark auf die Kaufentscheidungen auswirken. Tendenziell versuchen Individuen zunächst, ihre Grundbedürfnisse zu befriedigen. Erst danach wenden sie sich höheren Bedürfnissen zu (vgl. Maslow 1970, Inglehart 1977). Deshalb kann angenommen werden, dass materielle Betroffenheit einen stärkeren Einfluss auf das aktive Handeln hat als immaterielle Betroffenheit. Weiterhin wird postuliert, dass Personen, die immateriell betroffen sind, stärker zu bewussten Kaufverhalten neigen, als Personen, die weder materiell noch immateriell betroffen sind.

H2 Personen, die materiell von einem kritischen Ereignis betroffen sind, hegen stärker die Absicht, bewusst zu konsumieren als Personen, die immateriell betroffen sind. Bei letzteren ist diese Absicht wiederum stärker ausgeprägt als bei Personen, die nicht betroffen sind.

Vermittelte Wirkung der Betroffenheit

Betroffenheit lässt sich als Dissonanz zwischen den Zielen und Wünschen der Person auf der einen Seite und den diesen widersprechenden, erwarteten Konsequenzen eines Ereignisses verstehen. Ist ein Konsument von einen kritischem Ereignis betroffen (z.B. Bekanntwerden, dass die von ihm präferierten Produkte gesundheitsschädigende Inhaltsstoffe enthalten), entsteht Dissonanz zwischen seinem Verhalten (z.B. Konsum des Produkts) und seinen Zielen (z.B. gesunde Lebensweise). Da dieser Zustand als unangenehm empfunden wird, strebt das Individuum der Theorie der kognitiven Dissonanz (vgl. Festinger 1957) zufolge danach, den Widerspruch zu reduzieren. In Anlehnung an das in Abbildung 12-1 dargestellte Modell kann geschlussfolgert werden, dass die Person den starken Wunsch hegt, die Dissonanz durch bewussteren Konsum aufzulösen. Sie wird deshalb mögliche Handlungsbarrieren als weniger hinderlich einstufen als eine Person, die nicht betroffen ist.

Da der vorliegende Beitrag den Konsum biologischer Lebensmittel betrachtet, werden zunächst mögliche Barrieren ermittelt, die in diesem Konsumbereich verhaltenswirksam sein könnten. In einschlägigen Publikationen werden insbesondere die als höher wahrgenommenen Preise, die durch den Bedarf an Informationen verursachten Suchkosten und der sonstige Mehraufwand als Hemmnisse genannt. Diese Barrieren lassen sich durch eine gesteigerte **Preis-, Informations-** und **Opferbereitschaft** überwinden (z.B. Diekmann 1995, Kinnear/Taylor 1973, Oreg-Katz-Gerro 2006, Schahn et al. 1999, Sonnenmoser 1997). Um keine dem gewünschten Verhalten (z.B. gesunde Ernährung) entgegengesetzten Kognitionen (z.B. höhere Kosten für biologische Lebensmittel) zu erleben, werten Personen, die aufgrund einer erhöhten Betroffenheit dazu neigen, bewusst zu konsumieren, mögliche Verhaltensbarrieren ab. Dies schlägt sich unter anderem in höheren Preis-, Informations- und Opferbereitschaften nieder.

H3 Personen, die direkt von einem kritischen Ereignis betroffen sind, neigen mehr als Personen, die indirekt betroffen sind, dazu, Barrieren des bewussten Konsums zu überwinden. Bei letzteren ist diese Neigung wiederum stärker ausgeprägt als bei Personen, die nicht betroffen sind. Diese Annahme gilt für die Ausbildung (a) der Informationsbereitschaft, (b) der Preisbereitschaft und (c) der Opferbereitschaft.

H4 Personen, die materiell von einem kritischen Ereignis betroffen sind, neigen mehr als Personen, die immateriell betroffen sind, dazu, Barrieren des bewussten Konsums zu überwinden. Bei letzteren ist diese Neigung wiederum stärker ausgeprägt als bei Personen, die nicht betroffen sind. Diese Annahme gilt für die Ausbildung (a) der Informationsbereitschaft, (b) der Preisbereitschaft und (c) der Opferbereitschaft.

In Anlehnung an das Modell der individuellen Boykottpartizipation (vgl. Hoffmann 2008) kann ein vermittelter Einfluss der Betroffenheit über die Preis-, Informations- und Opferbereitschaft angenommen werden. Deshalb wird postuliert, dass die Intention, biologische Lebensmittel zu konsumieren, umso höher ist, je stärker eine Person dazu bereit ist, höhere Preise dafür zu bezahlen, sich zu informieren und sonstige Opfer in Kauf zu nehmen (z.B. Verzicht auf eine breite Produktauswahl).

H5 Je ausgeprägter (a) die Preis-, (b) Informations- und (c) Opferbereitschaft, desto stärker ist die Absicht, biologische Lebensmittel zu konsumieren.

12.4 Untersuchungsdesign

Textvignetten als experimentelles Treatment

Die Annahmen zur Wirkung der Betroffenheit werden experimentell geprüft, indem die Betroffenheitsdimensionen „direkt vs. indirekt" und „materiell vs. immateriell" gezielt induziert werden. Aus der Kombination der Dimensionen resultieren die vier Experimentalgruppen direkt/materiell, direkt/immateriell, indirekt/materiell und indirekt/immateriell. Zudem werden die Reaktionen einer Kontrollgruppe ohne Betroffenheitsinduktion erfasst. So ergibt sich ein **2x2+1 experimentelles Design**. Die Probanden werden den vier verschiedenen Experimental- bzw. der Kontrollgruppe per Zufall zugeordnet.

Textvignetten mit Situationsbeschreibungen dienen dazu, die Betroffenheitsformen bei den Probanden salient werden zu lassen. Die Vignetten verdeutlichen am Beispiel einer Person Ursachen und Auswirkungen einer Lebensmittelallergie. Die Grundform dieser Beschreibung lautet im Falle **direkter** Betroffenheit folgendermaßen.

> „Seit längerem leiden Sie unter verschieden Beschwerden wie Übelkeit und Hautausschlag. Ihr Hausarzt diagnostiziert eine Lebensmittelunverträglichkeit. Er erläutert Ihnen, dass der Einsatz von synthetischen Düngemitteln nicht nur der Umwelt schadet (z.B. Verschmutzung des Grundwassers), sondern sich auch – wie in Ihrem Fall - auf die Gesundheit auswirkt (z.B. Lebensmittelallergie)."

Unter der dargestellten Option „direkt" sollen sich die Teilnehmer des Experiments in die beschriebene Person hinein versetzen. Das Treatment **indirekt** fordert die Probanden hingegen auf, sich vorzustellen, dass sich ein guter Bekannter in der genannten Situation befindet. Im Falle **materieller** Betroffenheit stellt die Lebensmittelallergie eine finanzielle Belastung dar. Dies wird im weiteren Verlauf der Situationsbeschreibung wie folgt dargelegt.

> „Als Betroffener können Sie nun nicht mehr unbesorgt alle Nahrungsmittel zu sich nehmen, sondern müssen teure, für Allergiker geeignete Lebensmittel aus kontrolliert biologischem Anbau kaufen. Darüber hinaus entstehen Ihnen weitere Kosten: Sie können nur noch ausgewählte Restaurants besuchen, die einen Aufpreis für die Verwendung biologischer Lebensmittel verlangen, und Sie können nicht von Sonderangeboten in Lebensmittelgeschäften profitieren. Die tägliche Ernährung wird für Sie somit zu einer starken finanziellen Belastung."

Die Textvignetten erläutern die Konsequenzen der **immateriellen** Betroffenheit dagegen als eingeschränkte Lebensqualität. Probanden, die der Bedingung immateriell zugeordnet sind, lesen folgenden Text.

> „Vor der Allergie haben Sie gerne mit Ihren Freunden gekocht und dabei auch viele neue Rezepte ausprobiert. Die geselligen Kochabende können Sie nun nicht mehr unbeschwert genießen. Denn als Allergiker müssen Sie ganz genau auf die Herstellung und Inhaltsstoffe der Lebensmittel achten und können nicht mehr alle Nahrungsmittel unbesorgt zu sich nehmen. Da Sie nur noch bestimmte Nahrungsmittel verwenden dürfen, sind solche Abende und das tägliche Kochen mit zeitintensiven Einkaufsvorbereitungen und begrenzter Speiseauswahl verbunden. Die Zubereitung von Speisen ist damit zu einer Belastung geworden."

Stichprobe

Etwa 400 Studierende der Wirtschaftswissenschaften (Bachelor) wurden per Email gebeten, an der Umfrage teilzunehmen. Darüber hinaus wurde die Einladung an einen Pool von Personen derselben Altersgruppe gesendet, welche diese wiederum im Sinne eines Schneeballprinzips an Bekannte weiterleiteten. Die Studierenden und jene, die über das Schneeballsystem erreicht wurden, erhielten verschiedene Links zur Online-Umfrage. So konnten ihre Angaben getrennt gespeichert und damit anschließend geprüft werden, ob sich die Gruppen unterscheiden. Nach dem Begrüßungsbildschirm wurden die Teilnehmer mit Hilfe eines Zufallsgenerators einer der vier Experimentalgruppen oder der Kontrollgruppe zugeordnet.

Vereinzelt brachen Probanden die Befragung vorzeitig ab. Zudem waren auf ca. drei Prozent der vollständig ausgefüllten Fragebögen Antworttendenzen erkennbar. Die entsprechenden Fälle wurden aus dem Datensatz ausgeschlossen. Nach dieser Datenbereinigung gingen 512 Fälle in die statistische Analyse ein. Davon stammen 28,1 Prozent aus der Studentenbefragung. 71,9 Prozent wurden über das Schneeballsystem erreicht. Etwa drei von vier Befragten sind Studenten. T-Tests konnten keine statistisch signifikanten Unterschiede zwischen diesen und anderen Probanden feststellen. Auch zwischen direkt angesprochenen Studenten und Personen, die über das Schnellballverfahren erreicht wurden, konnten bei relevanten Merkmalen keine statistisch signifikanten Differenzen nachgewiesen werden ($p > 0{,}05$). Folglich können alle statistischen Auswertungen undifferenziert auf Basis der gesamten Stichprobe durchgeführt werden.

52,0 Prozent der Befragten sind weiblich. Das Durchschnittsalter beträgt 26,0 Jahre (Standardabweichung: 8,8). Die Alters- und Geschlechtsverteilung unterscheidet sich zwischen den vier Experimentalgruppen und der Kontrollgruppe nicht.

Operationalisierung der abhängigen Variablen

Die Indikatoren der Preisbereitschaft wurden von Brunner et al. (2007) und Kals et al. (1997) adaptiert. Die Inhalte der Indikatoren zur Informationsbereitschaft wurden von Schahn et al. (1999), Minton/Rose (1997) und Sonnenmoser (1997) abgeleitet. Das Konstrukt Opferbereitschaft erfasst auf Basis von Diekmann (1995) und Kinnear/Taylor (1973) den generellen Mehraufwand beim Konsum biologischer Lebensmittel und auf Basis von Sonnenmoser (1997) die durch die vergleichsweise schlechtere Erreichbarkeit der Einkaufsstätten verursachten Kosten. Die Verhaltensintention wurde schließlich in Anlehnung an Bauer et al. (2004) erfasst. Alle Indikatoren wurden mittels siebenstufiger Ratingskalen erhoben. Die Formulierung der Indikatoren sind in Tabelle 12-1 dargestellt.

12.5 Empirische Befunde

Zunächst wird analysiert, wie sich direkte und indirekte sowie materielle und immaterielle Betroffenheit auf Verhaltensintention (H1 und H2) sowie auf Mediatoren Preis-, Informations-, und Opferbereitschaft (H3 und H4) auswirken. Hierzu werden für jede abhängige Variable aus den Indikatoren ungewichtete Indexwerte gebildet, welche jeweils auf den Wertebereich von 1 bis 7 normiert sind. Die Mittelwerte und Standardabweichungen der fünf experimentellen Gruppen auf diesen Indizes sind in Tabelle 12-2 abgebildet.

Tabelle 12-1: Operationalisierung der abhängigen Variablen

Preisbereitschaft (Erklärte Varianz: 88,6%, Cronbachs Alpha: 0,87)	Ladung
Bio-Lebensmittel sind ihren Mehrpreis wert, deshalb gebe ich für diese auch mehr Geld aus.	0,94
Ich gebe für Bio-Lebensmittel mehr Geld aus als für vergleichbare Produkte, welche auf konventionelle Weise hergestellt werden.	0,94
Informationsbereitschaft (Erklärte Varianz: 81,9%, Cronbachs Alpha: 0,78)	
Ich suche im Laden gezielt nach umweltverträglichen Lebensmitteln.	0,91
Beim Einkauf achte ich auf Bio-Siegel.	0,91
Opferbereitschaft (Erklärte Varianz: 82,0%, Cronbachs Alpha: 0,93)	
Ich kaufe auch dann Bio-Lebensmittel, wenn dies zusätzliche Mühen für mich bedeutet.	0,89
Ich weiche von meinem gewöhnlichen Konsumverhalten ab, um Bio-Lebensmittel zu kaufen.	0,92
Ich nehme einen weiteren Weg zur Einkaufsstätte in Kauf, um Bio-Lebensmittel zu kaufen.	0,94
Ich gehe auch dann zum Bio-Laden, wenn dieser weiter entfernt ist, als der nächste Supermarkt.	0,87
Verhaltensintention (Erklärte Varianz: 85,9%, Cronbachs Alpha: 0,95)	
Wenn ich das nächste Mal Lebensmittel kaufe, werde ich mich unter anderem für biologische entscheiden.	0,93
Meine Bereitschaft, Bio-Lebensmittel zu kaufen, ist sehr gering.	-0,94
Ich werde zukünftig eher keine Bio-Lebensmittel kaufen.	-0,91
Ich beabsichtige, beim nächsten Einkauf Bio-Lebensmittel zu erwerben.	0,93

Anmerkungen: Explorative Faktorenanalyse (Varimax-Rotation, PCA), n=512.

Mit Hilfe einer einfaktoriellen Varianzanalyse (ANOVA) wird der Einfluss der Betroffenheitsformen auf die abhängigen Variablen überprüft. Dabei zeigt sich, dass das experimentelle Treatment Einfluss auf die Absicht, bewusst zu konsumieren nimmt ($F(507,4) = 3,985$, $p \leq 0,05$). Auch die drei Mediatorvariablen Preisbereitschaft ($F(507,4) = 3,498$, $p \leq 0,01$), Informationsbereitschaft ($F(507,4) = 7,987$, $p \leq 0,001$) und Opferbereitschaft ($F(507,4) = 9,755$, $p \leq 0,001$) werden signifikant beeinflusst.

Tabelle 12-2: Auswirkungen verschiedener Betroffenheitsarten

	Direkt/ materiell	Direkt/ immateriell	Indirekt/ materiell	Indirekt/ immateriell	Kontrollgruppe
Preisbereitschaft	4,64 (1,57)	4,41 (1,65)	4,11 (1,65)	4,14 (1,41)	3,88 (1,71)
Informationsbereitschaft	4,58 (1,53)	4,41 (1,53)	3,67 (1,71)	3,75 (1,43)	3,71 (1,56)
Opferbereitschaft	4,22 (1,52)	4,10 (1,45)	3,45 (1,50)	3,47 (1,32)	3,20 (1,41)
Verhaltensintention	5,06 (1,57)	5,06 (1,53)	4,54 (1,70)	4,84 (1,46)	4,35 (1,79)

Anmerkung: Arithmetisches Mittel (Standardabweichung).

Um diese Effekte weiter zu prüfen, werden zwei weitere Varianzanalysen mit Post hoc-Analysen (LSD) durchgeführt, wobei jeweils nur eine unabhängige Variable betrachtet wird. Zum einen werden die drei Gruppen direkt vs. indirekt vs. Kontrollgruppe verglichen; zum anderen die Gruppen materiell vs. immateriell vs. Kontrollgruppe. Tabelle 12-3 zeigt, dass die Dimension „direkte vs. indirekte" Betroffenheit die vier abhängigen Variablen beeinflusst. Es lassen sich signifikante Unterschiede zwischen der Gruppe mit direkter Betroffenheit und der Kontrollgruppe nachweisen. Zudem unterscheiden sich die Gruppen mit direkter und indirekter Betroffenheit statistisch signifikant. Zwischen den Gruppen mit indirekter Betroffenheit und der Kontrollgruppe ergibt sich jedoch kein Unterschied. Darüber hinaus offenbart die Untersuchung, dass sich sowohl die Gruppe mit materieller als auch diejenige mit immaterieller Betroffenheit von der Kontrollgruppe absetzen. Vermutlich ist dies jedoch auf den Einfluss der direkten Betroffenheit zurückzuführen, der jeweils in der Hälfte der Probanden der Gruppen materiell und immateriell, nicht aber in der Kontrollgruppe mitwirkt. Sehr deutlich zeigt sich aber, dass sich Personen mit materieller und immaterieller Betroffenheit nicht voneinander unterscheiden.

Zusammenfassend lässt sich festhalten, dass insbesondere direkte Betroffenheit das Konsumentenverhalten verändert. Dagegen besteht kein Unterschied zwischen Personen, die indirekt betroffen sind und Personen, die gar nicht betroffen sind. Zudem unterscheiden sich Personen, die materiell betroffen sind, und Personen, die immateriell betroffen sind, nicht voneinander. Der Effekt der direkten Betroffenheit auf die abhängigen Variablen ist in Abbildung 12-2 graphisch veranschaulicht. Hierzu wurden die Personen mit materieller und immaterieller Betroffenheit jeweils zusammengefasst.

Abschließend soll geprüft werden, wie sich eine erhöhte Opfer-, Informations- und Preisbereitschaft auf die Verhaltensintention auswirkt (H5). Lineare Regressi-

Tabelle 12-3: Analyse der Haupteffekte verschiedener Betroffenheitsarten

	direkt/indirekt/KG				materiell/immateriell/KG			
	ANOVA	Post-hoc			ANOVA	Post-hoc		
	$F_{509,2}$	dir./ KG	dir./ ind.	ind./ KG	$F_{509,2}$	mat./ KG	mat./ imm.	imm./ KG
Preisbereitschaft	6,47	**	***	* n.s.	3,46 *	*	n.s.	*
Informationsbereitschaft	15,64	***	***	*** n.s.	2,48 n.s.	*	n.s.	*
Opferbereitschaft	19,40	***	***	*** n.s.	7,27 ***	***	n.s.	***
Verhaltensintention	7,08	***	***	* n.s.	4,77 **	*	n.s.	**

Anmerkung: ANOVAs mit Post-hoc Tests (LSD). Betroffenheit: dir. = direkt, ind. = indirek, mat. = materiell, imm. = immateriell, KG = Kontrollgruppe. * $p \leq 0,05$; ** $p \leq 0,01$; *** $p \leq 0,001$.

Abbildung 12-2: Auswirkungen direker und indirekter Betroffenheit

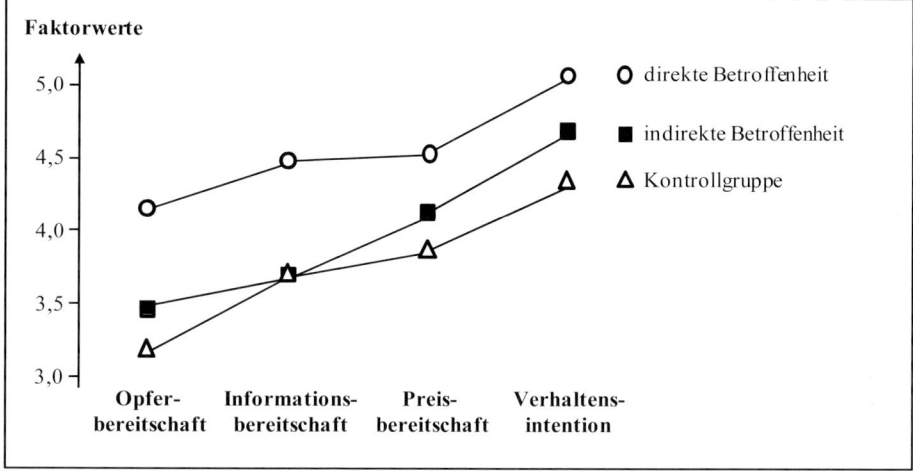

Anmerkung: Die Gruppen „materiell" und „immateriell" wurden zusammengefasst.

onsanalysen bestätigen, dass alle drei Variablen die Intention, biologische Lebensmittel zu konsumieren, statistisch signifikant und positiv beeinflussen (Opferbereitschaft: $\beta = 0{,}70$, $p \leq 0{,}001$, Informationsbereitschaft: $\beta = 0{,}67$, $p \leq 0{,}001$, Preisbereitschaft: $\beta = 0{,}78$, $p \leq 0{,}001$). Eine multiple Regressionsanalyse, welche alle drei Prädiktoren einschließt, zeigt, dass diese die Varianz der Verhaltensintention zu 80 Prozent ($R^2 = 0{,}80$) erklären können. Sie offenbart zudem, dass die Preisbereitschaft ($\beta = 0{,}56$, $p \leq 0{,}001$), den stärksten Einfluss auf die Verhaltensabsicht ausübt (Opferbereitschaft: $\beta = 0{,}19$, $p \leq 0{,}001$, Informationsbereitschaft: $\beta = 0{,}10$, $p \leq 0{,}05$).

12.6 Diskussion

Diese Studie weist nach, dass Probanden, die von einem kritischen gesundheitsassoziierten Ereignis direkt betroffen sind, eine gesteigerte Preis,- Informations- und Opferbereitschaft aufweisen sowie in verstärktem Maße beabsichtigen, bewusst zu konsumieren. Dagegen lassen sich keine Unterschiede belegen zwischen Probanden, welchen durch die Textvignetten eine materielle Betroffenheit induziert wird und Probanden, die sich in die Lage einer immateriellen Betroffenheit versetzen sollen. Dieser Befund lässt sich möglicherweise auf das generell relativ hohe Wohlstandsniveau in Deutschland und auf der deshalb sehr starken Verbreitung postmaterialistischer Werte zurückführen. Da materielle Werte nicht höher eingestuft werden als immaterieller Werte, wirkt sich auch die materielle Betroffenheit nicht stärker auf das Konsumverhalten aus als die immaterielle Betroffenheit. Neben sachlogischen Gründen könnte dieser Befund aber auch in dem möglicherweise zu schwachen Treatment begründet sein. So nennen die Textvignetten im Falle materieller Betroffenheit keinen bestimmten Betrag der monetären Belastung. Das wahrgenommene Ausmaß der materiellen Belastung hängt damit vermutlich von individuellen Eigenschaften der Person ab. Zukünftige Studien sollten deshalb die Operationalisierung der materiellen Betroffenheit verbessern. Im Hinblick auf die bereits analysierte Dimension materiell vs. immateriell ist eine interkulturelle Analyse angezeigt. Während die vorliegende Untersuchung im postmaterialistisch geprägten Deutschland keine Unterschiede zwischen diesen beiden Betroffenheitsarten feststellen konnte, ist zu vermuten, dass diese Dimension in Ländern, die stärker materialistisch geprägt sind, eine große Rolle für das Konsumverhalten spielen könnte. Zukünftige Studien sollten auch den Einfluss anderer Betroffenheitsdimensionen auf das bewusste Konsumverhalten untersuchen.

Aus der vorliegenden Untersuchung lässt sich ableiten, dass Marketer die Belange gesundheitlich betroffener Personen stärker in den Vordergrund stellen sollten. Allerdings sind Anbieter biologischer Lebensmittel meist mit einem Preisdilemma konfrontiert (vgl. Karsten 2005). Der Aufpreis gegenüber konventionellen Lebensmitteln darf den inkrementellen Nutzen biologischer Produkte nicht übersteigen. Es gilt deshalb, unter anderem in Werbemaßnahmen den Zusatznutzen biologischer Produkte für Betroffene zu kommunizieren, um die Preisbereitschaft zu erhöhen. Beispielsweise können unerwünschte Nebeneffekte des Konsums industrieller Lebensmittel dargestellt werden (z.B. BSE-Krise). Allerdings sollten Marketer beachten, dass Furchtappelle nur wirken können, wenn Konsumenten die nötige Selbst- und Handlungswirksamkeit aufweisen, um relevante Bewältigungsstrategien auszuführen (vgl. Kap. 15 in diesem Band).

Diese Untersuchung belegt, dass Personen, die direkt von einem Ereignis betroffen sind, generell zu bewussterem Konsum neigen. Die weitere Forschung sollte jedoch auch Strategien ermitteln, wie andere Gruppen (z.B. indirekt betroffene) zu bewussterem Konsum bewegt werden können. Die Studie von Hoffmann (2008) zeigt, dass im Falle von Werkschließungen auch indirekt Betroffene eine höhere Neigung zu bewussterem Konsum haben, während dies in der vorliegenden Untersuchung am Beispiel gesundheitlicher Betroffenheit nicht nachgewiesen werden kann. Dieser Widerspruch lässt sich möglichweise dadurch erklären, dass die indirekte Betroffenheit bei verschiedenen auslösenden Ereignissen (Arbeitsplatzverlust eines Bekannten vs. Erkrankung eines Bekannten) unterschiedliche Auswirkungen hat. Vermutlich spielt die Annahme, inwiefern man durch bewusstes Verhalten die Situation des Betroffenen ändern kann, eine bedeutende Rolle.

Literatur

Bauer, H. H.; Sauer, N.; Hendel, M. (2004): Die Einstellungs-Verhaltens-Relation: Eine verhaltenswissenschaftliche Untersuchung am Beispiel von ökologischen Lebensmitteln, in: Wiedmann, K.-P. (Hrsg.): Fundierung des Marketing – Verhaltenswissenschaftliche Erkenntnisse als Grundlage einer angewandten Marketingforschung, Wiesbaden: Deutscher Universitäts-Verlag, 295-315.

Brunner, K.-M.; Geyer, S.; Jelenko, M.; Weiss, W.; Astleithner, F. (2007): Ernährungsalltag im Wandel: Chancen für Nachhaltigkeit, Wien: Springer.

Diekmann, A. (1995): Umweltbewusstsein oder Anreizstrukturen?: Empirische Befunde zum Energiesparen, der Verkehrswahl und zum Konsumverhalten, in: Diekmann, F.; Franzen, A. (Hrsg.): Kooperatives Umwelthandeln: Modelle, Erfahrungen, Massnahmen, Chur: Rüegger, 39-68.

Festinger, L. (1957): A Theory of Cognitive Dissonance, Stanford: Stanford University Press.

Häcker, H. O.; Stapf, K. H. (Hrsg.) (2004): Dorsch - Psychologisches Wörterbuch, Bern: Huber.

Hoffmann, S. (2008): Boykottpartizipation: Entwicklung und Validierung eines Erklärungsmodells durch ein vollständig integriertes Forschungsdesign, Wiesbaden: Gabler.

Hoffmann, S.; Schlicht, J.; Kurz, C. (2009): Betroffenheit als Auslöser des bewussten Konsums, Hamburg: Dr. Kovac.

Inglehart, R. (1977): The Silent Revolution: Changing Values and Politic Styles among Western Publics, Princeton: Princeton University Press.

Kals, E.; Becker, R.; Montada, L. (1997): Skalen zur Validierung umwelt- und gesundheitsbezogener Bereitschaftsmaße, Studie des psychologischen Instituts der Universität Trier Nr. 107/97, Trier: Universität Trier.

Karsten, B. (2005): Vom Öko- zum Nachhaltigkeits-Marketing: Eine kritische Literaturanalyse, Marketing und Managment in der Lebensmittelbranche, Diskussionsbeitrag Nr. 2, München: Technische Universität München.

Kinnear, T. C.; Taylor, J. R. (1973): The Effect of Ecological Concern on Brand Perception, in: Journal of Marketing Research, 10 (2), 191-197.

Maslow, A. (1970): Motivation and Personality, New York: Harper and Row.

Minton, A. P.; Rose, R. L. (1997): The Effects of Environmental Concern on Environmentally Friendly Consumer Behavior: An Explorative Study, in: Journal of Business Research, 40 (1), 37-48.

o. V. (2004): Das Synonymwörterbuch, Mannheim: Dudenverlag.

Oreg, S.; Katz-Gerro, T. (2006): Predicting Proenvironmental Behavior Cross-Nationally: Values, the Theory of Planned Behavior, and Value-Belief-Norm Theory, in: Environment and Behavior, 38 (4), 462-483.

Priddat, B. P. (2000): Moral Hybrids: Skizze zu einer Theorie moralischen Konsums, in: Zeitschrift für Wirtschafts- und Unternehmensethik, 1 (2), 128-151.

Rippetoe, P. A.; Rogers, R. W. (1987): Effects of Components of Protection-Motivation Theory on Adaptive and Maladaptive Coping with a Health Threat, in: Journal of Personality and Social Psychology, 52 (3), 596-604.

Rogers, R. W. (1975): A Protection Motivation Theory of Fear Appeals and Attitude Change, in: The Journal of Psychology, 91 (1), 93-114.

Rogers, R. W. (1983): Cognitive and Physiological Processes in Fear Appeals and Attitude Change: A Revised Theory of Protection Motivation, in: Cacioppo, J. T.; Petty, R. A. (Eds.): Social Psychophysiology: A Source-book, New York: Guilford, 153-176.

Schahn, J.; Damian, M.; Schurig, U.; Füchsle, C. (1999): Konstruktion und Evaluation der dritten Version des Skalensystems zur Erfassung des Umweltbewusstseins, Diskussionspapier Nr. 84/99, Heidelberg: Universität Heidelberg.

Sehrer, W. (2004): Krankheit als Chance für nachhaltige Ernährungsumstellungen, Diskussionspapier Nr. 5/04, München.

Sonnenmoser, M. (1997): Umweltbewusstes Einkaufen: Eine Studie zur Anwendung der Theorie des geplanten Verhaltens, Landau: Verlag Empirische Pädagogik.
Tajfel, H.; Turner, J. C. (1986): The Social Identity Theory of Intergroup Behaviour, in: Worchel, S.; Austin, W. G. (Eds.): Psychology of Intergroup Behaviour, Chicago: Nelson, 7-24.
Uebersax, P. (1991): Betroffenheit als Anknüpfung für Partizipation: Herleitung eines Modells der Betroffenenbeteiligung mit besonderer Behandlung des Aspekts örtlicher Betroffenheit, Basel: Helbing & Lichtenhahn.

13. Subjektive Gesundheit beim Übergang in den Ruhestand

Susanne C. Liebermann und Jürgen Wegge

13.1 Bedeutung subjektiver Gesundheit vor dem Hintergrund des demographischen Wandels

Seit Jahrzehnten sehen wir uns in Deutschland mit einem dramatischen demographischen Wandel konfrontiert. Unsere Gesellschaft altert und schrumpft gleichzeitig. Während die Lebenserwartung heute doppelt so hoch ist wie vor 135 Jahren, ist die Geburtenrate von 5 auf 1,4 gesunken (vgl. Statistisches Bundesamt 2006). Der Anteil über 50-Jähriger an der Gesamtbevölkerung wird von heute 39 Prozent auf 47 Prozent im Jahr 2020 steigen.

Dieser Alterungs- und Schrumpfungsprozess bleibt nicht ohne Auswirkungen auf das Gesundheits- und Sozialversicherungssystem. Laut einer Stellungnahme der *Enquete-Kommission* muss der demographische Wandel jedoch nicht zwangsweise zu einer proportionalen Mehrbelastung des Gesundheitssystems führen (vgl. Kurth 2001). Dazu ist es insbesondere im Hinblick auf die Generation 50 plus wichtig, **präventives Gesundheitsverhalten** zu unterstützen (vgl. Lee/Kobayashi 2001).

Doch nicht nur das Gesundheitssystem ist betroffen. Die gesetzliche Rentenversicherung befindet sich ebenfalls in der demographischen Falle. Während das Verhältnis von Beitragszahlern zu Rentnern heute bei 100 zu 60 liegt, wird schon in dreißig Jahren jeder aktiv Beschäftigte einen Ruheständler finanzieren. Verschärft wird das Problem durch eine längere Rentenbezugsdauer, die heute bereits durchschnittlich fünf Jahre mehr als 1970 beträgt (vgl. Deutsches Institut für Altersvorsorge 2009). Um das Sozialsystem zu entlasten, ist es künftig zwingend notwendig, dass mehr Menschen **länger arbeiten.** Ein Blick auf die Beschäftigtenstatistik verdeutlicht, dass Unternehmen umdenken und gezielt **ältere Arbeitnehmer beschäftigen** müssen, um ihren Bedarf an qualifizierten Mitarbeitern decken zu können (vgl. Roth et al. 2007, Wegge et al 2008a). Der Anteil von Arbeitnehmern ab 50 Jahren an der Gesamterwerbsbevölkerung wird von momentan 30 Prozent auf knapp 40 Prozent im Jahr 2020 steigen (vgl. Statistisches Bundesamt 2006).

Die politischen Rahmenbedingungen für eine längere Lebensarbeitszeit sind bereits geschaffen: Mit der gesetzlichen Erhöhung des Rentenalters, der Abschaffung der Altersteilzeitregelung und der Einführung des Allgemeinen Gleichstellungsgesetzes wird der systematischen Frühverrentung und Verdrängung älterer Menschen aus dem Arbeitsmarkt entgegen gesteuert.

Aus gesundheits- und arbeitspolitischer Sicht sollte nun geklärt werden, wie die Beschäftigungsfähigkeit potenzieller älterer Arbeitnehmer gesichert und gleichzeitig die Gesundheit im Übergang in den Ruhestand gefördert werden kann. Die **subjektive Gesundheit** stellt dabei das Bindeglied zwischen gesundheitspolitischen Zielen auf der einen Seite und sozial- bzw. arbeitspolitischen Zielen auf der anderen Seite dar. Inwiefern ältere Menschen trotz oder gerade aufgrund einer längeren Arbeitstätigkeit gesund bleiben, hängt wesentlich mit ihrer subjektiven Beurteilung des eigenen Gesundheitszustands zusammen (vgl. Abbildung 13-1). Mit Hilfe der subjektiven Gesundheit lassen sich Längsschnittstudien zufolge funktionale Fähigkeiten, wie körperliche Aktivitäten und selbsterhaltende Tätigkeiten (z.B. Einkaufen, Abwaschen, Hygiene, vgl. Idler/Kasl 1995) und die Inanspruchnahme des Gesundheitssystems (vgl. Menec/Chipperfield 2001) vorhersagen. Dies gilt auch dann, wenn der tatsächliche Gesundheitszustand kontrolliert wird. Zudem ist die Entscheidung, frühzeitig in den Ruhestand zu treten, stärker von der subjektiven Gesundheit abhängig als von finanziellen Variablen (vgl. McGarry 2002). Wissenschaftliche Befunde weisen darauf hin, dass mit zunehmendem Alter die subjektive Gesundheit stetig sinkt (vgl. Metaanalyse von Pinquart 2001). Besonders für die kritische Lebensphase des Übergangs vom Arbeitsleben in den Ruhestand ist es deshalb wichtig, diese zu stärken.

Abbildung 13-1: Bedeutung der subjektiven Gesundheit im demographischen Wandel.

	Auswirkungen des demographischen Wandels	Abgeleitetes Ziel	Abgeleitete Bedingungen
Sozialpolitische Ebene	Mehrbelastung für das Rentensystem	Längere Lebensarbeitszeit	Verbesserte Beschäftigungsfähigkeit
Arbeitspolitische Ebene	Fachkräftemangel	Beschäftigung älterer Arbeitnehmer	
		Scheinbar konkurrierende Zielsysteme	Komplementäres Ziel Steigerung der subjektiven Gesundheit
Gesundheitspolitische Ebene	Mehrbelastung für das Gesundheitssystem	Verbesserung der Gesundheit älterer Menschen	Verbesserte funktionale Gesundheit

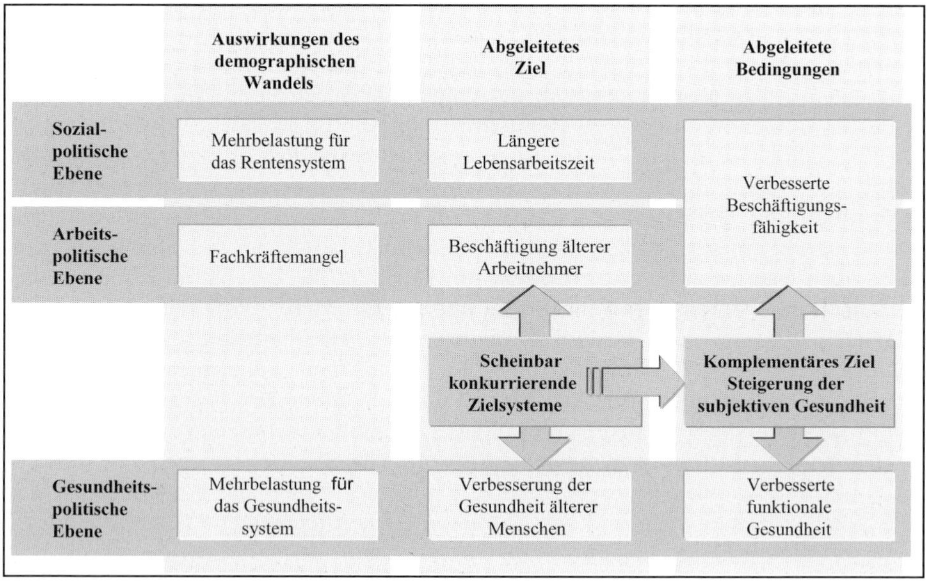

Der Übergang in den Ruhestand wird in der wissenschaftlichen Literatur aus unterschiedlichen Perspektiven beleuchtet (vgl. van Solinge 2006). Der **Stress-Ansatz** geht davon aus, dass grundlegende Veränderungen, wie der Ausstieg aus dem Erwerbsleben, Stress auslösen. Die Reaktion und Anpassungsleistung sind stark von Eigenschaften (z.b. Kontrollierbarkeit) der Veränderungen abhängig und interindividuell unterschiedlich ausgeprägt (z.B. Lazarus/Folkman 1984). Der **rollentheoretische Ansatz** betrachtet den Übergang in den Ruhestand als Veränderung von Rollenzuschreibungen, die das soziale Funktionieren einer Person und ihrer Identität beeinträchtigen. Dabei wird insbesondere untersucht, wie sich Ressourcen, wie Einkommen, Bildung und soziale Beziehungen auf die Gesundheit im Ruhestand auswirken (z.B. Drentea 2002). Der **psychologische Ansatz** konzentriert sich auf Anpassungsstrategien als Reaktion auf die Verrentung. Adaptionsprobleme werden beispielsweise auf Ängste vor Konsequenzen des Ausscheidens aus dem Erwerbsleben zurückgeführt (z.B. van Solinge 2007). Der **Lebensweg-Ansatz** betrachtet den Renteneintritt als einschneidendes Ereignis, welches eingebettet in soziale und psychologische Kontexte untersucht wird. Dieser Ansatz analysiert unter anderem Ursachen für die Entscheidung, in Frührente zu gehen (z.B. Sterns/Miklos 1995).

Alle Perspektiven leisten wichtige Beiträge zur Erklärung für den Zeitpunkt des Renteneintritts sowie von Auswirkungen des Ruhestands auf die Gesundheit. Die Frage, inwiefern Verrentung beziehungsweise Weiterbeschäftigung generell positive oder negative Konsequenzen für die subjektive Gesundheit und das Gesundheitsverhalten hat, kann jedoch nicht per se geklärt werden (vgl. Kasl/Jones 2000). Eine ganzheitliche Betrachtungsweise, welche die unterschiedlichen Perspektiven integriert, ist dringend notwendig, um zu erfassen, unter welchen Umständen Arbeitstätigkeit auch im Alter gesundheitsförderlich sein kann und wie die subjektive Gesundheit bis ins hohe Rentenalter erhalten wird. Der vorliegende Beitrag gibt deshalb einen Überblick über individuelle, arbeitsbezogene und gesellschaftliche Antezedenzen der subjektiven Gesundheit. Dabei werden vorrangig Forschungsergebnisse dargestellt, die auf längsschnittlichen, amtlichen Repräsentativstatistiken beruhen, wie der Health and Retirement Study (HRS, USA) und des Survey of Health, Ageing and Retirement in Europe (SHARE, Europa).

13.2 Individuelle Antezedenzen

Ob wir unseren „Lebensabend" zufrieden und gesund erleben, hängt von einer Reihe individueller Faktoren ab. Sowohl Forschungsansätze, die postulieren, dass Ruheständler mehr Zeit in gesundheitliche Aktivitäten investieren und weniger Stress erleben (vgl. Midanik et al 1995), als auch Ansätze, welche den Übergang in den Ruhestand als belastende Phase der Neuorientierung mit negativen Konsequenzen für die Gesundheit interpretieren (vgl. Ekerdt 1987), finden empirische Bestätigung. Ruhestand bedeutet für die Einen mehr Zeit für private und familiäre Aktivitäten, freie Zeiteinteilung und weniger Belastung. Andere fühlen sich abgeschoben wie auf einem Abstellgleis. Für sie bedeutet Ruhestand Verlust an sozialen Kontakten und gesellschaftlicher Anerkennung. Pinquart/Schindler (2007) zeigen, dass der Anpassungsprozess beim Ausscheiden aus dem Erwerbsleben interindividuell sehr unterschiedlich verläuft. Diese Unterschiede sind hauptsächlich über den tatsächlichen Gesundheitszustand (vgl. Quick/Moen 1998) zu erklären. Daneben wurden weitere individuelle Einflussgrößen identifiziert, welche im Folgenden systematisiert nach sozioökonomischen, sozialen und psychologischen Aspekten dargestellt werden.

Sozioökonomische Einflussgrößen

Inwiefern der Übergang in die Rente gesund bewältigt wird, hängt direkt und indirekt (über den damit verbundenen Lebensstil und die Arbeitsbedingungen im Lebenslauf) von sozioökonomischen Faktoren ab. Ein niedriger **sozioökonomischer Status** wirkt sich signifikant negativ auf die Gesundheit im Ruhestand aus (vgl. Hyde et al. 2004). Insbesondere Frauen äußern dann hohes Wohlbefinden im Alter, wenn sie über ein gutes eigenes Einkommen verfügen (vgl. Quick/Moen 1998).

Zahlreiche Studien belegen ferner, dass ein körperlich und kognitiv aktiver Lebensstil eng mit höherer subjektiver Gesundheit und kognitiver Leistungsfähigkeit im Alter zusammenhängt (vgl. Wilson et al. 2005). Gute körperliche Verfassung und **aktive Lebensführung** gelten als wesentliche Faktoren für die Beschäftigungsfähigkeit bis zum normalen Renteneintrittsalter. Der Lebensstil hängt hierbei stark von sozioökonomischen Faktoren ab. Ruheständler mit hohem Bildungsstand und einem sozialen Umfeld, das Aktivitäten fördert, sind im Ruhestand aktiver und nutzen mehr gesundheitsfördernde Dienstleistungen (z.B. Sportvereine), welche nachgewiesenermaßen die Gesundheit stärken und die Inanspruchnahme von Leistungen der Krankenkassen im Alter reduzieren (vgl. von dem Knesebeck 2007). Aktivitäten vor dem Renteneintritt vermindern dabei die Hemmschwelle, als Rentner Präventions-Programme zu nutzen (vgl. Yen et al. 2006).

Der sozioökonomische Status beeinflusst außerdem die **Lernförderlichkeit der Arbeitsumgebung**, welche wiederum die kognitive Leistungs- und Lernfähigkeit trainiert (vgl. Willis/Schaie 2005). Durch diese intensivere Nutzung kognitiver Fähigkeiten im mittleren Alter können kompensatorische Reserven bis ins hohe Alter gebildet werden (vgl. Martin et al. 2008). Forschungsergebnisse weisen sogar darauf hin, dass eine abwechslungsreiche und motivierende Berufstätigkeit der späteren Entwicklung einer Alzheimer-Erkrankung vorbeugen kann (vgl. Seidler et al. 2004).

Direkt und indirekt wirkt der sozioökonomische Status auch auf die Entscheidung, in Frührente zu gehen. So wird die Frühverrentung vor allem dann in Anspruch genommen, wenn **finanzielle Sicherheit** gewährleistet ist (vgl. van Dam et al. 2009). Andererseits fördern gerade anspruchsvolle und **körperlich wenig belastende Arbeitsbedingungen,** die meist mit einem hohen sozioökonomischen Status einhergehen, das Arbeiten bis ins hohe Alter (vgl. Taylor/Shore 1995). So zeigt die Health and Retirement Study (HRS), dass sich die Gruppe der über 70-jährigen Erwerbstätigen größtenteils aus gut ausgebildeten Spezialisten und Führungskräften sowie aus Büro- und Verkaufsangestellten zusammensetzt.

Soziale Einflussgrößen

Beim Eintritt in den Ruhestand bricht die soziale Einbindung in die Arbeitswelt weg. Das Lösen der **Bindung zur Arbeit** ist ein wichtiger Prozess, der erheblichen Einfluss auf das Wohlbefinden im Ruhestand hat (vgl. van Solinge 2006). Private Bezugspersonen wie Ehepartner und Familienmitglieder sowie Freunde und Bekannte gewinnen an Bedeutung. Ein intaktes **soziales Netzwerk** hat positive Auswirkungen auf die körperliche und psychische Gesundheit im Alter (vgl. Hyde et al. 2004). Produktive, insbesondere ehrenamtliche Tätigkeiten, und damit die **sinnvolle Gestaltung des Ruhestands**, erweisen sich als wichtige Korrelate der subjektiven Gesundheit. Konkrete Pläne für Tätigkeiten im Ruhestand beeinflussen vor allem bei Männern das Wohlbefinden positiv (vgl. Quick/Moen 1998).

Van Dam et al. (2009) untersuchten in Anlehnung an die Theorie des geplanten Verhaltens (vgl. Ajzen 1991), den Zusammenhang zwischen der persönlichen Einstellung zu einem frühen Renteneintritt und der tatsächlichen Entscheidung dafür. Sie zeigen, dass dieser Entschluss von der antizipierten Anpassung an die Situation, von der **sozialen Norm** im Umfeld (Renteneintritts-Zeitpunkt von Lebensgefährte, Verwandten und Freunden, Akzeptanz und Förderung der Frühverrentung in der Arbeitsstelle) und von der **Enge der Beziehungen** innerhalb und außerhalb der Arbeit abhängt.

Die Entscheidung des Zeitpunkts des Renteneintritts wird in Ehen meist parallel getroffen. So ist die Wahrscheinlichkeit geringer, in Frührente zu gehen, wenn der Partner noch arbeitet. Bei krankheitsbedingtem Renteneintritt ist diese Parallelisierung des Renteneintritts nicht zu finden (vgl. Gustman/Steinmeier 2005). Beide Ehepartner genießen vor allem dann den gemeinsamen Ruhestand, wenn die Frau unabhängig von ihrem Mann die Entscheidung zum Ruhestand treffen konnte (vgl. Smith/Moen 2004). Weiterhin hängt die Zufriedenheit in der Rentenzeit stark mit der **Qualität der Ehe** zusammen (vgl. van Solinge 2006).

Psychologische Einflussgrößen

Die subjektive Gesundheit im Übergang in den Ruhestand wird von einer Reihe psychologischer Variablen beeinflusst. Neben relativ stabilen Merkmalen, welche die Gesundheit langfristig beeinflussen, wie dem **Selbstbild** als gesunde oder ungesunde Person (vgl. Banaji/Prentice 1994), der allgemeinen **Lebenszufriedenheit** (vgl. Rodin/McAvay 1992), persönlichen Coping-Strategien und dem **Gesundheitsverhalten** (vgl. Krause/Jay 1994), sind weitere Aspekte bedeutsam, die sich direkt auf den Übergang in den Ruhestand beziehen.

Die Bewältigung dieser Umbruchphase ist beispielsweise abhängig von **Ängsten,** die mit dem Ruhestand und seinen Folgen verbunden sind. Meist beziehen sich diese Ängste auf die finanzielle und gesundheitliche Situation im Alter, aber auch auf die sinnvolle Gestaltbarkeit der Freizeit sowie darauf, den erreichten sozialen Status und soziale Kontakte zu verlieren (vgl. van Solinge 2007).

Zufriedenheit und Gesundheit hängen auch von der generellen **Kontrollüberzeugung** des Ruheständlers ab (vgl. van Solinge 2007, Hyde et al. 2004). Diese wird häufig durch die Erfahrung mangelnder **persönlicher Kontrolle über den Verrentungsprozess** erschüttert. Vor allem eine als erzwungen empfundene Verrentung kann dabei negative Konsequenzen für die subjektive Gesundheit nach sich ziehen (vgl. Gallo et al. 2000, Quick/Moen 1998). Der Zeitpunkt des Ausscheidens aus dem Berufsleben wird meist von gesundheitsbedingten, familiären oder organisationsbezogenen Umständen beeinflusst (vgl. van Solinge 2007, van Solinge 2006). Je nach Grund des Renteneintritts gelingt die Anpassung mehr oder weniger (vgl. Shultz et al. 1998). Vor allem gesundheitsbedingte Frühverrentungen bewirken negative Einstellungen zum Ruhestand und weniger Aktivität (vgl. Hyde et al. 2004). Je nach dem Grad der persönlichen Bereitschaft, in Ruhestand zu gehen, wird eine durch äußere Bedingungen erzwungene Verrentung als Kontrollverlust erlebt oder nicht. Die Gestaltung des Übergangs in den Ruhestand von Seiten des Arbeitgebers beeinflusst dabei entscheidend das Wohlbefinden im Alter (vgl. Marshall et al. 2001).

In der Phase des Übergangs in die Rente bedarf es einer Anpassung des Selbstbilds. Gaillard/Desmette (2008) belegen, dass die Identität älterer Menschen als „alte Arbeitnehmer" die Absicht beeinflusst, früher in den Ruhestand zu gehen. Schmidt/Wegge (2009) zeigen, dass mit zunehmender Altersheterogenität in Teams vor allem dann ein Anstieg des Burnout-Erlebens verbunden ist, wenn die Gruppenmitglieder sich der Altersunterschiede im Team bewusst sind. Andererseits erschwert eine hohe Salienz der eigenen Arbeitsrolle vor allem Männern den Austritt aus dem Erwerbsleben (vgl. Quick/Moen 1998). Eine positive Wahrnehmung des Alter(n)s sowie ein damit verbundenes positives **Selbstbild** sind psychologische Schlüssel für persönliche Anstrengungen, gesund zu bleiben sowie für die funktionale Gesundheit im Alter. Levy/Myers (2004) zeigen, dass ein positives Selbstbild die Lebensdauer um 7,5 Jahre erhöht. Wenn Ruheständler ein positives Bild des eigenen Alterns haben, werden sie es als sinnvoll erachten, in die eigene Gesundheit zu investieren. Sportliche Aktivitäten in Gruppen können dabei im Gegenzug das Selbstbild als aktiver und sozial eingebundener Mensch fördern (vgl. Drummond 2003). Dazu ist es vor allem notwendig, Altersstereotype zu überdenken (vgl. Moor et al. 2006) und Arbeitsbedingungen zu schaffen, die ein positives Selbstbild als alter(nder) Mensch begünstigen.

13.3 Arbeitsplatzbezogene Antezedenzen

Der Übergang in den Ruhestand bringt sowohl persönliche Verluste als auch Gewinne mit sich. Was im Einzelfall überwiegt, hängt weitgehend von den Arbeitsbedingungen vor dem Renteneintritt ab. Insbesondere die letzten Arbeitsjahre bzw. die antizipierten Arbeitsbedingungen bei Weiterbeschäftigung sind entscheidend dafür, ob Frührente in Anspruch genommen wird oder nicht.

In vielen Unternehmen sind ältere Arbeitnehmer mit der Vorstellung konfrontiert, dass sie vor allem eines wollen: So früh wie möglich in Rente zu gehen (vgl. Henkens 2000). Sie stoßen auf **Vorurteile**, die ihnen insbesondere weniger Effektivität, Flexibilität und Lernbereitschaft zuschreiben (vgl. Solomon 1995). Diese wirken zum einen negativ auf das eigene Selbstbild (vgl. Moor et al. 2006) und führen andererseits dazu, dass die Bedingungen, unter denen ältere Menschen arbeiten, nicht deren tatsächlichen Bedürfnissen, Fähigkeiten und Motiven entsprechen (vgl. Furunes/Mykletun 2009). Dies hat bis über den Renteneintritt hinaus Konsequenzen auf die subjektive Gesundheit (vgl. Blekesaune/Solem 2005).

Blekesaune/Solem (2005) zeigen, dass krankheitsbedingte Frühverrentungen vor allem im Zusammenhang mit Arbeitsbedingungen auftreten, die **körperlich belastend** sind. Die größten Risiken für die Gesundheit im Ruhestand sind chronische Krankheiten, die sich aus früheren Lebensphasen weitertragen und im Alter verschlechtern (vgl. Swanson et al. 2001). Frühzeitige gesundheitsförderliche Arbeitsbedingungen sowie eine gezielte **betriebliche Gesundheitsförderung** in Form von Angeboten sportlicher Betätigungen sowie Unterstützung gesunder Schlaf- und Essgewohnheiten wirken sich positiv auf die subjektive Gesundheit im Alter aus (vgl. Swanson et al. 2001) und tragen dazu bei, den Anteil an Frührentnern zu senken (vgl. Rüdiger 2009).

Frühverrentungen treten vor allem bei geringer **Autonomie** und hohem **psychischen Stresserleben** auf (vgl. Elovainio et al. 2005, Herzog et al. 1991). Arbeitnehmer entscheiden sich häufiger für die frühe Verrentung, wenn sie wenig in Entscheidungen einbezogen werden, wenig **soziale Unterstützung** erfahren und die Balance zwischen Anstrengung und Belohnung als unangemessen wahrgenommen wird (vgl. Hyde et al. 2004). Vor allem Tätigkeiten, die wenig herausfordernd sind (vgl. Schmitt/McCune 1981, Wegge et al. 2008b) und einen geringen Grad an **sozialen Interaktionsmöglichkeiten** aufweisen (vgl. Schmitt et al. 1979), sind für ältere Arbeitnehmer problematisch und erhöhen die Absicht, vorzeitig aus dem Arbeitsprozess auszusteigen. In Anlehnung an das Karasek-Modell (vgl. Karasek 1979) identifizieren Elovainio et al. (2005) **Kontrollmöglichkeiten** und **Anforderungen** der Arbeitstätigkeit als zentrale Einflussfaktoren. Die Entscheidung für die Frührente ist dann am wahrscheinlichsten, wenn Anforderungen hoch und Kontrollmöglichkeiten gleichzeitig gering eingestuft wurden. Im Rahmen der *Initiative Qualität der Arbeit* (INQA) wurden Voraussetzungen für die Weiterbeschäftigung von Frauen bis 67 erfragt. Über die Hälfte der Befragten geben Belastungsreduktion und gesundheitsfördernde Maßnahmen an. 50 Prozent wünschen sich einen verbesserten Zugang zu **Weiterbildung**, 37 Prozent bessere Anerkennung ihrer Leistungen und 61 Prozent stärkere berufliche **Herausforderungen** und anspruchsvolle Tätigkeiten. Entgegen gängiger Vorurteile sind ältere Arbeitnehmer keinesfalls weniger motiviert als jüngere (vgl. Kanfer/Ackerman 2004) und genauso interessiert, sich weiter zu entwickeln (vgl. Greller/Stroh 2004). Die Motivation verschiebt sich mit dem Alter in Richtung intrinsischer Motive, im Sinne eines „Nützlich-Seins" und „Wertgeschätzt-Seins" (vgl. Kanfer/Ackerman 2004, Grube/Hertel 2008). Oft treffen ältere Arbeitnehmer jedoch auf Bedingungen, in denen sie wenig **Wertschätzung** erfahren und kaum Chancen bekommen, interessante und herausfordernde Tätigkeiten auszuführen, sich weiterzuentwickeln und ihre Erfahrungen einzubringen und weiterzugeben (vgl. Warr 2001). Vor allem in Veränderungsprozessen wird das Erfahrungswissen älterer Arbeitnehmer oft als hinderlich angesehen (vgl. Lichtsteiner 2004). Potenziale, welche die Zusammenarbeit von alten und jungen Mitarbeitern gerade im Rahmen von Innovationsprozessen bergen, werden aufgrund mangelnder Wertschätzung von Diversität nicht genutzt (vgl. Hoch et al. 2009). Ältere werden nicht in die Gestaltung von Unternehmensveränderungen und in damit verbundene Weiterbildungsmaßnahmen einbezogen. Van Solinge (2006) zu Folge ist jedoch gerade diese Kontroll-Erfahrung im Umgang mit Veränderungen wichtig für die Gesundheit in der Rente.

In der oben genannten INQA-Studie fordern 46 Prozent als Voraussetzung für die Weiterbeschäftigung bis 67 eine bessere **Vereinbarkeit von beruflichen und privaten Verpflichtungen.** Diese hat wiederum Auswirkungen auf die subjektive Gesundheit im Alter (vgl. Hyde et al. 2004). 60 Prozent der INQA-Befragten wünschen sich außerdem Möglichkeiten flexiblerer **Arbeitszeitgestaltung.** Ein allmähliches Ausklingen der Arbeitstätigkeit erleichtert den Übergang in den Ruhestand und motiviert, weiter zu arbeiten und den Ruhestand ein paar Jahre später zu genießen (vgl. Herzog et al. 1991). Ab 60 ist einerseits die Bereitschaft groß, in Rente zu gehen, andererseits nimmt in dieser Altersgruppe gleichzeitig das Interesse zu, in Teilzeit-Jobs oder ehrenamtlicher Tätigkeit aktiv zu bleiben. Deller et al. (2007) untersuchen Personen, die in der Rente entgeltlich oder ehrenamtlich aktiv sind. Dabei stellen sie fest, dass diese sogenannten „Silver Workers" vor allem Wert auf selbstbestimmtes Arbeiten legen. Neben Freude an der Arbeit und flexiblen Arbeitszeiten sind für sie Wertschätzung der eigenen Arbeit und Möglichkeiten, sich weiterzubilden entscheidend dafür, nicht aus dem Erwerbsleben auszuscheiden.

13.4 Gesellschaftliche Antezedenzen

Neben persönlichen Eigenschaften und Arbeitsbedingungen ist die subjektive Gesundheit im Alter wesentlich von normativen und historischen Faktoren abhängig, welche die meisten Menschen in derselben Kohorte beeinflussen (vgl. Sterns/Miklos

1995). Die SHARE-Studie („Survey of Health, Ageing and Retirement in Europe") bietet die Möglichkeit, europäische Gesellschaftssysteme gegenüberzustellen. Fischer/Sousa-Poza (2006) konnten auf Grundlage dieser Daten zeigen, dass insbesondere die **Struktur und Verfügbarkeit von Rentenbezügen** die Entscheidung zum Renteneintritts-Zeitpunkt beeinflusst. Generöse **Angebote zur Frühverrentung**, wie in Deutschland angeboten, fördern den frühen Renteneintritt. Mit dem **Wohlstand** einer Gesellschaft steigt die Frühverrentungsrate (vgl. Dorn/Sousa-Poza 2005). Erklärt wird dies durch die finanziellen Ressourcen des Einzelnen und den durch den Wohlstand steigenden erhöhten Anspruch an die Freizeitgestaltung (vgl. Duval 2003).

Die Rate der Frühverrentungen hängt auch eng mit der **Arbeitslosenquote** zusammen (vgl. Dorn/Sousa-Poza 2005, Duval 2003). Wenn sie hoch ist, mindert dies die subjektive Chance auf eine Neueinstellung vor allem für ältere Menschen (vgl. Mohr o.J.) und damit entscheiden sich viele für einen frühzeitigen Eintritt in den Ruhestand. So gehen Blöndal/Scarpetta (1999) zu Folge in den OECD-Ländern 60 Prozent der über 55-jährigen Arbeitslosen frühzeitig in den Ruhestand. Auf Grundlage der HRS-Daten zeigen Gallo et al. (2000), dass Arbeitslosigkeit im Alter sowohl funktionale Fähigkeiten (wie körperliche Aktivitäten und selbsterhaltende Tätigkeiten) beeinträchtigt als auch Depressivität fördert. Hyde et al. (2004) decken einen Zusammenhang zwischen Arbeitsplatzsicherheit vor dem Ruhestand und subjektiver Gesundheit auf. **Instabile Beschäftigungsverhältnisse** am Ende des Berufslebens (Phasen der Arbeitslosigkeit und zahlreiche Arbeitgeberwechsel), die in den OECD-Ländern zunehmen (vgl. OECD 1995), wirken sich negativ auf subjektive Gesundheit und Wohlbefinden im Alter aus (vgl. Marshall et al. 2001).

13.5 Ausblick und Handlungsempfehlungen

Unsere Synopse zu den wissenschaftlichen Erkenntnissen mit Blick auf die subjektive Gesundheit beim Übergang in den Ruhestand verdeutlicht, dass Probleme des Sozialversicherungs- und Gesundheitssystems im Rahmen des demographischen Wandels nur dann erfolgreich gelöst werden können, wenn Gesellschaft, Politik, Arbeitgeber, und Arbeitnehmer als Akteure für das Ziel des Erhalts, besser noch der Förderung von subjektiven Gesundheit einstehen (vgl. Abbildung 13-2).

Künftige Forschungsbemühungen sollten den Fokus verstärkt auf die Schnittstellen zwischen den dargestellten Ebenen richten. Beispiele solcher ebenenübergreifenden Fragestellungen sind Wechselwirkungen zwischen Selbstbild und in der Werbung transportierten gesellschaftlichen Altersbildern sowie Auswirkungen persönlicher Kontrollüberzeugungen auf die Motivation, Entwicklungsmöglichkeiten in der letzten Phase des Erwerbslebens zu nutzen. Aus den bisherigen Forschungsergebnissen lassen sich für die verschiedenen Akteure unseres Erachtens drei zentrale Handlungsempfehlungen ableiten.

Image älterer Menschen aktualisieren: Durch Kampagnen der Bundesregierung wird bereits versucht, ein Bild des aktiven, selbstbestimmten und sozial eingebundenen Alten zu vermitteln. Entgegen den weit verbreiteten Vorstellungen des Defizitmodells soll damit ein differenziertes Bild des Alter(n)s gezeichnet werden, das auf unterschiedlichen Ebenen einer Diskriminierung vorbeugt. Gleichzeitig kann über das öffentliche Image auch das Selbstbild älterer Menschen dahingehend verändert werden, dass diese motiviert sind, sich gesundheitsbewusst zu verhalten und aktiv am sozialen Leben teilzunehmen. Hoffmann et al. (2009) konnten zeigen, dass für die Generation 50plus insbesondere die wahrgenommene Übereinstimmung der dargestellten Personen mit dem eigenen Selbstbild über den Erfolg von solchen Kampagnen entscheidet.

Anreize für eine längere Lebensarbeitszeit schaffen: Die Abschaffung des Altersteilzeitgesetzes sowie die Verlängerung der allgemeinen Lebensarbeitszeit tragen bereits der Tatsache Rechnung, dass Frührente in Abhängigkeit von Struktur und Verfügbarkeit von Rentenbezügen in Anspruch genommen wird (vgl. Fischer/Sousa-Poza 2006). Damit werden die Rahmenbedingungen dafür geschaffen, dass sich sowohl Arbeitnehmer als auch Arbeitgeber mit einer längeren Lebensarbeitstätigkeit auseinandersetzen. Um Menschen trotz finanzieller Absicherung zur Weiterarbeit zu motivieren, ist es außerdem dringend notwendig, attraktive und gesundheitsförderliche Beschäftigungsformen im Alter zu bieten. Auf Arbeitnehmerseite ist hier ein altersgerechtes Personal- und Gesundheitsmanagement gefor-

Abbildung 13-2: Antezedenzen subjektiver Gesundheit bei Übergang in den Ruhestand.

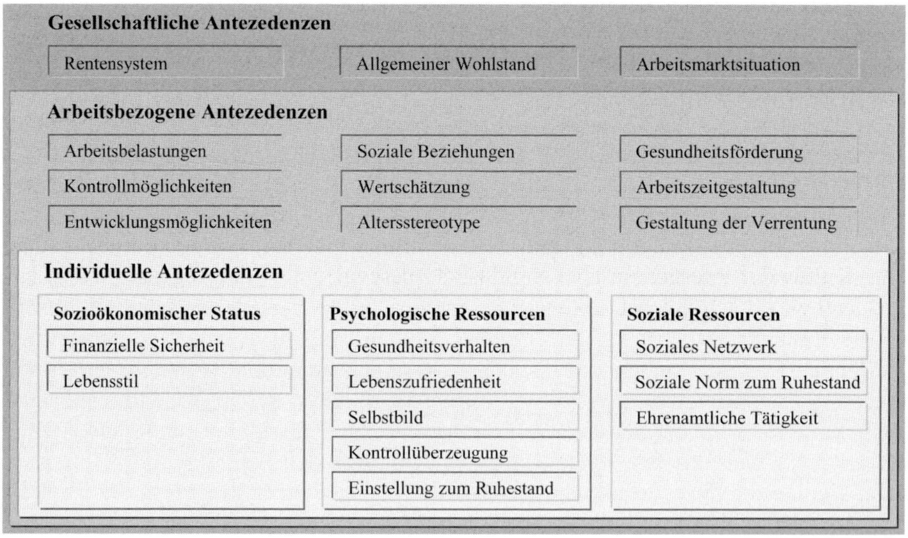

Gesellschaftliche Antezedenzen		
Rentensystem	Allgemeiner Wohlstand	Arbeitsmarktsituation

Arbeitsbezogene Antezedenzen		
Arbeitsbelastungen	Soziale Beziehungen	Gesundheitsförderung
Kontrollmöglichkeiten	Wertschätzung	Arbeitszeitgestaltung
Entwicklungsmöglichkeiten	Altersstereotype	Gestaltung der Verrentung

Individuelle Antezedenzen		
Sozioökonomischer Status	Psychologische Ressourcen	Soziale Ressourcen
Finanzielle Sicherheit	Gesundheitsverhalten	Soziales Netzwerk
Lebensstil	Lebenszufriedenheit	Soziale Norm zum Ruhestand
	Selbstbild	Ehrenamtliche Tätigkeit
	Kontrollüberzeugung	
	Einstellung zum Ruhestand	

dert. Dabei ist es wichtig, älteren Arbeitnehmern durch die aktive Einbindung Kontrolle über die Arbeitsgestaltung in der letzten Arbeitsphase sowie über den Verrentungsprozess zu ermöglichen. Innovative, flexible Arbeitszeitmodelle und Beschäftigungsformen (z.B. Telearbeit) ermöglichen eine Maßschneiderung der Arbeitsbedingungen auf die jeweilige Lebenssituation, sowie auf individuelle Kompetenzen und Bedürfnisse. Weiterhin kann systematisches Gesundheitsmanagement, das möglichst frühzeitig ansetzt und Hilfe zur Selbsthilfe bietet, nachweislich den Anteil der Frühverrentungen verringern (vgl. Rüdiger 2009). Personalverantwortliche sollten in Trainingsmaßnahmen zu altersgerechter Führung für das Thema Alter(n) sensibilisiert werden. Dadurch werden Führungskräfte angeregt, durch bessere Einsichten und Kenntnisse zu tatsächlichen Alterungsprozessen und Motiven im Alter, Altersstereotype abzubauen und ältere Arbeitnehmer altersgerecht zu unterstützen. Vor allem Teamprozesse sollten einen Schwerpunkt in solchen Trainings darstellen. Gerade die Arbeit in und mit altersgemischten Teams fordert von Führungskräften ein hohes Maß an Sensibilität für die Wertschätzung unterschiedlicher Altersklassen sowie für Möglichkeiten zur Förderung positiver Effekte der Zusammenarbeit von Alt und Jung (vgl. Roth et al. 2007, Wegge et al 2008a/b).

Beschäftigungsbarrieren für Ältere abbauen: Als Reaktion auf die derzeit schlechte Vermittelbarkeit älterer Arbeitsuchender (vgl. Mohr o.J.) wurden bereits das Antidiskriminierungsgesetz und ein breites Förderprogramm zur Beschäftigung von Arbeitnehmern über 50 Jahren verabschiedet (vgl. Bundesregierung online 2009). Damit sollen unter anderem die negativen Konsequenzen einer späten Erwerbslosigkeit abgemildert werden. Dass solche Gesetze wiederum die Einstellungen beeinflussen, konnte im Zusammenhang mit Antidiskriminierungsgesetzen nachgewiesen werden (vgl. Kluge et al. 2008). Entsprechend der Forderung von Allmendinger/Ebner (2006) sollte die positive Wirkung anspruchsvollen und wertschätzenden Tätig-Seins im Alter auf die subjektive Gesundheit auch Ruheständlern zuteil werden. Die Autoren stoßen eine Debatte an zur Einbindung von Ruheständlern in ökonomische Aktivitäten. Vor allem das direkte soziale Umfeld kann dabei den Übergang in den Ruhestand erleichtern, indem der Ruheständler in gesundheitsförderliche Aktivitäten und sinnvolle Tätigkeiten, wie die Betreuung von Enkelkindern oder ehrenamtliche Tätigkeiten eingebunden wird. Diese Integration älterer Menschen ermöglicht qualitativ hochwertige intergenerative Kontakte (vgl. Cuddy et al. 2005), welche ebenso helfen, gegenseitige Vorurteile abzubauen und darüber hinaus eine Kultur der intergenerativen Solidarität zu schaffen, in der gegenseitige Unterstützung und Wertschätzung gelebt werden.

Literatur

Ajzen, I. (1991): The Theory of Planned Behavior, in: Organizational Behavior and Human Decision Processes, 50 (2), 179-211.
Allmendinger, J.; Ebner, C. (2006): Arbeitsmarkt und Demografischer Wandel: Die Zukunft der Beschäftigung in Deutschland, in: Zeitschrift Für Arbeits- und Organisationspsychologie, 50 (4), 227-239.
Banaji, M. R.; Prentice, D. A. (1994): The Self in Social Contexts, in: Annual Review of Psychology, 45, 297-332.
Blekesaune, M.; Solem, P. E. (2005): Working Conditions and Early Retirement, in: Research on Aging, 27 (1), 3-30.
Blöndal, S.; Scarpetta, S. (1999): The Retirement Decision in OECD Countries, OECD Economics Department Working Papers, No. 202, OECD Publishing.
Bundesregierung online (2009): in: http://www.bundesregierung.de/Webs/Breg/DE/Homepage/home.html.
Cuddy, A. J. C.; Norton, M. I.; Fiske, S. T. (2005): This Old Stereotype: The Pervasiveness and Persistence of the Elderly Stereotype, in: Journal of Social Issues, 61 (2), 267-285.
Deller, J.; Huch, D.; Kern, S.; Maxin, L. (2007): Silver Workers: An Empirical Study of Post-Retirement Activities, Geneva Association Working Papers 'Etudes et Dossiers', No. 330, Geneva: The Geneva Association.
Deutsches Institut für Altersvorsorge (o.J.): in: http://www.diavorsorge.de/df_050310.htm
Dorn, D.; Sousa-Poza, A. (2005): The Determinants of Early Retirement in Switzerland, in: Swiss Journal of Economics and Statistics, 141 (2), 247-283.
Drentea, P. (2002): Retirement and Mental Health, in: Journal of Aging and Health, 14 (2), 167-194.
Drummond, M. J. N. (2003): Retired Men, Retired Bodies, in: International Journal of Men's Health, 2 (3), 183-199.
Duval, R., (2003): The Retirement Effects of Old-Age Pension and Early Retirement Schemes in OECD Countries, Organisation for Economic Co-operation and Development, & Economics Dept., in: http://www.oecd.org/dataoecd/58/47/32124786.pdf
Ekerdt, D. J. (1987): Why the Notion Persists That Retirement Harms Health, in: The Gerontologist, 27 (4), 454-457.
Elovainio, M.; Forma, P.; Kivimäki, M.; Sinervo, T.; Sutinen, R.; Laine, M. (2005): Job Demands and Job Control's Correlates of Early Retirement Thoughts in Finnish Social and Health Care Employees, in: Work and Stress, 19 (1), 84-92.
Fischer, J. A. V.; Sousa-Poza, A. (2006): The Institutional Determinants of Early Retirement in Europe, Discussion Paper No. 2006-08. Department of Economics, University of St. Gallen.
Furunes, T.; Mykletun, R. J. (2009): Age Discrimination in the Workplace: Validation of the Nordic Age Discrimination Scale (NADS), in: Scandinavian Journal of Psychology. (in press)
Gaillard, M.; Desmette, D. (2008): Intergroup Predictors of Older Workers' Attitudes towards Work and Early Exit, in: European Journal of Work and Organizational Psychology, 17(4), 450-481.
Gallo, W. T.; Bradley, E. H.; Siegel, M.; Kasl, S. V. (2000): Health Effects of Involuntary Job Loss among Older Workers: Findings from the Health and Retirement Survey, in: Journal of Gerontology: Social Sciences, 55B (3), 131-140.
Greller, M. M.; Stroh, L. K. (2004): Becoming Elders not Relics: Making the Most of "Late-Career" for Employees and Workers Themselves, in: Organizational Dynamics, 33, 202-214.
Grube, A.; Hertel, G. (2008): Altersbedingte Unterschiede in Arbeitsmotivation, Arbeitszufriedenheit und emotionalem Erleben während der Arbeit, in: Wirtschaftspsychologie, 10 (3), 18-29.
Gustman, A. L.; Steinmeier, T. L. (2005): The Social Security Early Entitlement Age in a Structural Model of Retirement and Wealth, in: Journal of Public Economics, 89, 441–463.

Henkens, K. (2000): Supervisors' Attitudes about the Early Retirement of Subordinates, in: Journal of Applied Social Psychology, 30 (4), 833-852.

Herzog, A. R.; House, J.; Morgan, J. (1991): Relation of Work and Retirement to Health and Well-Being in Older Age, in: Psychology and Aging, 6 (2), 202-211.

Hoch, J. E.; Wegge, J.; van Knippenberg, D.; Schmidt, K.-H.; Roth, C. (2009): Age Diversity and Team Innovation: The Moderating Role of Diversity Beliefs and Burnout, Technische Universität Dresden, unveröffentlichtes Manuskript.

Hoffmann, S.; Schwarz, U.; Liebermann, S. C. (2009): Tailoring Advertisements for the Generation 50+: The Role of Activity and Modesty for Self-Verification, in: Robinson, L. Jr. (Ed.): Marketing for a Better World, Volume XXXII: Proceedings of the Annual Conference of the Academy of Marketing Science, Baltimore, May 20-23, 2009.

HRS (o.J.): Health and Retirement Study, Survey Research Center, Institute for Social Research, University of Michigan, in: http://hrsonline.isr.umich.edu.

Hyde, M.; Ferrie, J.; Higgs, P.; Mein, G.; Nazroo, J. (2004): The Effect of Pre-Retirement Factors and Retirement Route on Circumstances in Retirement: Findings from the Whitehall II Study, in: Ageing & Society, 24 (2), 279-296.

Idler, E. L.; Kasl, S. V. (1995): Self-Ratings of Health: Do they also Predict Change in Functional Ability?, in: Journal of Gerontology, Social Sciences, 50B, 344-353.

Initiative Neue Qualität der Arbeit. (2008): „Rente mit 67" - Voraussetzungen für die Weiterarbeitsfähigkeit älterer Arbeitnehmerinnen, Bundesanstalt für Arbeitsschutz und Arbeitsmedizin, Dortmund, in: www.inqa.de

Kanfer, R.; Ackerman, P. L. (2004): Aging, Adult Development and Work Motivation, in: Academy of Management Review, 29 (3), 440-458.

Karasek, R. A. Jr. (1979): Job Demands, Job Decision Latitude and Mental Strain: Implications for Job Redesign, in: Administrative Science Quarterly, 24 (2), 285-308.

Kasl, S.; Jones, B. (2000): The Impact of Job Loss and Retirement on Health, in: Berkman, L.; Kawachi, I. (Eds.): Social Epidemiology, New York: Oxford University Press, 118-136.

Kluge, A.; Fröhlich, O.; Krings, F. (2008): Altersdiskriminierungsgesetz und das AGG, in: Wirtschaftspsychologie, 10 (3), 18-29.

Krause, N. M.; Jay, G. M. (1994): What do Global Self-Rated Health Items Measure?, in: Medical Care, 32 (9), 930-942.

Kurth, B. M. (2001): Demographischer Wandel und Anforderungen an das Gesundheitswesen, Bundesgesundheitsblatt Gesundheitsforschung - Gesundheitsschutz, 44, Berlin: Springer, 813-822.

Lazarus, R. S.; Folkman, S. (1984): Stress, Appraisal, and Coping, New York: Springer.

Lee, M.; Kobayashi, S. (2001): Proportional Treatment Effects for Count Response Panel Data: Effects of Binary Exercise on Health Care Demand, in: Health Economics, 10 (5), 411-428.

Levy, B. R.; Myers, L. M. (2004): Preventive Health Behavior Influenced by Self-Perceptions of Aging, in: Preventive Medicine, 39 (3), 625–629.

Lichtsteiner, R. A. (2004): Die Leistung älterer Mitarbeitenden, in: von Cranach, M.; Schneider, H.-D.; Ulich, E.; Winkler, R. (Hrsg.): Ältere Menschen im Unternehmen: Chancen, Risiken, Modelle, Bern: Hauptverlag, 149-161.

Marshall, V. W.; Clarke, P. J.; Ballantyne, P. J. (2001): Instability in the Retirement Transition: Effects on Health and Well-Being in a Canadian Study, in: Research on Aging, 23 (4), 379-409.

Martin, M.; Zehnder, F.; Zimprich, D. (2008): Kognitive Entwicklung im mittleren Lebensalter, in: Wirtschaftspsychologie, 10 (3), 6-17.

McGarry, K. (2002): Guaranteed Income, in: Feldstein, M.; Liebman, J. B. (Eds.): The Distributional Aspects of Social Security and Social Security Reform, Chicago: University Of Chicago Press, 49-84.

Menec, V. H.; Chipperfield, J. G. (2001): A Prospective Analysis of the Relation Between Self-Rated Health and Health Care Use Among Elderly Canadians, in: Canadian Journal on Aging, 20 (4), 293-306.

Midanik, L. T.; Soghikian, K.; Ransom, L. J.; Tekawa, I. S. (1995): The Effect of Retirement on Mental Health and Health Behaviours: The Kaiser Permanence Retirement Study, in: Journal of Gerontology: Psychological Sciences and Social Sciences, 50B (1), 559-561.

Mohr, G. (o.J.): Erwerbslosigkeit, in: Kleinbeck, U.; Schmidt, K.-H. (Hrsg.): Enzyklopädie der Psychologie, Band Arbeitspsychologie, Göttingen: Hogrefe. (im Druck)

Moor, C.; Zimprich, D.; Schmitt, M.; Kliegel, M. (2006): Personality, Aging Self-Perceptions, and Subjective Health: A Mediation Model, in: The International Journal of Aging and Human Development, 63 (3), 241-257.

Organization for Economic Cooperation and Development (OECD) (1995): The Transition from Work to Retirement, Paris: Organization for Economic Cooperation and Development.

Pinquart, M. (2001): Correlates of Subjective Health in Older Age: A Meta-Analysis, in: Psychology and Aging, 16 (3), 414-426.

Pinquart, M.; Schindler, I. (2007): Changes of Life Satisfaction in the Transition to Retirement: A Latent-Class Approach, in: Psychology and Aging, 22 (3), 442-455.

Quick, H.; Moen, P. (1998): Gender, Employment and Retirement Quality: A Life Course Approach to Differential Experiences of Men and Women, in: Journal of Occupational Health Psychology, 3 (1), 44-64.

Rodin, J.; McAvay, G. (1992): Determinants of Change in Perceived Health in a Longitudinal Study of Older Adults, in: Journal of Gerontology, 47, 373-384.

Roth, C.; Wegge, J.; Schmidt, K.-H. (2007): Konsequenzen des Demographischen Wandels für das Management von Humanressourcen, in: Zeitschrift für Personalpsychologie, 6 (3), 99-116.

Rüdiger, H. W. (2009): Ältere am Arbeitsplatz, in: Letzel, S.; Nowak, D. (Hrsg.): Handbuch der Arbeitsmedizin, 12. Ergänzungslieferung, 05/09, BVI-2.

Schmidt, K.-H.; Wegge, J. (2009): Altersheterogenität in Arbeitsgruppen als Determinante von Gruppenleistung und Gesundheit, in: Dehmel, A.; Kremer, H.-H.; Schaper, N.; Sloane, P.F.E. (Hrsg.): Bildungsperspektiven in alternden Gesellschaften, Frankfurt am Main: Peter Lang, 169-183.

Schmitt, N.; Coyle, B. W.; Rauschenberger, J.; White, J. K. (1979): Comparison of Early Retirees and Non-Retirees, in: Personnel Psychology, 32 (2), 327-340.

Schmitt, N.; McCune, J. (1981): The Relationship Between Job Attitudes and the Decision to Retire, in: Academy of Management Journal, 24 (4), 795-802.

Seidler, A.; Nienhaus, A.; Bernhardt, T.; Kauppinen, T.; Elo, A. L.; Frolich, L. (2004): Psychosocial Work Factors and Dementia, in: British Medical Journal, 61 (12), 962-971.

SHARE-Study, Survey of Health, Ageing and Retirement in Europe, in: http://www.share-project.org/.

Shultz, K. S.; Morton, K. R.;Weckerle, J. R. (1998): The Influence of Push and Pull Factors on Voluntary and Involuntary Early Retirees' Retirement Decision and Adjustment, in: Journal of Vocational Behavior, 53 (1), 45-57.

Smith, D. B.; Moen, P. (2004): Retirement Satisfaction for Retirees and their Spouses: Do Gender and the Retirement Decision-Making Process Matter?, in: Journal of Family Issues, 25 (2), 262-285.

Solomon, C. M. (1995): Unlock the Potential of Older Workers, in: Personnel Journal, 74 (10), 56-66.

Statistisches Bundesamt (Hrsg.) (2006): Bevölkerung Deutschlands bis 2050: 11. koordinierte Bevölkerungsvorausberechnung, Wiesbaden 2006.

Sterns, H. L.;Miklos, S. M. (1995): The Aging Worker in a Changing Environment: Organizational and Individual Issues, in: Journal of Vocational Behavior, 47 (3), 248-268.

Swanson, E. A.; Tripp-Reimer, T.; Buckwalter, K. (Eds.) (2001): Health Promotion and Disease Prevention in the Older Adult, New York: Springer.

Taylor, M. A.; Shore, L. M. (1995): Predictors of Planned Retirement Age: An Application of Beehr's Model, in: Psychology and Aging, 10 (1), 76-83.

van Dam, K.; van der Vorst, J. D. M.; van der Heijden, B. I. J. M. (2009): Employees' Intentions to Retire Early: A Case of Planned Behavior and Anticipated Work Conditions, in: Journal of Career Development, 35 (3), 265-289.

van Solinge, H. (2006): Changing Tracks: Studies on Life After Early Retirement in the Netherlands, NIDI Report Nr. 70, Den Haag: NIDI.

van Solinge, H. (2007): Health Change in Retirement: A Longitudinal Study among Older Workers in the Netherlands, in: Research on Aging, 29 (3), 225- 256.

von dem Knesebeck, O.; Wahrendorf, M.; Hyde, M.; Siegrist, J. (2007): Socio-Economic Position and Quality of Life Among Older People in 10 European Countries: Results from the SHARE Study, in: Ageing & Society, 27 (2), 269-284.

Warr, P. (2001): Age and Work Behaviour: Physical Attributes, Cognitive Abilities, Knowledge, Personality Traits and Motives, in: International Review of Industrial and Organizational Psychology, 16, 1-36.

Wegge, J.; Frieling, E.; Schmidt, K.-H. (2008a): Alter und Arbeit, in: Wirtschaftspsychologie, 10 (3).

Wegge, J.; Roth, C.; Neubach, B.; Schmidt, K.-H.; Kanfer, R. (2008b): Age and Gender Diversity as Determinants of Performance and Health in a Public Organization: The Role of Task Complexity and Group Size, in: Journal of Applied Psychology, 93 (6), 1301-1313.

Willis, S. L.; Schaie, K. W. (2005): Cognitive Trajectories in Midlife and Cognitive Functioning in Old Age, in: Willis, S. L.; Martin, M. (Eds.): *Middle Adulthood: A Lifespan Perspective,* Thousand Oaks, CA: Sage, 243-276.

Wilson, R. S.; Barnes, L. L.; Krueger, K. R.; Hoganson, G.; Bienias, J. L., Bennett, D. A. (2005): Early and Late Life Cognitive Activity and Cognitive Systems in Old Age, in: Journal of the International Neuropsychological Society, 11 (4), 400-407.

Yen, L.; Schultz, A. B.; McDonald, T.; Champagne, L.; Edington, D. W. (2006): Participation in Employer-Sponsored Wellness Programs Before and After Retirement, in: American Journal of Health Behavior, 30 (1), 27-38.

C

Anwendungsfelder im Marketing

14. Der Einsatz von Werbemethoden im Gesundheitsmarketing

Nicole Knaack

Die Verbindung von Werbung und Gesundheitsförderung beschränkt sich bisher im Wesentlichen auf die Gestaltung besonderer Gesundheitskampagnen. Häufig beworben werden Gesundheitsförderungsangebote oder konkretes gesundheitsförderliches Verhalten vor allem im Zusammenhang mit dem Ziel, das Image eines Unternehmens positiv zu beeinflussen wie das beispielsweise bei Krankenkassen und in der Pharmaindustrie der Fall ist. Diese Bestrebungen sind vor dem Hintergrund steigender Finanzierungsprobleme im Gesundheitswesen, der demographischen Entwicklung und der Veränderung des Krankheitsspektrums ein wichtiges gesundheitspolitisches Ziel. Korrespondierende Werbeziele wären Erhöhung der Teilnahme an wirkungsvollen qualitätsgesicherten Präventionsangeboten, Verbesserung der persönlichen Gesundheitseinstellungen und Übernahme von Eigenverantwortung für die eigene Gesundheit, sowie Erhöhung des Images der solidarischen Finanzierung des Gesundheitswesens. Obwohl Werbung zu den bedeutendsten Instrumenten innerhalb des Produktmarketings und der Verhaltensbeeinflussung gehört, legen Leitlinien für die Prävention in der gesetzlichen Krankenversicherung eher den Rückschluss nahe, dass Werbung in der Gesundheitsförderung nicht als geeignetes Mittel zur Zielerreichung akzeptiert wird.

In diesem Beitrag soll die Bedeutung des Kommunikationsinstrumentes Werbung für das Gesundheitsmarketing als Teilbereich des sozialen Marketings herausgearbeitet werden. Es soll skizziert werden, wie Gesundheitsbotschaften und beeinflussende Angebote zielgruppengerecht vermarktet werden können ohne dabei auf inhaltliche Qualität (vgl. Leitfaden Prävention, 2008) zu verzichten. Die politische Bewertung in den 90-iger Jahren, dass Marketing und Gesundheitsförderung zwingend voneinander zu trennen seien, scheint von der aktuellen Erfahrung überholt zu werden, dass Gesundheitsförderung auch Werbung für gesundes Verhalten sein muss.

Gesundheitskommunikation als ein Element des sozialen Marketings

Marketing umfasst alle Funktionen und Prozesse einer Organisation, die dazu geeignet sind, Produkte zu schaffen, deren Wert zu kommunizieren, sie zu liefern und gegen andere Werte gewinnbringend zu tauschen (vgl. Kotler et al. 2007). Der Ausgangspunkt für das Marketing sind Wünsche von Menschen, die sich aus ihrem Bedarf und dem Bedürfnis ableiten lassen, das eigene Leben zu sichern (Kleidung, Nahrung, soziale Kontakte, Sicherheit) und möglichst angenehm zu verbringen (Bildung, Freizeitgestaltung). Auf dieser Grundlage entsteht das menschliche Streben, Produkte und Dienstleistungen in Anspruch zu nehmen, die das persönliche Wohlgefühl, den sozialen Status und die Gesundheit stärken. Eine Aufgabe des Marketings ist es, Kunden zu gewinnen, die das Wertangebot der Organisation schätzen und bereit zum Tausch (Kauf) sind. Zugehörige Organisationsaktivitäten werden in Marketing- und Geschäftsplänen strukturiert. Sie orientieren sich an den Bedürfnissen der Kunden, der Position und Bewegung der Wettbewerber und enthalten unter anderem die Marktanalyse, die Planziele und die Marketingstrategie. Die Marketingstrategie ist der „Spielplan", mit dem die Instrumente zur Marktanalyse, die Zielgruppe (Zielmarkt), die Produkte und Dienstleistungsangebote, die Vertriebswege, das Kundenmanagement und die Kommunikationsinstrumente, zu der die Werbung zählt, festgelegt werden.

Das Kommunikationsinstrument **Werbung** hat das Ziel, den Absatz zu fördern, die Zielgruppen wirkungsvoll anzusprechen und so zu beeinflussen, dass sie das gewünschte Verhalten (z.B. Kauf, Gesundheitsverhalten, Nutzung kultureller Angebote) zeigen. Neben den ökonomischen Werbezielen, wie Erhöhung des Marktanteils, des Absatzes und des Gewinns, gibt es nichtökonomische Werbeziele wie Emotionen und Bedürfnisse wecken, motivieren, überzeugen oder Nutzenvorstellungen schaffen. Hierzu werden Produkte und Dienstleistungen auf nicht persönlichem Wege unter Einsatz von Medien einer vorher bestimmten Zielgruppe präsentiert (vgl. Kotler et al. 2007).

In der **Gesundheitskommunikation** werden Informationen über Gesundheit und Krankheit vermittelt, Handlungen und Verhaltensweisen direkt beeinflusst oder gesteuert und über Aufgaben und Angebote von Institutionen und Unternehmen aus dem Gesundheitssektor informiert. Die Ziele sind eine eher am Bedarf als am Bedürfnis orientierte Information und Aufklärung, Motivation zum Gesundheitsverhalten, sowie Sicherung der gesundheitlichen Versorgung der Bevölkerung. Diesem Zweck dienen Datenübermittlungen wie etwa in der Telemedizin, Aufklärung und Information mit differenziertem Content, z.B. im Internet, Beratungsangebote für Einzelpersonen und Settings, aber auch die plakative Kommunikation eindeutiger Verhaltensweisen und Botschaften wie etwa bei der AIDS-Kampagne der *BzgA* Köln.

Slogans wie „Gib AIDS keine Chance", „Be smart, dont' t start", „Fünf am Tag" oder „Gemeinsam Klasse sein" können Teil des **sozialen Marketings** für umfangreiche Projekte aus Prävention und Gesundheitsförderung sein. Es unterscheidet sich vom kommerziellen Marketing dadurch, dass die im Markt zu platzierenden Produkte „immateriell", d.h. sozialer Natur sind. Auch gesellschaftliche Denk- und Verhaltensmuster und Dienstleistungen zählen zu den Objekten des sozialen Marketings. Mit sozialem Marketing können mehrere Zielgruppen gleichzeitig erreicht werden. Ziel ist es, persönliche Einstellungen, Motive und Motivation und letztlich Handlungsweisen in eine gewünschte Richtung zu steuern.

Die Kommunikationsziele von sozialem Marketing und Gesundheitsförderung ähneln sich. Das kann leicht zu dem Fehlschluss führen, Methoden der Gesundheitsförderung und Kommunikationsinstrumente des Marketings wie etwa der Werbung gleich zu setzen. Mithilfe des sozialen Marketings kann es v.a. gelingen, Zielgruppen erfolgreich anzusprechen, für ein materielles, gesundheitsförderliches Produkt (Kondom) oder Verhalten (ich mache es nicht ohne) zu begeistern oder die Grundeinstellung zum eigenen Körper und zur Eigenverantwortung innerhalb der Settings zu beeinflussen. Eine nachhaltige Verhaltensänderung bedarf jedoch weiterer Elemente der Verhaltensbeeinflussung.

Elemente des Gesundheitsmarketings

Bei einer kommerziellen Kommunikationskampagne, werden alle Stellglieder der Kaufentscheidung so gestaltet, dass die Meinungen und das Verhalten der Zielgruppe (Konsumenten) den gewünschten Markterfolg (Kaufverhalten) bringen. Die Planung kann für das Marketing einer Gesundheitskampagne übertragen werden. Sie läuft in mehreren Schritten ab (vgl. Schweiger/Schrattenecker 2009, S. 19-45).

Erster Schritt: Klärung der Rahmenbedingungen

- **Markt:** Was machen die Mitbewerber? Welche Ressourcen sind im eigenen Unternehmen vorhanden? Wie leistungsfähig sind die Mitbewerber? Wie beurteilt die Zielgruppe die Mitbewerber?
- **Werbebotschaft:** Welche Sachinformation ist für das gewünschte Verhalten notwendig? Wie muss die Sachinformation gestaltet sein, dass sie aufgenommen wird? An welche Vorkenntnisse der Zielpersonen kann angeknüpft werden? Welche Risiken sind mit der Kaufentscheidung oder einer Handlung verbunden? Wird die Erwartung des Käufers an das Produkt bzw. die Dienstleistung erfüllt und erweist sich die Kaufentscheidung oder Handlung auch noch nachträglich als richtig.

Zweiter Schritt: Entwicklung der Kommunikationsstrategie

Ziel ist es, die persönliche Einstellung zu einer Handlung zu verbessern und den Käufer oder Nutzer eines Gesundheitsförderungsangebotes davon zu überzeugen, dass ein Konkurrenzprodukt oder konkurrierende Dienstleistung die persönlichen Erwartungen nicht erfüllen wird.

Dritter Schritt: Bestimmung der Zielgruppe und des Konsumentenverhaltens

Wie verhalten sich die Konsumenten/Nutzer ähnlicher Produkte? Wie groß ist das Interesse der Zielgruppe am Produkt oder an einer Handlung (Involvement)? Welche Motive (Beweggründe) und Emotionen können die Einstellung zum Produkt oder zu einer Handlung positiv beeinflussen? Welches Image führt am ehesten zu einer intuitiven Kaufentscheidung oder Veränderung des Verhaltens? Die Grundlage für soziales Marketing ist die konkrete Zielgruppenanalyse:

- Soziale und demographische Charakteristika (z.B. wirtschaftlicher Status, Bildung, Alter, Lifestyle, usw.),
- psychosoziale Eigenschaften (Einstellungen, Emotionen, Motivationen, Werte, Verhaltensweisen),
- besonderes Bedürfnis nach Lösung eines Konfliktes oder Vereinfachung der Alltagsaktivitäten,
- religiöse Traditionen und Werte.

Diese Kenntnisse werden durch Marktforschung erworben. Sie bleiben während der Planungs- und Durchführungsphase einer Kampagne ein entscheidendes Begleitinstrument um die Marketingstrategien und die Kommunikationsinstrumente an sich verändernde Bedingungen anpassen zu können.

Planung der Kommunikationsinstrumente

Werbung ist eine ursprüngliche Kommunikationsform, bei der Personen „absichtlich" und „zwangsfrei" im Sinne eines bestimmten Verhaltens beeinflusst werden sollen (vgl. Simon 1997). Ihre Bedeutung für die Gewinnmaximierung eines Unternehmens führte in der Vergangenheit dazu, dass Werbeetats von Unternehmen stetig wuchsen (vgl. Zentralverband der deutschen Werbewirtschaft 2009). Mit verschiedenen Werbeformen (z.B. TV, Print) wird eine Botschaft an eine Zielgruppe vermittelt, die ein gewünschtes Verhalten zeigen soll. Die inhaltliche Aussage wird so in Bilder, Worte, Töne umgesetzt, dass der Impuls entsteht, das erwünschte (Kauf-)Verhalten oder die Einstellung zu einem Produkt, Angebot oder Unternehmen in erwünschter Weise zu zeigen. Vergleicht man das Modell des **Konsumentenverhaltens** von Engel et al. (vgl. Schweiger/Schrattenecker 2009, S. 229) mit Modellen zur Entstehung des **Gesundheitsverhaltens** (vgl. Knoll/Scholz 2005, S. 27-87) fallen

Analogien auf. In beiden Erklärungsansätzen von Verhalten geht es um den Prozess der Entstehung und Veränderung von Verhaltensweisen und deren Beeinflussungsgrößen. Im einen Modell mündet der Prozess im Konsumverhalten und führt schließlich zum zufriedenen oder unzufriedenen Konsumenten. Beim gesundheitswissenschaftlichen Ansatz mündet der Prozess im eigenverantwortlichen, gesundheitsförderlichen Handeln und der Herausbildung von Gesundheitsressourcen. Während Engel et al. (vgl. Mayer/Illmann 1999, S. 103) davon ausgehen, dass die notwendigen Impulse (Stimuli) zur Kaufentscheidung immer wieder erneuert werden müssen, suchen Gesundheitswissenschaftler nach den Impulsen, die zu nachhaltiger Verhaltensänderung führen.

14.2 Gestaltung von Werbung in der Gesundheitsförderung

Für die Gestaltung von Werbung haben Schweiger/Schrattenecker die Phasen der Werbeplanung zusammengefasst. Dieses Modell berücksichtigt die neuere Literatur zu diesem Thema und ist als Orientierung für die Praxis geeignet (vgl. Schweiger/Schrattenecker 2009, S. 171). Die kreative Gestaltung der Werbung ist Teil des Werbekonzeptes, quasi als Kernstück der gesamten Werbeplanung. Beim Werbekonzept werden alle vorherigen Analyseergebnisse und Zielplanungen berücksichtigt. Die Auswahl der Werbeträger hängt vom Budget ab. In der Gesundheitsförderung werden hochpreisige Werbeformen wie TV und Kino eher selten genutzt.

Beziehung zwischen Werbeobjekt und Zielgruppe

In der Werbung wird davon ausgegangen, dass praktisch jede Sache, jede Idee beworben werden kann. Nutzt man eine vorhandene gute Beziehung zwischen Zielgruppe und Werbeobjekt aus, können neue Botschaften vermittelt werden. Sind der Zielgruppe die Nutzenaspekte des Produkts oder des Verhaltens nicht bekannt, so sind sie in der Werbung zu vermitteln. Nutzenaspekte ergeben sich aus folgenden Fragestellungen:
- Nach welchen Kriterien wählt die Zielgruppe bisher die Angebote aus? (Spass, Freude, Mode, Nutzen/Wirkungsgrad, Kosten, Erreichbarkeit)
- Welche Einstellungen hat die Zielgruppe zur Produktkategorie?
- Wird das Angebot eher von Männern oder von Frauen bevorzugt?
- Welche Bedeutung hat das Produkt bzw. das Verhalten bisher in der Peergroup? Welche Ansatzpunkte lassen sich nutzen, die Akzeptanz zu erhöhen?

- Stößt das Verhalten auf soziale Akzeptanz? Wie kann die Werbung soziale Akzeptanz fördern?
- Welche Konflikte können im Lebensumfeld entstehen (z.b. bei Veränderung der Essgewohnheiten oder des Freizeitverhaltens)? Welche Lösungen für diese Konflikte können in der Werbung angeboten werden?
- An welche Trends kann man anknüpfen - z.B. bei Nutzung von Trendsportarten.
- Welche Medien bringt die Zielgruppe Vertrauen entgegen? Mit welchen Medien wird die Zielgruppe erreicht?

Werbeziele

Werbeziele geben die Richtung zur Werbung für Produkte oder für Lebensstiländerung vor. Grundsätzlich zielt Werbung darauf ab, dass die Zielpersonen,

- eine positive Einstellung zu einem erwünschten Verhalten (z.B. Kondombenutzung, fünf Mal am Tag frisches Obst und Gemüse essen) gewinnen,
- das Gesundheitsförderungsangebot (z.B. Nordic Walking-Kurs) nachfragen und nutzen ohne weitere Belohnungsreize zu beanspruchen (z.B. Bonuszahlungen)
- und das Verhalten (z.B. „Ich bewege mich 3 x 30 min pro Woche.") beibehalten.

Die Ansprache des Einzelnen kann schließlich auch zu einem veränderten Gruppenverhalten führen. Ein Beispiel für den Einfluss des sozialen Marketings auf die Einstellungsänderung in Subgruppen zeigt das stringente Schutzverhalten bestimmter AIDS-Risikogruppen (vgl. BzgA 2009).

Werbewirkung

Um Verhalten zu beeinflussen, muss eine Botschaft aufgenommen, verarbeitet und gespeichert werden. „Daher sind die Bereitstellung von Information, die Erzielung von Aufmerksamkeit, die Kommunikation der Botschaften, die Veränderung von Einstellungen und Verhalten und die Erzeugung von Images die Mittel zum Zweck der ökonomischen Werbezielerreichung [...]" (vgl. Schmidt 2004, S. 237). So wie Stadienmodelle (vgl. Knaack 2007, Knoll 2005) die Entstehung von Gesundheitsverhalten erklären, wird in der Werbebranche die Werbewirkung durch Stufenmodelle erklärt. Die Beeinflussung der Kaufentscheidung und Willensbildung wird in allen Modellen als Ziel der Werbung beschrieben. Ob Werbebotschaften Zugang zu kognitiven und emotionalen Verarbeitungsprozessen erhalten, hängt davon ab, inwieweit es gelingt, **Aufmerksamkeit** zu erzeugen oder an bereits bestehende Einstellungen, Willensbildung und Vorerfahrungen anzuknüpfen. Aufmerksamkeit entsteht durch Gestaltungselemente. Hierzu zählen Bildgestaltung, Texte und die

Gesamtgestaltung. Bild- und Textstruktur beeinflussen die Aufnahme und Verarbeitung von Informationen. Bilder können vom Gehirn leichter verabeitet werden als Texte, kurze Sätze besser als lange Sätze. Grundsätzlich gilt hierfür die Regel: „Keep it simple and stupid". Die Gesamtgestaltung wird häufig den Anforderungen des Corporate Designs untergeordnet.

Krankenkassen grenzen sich in ihrer Bewerbung von Gesundheitsthemen durch ihr Corporate Design deutlich voneinander ab, obgleich ihr Leistungsspektrum nur einen geringen Differenzierungsgrad aufweist. Der Wiedererkennungseffekt (z.b. blau für *TK* und grün für *AOK*) sorgt für eine leichtere Marktdurchdringung. Damit steigt der Bekanntheitsgrad der Unternehmen ohne den Mitteleinsatz zu erhöhen. Die Anti–Aids Kampagnen der *BzgA* hingegen zeigen, dass die Gestaltung einzelner Botschaften auf eine jeweilige Zielgruppe angepasst werden kann. Gewünschte Wiedererkennungseffekte werden lediglich durch den Einsatz eines einheitlichen Logos erzeugt (z.B. „Gib Aids keine Chance" oder „BzgA"). Hier handelt es sich weniger um Imagekampagnen für die *BzgA* als eine Imagekampagne für den Inhalt – hier die Benutzung von Kondomen als gesundheitserhaltendes Verhalten.

Wie entsteht Aufmerksamkeit?

In der ersten Stufe der Werbewirkung wird die Bereitschaft aktiviert, eine Information aufzunehmen. Die sich daran anschließenden kognitiven und emotionalen Verabreitungsprozesse hängen von persönlilchen Interessen ab (z.B. an einer Handlung, einem Bild, einer Musik, einer Frage oder der Erkenntnis, dass die Botschaft einen Ausweg aus einem bestehenden inneren Konflikt bietet). Erzeugen die gestalterischen Reize Aufmerksamkeit, sind wir bereit, die Informationen zu verarbeiten und zu speichern.

Die Reaktion auf **emotionale Reize** sind kaum willentlich kontrolliert und werden vor allem durch das Nervensystem gesteuert. Nachvollziehbar wird diese emotionale Wirkung beispielsweise beim Betrachten eines Kindes, eines Tieres oder eines erotischen Fotos. Zu den **kognitiven Reizen** zählen insbesondere Konflikte, Überraschungen, Lösungsangebote und Aufklärung. Im Gegensatz zu den emotionalen Reizen nutzen sie sich als Impuls für erwünschtes Verhalten schnell ab. **Physische Reize** erzeugen dann Aufmerksamkeit, wenn sie nicht zu übersehen sind. So wird eine größere Schrift frühzeitiger wahrgenommen und gelesen als daneben stehende Informationen mit einer kleineren Schrifttype. In den darauffolgenden Stufen wird die Aufmerksamkeit bei der Zielperson in Begehren, das Angebot oder die Lösung eines Problems für sich zu nutzen, umgewandelt. Die Einstellung zu einem Verhalten oder zu einem Produkt wird gefestigt und das Angebot oder die Marke bleibt in Erinnerung. Diese Stufen werden dem emotionalen, nicht bewußt gesteuerten Teil der Verhaltensbeeinflussung zugeordnet.

Weniger als Prozess aufeinander aufbauender Stufen, sondern als Prozess mit Wechselwirkungen beschreiben Kroeber-Riel und Esch (2008) die Wirkung von Werbung. Die Autoren setzen die Wirkungskomponenten Involvement und

Aufmerksamkeit der Zielperson mit der Gestaltung der Werbung in Beziehung. Daraus egeben sich konkrete Hinweise auf die Ausgestaltung.

Bilder:
- Objekte und Motive sollen leicht erkennbar sein.
- Details sind sichtbar, damit eine Zuordnung zu anderen Bildern aus einer Serie möglich ist.
- Fotografien haben eine höhere emotionale Wirkung als Graphiken, deshalb können sie besser erinnert werden.
- Es dürfen nicht zu viele Elemente enthalten sein;. sie sollen klar und übersichtlich sein; d.h. nicht viele kleine Bilder, sondern ein großes Bild.

Text:
- Längere Texte erzeugen wenig bis gar keine Aufmerksamkeit.
- Überschriften erzeugen die höchste Aufmerksamkeit.
- Flattersatz wirkt stärker als Blocksatz.
- Text sollte 35 bis 55 Zeilen betragen.
- Je kürzer die Sätze desto verständlicher sind sie; kein Satz über 17 Worte.
- Schrift in Großbuchstaben lässt sich schlecht lesen.
- Deutsche Begriffe vor Fremdwörtern verwenden.

Insgesamt sollte der Blick auf die wichtigste Botschaft gelenkt werden. Die Blickrichtung folgt dem Element in der Werbung, dass die meiste Aufmerksamkeit erzeugt. Kognitive und emotionale Verarbeitungsprozesse haben einen großen Einfluss auf die Entstehung von Aufmerksamkeit. **Emotionale Verarbeitungsprozesse** führen zu innerer Erregung wie Sympathie, Freude, Anteilnahme oder auch Abneigung. **Kognitive Verarbeitungsprozesse** führen eher zu einem stärkeren Selbstmanagement, zu Selbstregulierung und Selbstkontrolle (vgl. Moser 2002), was die Aufmerksamkeit für das beworbene Produkt oder die beworbene Botschaft reduziert.

Bedeutung von Involvement für die Werbewirkung

Kroeber-Riel und Esch (2008) berücksichtigen in ihrem Ansatz, dass die Aufmerksamkeit (Attention) unterschiedlich stark oder schwach ausgeprägt sein kann. Personen, die wenig Bezug und Betroffenheit (Involvement) zum beworbenen Produkt haben, zeigen eher eine schwache Aufmerksamkeit. Je involvierter die Zielgruppe ist, desto mehr Sachinformation kann ihr zugemutet werden. Wichtige Informationen werden mit sachlichen Argumenten vermittelt, um den Entscheidungsprozess zu erleichtern. Wollen Institutionen aus dem Gesundheitssektor (Klinik, Kurheim, Physiotherapeut, Gesundheitsamt) für ein gutes Image werben, sind demzufolge Themen aufzugreifen, die von den Zielpersonen hoch bewertet werden.

Treffen emotional gestaltete Botschaften und schwaches Involvement aufeinander, werden emotionale Vorgänge ausgelöst, die ihrerseits erwünschte kognitive Verarbeitungsprozesse auslösen können und in der Summe die gewünschte Handlung, beispielsweise Einstellungsänderung, Wechsel der Krankenkasse, Spende für eine gemeinnützige Einrichtung, Veränderung der Verhältnisse im Setting oder das angestrebte Gesundheitsverhalten auslösen.

Schwaches Involvement erfordert affektive Reize (z.B. durch Bilder, Musik oder eindrucksvolle kurze Botschaften). Mit einer entsprechenden Darstellung von Sachinformatonen können wirksam Emotionen (z.B. Mitleid, Spannung) ausgelöst werden.

Wiederholungen unterstützen die Werbewirkung

Durch häufige Wiederholung der emotionalen Ansprache entsteht eine verhaltenswirksame Einstellung (vgl. Schweiger/Schrattenecker 2009). In der Gesundheitsförderung lassen sich durch wiederholten Einsatz von Slogans der Bekanntheitsgrad bevorzugter gesundheitsförderlicher Verhaltensweisen sowie der Wirkungsgrad der Botschaften erhöhen. „Slogans" könnten zukünftig von einer koordinierenden Stelle (z.B. *AID*, *DGE*, *BzgA*) für den öffentlichen Gesundheitsbereich entwickelt werden und in Kooperation beispielsweise mit Schulen, den Spitzenverbänden der gesetzlichen Krankenkassen oder den Gesundheitsämtern einen breiten und wirkungsvollen Einsatz finden. Ein Beispiel, das solche vielfältigen Einsatzmöglichkeiten dokumentiert, ist die Werbung für den regelmäßigen Konsum von Gemüse und Obst mit dem Solgan „Fünf am Tag" .

Bei der Bewerbung lassen sich emotionale Gestaltungselemente und informative Elemente mischen. Dadurch wird die Wirkkette der kognitiven und emotionalen Verarbeitung verstärkt (vgl. Kroeber-Riel/Esch 2008). Wirbt beispielsweise ein Seniorenheim mit der Zertifizierung nach DIN 9001 richtet sich die Ansprache v.a. an Personen, die zur involvierten Zielgruppe gehören. Oder anders ausgedrückt, Involvierte Personen decodieren die Botschaft auf erwünschte Weise. Der Qualitätshinweis setzt voraus, dass er von den Zielpersonen als Vorteil des Angebotes interpretiert werden kann.

Im zweiten Schritt können beim Werbekontakt auch emotionale Vorgänge ausgelöst werden, die zu einer effizienten Verarbeitung und Speicherung der Informationen führen (vgl. Schweiger/Schrattenecker 2009, S. 188). Die Werbung für eine Seniorenresidenz mit dem Slogan „Wohnen am See" ist hingegen eine Ansprache mit einem höheren Differenzierungsgrad. Neben dem Interesse an einer Versorgung im Seniorenheim ist die Werbewirkung an Ortskenntnis der Zielpersonen gebunden. Soll bei der Bewerbung das Miteinander der Bewohner und das emotionalere Sicherheits- und Kontaktbedürfnis betont werden, ist der Slogan „Kaffee trinken, Kuchen essen, gemütlich zusammen sitzen – eben wie früher" angemessen. „Wir nehmen Sie an die Hand" orientiert sich an dem Wunsch nach medizinischer bzw. pflegerischer Betreuung. Je nach Involvement der Zielgruppen und Kundenerwartung stützt sich die Bewerbung auf unterschiedliche Botschaften, auch wenn das Produkt „Seniorenheim" scheinbar gleich bleibt (Seniorenresidenz Itzelberger See 2009, Schöneberger Pflegeteam 2009, BRK-Seniorenheim Kötzing 2009).

Bedeutung der Wahrnehmung für die Werbewirksamkeit

Dass Werbebotschaften wahrgenommen werden, hängt im erheblichen Maß von der Wahl des Mediums ab. Da sich dieser Beitrag auf Printmedien bezieht, wird im Folgenden nicht auf die Wahrnehmungsintensität in Abhängigkeit vom gewählten Medium eingegangen sondern insbesondere der Aspekt der Werbegestaltung hervorgehoben.

Generell nehmen Menschen am ehesten das war, was sie wahrnehmen wollen. Unangenehme Aspekte werden gefiltert (vgl. Schweiger/Schrattenecker 2009, S. 211). Dieses Phänomen der selektiven Wahrnehmung wird auch als „imaginärer Filter" bezeichnet (vgl. Hünerberg/Heise 1995, S. 242f.). Der Versuch der „one-to many" Kommunikation stößt also an Grenzen. Dietz (in Hünerberg/Heise, 1995, S. 243) macht darauf aufmerksam, dass „der Versuch, möglichst viele mit einer einheitlichen Kampagne anzusprechen" zu einem „Minimal Konsens" führt. Wahrgenommen wird die Werbebotschaft dann, beispielsweise bei Polarisierung und wenn sich die Werbung den Zielpersonen ganz persönlich widmet, sie anspricht und ihre Bedürfnisse konkret aufgreift. Sobald aber das Prinzip der manipulativen Ansprache erkannt wird, flacht die Aufmerksamkeit ab oder entstehen innere Widerstände die Werbebotschaft anzunehmen.

Auch persönliche Eigenschaften der Zielpersonen bedingen die Wahrnehmung. Hierzu zählen unter anderem Wünsche, Wertvorstellungen und Lebensgewohnheiten: Was interessiert und was langweilt? Welchen Subgruppen fühlt sich die Zielgruppe zugehörig? Welches Verhalten wird bevorzugt nachgeahmt, welche Vorbilder gibt es?

Werbepsychologen greifen auf Methoden zurück, mit denen die Wahrnehmung grundsätzlich und in Abhängigkeit von der jweiligen Zielgruppe erhöht werden kann (vgl. Schweiger/Schrattenecker 2009). Die Wahrnehmung fällt leichter, wenn folgende Kriterien erfüllt sind:

- Prägnante Darstellungen: beispielsweise geometrische Figuren
- Trianguläre Komposition: die Objekte im Bild werden in Dreiecksform dargestellt
- Unvollständig dargestellte Objekte: erzeugen Spannung und den Impuls zur Ergänzung des Bildes
- Anschneiden von Figuren – nicht abschneiden: löst den Impuls aus, das Bild vollenden zu wollen
- Überlagerung von Objekten: erzeugt Spannung und erhöht die Konzentration
- Abheben vom Hintergrund durch Farbgebung

- Verwendung von Kippfiguren: in einer Hand können zum Beispiel die Fingerabdrücke eines Täters oder die Hand eines Opfers erkannt werden
- Ungewöhnliche Perspektive: beispielsweise durch Nahaufnahme, Froschperspektive, schräg abgebildete Gestalten; visuelle Spannung entsteht insbesondere wenn die Gestalt verzerrt aber noch erkennbar ist; schräge Darstellungen erscheinen dynamisch und besonders lebensfroh
- Einfach – einheitlich – kontrastreich (vgl. Behrens 1996).

Bedeutung von Bildern für die Werbewirksamkeit

Bei der Wahrnehmung von Informationen werden Bilder gegenüber Texten bevorzugt. Sie werden länger und häufiger fixiert (vgl. Behle 1998, S.30-31). Sie werden als Realität wahrgenommen, sie sind informationsdichter, sie werden weniger hinterfragt, sie führen leichter zu inneren Bilder und eignen sich insbesondere für die Vermittlung von Emotionen, da sie mehr als Texte beindrucken können. Um ein Bild von mittlerer Komplexität aufzunehmen und abzuspeichern benötigt der Mensch im Durchschnitt 1,5 bis 2,5 Sekunden (vgl. Kroeber-Riel/Esch 2000) und werden daher als „schneller Schuß ins Gehirn" bezeichnet. Dabei ist die Anstrengung des Gehirns zur Verarbeitung der Bilder nachweislich geringer als bei Texten. Andererseits läßt die Interpretation von Bildern mehr Möglichkeiten zu als Texte (vgl. Behle 1998, S. 32). Es können folglich mehr unbeabsichtigte Assoziationen entstehen als bei textlicher Darstellung. Bilder sind besonders gut geeignet auch komplexe Sachverhalte prägnant und leicht verständlich darzustellen.

Wichtig für die Wahrnehmung und Wirkung der Werbung im Gesundheitsbereich ist, dass Informationen zu gesundheitlichen Verhaltensweisen im Gedächtnis bleiben (vgl. Lasogga 1998, S. 261ff.). Da Bilder insbesondere in Verbindung mit Slogans gut erinnert werden, haben sie für Gesundheitskampagnen eine hohe Bedeutung. Die *TK* setzt beispielsweise für eigene Gesundheitsangebote „Key visuals" ein, die auf allen Medien, die über das Angebot informieren, wiedererkannt werden können. Bilder haben auch für die sogenannte Profilierungsstrategie von Unternehmen eine hohe Bedeutung (vgl. Kramer 1998, S. 93ff.). Dabei wird ein bestimmtes Verhalten (Kaufverhalten) oder eine Einstellung in der Menge von bevorzugten Verhaltens- und Einstellungsalternativen platziert.

Bei der Werberealisierung verfolgen Werbemacher unterschiedliche strategische Wege. Bei der **Integrationsstrategie** werden Bilder konsequent zum Transport von Schlüsselbotschaften eingesetzt. Ein bekanntes Beispiel hierfür sind die bekannten Naturbilder in der Marlborowerbung, die mit Abenteuer und Freiheit assoziiert werden. Eine besondere Integrationsstrategie ist die so genannte „fraktale Strategie". Die Zielgruppen werden mit betont heterogenen Bildern angesprochen (Student mit Wärmflasche auf dem Kopf, was medizinisch keinen Sinn bei einer Erkältung machen würde, wohl aber ein Eisbeutel nach durchzechter Nacht: „Auf der Jagd nach Scheinen kann man sich ganz schön was einfangen, *TK*"). Eine solche Werbung ist dann erfolgreich, wenn ihr eine genaue Zielgruppenanalyse voraus gegangen ist.

Beim Einsatz dieser Strategie muss darauf geachtet werden, dass den Zielgruppen keine gegenläufigen Botschaften vermittelt werden oder entgegengesetzte Assoziationen auftreten. Der Einsatz der **Durchsetzungstechniken** kann diesem unerwünschten Prozess vorbeugen. Hierzu gehört der Einsatz von Sozialtechniken wie Kindchenschema, mimische Ausdrucksformen und Bildmetaphern (z.B. Herz – Wir kümmern uns um Ihr Problem).

Bedeutung von Personendarstellung für die Werbewirksamkeit

Voneinander unterschieden werden:
- Personen mit bezug zum Produkt oder zur Dienstleistung,
- Personen, die keinen direkten bezug zum beworbenen Sachverhalt oder Produkt besitzen (vgl. Dannenberg et al. 2003, S. 41).

Dannenberg et al. (2003) unterscheiden **Personen mit Präsenzfunktion** von **Personen in Konsumsituationen**. In der Werbung haben Personen die Funktion, Glaubwürdigkeit und Akzeptanz der Kernaussagen zu steigern. Sie schaffen Authentizität, sie fungieren als Vorbilder und sie können durch ihre Präsenz abstrakte Zusammenhänge veranschaulichen oder auch dekorieren und so zur Emotionalisierung beitragen („Alle fünf Sekunden verhungert auf der Welt ein Kind").

Personen, die immer wieder für eine Sache werben, erhöhen die Identifikation mit einer Marke oder mit einem Produkt und sie fördern die Aufmerksamkeit sowie den Wiedererkennungseffekt des Produktes. Je akzeptierter die Werbepersönlichkeit in einer Zielgruppe ist, desto höher ist die Identifikation. Für die *Techniker Krankenkasse* wirbt *Charly Steeb* in einer DVD als Ex-Tennisprofi vor dem Hintergrund seiner persönlichen Erfahrungen als Experte für regelmäßige Bewegung im Alltag. Gleichzeitig kommen Fachexperten aus der Wissenschaft, ein Mentaltrainer und ein typischer Betroffener zu Wort. Alle diese Personen sagen mit unterschiedlichen Perspektiven und Rollen aus, dass die Motivation zum gesundheitsförderlichen Fitnesstraining, unter anderem eine Sache des Willens ist (Techniker Krankenkasse, Pilawa/Knaack 2009). Neben der Expertenmeinung wurden Aussagen von Personen gesetzt, die das Verhalten bereits umgesetzt haben. Im Sinne der Systematisierung von Dannenberg et al. (2003) handelt es sich hierbei um Personen in einer Konsumsituation.

Kommunikationsstil

Die Wahrnehmung, Aufnahme und Wirkung der Werbebotschaft hängt nicht nur vom Inhalt, sondern auch vom Kommunikationsstil und -ton (Tonality) ab. Für den

Werbestil werden Gestaltungstypen und -techniken unterschieden. In der **Slice-of-Life Technik** werden zufriedene Produktverwender in einer Situation des alltäglichen Lebens dargestellt. Bei der Lifestyle-Technik betont die Darstellung den Aspekt wie gut ein Produkt zu einem bestimmten Lebensstil passt. Die *AOK* lässt eine Person für ihr Kursangebot sprechen, die jung, frisch und lebensfroh wirkt: „Genau das Richtige für Genießertypen wie mich". Alle Attribute, die vermittelt werden, sollen auf das Produkt Kursangebot „Abenehmen mit Genuß" übertragen werden. Die Werbung sagt aus, dass der Kurs nichts für „Langweiler" oder „trübe Tassen" ist. „Es ist leicht, abzunehmen und genussvoll dazu. Es macht Spaß dabei zu sein. Wie gut, dass ich Mitglied der *AOK* bin – die tun etwas für mich".

Es lassen sich Stimmungen und Gefühlswelten für Produkte schaffen, mit der die Akzeptanz erhöht wird. Zu solchen Stimmungsbildern zählen Liebe, Schönheit, Abenteuer und Humor. Die Botschaften werden eher suggestiv vermittelt. Erklärungen werden nahezu unnötig wie etwa bei der AIDS-Kampagne der *BzgA*, bei der Obst undGemüse mit Kondom zu sehen ist. Die Werbung steht für „Benutze einen Kondom" und nicht „iss eine Birne mit Plastikhülle". Für ihr Stressbewältigungsprogrammm, das sich an Schüler richtet, setzt die *Techniker Krankenkasse* eine hübsche Schlange als Symbolfigur ein. „SNAKE" steht für „Stress nicht als Katasptrophe erleben".

Kotler et al. (2007, S. 716) nennt solche Bilder **Stiltypen**, mit denen die Bewerbung einen bestimmten Ton erhält.

- Nachrichtenstil („Persil – das erste Waschmittel mit abbaubaren Tensiden", „TK-Gesundheitscoach – der Personal Trainer, mit dem Sie nie mehr alleine Walken")
- Fragestil („Das ist doch nichts für einen Männerabend? – eine Stunde später war nur noch ein mon cherie übrig", „Der innere Schweinehund ist unbesiegbar? – mit der richtigen Vorbereitung fällt Motivation ganz leicht")
- Aufforderungsstil („Ruf doch mal an", „Gib AIDS keine Chance")
- 1-2-3-Stil („Tausend ganz legale Steuertricks", „Stressfrei ins Familienglück")
- Wie-Was-Warum-Stil („Wie Sie mehr aus Ihrem Kapital machen! Wie Sie fit und jung bleiben können!")

Die nachfolgenden **Beispiele** zeigen, dass sich Gesundheitsbotschaften kreativ in Werbebotschaften umsetzen lassen:
- „Unser Angebot ist vielseitig" – „Wir sind für Sie da",
- „Der Gesundheitscoach unterstützt Ihre Bemühungen, gesundheitsförderliches Verhalten in den Alltag zu integrieren." – „Ihr Coach ist immer an Ihrer Seite",
- „Omega-3-Fettsäure trägt dazu bei, den Cholesterinspiegel zu senken" – „Was haben Fisch und Rapsöl gemeinsam? Beides ist gut für Ihre Gesundheit.",
- „Sie verbessern die KHK-Prognose, wenn Sie 3x30min in der Woche Sport treiben." – „Haben Sie ein Herz für Ihr Herz mit 3x30 min in der Woche aktiv".

14.3 Fazit

Werbung für mehr Gesundheit und Gesundheitsverhalten ist möglich. Obwohl der Wirkung von Werbung Grenzen gesetzt sind durch selektive Wahrnehmung und die Tatsache, dass steuernde Absichten von den Zielgruppen „durchschaut" werden, lassen sich die Erfahrungen der Werbebranche für die Informationsvermittlung nutzen und zielführend im Gesundheitsmarketing einsetzen. Die nachfolgende **To-do- und Checkliste** ermöglicht einen ersten Einstieg.

- Führen Sie eine spezifische Zielgruppenanalyse durch.
- Verfolgen Sie konsequent ein einheitliches Auftreten und berücksichtigen Sie das Corporate Design Ihrer Institution oder Firma. Schaffen Sie Präsenz für Ihr Unternehmen ohne das Werbebudget zu erhöhen.
- Grenzen Sie sich von anderen Botschaften und Konkurrenten ab.
- Verwenden Sie Stilelemente wie Farbgebung oder Personen mit denen Sie leicht wieder erkannt werden.
- Legen Sie sich ein Image zu, mit dem Sie sich im Markt positionieren (z.B. medizinisch, besonders aktuell, jung, fröhlich, anspruchsvoll, sachlich, gefühlvoll).
- Verschaffen Sie sich Aufmerksamkeit, beispielsweise durch humorvolle und emotionale Gestaltung.
- Vertreten Sie klar und überzeugend Ihre Positionen. Stellen Sie die positiven Argumente in den Vordergrund.
- Werbeslogans verbessern die Qualität eines Produktes nicht. Ihre Kunden-/Zielgruppen werden misstrauisch, wenn sich Versprechungen nicht erfüllen. Qualitätsgesicherte Prävention ist auch gutes Marketing.

Literatur

Behle, I. (1998): Expertensystem zur formalen Werbebildgestaltung, Dissertation, Wiesbaden: Deutscher Universitätsverlag.
Behrens, G. (1996): Werbung, München: Vahlen.
Blattberg, R. C.; Neslin, S. A. (1990): Sales Promotion: Concepts, Methods and Strategies, Englewood Cliffs, N.J.: Prentice Hall.
Dannenberg, M.; Wildschütz, F.; Merkel, S. (2003): Handbuch Werbeplanung, Stuttgart: Schäfer Pöschel.
Gerharz, M. (2009): Überzeugend Präsentieren, in: http://ueberzeugend-praesentieren.de, abgerufen am 23.06.2009.
Hünerberg, R.; Heise, G. (1995): Multi-Media und Marketing: Grundlagen und Anwendungen, Wiesbaden: Gabler.
Knaack, N. (2007): Chancen und Grenzen der Bonifizierung von Gesundheitsverhalten in der gesetzlichen Krankenversicherung, Dissertation, Dortmund: Universität Dortmund.
Knoll, N. (2005): Einführung in die Gesundheitspsychologie, München/Basel: Ernst Reinhardt GmbH.
Kotler, P.; Keller, K. L.; Bliemel, F. (2007): Marketing Management, München: Pearson.

Kramer, D. (1998): Fine-Tuning von Werbebildern, Wiesbaden: Deutscher Universitäts-Verlag.
Kroeber-Riel, W.; Esch, F.-R. (2000): Strategie und Technik der Werbung, Stuttgart: Kohlhammer.
Kroeber-Riel, W.; Esch, F.-R. (2008): Konsumentenverhalten, München: Vahlen.
Lasogga, F. (1998): Emotionale Anzeigen und Direktwerbung im Industriegüterbereich, Frankfurt: Peter Lang.
Mayer, H.,; Illmann, T. (1999): Markt- und Werbepsychologie, Stuttgart: Schäffer-Poeschel Verlag.
Moser, K. (2002): Markt- und Werbepsychologie, Göttingen: Hogrefe.
Schmidt, S. J. (2004): Handbuch Werbung: Medienpraxis, Bd. 5, Münster: LIT Verlag.
Schweiger, G.; Schrattenecker, G. (2009): Werbung, Stuttgart: Lucius & Lucius Verlagsgesellschaft.
Simon, H. (1997): Die Marke als Botschaft, Hamburg.
Trommsdorff, V. (2008): Konsumentenverhalten, München: Kohlhammer.
Zentralverband der deutschen Werbewirtschaft (Hrsg.) (2009): Werbung in Deutschland 2009, Berlin: edition ZAW.

15. Furchtappelle im Gesundheitsmarketing

Matthias R. Hastall

„Rauchen kann zu einem langsamen und schmerzhaften Tod führen": Fett gedruckt und mit einem mehrere Millimeter dickem Balken umrahmt, zieren Warnhinweise wie diese seit 2003 die Vorder- und Rückseiten von Zigarettenschachteln. Solche Botschaften, die durch eine starke Betonung der negativen Folgen bestimmter Handlungen bzw. Nichthandlungen bei den Rezipienten Verhaltens- oder Einstellungsänderungen erzielen möchten, werden als **Furchtappelle** bezeichnet. Sie lassen sich als Untervariante konsumentenorientierter Botschaften verstehen und beispielsweise von rational-argumentativen oder positiv-emotionalen Appellen abgrenzen (z.B. Brassington/Pettitt 2005). Doch wie erfolgversprechend ist diese Marketingstrategie? Welche Potenziale, Grenzen und Probleme lassen sich identifizieren?

15.1 Furchtappelle als Konstrukt

Ausgangspunkt vieler Marketingkampagnen ist die Absicht, Menschen vor bedrohlichen Risiken zu warnen. Was liegt da näher als der Hinweis darauf, welche Gefahr konkret droht und wie schlimm die Situation werden kann? Diese klassische Form der Überzeugungskommunikation wurde bereits von Aristoteles als – zumindest für einige Situationen – vorteilhaft eingeschätzt (vgl. Jackob 2004) und zählt bis heute zu den gängigen persuasiven Strategien (vgl. Gelbrich/Schröder 2008). Dabei signalisiert bereits die Bezeichnung *Furcht*appell, dass es hier im Unterschied zur Mehrzahl der Werbe- und Marketingkampagnen (z.B. Percy 2008) nicht um die Erzeugung positiver Gefühle beim Rezipienten geht, sondern um das exakte Gegenteil, nämlich um das **Evozieren einer der unangenehmsten Emotionen** überhaupt. Zugespitzt lässt sich die simple Grundidee der Furchtappellstrategie daher auch wie folgt charakterisieren: „[G]et behind people with a big stick (lots of threat and fear) in the hope that this will drive them in the desired direction" (Job 1988, S. 163).

Furchtappelle lassen sich aus der Perspektive des **Botschaftsinhaltes** sowie aus der **Empfängersicht** definieren. Im ersten Fall können sie beispielsweise als „persuasive Botschaften [...], welche dem Empfänger mitteilen, daß für ihn relevante Werte (wie Leben, Gesundheit, Eigentum etc.) bedroht sind" (Barth/Bengel 1998, S. 51), verstanden werden; im zweiten Fall beispielsweise als „**persuasive Botschaf-**

ten, die Einstellung und Verhalten zu beeinflussen versuchen, indem sie – durch Androhung negativer Konsequenzen – die Emotion Furcht hervorrufen" (vgl. Gelbrich/Schröder 2008, S. 2). Einige Definitionen verlangen zusätzlich das Vorhandensein **konkreter Handlungsanweisungen**, durch welche sich die Bedrohung abwenden lässt (z.B. Gelbrich/Schröder 2008, Witte 1994, S. 230). Würde man diese Anforderung jedoch ernst nehmen, fielen mehrere mit Furcht operierende Kampagnen nicht mehr unter diesen Begriff.

Furchtappellansätze im engeren wie weiteren Sinne unterstellen, dass (a) Menschen grundsätzlich motiviert sind, negative Konsequenzen und Strafen zu meiden, dass (b) die Kommunikation bedrohlicher Szenarien bei den Botschaftsempfängern Furcht auslöst und (c) dass diese Furcht zu den intendierten Einstellungs- und Verhaltensänderungen führt. Während die erste Grundannahme weitgehend unumstritten ist, soll vor allem die Gültigkeit der zweiten und dritten in den folgenden Abschnitten kritisch hinterfragt werden, wofür auf den Theorie- und Forschungsstand mehrerer Wissenschaftsdisziplinen zurückgegriffen wird.

15.2 Theoretische Perspektiven

Emotionen und **Persuasionen** sind zentrale Bestandteile des alltäglichen Lebens, Denkens und Fühlens von Menschen, weswegen kaum verwundert, dass eine Vielzahl theoretischer und metatheoretischer Perspektiven zur Erklärung der (Un-)Wirksamkeit von Furchtappellkommunikation vorliegen. Eine kleine Auswahl solcher Sichtweisen soll im Folgenden vorgestellt werden.

Evolutionswissenschaftliche Annahmen

In der evolutionären Entwicklung des *homo sapiens* spielte das rechtzeitige Erkennen relevanter Bedrohungen, wie die angemessene Reaktion darauf, zweifellos eine wichtige Rolle zum Überleben. Evolutionswissenschaftliche Ansätze gehen entsprechend davon aus, dass heutige Menschen aufgrund ihres evolutionären Erbes dafür prädestiniert sind, zumindest solche Gefahren schnell zu erkennen, die bereits in der Ahnenzeit eine bedeutende Bedrohung darstellten (vgl. Workman/Reader 2004). Beispielsweise fürchten sich Menschen universell vor großer Höhe, Dunkelheit, Schlangen, Spinnen und anderen Menschen (vgl. Buss 1991). Die Schlussfolgerung, Menschen seien allein aufgrund **genetischer Prädisposition** für jede Form bedrohlicher Informationen besonders aufnahmebereit, ist jedoch zumindest in dieser Verallgemeinerung unzulässig: Einerseits gibt es für viele in unserem Kulturkreis relevante Bedrohungen (z.B. Steckdosen, Straßenverkehr, mangelnde körperliche Bewegung) keine angeborenen Furchtreaktionen. Andererseits wirkt der genetische

Mechanismus lediglich bei unmittelbaren (statt in ferner Zukunft liegenden) und konkreten (statt abstrakten) Bedrohungen. Doch selbst wenn Furchtappelle aufgrund unserer genetisch bedingten Ausstattung vermutlich schnell bemerkt werden (vgl. Koster et al. 2004), müssen sie deshalb noch lange nicht eine stärkere Wirkung haben: „Fear appeals need to be used with caution since the recipient of the message will selectively screen out a message that is too strong and that causes cognitive dissonance as with, for example, anti-smoking or drinkdriving campaigns" (Copley 2004, S.126).

Es erscheint sinnvoll, hier relativ grob zwischen (a) einer höchstens Sekundenbruchteile langen, **initialen Aufmerksamkeit** – die nicht notwendigerweise bewusst werden muss – und (b) einer tatsächlichen **kognitiven Zuwendung** und Verarbeitung der Inhalte im Anschluss daran zu differenzieren, zu der es überwiegend (z.B. aus thematischen oder Ressourcengründen) gar nicht erst kommt; zumindest kaum von den Personen, welche diese Botschaft bisher auch effektiv vermieden haben, die also die eigentliche Zielgruppe darstellen. Selbst wenn (b) noch erreicht wird, ist unklar, ob der Appell auch (c) die gewünschte **Wirkung** beim Rezipienten erzielen wird. Befunde aus der Evolutionsforschung können andererseits helfen, Botschaften so zu verpacken, dass sie auch über den initialen Erstkontakt hinaus eine möglichst intensive Aufmerksamkeit und Wirkung beim Rezipienten erreichen (vgl. Shoemaker 1996) – eine maximale Bedrohlichkeit allein wird hierfür aber kaum ausreichen.

Klassische Furchtappelltheorien

Zu frühen Furchtappelltheorien im engeren Sinne zählen **Triebreduktionstheorien** (z.B. Dollard/Miller 1950), die auf psychoanalytischen und lerntheoretischen Annahmen aufbauend postulierten, dass Furcht von Menschen als unangenehmer emotionaler Zustand erlebt wird und diese motiviert, diesen Zustand zu beenden. Voraussetzung hierfür ist, dass die Botschaft neben dem Furchtappell eine einfach ausführbare Handlungsempfehlung enthält, durch deren antizipierte Übernahme die Furcht sofort abgebaut werden kann (vgl. Hovland et al. 1953). Die empirische Bestätigung dieser frühen Modelle gilt als mangelhaft, zumindest soweit es die Annahme eines linearen, positiven Zusammenhangs zwischen Furchtstärke und Persuasion betrifft (vgl. Gelbrich/Schröder 2008, Barth/Bengel 1998).

Als Reaktion auf diese unbefriedigende Situation postulierten Janis/Feshbach (1953) einen **kurvilinearen Zusammenhang** zwischen Furcht und Persuasion: Mit zunehmender Furchtstärke sollte zunächst die Überzeugungskraft der Botschaft steigen, allerdings nur bis zu einer gewissen Furchtstärke, von welcher an sich dieser Effekt wieder umkehrt. Bei allzu intensiver Furcht, so die Vermutung der Forscher, sinkt die Aufmerksamkeit für die Botschaft bzw. steigt die Aggressivität der Rezipienten gegenüber dem Kommunikator. Doch auch diese kurvilineare Annahme konnte empirisch nur selten bestätigt werden, die Befundlage gilt auch hier als widersprüchlich (vgl. Gelbrich/Schröder 2008, Barth/Bengel 1998). Dem Ansatz kann weiterhin eine mangelnde Falsifizierbarkeit sowie eine fehlende Spezifität bezüglich des optimalen Furchtpunkts vorgeworfen werden.

Diese Kritik gilt im Prinzip immer noch. Bis heute ist weitgehend unklar, welches dieser Modelle (linear ansteigend vs. kurvilinear) am ehesten Gültigkeit beanspruchen kann oder ob nicht doch eine andere Verknüpfungsmöglichkeit (z.B. linear absteigend, U-förmig, kein Zusammenhang) wahrscheinlicher ist oder es entscheidende **Moderatorvariablen** gibt. Starke Übereinstimmung gibt es dafür bezüglich der Konzeptualisierung des Faktors Bedrohung, welcher heute zumeist als Funktion (a) des wahrgenommenen Schweregrades einer Bedrohung („severity") und (b) der wahrgenommenen Verwundbarkeit („susceptibility") angesehen wird. Bis heute gibt es jedoch weder eine allgemein akzeptierte Theorie über die den Fruchtappellwirkungen zugrundeliegenden Mechanismen noch theoretische Hilfestellungen zur Bestimmung einer optimalen Furchtmenge. In der aktuellen Marketingpraxis wird nichtsdestotrotz überwiegend auf das kurvilineare Modell gesetzt: „Getting the right level of fear is a challenge: too high and it will be regarded as too threatening and thus be screened out, too low and it will not be considered compelling enough to act on" (Brassington/Pettitt 2005, S. 312).

Unabhängig von der unklaren theoretischen Situation gab es in den letzten Jahrzehnten eine Fülle empirischer Untersuchungen zu Furchtappellen und verwandten Konstrukten, zu denen mittlerweile mehrere **Metaanalysen** vorliegen (vgl. de Hoog, Stroebe/de Wit 2007, Brewer et al. 2007, Witte/Allen 2000, Boster/Mongeau 1984, Sutton 1982). Alle sprechen in der Summe dafür, dass Furcht-Botschaften bei der Änderung von Einstellungen, Verhaltensintentionen oder Verhalten effektiver sind als Botschaften ohne Furcht. Die Effektstärken sind allerdings durchweg sehr niedrig. Es ist auch nicht ausgeschlossen, dass aufgrund eines Publication Bias – signifikante und hypothesenkonforme Befunde werden mit höherer Wahrscheinlichkeit veröffentlicht – selbst diese geringe Effektstärke noch überschätzt ist.

Ansätze zum Gesundheitsverhalten

Ansätze des Gesundheitsverhaltens können als spezifische Klasse persuasiver Theorien verstanden werden, die eine dauerhafte Veränderung des Gesundheitsverhaltens bei den Botschaftsempfängern erreichen möchten. Auch unter den hier einschlägigen Ansätzen finden sich einige **Furchtappell-Theorien**, womit nun Ansätze gemeint sind, die trotz konzeptioneller Differenzen im Detail die Grundannahme teilen, „dass Menschen mit ihrem Risiko konfrontiert und wachgerüttelt werden müssen, damit sie ihr Verhalten ändern" (Lippke/Renneberg 2006, S. 36). Hierzu zählen beispielsweise das Health Belief Model (vgl. Rosenstock 1960, Janz/Becker 1984, Kap. 2 in diesem Band), die Theorie der Schutzmotivation (Protection Motivation Theory, vgl. Rogers 1975, Kap. 3), das Extended Parallel Process Model (vgl. Witte

1992) und das Risk Perception Attitude Framework (vgl. Turner et al. 2006). Zu den beiden erstgenannten Ansätzen liegen Metaanalysen vor (Übersicht: Lippke/Renneberg 2006), die übereinstimmend folgende Schlussfolgerung erlauben: Von allen Modellvariablen ist der (positive) Zusammenhang zwischen Gesundheitsverhalten und dem wahrgenommenen Schweregrad der Bedrohung („severity") am geringsten, während der Zusammenhang mit der wahrgenommenen Verwundbarkeit („susceptibility") höher ausfällt. Die Zusammenhänge mit der Bedrohlichkeit sind somit zwar statistisch belegbar, nur erwiesen sich letztlich andere Einflussfaktoren (z.B. Kosten/Nutzen oder „efficacy") als einflussreichere Prädiktoren von Verhaltensänderungen.

Stufenmodelle des Gesundheitsverhaltens wiederum differenzieren zwischen abgrenzbaren Stadien, die Menschen bei einer Verhaltensänderung typischerweise durchlaufen (vgl. Kap. 1 in diesem Band). Die Grundannahme ist, dass es in jeder Phase spezifische günstige und ungünstige Kommunikationsstrategien gibt, dass also dieselbe Information in bestimmten Phasen nötig und förderlich, in anderen hingegen problematisch oder sogar kontraproduktiv sein kein. Die Risikowahrnehmung findet sich als Einflussfaktor beispielsweise beim Health Action Process Approach (HAPA, vgl. Schwarzer 2008, Kap. 7 in diesem Band) oder dem Precaution Adoption Process Model (PAPM, vgl. Weinstein 1988). Während die Risikowahrnehmung beim HAPA als eine von mehreren grundlegenden Voraussetzungen zur Entstehung der Motivation einer Verhaltensänderungen – und damit am Anfang dieses Prozesses – steht, sieht das PAPM Susceptibility und Severity erst an dritter bzw. vierter Stufe des fünfphasigen Prozesses als relevant an. Die Situation sieht somit ähnlich aus wie bei den klassischen Furchtappelltheorien: Die Risikowahrnehmung wird zwar in einigen Modellen des Gesundheitsverhaltens als bedeutsamer Faktor postuliert, allerdings nur als einer unter vielen – was die empirischen Befunde auch prinzipiell bestätigen.

Angst und Furcht als Emotionen

Angststörungen sind die häufigste psychische Störung in Deutschland, wobei der Anteil der Betroffenen auf knapp zehn Prozent geschätzt wird. Für Betroffene und deren Umfeld bedeutet die Erkrankung deutliche Einbußen der Lebensqualität, sie ist zudem eng mit Depressionen, Alkohol- und Medikamentenabhängigkeit sowie einer bis zu 20-fach erhöhten Suizidgefährdung gekoppelt (vgl. Margraf/Schneider 2003). Hierzu passt, dass angstlösende Medikamente zu den am meisten verkauften Arzneimitteln gehören. Sind hieraus Konsequenzen für Furchtappelle zu ziehen?

Zunächst eine terminologische Klärung: Angst und Furcht werden im alltäglichen Sprachgebrauch zwar oft synonym verwendet, haben für Psychologen aber unterschiedliche Bedeutungen (z.B. McNaughton/Corr 2004, Catherall 2003): **Furcht** („fear") wird danach durch eindeutige (objektive oder subjektive) Bedrohungsszenarien ausgelöst, für die Flucht- oder Vermeidungsstrategien möglich sind. Bei **Angst** („anxiety") hingegen bleibt die Bedrohung unspezifisch bzw. mehrdeutig, wodurch direkte Fluchtreaktionen zunächst blockiert sind. Furcht und Angst werden vermutlich von zwei getrennten, parallel operierenden neuronalen Systemen gesteuert, was auch erklären würde, warum angstlösende Medikamente keine Furchtreaktionen beeinflussen können (vgl. McNaughton/Corr 2004). Angst kann eine ganze Reihe möglicher Reaktionen hervorrufen (vgl. Blanchard et al. 2001), wozu unter anderem auch eine intensive kognitive Auseinandersetzung mit der Bedrohung zählt, die ggf. eine Suche weiterer Informationen bewirkt. Dieser Optimalfall wird in der Realität aber vermutlich nur selten eintreten, wahrscheinlicher ist die Provokation von – aus Kommunikatorsicht unerwünschten – Defensivreaktionen: „People have many ways of discounting unwelcome messages, and their perceptions of vulnerability are substantially and persistently biased" (de Wit et al. 2007, S. 211).

Dabei ist Bedrohung nicht unbedingt gleich Bedrohung: In der Literatur findet sich beispielsweise die Unterscheidung zwischen der Bedrohung der **körperlichen Unversehrtheit** („physical threat") und des **Selbstwertgefühls** („ego threat"). Beide können gemeinsam auftreten, aber als konzeptionell verschieden betrachtet werden (z.B. Krohne 1993): Vorsorgeuntersuchungen können körperliche Bedrohungen minimieren, aber gleichzeitig in vielerlei Hinsicht (z.B. Unsicherheit, unangenehme Behandlungen) Ego-Bedrohungen darstellen. Auch Mutproben Jugendlicher lassen sich als das Eingehen körperlicher Risiken zur Minimierung von Ego-Bedrohungen (z.B. vor der Peergroup als Schwächling dazustehen) verstehen. Eine alternative Differenzierung findet sich bei Rost (1990), der **Existenzängste** (z.B. vor Tod, Verletzungen), **Leistungsängste** (vor schlechtem Abschneiden bei Aufgaben und Tests) und **soziale Ängste** (vor negativen Beurteilungen) unterscheidet.

Es spricht viel dafür, Furchtappelle so zu konstruieren, dass sie wirklich Furcht auslösen und keinesfalls Angst. Da es allerdings allein auf die subjektive Interpretation der Botschaft durch die Rezipienten ankommt, bleibt unklar, inwieweit diese Empfehlung praktisch umsetzbar ist. Die mit der Auslösung von Angst verknüpften Reaktionen sind weitgehend unkalkulierbar, fast ausschließlich nicht im Interesse des Kommunikators und ethisch-moralisch problematisch. Spätestens diese emotionspsychologische Betrachtung von Furchtappellen wirft die Frage auf, mit welcher Begründung die vielen potenziellen Nachteile und Limitationen in Kauf genommen werden, obwohl mit **positiven Emotionen** auslösenden Appellen viele Probleme behoben wären: Da Menschen positive Stimmungszustände und Belohnungen mögen (vgl. Schramm/Wirth 2008), bestünde das Vermeidungsproblem mit hoher Wahrscheinlichkeit ebenso wenig wie die ethisch-moralisch bedenklichen Nebenwirkung. Dieser Gedanke wird später noch einmal aufgegriffen. Emotionspsychologische Untersuchungen zeigen jedoch auch, dass positive Emotionen eine intensive gedankliche Auseinandersetzung mit Botschaftsinhalten behindern können und dass negative Botschaften am wahrscheinlichsten dann vermieden werden, wenn die Rezipienten gerade in guter Stimmung sind (vgl. Hullett 2005).

Furchtappelle und Selektion

In ihrer sehr grundlegenden Kritik des Einsatzes von Furchtappellen im Marketing bezweifeln Hastings et al. (2004) die Aussagekraft der vielen einschlägigen Laborstudien, in denen studentische Stichproben in **Forced-Exposure**-Situationen bedrohlichen Botschaften ausgesetzt wurden, um die (kurzfristigen) Reaktionen darauf zu messen. Da Menschen in der Realität vielfältige Wege finden, mit unangenehmen Botschaften gar nicht erst in Kontakt zu kommen oder diesen Kontakt schnell zu beenden (vgl. Case et al. 2005), besteht in der Tat die Gefahr, dass in solchen Studien methodische Artefakte gemessen werden. Da die **Selektion** von Botschaften als kausale Voraussetzung von deren **Wirkung** anzusehen ist (vgl. Meyen 2001, Eilders 1999), soll hier ein Blick auf einschlägige Ansätze und Befunde der Selektionsforschung erfolgen. Die Frage lautet also nicht mehr, ob Furchtappelle besser oder schlechter wirken, sondern ob sie stärker oder weniger stark rezipiert werden: „[W]e can **seek** knowledge in order to reduce anxiety and we can also **avoid** knowing in order to reduce anxiety" (Maslow 1963, S. 122).

Furchtevozierende Elemente sind zwar Bestandteil populärer Unterhaltungsformate (z.B. Actionfilme, Krimiserien, Reality-Shows), allerdings handelt es sich hier um fiktive oder inszenierte Medieninhalte, deren Ausgang genrespezifisch antizipierbar ist und normalerweise keine „reale" Gefahr für den Rezipienten bedeutet (vgl. Cantor 2006, Hoffner/Levine 2005). Furchtappelle hingegen kommunizieren eine *reale* Bedrohung und sollen negativen Affekt bewirken, der selbst bei eigener Aktivität des Rezipienten – beispielsweise durch Vornehmen der gewünschten Verhaltensänderung oder durch defensive Reaktionen – nicht sofort wieder vollständig aufgelöst werden kann. Selektionsansätze wie der **Mood-Management-Ansatz** (vgl. Zillmann 2000), die auf dem hedonistischen Paradigma aufbauen, dem zufolge Menschen danach streben, angenehme emotionale Empfindungen aufrechtzuerhalten oder zu intensivieren und unangenehme Zustände zu minimieren oder zu beenden, postulieren dementsprechend eine Abwendung der Rezipienten von derartigen Medieninhalten (vgl. auch Schramm/Wirth 2008). Eine ausschließlich hedonistische Betrachtung von Selektionsentscheidungen kann der Komplexität menschlicher Motivation und Handlungssteuerung allerdings kaum gerecht werden: „The problem with the hedonic principle is not that it is wrong but that psychologists have relied on it too heavily as an explanation for motivation" (Higgins 1997, S. 1280).

Ein Alternativkonzept hierzu wäre die **Eudaimonie-Annahme**, welcher zufolge Menschen nach Gefühlen der Selbstbestimmung und der Übereinstimmung mit eigenen Werten und Identitätsvorstellungen streben, wozu auch die Bewältigung von Herausforderungen und Anstrengungen zählt (vgl. Waterman 1993). Ein solches Konzept schließt die bewusste Beschäftigung mit Furchtappellen zumindest nicht völlig aus. Andere Konzeptionen, welche die Fähigkeit des Menschen zum rationalen und in die Zukunft gerichteten Denken betonen, sehen Furchtappelle in noch positiverem Licht. Aus solch einer Perspektive lässt sich argumentieren, dass diese

Botschaften nützliche Informationen zur erfolgreichen Adressierung bedeutender Gefahren enthalten und daher aus Nützlichkeitserwägungen – die durchaus konträr zu hedonistischen Bedürfnissen ausfallen können (vgl. Hastall 2009) – verstärkt selektiert werden müssten. Der **Informational-Utility-Ansatz** von Knobloch-Westerwick et al. (2005) argumentiert in diese Richtung. In diesem Ansatz wird das Ausmaß der **positiven** wie **negativen Konsequenzen** eines Ereignisses („Magnitude") als eine von vier selektionsrelevanten Nützlichkeitsdimensionen angesehen, wobei angenommen wird, dass mit zunehmender Nützlichkeit die Wahrscheinlichkeit der Selektion steigt. Die empirischen Studien belegen diese Grundannahmen sowohl für positive wie negative Nachrichten verschiedener Themenbereiche (vgl. Hastall 2009). Der Einfluss von Magnitude auf die Selektion von Gesundheitsnachrichten wurde bereits web-experimentell untersucht (Hastall/Knobloch-Westerwick 2006), wobei sich unter anderem zeigte, dass Artikel mit gesundheitlich bedrohliche Informationen im Schnitt rund 10 Prozent länger rezipiert wurden als solche mit weniger bedrohlichen Gesundheitsproblemen (58,6% vs. 48,7% der Selektionszeit).

Im Prinzip entspricht die Annahme des Informational-Utility-Modells, soweit es die Magnitude-Dimension betrifft, der linearen Zusammenhangshypothese der klassischen Furchtappelltheorien. Eine analoge Annahme lässt sich auch aus der Nachrichtenwertforschung ableiten, welcher zufolge Meldungen mit dem Nachrichtenfaktor **Schaden** bzw. **negative Konsequenzen** stärker von Journalisten und Rezipienten selektiert werden als Meldungen ohne diesen – was die Forschung im Prinzip bestätigt (vgl. Eilders 1997). Unklar bleibt auch hier, ob eine kurvilineare Annahme die geeignetere Hypothese wäre. Die beiden letztgenannten Ansätze beziehen sich außerdem auf informierende journalistische Medieninhalte und nicht auf explizit als persuasive Botschaften identifizierbare Marketingkampagneninhalte. Die wenigen verfügbaren Studien zur Selektion von Furchtinformationen zeichnen kein gänzlich einheitliches Bild, sprechen aber tendenziell dafür, dass vor allem solche Informationen selektiert werden, die ein gewisses Maß an Bedrohung in Kombination mit hoher Selbstwirksamkeit (Self-Efficacy) suggerieren (vgl. Turner et al. 2006, Hastall/Knobloch-Westerwick 2006, Rimal 2001).

Reaktanz und Terror Management

Jede persuasive Botschaft kann bei den Empfängern Reaktanz auslösen, womit spezifische kognitive und emotionale Reaktionsmuster auf vermutete **Einschränkungen persönlicher Freiheiten** bezeichnet werden (vgl. Brehm 1966). Der Freiheitsbegriff ist hier nicht abstrakt zu verstehen, sondern umfasst sämtliche gefühlte oder antizipierte Einschränkungen der Autonomie, bestimmte Verhaltensweisen zu zeigen (z.B. Rauchen) oder Gedanken bzw. Empfindungen zu haben (z.B. Fastfood mögen). Sobald eine Botschaft Reaktanz auslöst, hat sie nicht einfach nur keine Wirkung im Sinne des Kommunikators, sondern sehr wahrscheinlich eine **negative**:

Zu typischen Reaktanzreaktionen zählen (a) eine erhöhte Attraktivität der „verbotenen" Verhaltensweisen, (b) die Abwertung der Botschaftsinhalte, (c) Feindseligkeit gegenüber dem Kommunikator, (d) die Verleugnung der Existenz einer persönlichen Bedrohung und (e) Bumerangeffekte (vgl. Dillard/Shen 2005). Letztere sind besonders kritisch, denn hier wird bei den Empfängern das exakte Gegenteil der eigentlich kommunizierten Botschaft erreicht. Als klassisches Beispiel lässt sich eine Studie von Reich und Robertson (1979) anführen, in welcher der direkte Appell „Don't Litter!" („Keinen Müll verstreuen!") an die Besucher eines Schwimmbades die mit Abstand stärkste Umweltverschmutzung von allen drei experimentellen Variationen provozierte. Bumerangeffekte sind für viele gesundheitspersuasive Kampagnen gut dokumentiert – darunter für Alkoholkonsum, Rauchen, Ernährung, Verhütung, Krebsvorsorge und sogar Suizid (Übersicht: Quick/Stephenson 2007). Aufgrund ihrer oft leicht erkennbaren persuasiven Intention sowie des Versuchs, eine negative Stimmung beim Rezipienten zu erzeugen, erscheinen Furchtappelle besonders geeignet, starke Reaktanz bei den Empfängern auszulösen (z.B. Crossley 2001). Da Reaktanzeffekte bei vielen Kampagnen nicht direkt gemessen werden, kann hier nur spekuliert werden, wie viele Menschen aufgrund „gut gemeinter" Furchtappelle ihr Gesundheitsverhalten verschlechterten oder gar starben.

Auch die **Terror-Management-Theorie** (vgl. Pyszczynski et al. 1997) lässt sich zum Verständnis der negativen Wirkungen von Furchtappellen heranziehen. Diesem Ansatz zufolge sind Menschen als einzige Lebewesen in der Lage, ihren eigenen Tod zu antizipieren, wobei diese Vorstellung tief verwurzelte, fundamentale Ängste („Terror") auslöst. Hierdurch werden unbewusste und bewusste Defensivmechanismen aktiviert, die zumeist kontraproduktive Botschaftseffekte bewirken. Diese Annahmen wurden mittlerweile für Furchtappelle geprüft (z.B. Jessop et al. 2008, Shehryar/Hunt 2005). Das Fazit fällt relativ klar aus: „[H]ealth promotion campaigns that focus solely on mortality-related risks might actually trigger increased performance of the very behaviors they aim to deter, and hence have negative health repercussions for some recipients." (vgl. Jessop et al. 2008, S. 963).

15.3 Alternativen und Ausblick

Das bisherige Fazit zur Geeignetheit von Furchtappellen für Marketingzwecke fällt, je nach Standpunkt, gemischt bis vernichtend aus: Furchtappelle haben sich einerseits als hilfreich erwiesen, um Menschen die Probleme bestimmter Verhaltensweisen zu kommunizieren und entsprechende Änderungen zu motivieren. Sie sind hierbei jedoch nur ein Faktor unter anderen. Ihre Effektivität im Sinne des Kommunikators erscheint insgesamt betrachtet eher gering. Umso schwerer wiegen die möglichen **Nachteile**: Furchtappelle werden aus nachvollziehbaren Gründen von den Empfängern oft gemieden; falls es doch zu einem Kontakt kommt, sind problematische (bewusste wie unbewusste) Defensivreaktionen wahrscheinlich. Darüber hinaus können Angstzustände ausgelöst oder verstärkt werden. Nach dem bisherigen Wissensstand erscheint es unmöglich, diese negativen Effekte zu verhindern. Eine ernsthafte Abwägung des potenzialen Schadens mit dem potenziellen Nutzen kann leicht zu der Schlussfolgerung führen, dass klassische Furchtappelle als solche kaum zu rechtfertigen sind – nicht umsonst gibt es entsprechende rechtliche Einschränkungen (vgl. Gelbrich/Schröder 2008). Es ist zudem eher unwahrscheinlich, dass sich Furchtappelle positiv auf das Ansehen von Marken auswirken (vgl. Hastings et al. 2004).

Obwohl drastische Furchtappelle die öffentliche Aufmerksamkeit auf sich zu ziehen vermögen, bleibt ihre Wirksamkeit im Sinne der Kommunikatoren umstritten. Die Volksweisheit, welcher zufolge Angst „kein guter Ratgeber" sei, könnte also mehr als nur ein Körnchen Wahrheit enthalten. Trotzdem genießen Argumentationen mittels Furcht im Journalismus, im Marketing und in der Erziehung immer noch **Popularität**. Ein Hauptgrund hierfür mag darin liegen, dass Menschen oft irrtümlich annehmen, selbst durch Furcht bzw. Bestrafung am meisten beeinflusst worden zu sein, obwohl tatsächlich in Aussicht gestellte bzw. erhaltene Belohnungen wesentlich einflussreicher waren (vgl. Evans et al. 1970). Es lassen sich leicht weitere Gründe anführen, warum Furchtappelle nicht im erwünschten Maße wirksam sind: Die lerntheoretische Verknüpfung zwischen Furcht und Verhalten in Kampagnen ist nicht selten fehlerhaft (vgl. Job 1988). Zudem gehen viele Ansätze relativ undifferenziert davon aus, dass Furcht nahezu gleichartig auf alle Personen wirkt. Differentielle Persönlichkeitsmerkmale wie Ängstlichkeit, Risikofreude/Sensation Seeking, soziale Erwünschtheit, Repression/Sensitization, Unsicherheitstoleranz oder gesundheitsbezogene Kontrollüberzeugungen (z.B. Self-Efficacy oder Health Locus of Control), um nur einige zu nennen (vgl. Hammelstein et al. 2006), dürften jedoch keinen geringen Einfluss darauf haben, wie Empfänger auf Bedrohungen reagieren. Auch die erwähnten Stadienmodelle des Gesundheitsverhaltens plädieren trotz konzeptioneller Differenzen für eine Anpassung der Botschaftsinhalte an spezifische Rezipientenmerkmale. Metaanalysen zeigen, dass diese oft aufwendigeren („tailored") Strategien erfolgversprechend sein können (vgl. Noar et al. 2007).

Sind **positiv-emotionale** Appelle, entweder in Ergänzung oder als Alternative zu Furchtappellen, vielleicht die bessere Strategie? Viele der oben genannten Probleme von Furchtappellen (z.B. unangenehme emotionale Valenz, Provokation von Vermeidungsverhalten und/oder starken Defensivreaktionen, spezifische rechtliche Einschränkungen) lassen sich durch auf Belohnungen bzw. Gewinne umformulierte Appelle zumindest nennenswert reduzieren. Jüngere Forschungsarbeiten im Bereich des Gain-/Loss-Framings (z.B. Uskul et al. 2009, Rothman et al. 2006) sprechen zumindest dafür, dass es von spezifischen Rezipienten- und Gesundheitsverhaltensmerkmalen abhängt, ob eher eine auf Verlusten oder eine auf Belohnung/Gewinne abzielende Botschaftsstrategie erfolgversprechend ist.

Wenn Furchtappelle so erfolgreich wären, wie ihnen gelegentlich unterstellt wird, könnten wir uns vor bedrohlichen Botschaften und den hierdurch provozierten negativen Emotionen kaum schützen. Der zugegebenermaßen sehr selektive Forschungsüberblick dieses Kapitels soll dafür sensibilisieren, dass Furchtappelle zwar wirksame, aber auch problematische Persuasionsstrategien sein können, deren Einsatz keinesfalls intuitiv erfolgen sollte.

Literatur

Barth, J.; Bengel, J. (1998): Prävention durch Angst? Stand der Furchtappellforschung, Köln: Bundeszentrale für gesundheitliche Aufklärung.
Blanchard, D. C.; Hynd, A. L.; Minke, K. A.; Minemoto, T.; Blanchard; R. J. (2001): Human Defensive Behaviors to Threat Scenarios Show Parallels to Fear- and Anxiety-Related Defense Patterns of Non-human Mammals, in: Neuroscience & Biobehavioral Reviews, 25 (7-8), 761-770.
Boster, F. J.; Mongeau, P. (1984): Fear-Arousing Persuasive Messages, in: Bostrom, R. N. (Ed.): Communication Yearbook, 8, Beverly Hills: Sage, 330-375
Brassington, F.; Pettitt, S. (2005): Essentials of Marketing, Essex: Pearson.
Brehm, J. W. (1966): A Theory of Psychological Reactance, New York: Academic Press.
Brewer, N. T.; Chapman, G. B.; Gibbons, F. X.; Gerrard, M.; McCaul, K. D.; Weinstein, N. D. (2007): Meta-Analysis of The Relationship Between Risk Perception and Health Behavior: The Example of Vaccination, in: Health Psychology, 26 (2), 136-145.
Buss, D. M. (1991): Evolutionary Personality Psychology, in: Annual Review of Psychology, 42 (1), 459-491.
Cantor, J. (2006): Why Horror Doesn't Die: The Enduring and Paradoxical Effects of Frightening Entertainment, in: Bryant, J.; Vorderer, P. (Eds.): Psychology of entertainment, Mahwah: Lawrence Erlbaum, 315-327.
Case, D. O.; Andrews, J. E.; Johnson, J. D.; Allard, S. L. (2005): Avoiding versus Seeking: The Relationship of Information Seeking to Avoidance, Blunting, Coping, Dissonance, and Related Concepts, in: Journal of the Medical Library Association, 93 (3), 353–362.
Catherall, D. R. (2003): How Fear Differs from Anxiety, in: Traumatology, 9 (2), 76-92.
Copley, P. (2004): Marketing Communications Management: Concepts and Theories, Cases and Practices, Amsterdam: Elsevier.
Crossley, M. L. (2001): 'Resistance' and Health Promotion, in: Health Education Journal, 60 (3), 197-204.
De Hoog, N.; Stroebe, W.; de Wit; J. B. F. (2007): The Impact of Vulnerability to and Severity of a Health Risk on Processing and Acceptance of Fear-Arousing Communications: A Meta-Analysis, in: Review of General Psychology, 11 (3), 258-285.
De Wit, J. B. F.; Das, E.; de Hoog, N. (2007): Self-Regulation of Health Communications: A Motivated Processing Approach to Risk Perception and Persuasion; in: Hewstone, M.; Schut, H. A. W.; de Wit, J. B. F.; v. d. Bos, K.; Stroebe, M. S. (Eds.) The Scope of Social Psychology: Theory and Applications New York: Psychology Press, 209-226.
Dillard, J. P.; Shen, L. (2005): On the Nature of Reactance and its Role in Persuasive Health Communication, in: Communication Monographs, 72 (2), 144-168.
Dollard, J., & Miller, N. E. (1950): Personality and psychotherapy. New York: Mc Graw-Hill.
Eilders, C. (1997): Nachrichtenfaktoren und Rezeption. Eine empirische Analyse zur Auswahl und Verarbeitung politischer Information, Opladen: Westdeutscher Verlag.
Eilders, C. (1999): Zum Konzept der Selektivität: Auswahlentscheidungen im Internet, in: Wirth, W.; Schweiger, W. (Hrsg.): Selektion im Internet. Empirische Analysen zu einem Schlüsselkonzept, Opladen: Westdeutscher Verlag, 13-41.

Evans, R. I.; Rozelle, R. M.; Lasater, T. M.; Dembroski, T. M.; Allen, B. P. (1970): Fear Arousal, Persuasion, and Actual versus Implied Behavioral Change: New Perspective Utilizing a Real-Life Dental Hygiene Program, in: Journal of Personality and Social Psychology, 16 (2), 220-227.

Gelbrich, K.; Schröder, E.-M. (2008): Werbewirkung von Furchtappellen: Stand der Forschung, Ilmenau: proWiWi.

Hammelstein, P; Pohl, J.; Reimann, S.; Roth, M. (2006): Persönlichkeitsmerkmale, in: Renneberg, B.; Hammelstein, P. (Hrsg.): Gesundheitspsychologie, Heidelberg: Springer Medizin Verlag, 61-105.

Hastall, M. R. (2009): Informational Utility as Determinant of Media Choices, in: Hartmann, T. (Ed.): Media Choice: A Theoretical and Empirical Overview, New York: Routledge, 149-166.

Hastall, M. R.; Knobloch-Westerwick, S. (2006): Communicating Health Risks Online: What Makes Health News Appealing? Vortrag auf der General Online Research (GOR) Konferenz, Bielefeld.

Hastings, G.; Stead, M.; Webb, J; (2004): Fear Appeals in Social Marketing: Strategic and Ethical Reasons for Concern, in: Psychology & Marketing, 21 (11), 961-986.

Higgins, E. T. (1997): Beyond Pleasure and Pain, in: American Psychologist, 52 (12), 1280-1300.

Hoffner, C. A.; Levine, K. J. (2005): Enjoyment of Mediated Fright and Violence: A Meta-Analysis, in: Media Psychology, 7 (3), 207–237.

Hovland, C. I.; Janis, I. L.; Kelley, H. H. (1953): Communication and Persuasion: Psychological Studies of Opinion Change, New Heaven: Yale University Press.

Hullett, C. R. (2005): The Impact of Mood on Persuasion: A Meta-Analysis, in: Communication Research, 32 (4), 423-442.

Jackob, N. (2004): Der Tod planscht mit: Furchtapelle als Instrument der Gesundheitskommunikation, in: Fachjournalist, 13, 15-19.

Janis, I. L.; Feshbach, S. (1953): Effects of Fear-Arousing Communications,in: The Journal of Abnormal and Social Psychology, 48 (1), 78-92.

Janz, N. K.; Becker, M. H. (1984): The Health Belief Model: A Decade Later, in: Health Education & Behavior, 11 (1), 1-47.

Jessop, D. C.; Albery, I. P.; Rutter, J.; Garrod, H. (2008): Understanding the Impact of Mortality-Related Health-Risk Information: A Terror Management Theory Perspective, in: Personality and Social Psychology Bulletin, 34 (7), 951-964.

Job, R. F. S. (1988): Effective and Ineffective Use of Fear in Health Promotion Campaigns, in: American Journal of Public Health, 78 (2), 163-167.

Knobloch-Westerwick, S.; Hastall, M.; Grimmer, D.; Brück, J. (2005): "Informational Utility". Der Einfluss der Selbstwirksamkeit auf die selektive Zuwendung zu Nachrichten, in: Publizistik, 50 (4), 462-474.

Koster, E. H. W.; Crombez, G.; Van Damme, S.; Verschuere, B.; De Houwer, J. (2004): Does Imminent Threat Capture and Hold Attention?, in: Emotion, 4 (3), 312-317.

Krohne, H. W. (1993): Attention and Avoidance. Two Central Strategies in Coping with Aversiveness, in: Krohne, H. W. (Ed.): Attention and Avoidance. Strategies in Coping with Aversiveness, Seattle: Hogrefe & Huber, 3-15.

Lippke, S.; Renneberg, B. (2006): Theorien und Modelle des Gesundheitsverhaltens, in: Renneberg, B.; Hammelstein, P. (Hrsg.): Gesundheitspsychologie, Heidelberg: Springer, 35-60.

Margraf, J.; Schneider, S. (2003): Angst und Angststörungen, in: Hoyer, J.; Margraf, J. (Hrsg.): Angstdiagnostik. Grundlagen und Testverfahren, Berlin: Springer, 3-30.

Maslow, A. H. (1963): The Need to Know and the Fear of Knowing, in: Journal of General Psychology, 68 (1), 111-125.

McNaughton, N.; Corr, P. J. (2004): A Two-Dimensional Neuropsychology of Defense: Fear/Anxiety and Defensive Distance, in: Neuroscience & Biobehavioral Reviews, 28 (3), 285-305.

Meyen, M. (2001): Mediennutzung: Mediaforschung, Medienfunktionen, Nutzungsmuster, Konstanz: UVK.

Noar, S. M.; Benac, C. N.; Harris, M. S. (2007): Does Tailoring matter? Meta-Analytic Review of Tailored Print Health Behavior Change Interventions, in: Psychological Bulletin, 133 (4), 673-693.

Percy, L. (2008): Strategic Integrated Marketing Communication: Theory and Practice; Amsterdam: Elsevier.
Pyszczynski, T.; Greenberg, J.; Solomon, S. (1997): Why Do We Need What We Need? A Terror Management Perspective on the Roots of Human Social Motivation; in: Psychological Inquiry, 8 (1), 1-20.
Quick, B. L.; Stephenson, M. T. (2007): Further Evidence That Psychological Reactance Can Be Modeled as a Combination of Anger and Negative Cognitions, in: Communication Research, 34 (3), 255-276.
Reich, J. W.; Robertson, J. L. (1979): Reactance and Norm Appeal in Anti-Littering Messages, in: Journal of Applied Social Psychology, 9 (1), 91-101.
Rimal, R. N. (2001): Perceived Risk and Self-Efficacy as Motivators: Understanding Individuals' Long-Term Use of Health Information, in: Journal of Communication, 51 (4), 633-654.
Rogers, R. W. (1975): A Protection Motivation Theory of Fear Appeals and Attitude Change, in: Journal of Psychology, 91 (1), 93-114.
Rosenstock, I. M. (1960): What Research in Motivation Suggests for Public Health, in: American Journal of Public Health, 50 (31), 295-302.
Rost, W. (1990): Emotionen: Elixiere des Lebens, Berlin: Springer.
Rothman, A. J.; Bartels, R. D.; Wlaschin, J.; Salovey, P. (2006): The Strategic Use of Gain- and Loss-Framed Messages to Promote Healthy Behavior: How Theory Can Inform Practice, in: Journal of Communication, 56, 202-220.
Schramm, H.; Wirth, W. (2008): A Case for an Integrative View on Affect Regulation through Media Usage. Communications: The European Journal of Communication Research, 33 (1), 27-46.
Schwarzer, R. (2008):. Modeling Health Behavior Change: How to Predict and Modify the Adoption and Maintenance of Health Behaviors,in: Applied Psychology, 57 (1), 1-29.
Shehryar, O.; Hunt, D. M. (2005): A Terror Management Perspective on the Persuasiveness of Fear Appeals. Journal of Consumer Psychology, 15 (4), 275-287.
Shoemaker, P. J. (1996): Hardwired for News: Using Biological and Cultural Evolution to Explain the Surveillance Function, in: Journal of Communication, 46 (3), 32-47.
Sutton, S. R. (1982): Fear-Arousing Communications: A Critical Examination of Theory and Research, in: Eiser, J. R. (Ed.): Social Psychology and Behavioral Medicine, Chichester: Wiley, 303–337.
Turner, M. M.; Rimal, R. N.; Morrison, D.; Kim, H. (2006): The Role of Anxiety in Seeking and Retaining Risk Information: Testing the Risk Perception Attitude Framework in two Studies, in: Human Communication Research, 32 (2), 130-156.
Uskul, A. K.; Sherman, D. K.; Fitzgibbon, J. (2009): The Cultural Congruency Effect: Culture, Regulatory Focus, and the Effectiveness of Gain- vs. Loss-Framed Health Messages, in: Journal of Experimental Social Psychology, 45 (3), 535-541.
Waterman, A. S. (1993): Two Conceptions of Happiness: Contrasts of Personal Expressiveness (Eudaimonia) and Hedonic Enjoyment, in: Journal of Personality and Social Psychology, 64 (4), 678-691.
Weinstein, N. D. (1988): The Precaution Adoption Process, in: Health Psychology, 7 (4), 355-386.
Witte, K. (1992): Putting the Fear back into Fear Appeals: The Extended Parallel Process Model, in: Communication Monographs, 59 (4), 329-349.
Witte, K. (1994): Generating Effective Risk Messages: How Scary Should Your Risk Communication Be?, in: Burleson, B. (Ed.), Communication Yearbook, 18, Thousand Oaks: Sage, 229-254.
Witte, K.; Allen, M. (2000): A Meta-Analysis of Fear Appeals: Implications for Effective Public Health Campaigns, in: Health Education & Behavior, 27 (5), 591-615.
Workman, L.; Reader, W. (2004): Evolutionary Psychology: An Introduction, Cambridge: Cambridge University Press.
Zillmann, D. (2000): Mood Management in the Context of Selective Exposure Theory, in: Roloff, M. E. (Ed.): Communication Yearbook, 23, Thousand Oaks, Sage, 103-123.

16. Fallbeispiele als Instrument in Präventionskampagnen

Doreen Reifegerste

16.1 Einsatz von Fallbeispielen

In Broschüren, PR-Beiträgen und Anzeigen im Rahmen von Präventionskampagnen werden häufig zwei unterschiedliche Darstellungsformen verwendet. Einerseits werden Gesundheitsrisiken anhand von Statistiken, Fakten und Expertenwissen beschrieben. Andererseits werden die Beiträge mit Schilderungen von Betroffenen oder der Meinung von Interessierten illustriert (vgl. Brosius et al. 2000). Diese Fallbeispiele oder Testimonials sollen anhand von kurzen direkten oder indirekten Zitaten ein bestimmtes allgemeines Problem oder eine bestimmte Sichtweise exemplarisch veranschaulichen (vgl. Daschmann 2001). So könnte beispielsweise ein Bericht, der auf die Gefahren von UV-Strahlen aufmerksam machen will, die Schilderung eines Falles von Hautkrebs mit tödlichem Ausgang enthalten.

Es hat sich in zahlreichen Studien der Gesundheitskommunikation gezeigt (vgl. De Wit et al. 2008, Zillmann 2006, Kowarz 2003), dass beispielhafte Darstellungen gesundheitsfördernder oder gesundheitsschädigender Verhaltensweisen, einen stärkeren Einfluss auf diese gesundheitsrelevanten Einschätzungen ausüben als statistische Angaben, obwohl die letzteren wesentlich valider sind (Übersicht der kommunikationswissenschaftlichen Befunde: Zillmann/Brosius 2000, Daschmann 2001). Im Sinne einer rationalen Informationsverarbeitung sollten die Menschen sich also eher von solchen summarischen Realitätsbeschreibungen oder Expertenaussagen als von Einzelfalldarstellungen überzeugen lassen. Dennoch bestätigte sich der so genannte **Fallbeispieleffekt** in zahlreichen Experimenten über verschiedene Medien hinweg, in unterschiedlichsten Präsentationsvariationen und bei unterschiedlichsten Rezipientenvariablen (vgl. Zillmann 2006, De Wit et al. 2008).

Der vorliegende Artikel gibt zunächst eine Übersicht über die psychologischen Mechanismen, die der Wirkung von Testimonials zugrunde liegen. Anschließend werden die bisherigen empirischen Befunde anhand der zentralen Determinanten des Gesundheitsverhaltens Risikowahrnehmung und Selbstwirksamkeitseinschätzung (vgl. Schwarzer 2004) näher erläutert. Die Darstellung von zielgruppen- und medienspezifischen Einflussvariablen liefert wichtige Hinweise für den Einsatz von beispielhaften Darstellungen. Abschließend werden Handlungsempfehlungen zur Verwendung der Fallbeispiele in Präventionskampagnen formuliert.

16.2 Wirkmechanismen von Fallbeispielen

Für die Wirkungsweise der Fallbeispiele werden verschiedene mentale Mechanismen verantwortlich gemacht. Bei der Häufigkeitseinschätzung der Risiken spielen offenbar Heuristiken eine große Rolle, die eine rationellere Informationsverarbeitung und Urteilsbildung ermöglichen. Eine aufwändige Sammlung und Auswertung von Informationen würde zuviel Zeit und Energie in Anspruch nehmen und hat sich bei unseren Vorfahren zur Entscheidungsfindung nicht ausgezahlt (vgl. Todd/Gigerenzer 2007). Zudem sind statistische Informationen in der menschlichen Entwicklungsgeschichte erst seit kurzem verfügbar und können somit allenfalls bei einer zentralen Verarbeitung wirksam werden.

Aufgrund der **Repräsentativitätsheuristik** (vgl. Tversky/Kahneman 1974) wird ein Fall als repräsentativ für eine bestimmte Kategorie betrachtet. Diese Urteilsstrategie führt in den meisten Situationen zu einem verlässlichen Ergebnis. Parallel präsentierte statistische Angaben, die mitunter eine andere Zuordnung nahe legen werden allerdings ignoriert, was zu Fehlurteilen führen kann. Die Befunde von Daschmann (2001) zeigen, dass die Rezipienten nur aufgrund der Einzelfälle urteilten und die repräsentativen Angaben ignorierten.

Durch die **Quantifizierungsheuristik** (vgl. Zillmann 2006) erfolgt eine Abschätzung der relativen Häufigkeiten aufgrund der dargestellten Fallbeispiele. Brosius (1995) fand beispielsweise heraus, dass zwischen dem Verhältnis von Pro- und Contra-Meinungsfallbeispielen und der Einschätzung der Bevölkerungsmeinung eine fast lineare Beziehung besteht. Zudem konnte gezeigt werden, dass nur durch die Erhöhung der Anzahl der dargestellten Personen die Risikoeinschätzung erhöht werden konnte ohne das der Inhalt sich änderte (vgl. Zillmann 2006).

Die **Verfügbarkeitsheuristik** (vgl. Tversky/Kahneman 1974) geht davon aus, dass Personen Urteile bei Unsicherheit anhand eines „ease of retrieval" fällen. Die Auftretenshäufigkeit von Ereignissen wird anhand der Leichtigkeit, mit der Beispiele für das Ereignis im Gedächtnis abgerufen werden können, geschätzt. Häufigkeitseinschätzungen werden vor allem von Fallbeispielen beeinflusst, die besonders verfügbar sind. Daher spielen vor allem häufige und vor kurzem präsentierte Fallbeispiele eine Rolle bei der Entscheidungsfindung (vgl. Zillmann 2006).

Deutlich wird die evolutionäre Bedeutsamkeit von Fallbeispielen auch an der größeren emotionalen Erregung bei Fallbeispielen. Eine höhere affektive Erregung stellt sicher, dass die entsprechenden Informationen besser verfügbar sind und somit auch eine höhere Urteils- und Handlungsrelevanz haben (vgl. Zillmann 2006). Aufgrund der sogenannten **Affektheuristik** (vgl. Slovic et al. 2007) tritt der Einfluss von rationalen Erwartungs- und Werteinschätzungen in den Hintergrund (vgl. Zillmann 2006). Einen ähnlichen Wirkmechanismus legt auch das von Green und Brock (2000) entwickelte Konzept der „Transportation" nahe. Wenn Individuen eine narrative Information verarbeiten, werden sie so in die Struktur der Erzählung „transportiert", dass sie Sachinformationen weniger rational evaluieren.

Für die Erklärung der Wirkung von Fallbeispielen werden aber auch **soziale Lernprozesse** verantwortlich gemacht. Bandura (1997) geht davon aus, dass Menschen eine Verhaltensweise durch Beobachtung und Imitation eines Modells erwerben, in dem sie sich mit dem Fallbeispiel identifizieren. Die Wahrscheinlichkeit mit der das am Modell gelernte Verhalten tatsächlich ausgeführt wird, erhöht sich laut Bandura (1997) durch zwei Bedingungen. Dies ist zum einen die Aufmerksamkeit, die ein Modell erzeugt und zum anderen die Ähnlichkeit der dargestellten Person mit dem Rezipienten. Beide Eigenschaften erleichtern laut Bandura die Erinnerung an das Modell. So können komplexere Informationen in Form von lebhaften Bildern oder verbalen Repräsentationen, wie eben bei Fallbeispielen, leichter abgespeichert werden.

16.3 Wirkung von Fallbeispielen auf Risikoeinschätzungen

Risikoeinschätzungen spielen in verschiedensten Verhaltens- und Einstellungsmodellen der Gesundheitspsychologie eine zentrale Rolle (vgl. Schwarzer 2004, Lippke/Renneberg 2006) und lassen sich durch massenmediale und interpersonale Kommunikation beeinflussen (vgl. Leppin 2001). Die negativen Konsequenzen einer Verhaltensweise werden dabei einerseits anhand der Auftretenshäufigkeit oder dem Schweregrad einer Bedrohung und andererseits als Gefahr für die eigene Person wahrgenommen (vgl. Schwarzer/Renner 1997).

Der Einfluss von Risikofallbeispielen auf die **Wahrnehmung des allgemeinen Risikos** wurde in zahlreichen Studien nachgewiesen (vgl. Zillmann et al. 1992, Gibson/Zillmann 1994, Aust/Zillmann 1996, King 1998, Daschmann 2001, Kowarz 2003, De Wit et al. 2008).

In der **ersten Studie**, die Fallbeispiele innerhalb der Kommunikationswissenschaften überhaupt erforschte, untersuchten Zillmann et al. (1992) die Wirkung von Fallbeispielen am Beispiel eines Zeitschriftenartikels über den Erfolg von Diätprogrammen. Darin war zu lesen, dass ein Drittel aller Personen, die an den Programmen teilgenommen hatten, nach der Diät wieder zugenommen hatten. Die Beiträge wurden in verschiedener Weise mit Fallbeispielen illustriert. In Version 1 wurden nur Personen beschrieben, die wieder zugenommen hatten, in der zweiten Version hatte genau die Hälfte der dargestellten Personen wieder zugenommen und in der dritten Version war es nur ein Drittel der Fallbeispiele. Die Untersuchung ergab, dass Personen, die nur einseitige Fallbeispiele gelesen hatten (= Version 1), den Anteil der „Wieder-Zunehmer" drastisch überschätzten. Statt ein Drittel, wie im Bericht gesagt, schätzten sie, dass drei Viertel der Personen wieder zugenommen hatten. Die Personen orientierten sich an den Fallbeispielen und missachteten die vorher genannte summarische Realitätsbeschreibung. Die Einschätzung des allgemeinen Risikos wurde damit stärker durch die Anzahl bzw. Verteilung der Fallbeispiele beeinflusst als durch die statistischen Angaben.

In der empirischen Forschung konnte zudem gezeigt werden, dass die Risikowahrnehmung mit **zunehmender Dramatik** der Fallbeispiele ansteigt. Gibson und Zillmann (1994) entwickelten vier Versionen von Fallbeispieldarstellungen, um damit die Folgen eines Raubüberfalls darzustellen. Während in der ersten Version die Opfer unverletzt davonkamen, erlitten die Opfer in der zweiten Version leichte, und die Opfer der dritten Version schwere Verletzungen. In der vierten Version schließlich endeten alle Raubüberfälle tödlich. Versuchspersonen, die die Version mit Fallbeispielen von Todesopfern gelesen hatten, schätzten die Dringlichkeit des Problems höher ein als die anderen Versuchspersonen. Dabei zeigte sich eine lineare Beziehung zwischen der Dramatik der Fallbeispiele und der Risikowahrnehmung. Je extremer die Fallbeispiele von der summarischen Realitätsbeschreibung abwichen, desto mehr überschätzten die Rezipienten die allgemeine Gefahr und die Häufigkeit von Opfern solcher Überfälle.

Ähnliche Effekte finden sich auch bei der Untersuchung von **Bildern**, die wenn beispielsweise bestimmte Personen dargestellt sind, ebenso als Fallbeispiele betrachtet werden können. Ein Bericht über die Ausbreitung von Zecken wurde entweder mit Bildern von Kindern, Bildern von Zecken oder gar nicht illustriert. Die Einschätzung des Risikos fiel bei der Version mit den dargestellten Opfern am höchsten aus (vgl. Gibson/Zillmann 2000).

Bei diesen besonders extremen Risikofallbeispielen mit Todesfolge, wie sie Gibson und Zillmann (1994) verwendeten, verstärkten sich die Fallbeispieleffekte innerhalb von zwei Wochen sogar, obwohl die Wirkung der allgemeinen Aussagen abnahm. Auch andere Studien untersuchten die **Wirkungsdauer** des Fallbeispieleffekts, indem sie die Urteile einzelner Experimentalgruppen erst eine oder zwei Wochen nach der Präsentation des Stimulusmaterials erhoben. Dieser sogenannte **Sleeper-Effekt** scheint vor allem von den Voreinstellungen der Versuchspersonen und vom Thema abzuhängen. So vermuteten Zillmann et al.(1992), dass der Fallbeispieleffekt aufgrund der starken Voreinstellungen zum Thema Diäten nach zwei Wochen verschwand, während er in einem späteren Experiment mit einem weniger bekannten Thema (Farmerpleiten) nach zwei Wochen noch auftrat (vgl. Zillmann/Gibson 1996).

Aust und Zillmann (1996) untersuchten anhand der Themen Lebensmittelvergiftung und Schusswaffengebrauch inwieweit eine **emotionale** Ansprache der Rezipienten den Fallbeispieleffekt beeinflusst. Die Zeugen (Schauspieler) in den gezeigten Nachrichtensendungen trugen ihre Schilderungen entweder emotional (mit Tränen und Zittern) oder ruhig und gefasst vor. Die Versuchspersonen, die die emotionalen Schilderungen gezeigt bekamen, stuften die Dringlichkeit des Problems und die persönliche Gefährdung höher ein als jene Probanden, die sich die neutrale Berichterstattung ansahen. Erstmals wurde damit ein Einfluss der Fallbeispiele auf die **Einschätzung des persönlichen Risikos** nachgewiesen.

Gibson und Zillmann (1994) sowie King (1998) konnten hingegen keinen Einfluss von Fallbeispielen auf das wahrgenommene persönliche Risiko feststellen. Allerdings weichen die in beiden Studien verwendeten Themen deutlich von dem üblichen Erfahrungshorizont der befragten Studenten ab, was den Einfluss auf die persönliche Risikoeinschätzung vermutlich vermindert (vgl. Aust/Zillmann 1996).

Obwohl Aust und Zillmann (1996, S. 799) behaupteten, dass ihre „Untersuchung zeigt, dass der Third-Person-Effekt überwunden werden kann", blieb der **optimistische Fehlschluss** (vgl. Weinstein 1980) an sich jedoch relativ konstant erhalten. Selbst wenn man die allgemeine Risikoeinschätzung nach Rezeption des Artikels ohne Fallbeispiele mit der persönlichen Risikoeinschätzung nach der emotionalen Fallbeispielversion vergleicht, bleibt ein Unterschied von M = 7,21 gegenüber M = 5,35 (Skala von 0 bis 10) und somit die Unterschätzung des eigenen Risikos erhalten.

Auch in der Studie von Kowarz (2003) zum Sonnenschutzverhalten hatten die Risikofallbeispiele keinen Einfluss auf den unrealistischen Optimismus. Obwohl sich allgemeine und die persönliche Einschätzung des Hautkrebsrisikos durch den Einsatz von Fallbeispielen erhöhte, blieb die Differenz zwischen beiden Variablen konstant (siehe Abbildung 16-1). Mit der Darstellung des Risikos in Form eines Risiko-

Abbildung 16-1: Einfluss der Fallbeispiele auf die Risikoeinschätzung.

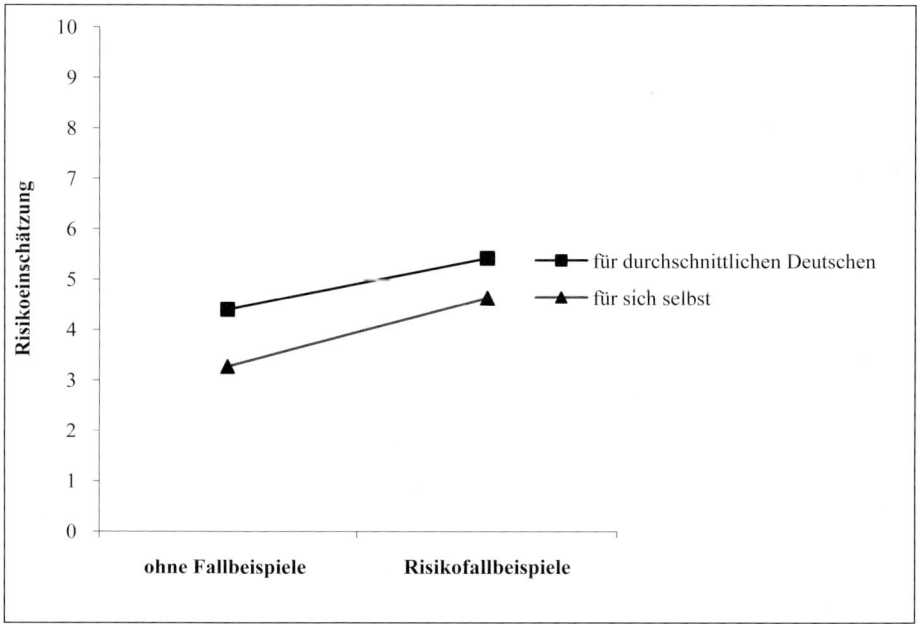

Skalierung: 0 (=Erkrankung sehr unwahrscheinlich) bis 10 (=Erkrankung sehr wahrscheinlich).

fallbeispiels lässt sich lediglich die persönliche Risikowahrnehmung (M = 4,63) auf das Niveau der Risikoeinschätzung für einen durchschnittlichen Deutschen (M = 4,40) in der Version ohne Fallbeispiele anheben. Der optimistische Fehlschluss kann damit nicht absolut, aber doch relativ überwunden werden. Rezipienten, denen man nur Risikofallbeispiele präsentiert nehmen ihr persönliches Risiko so hoch wahr, wie sie sonst (ohne Risikofallbeispieldarstellung) nur das allgemeine Risiko einschätzen. Allerdings ist fraglich inwieweit diese Erhöhung handlungsrelevant ist, da für die Schutzmotivation oft nur der soziale Vergleich und nicht die absolute Höhe der Risikobewertung entscheidend ist.

Sowohl allgemeine als auch persönliche Risikoeinschätzungen lassen sich also durch die Darstellung von Betroffenen erhöhen. Diese Wirkung verstärkt sich noch durch die Verwendung von Bildern, emotionaler Ansprache und dramatischen Konsequenzen. Statistische Informationen haben demgegenüber für die Beurteilung einer Gefahr meist eine geringere Relevanz.

16.4 Wirkung von Fallbeispielen auf Wirksamkeitseinschätzungen

Neben der Risikowahrnehmung ist die Einschätzung der Selbstwirksamkeit ein zentrales Element in vielen Theorien des Gesundheitsverhaltens (vgl. Lippke/Renneberg 2006). Es zeigte sich in zahlreichen experimentellen Studien für die verschiedensten Gesundheitsbereiche, dass Interventionen, die es geschafft haben, die Selbstwirksamkeit zu erhöhen, auch positive Auswirkungen auf das gesundheitsrelevante Verhalten zeigten (vgl. Schwarzer 2004). Somit sollten Botschaften mit hohem Bedrohungspotential immer mit umfangreicher Wirksamkeitsdarstellung eingesetzt werden, um Abwehrreaktionen zu vermeiden (vgl. Witte/Allen 2000).

Auch **Wirksamkeitsinformationen** lassen sich mithilfe von Fallbeispielen illustrieren. Während ein Risikofallbeispiel das Risiko anhand eines Beispiels mit negativem Ausgang darstellt, zeigt ein Wirksamkeitsfallbeispiel die erfolgreiche Bekämpfung durch eine risikoreduzierende Maßnahme. Göpfert (2001) geht davon aus, dass Beispiele von betroffenen Menschen, die besondere Krisensituationen meistern mussten, motivierend wirken, und zwar in ähnlicher Art und Weise wie andere Betroffene in Selbsthilfegruppen die professionelle Therapie unterstützen.

Aus den wenigen bisherigen empirischen Befunden lassen sich allerdings keine eindeutigen Aussagen zur Effektivität von Wirksamkeitsfallbeispielen ableiten. Die Ergebnisse von Maibach und Flora (1993) deuten auf einen Einfluss von Wirksamkeitsdarstellungen auf die wahrgenommene Selbstwirksamkeit hin. Sie zeigten ihren Versuchspersonen Videomaterial über Maßnahmen zur AIDS-Prävention. Bei den Fallbeispielen handelte es sich um Frauen, die ihren Mann oder ihre Freundin überzeugen konnten, Kondome zu verwenden. Diese hatten einen stärkeren Einfluss auf die Variablen der Selbstwirksamkeit als Gesundheitsinformation allein. In der Arbeit von Kowarz (2003) konnte der Einsatz von Fallbeispielen die Wahrnehmung der Wirksamkeit der dargestellten Gegenmaßnahmen (Verwendung von Sonnenschutzmitteln und schützender Kleidung) nicht verändern.

Einmal kann dieser fehlende Einfluss mit der Antwortform der Variablen zusammenhängen. Ein Argument von Shapiro und Lang (1991), dass Einzelfallinformationen besonders bei Häufigkeitseinschätzungen eine Rolle spielen, könnte hier als Erklärung dienen. Bei Fragen zur Wirksamkeit und Verhaltensabsicht handelt es sich nicht um Häufigkeitseinschätzungen, sondern um Einstellungsfragen und diese können mit Fallbeispielen kaum beeinflusst werden (vgl. Brosius 1995). De Wit et al. (2008) und Braverman (2008) konnten allerdings eine Wirkung auf Intentionen nachweisen. Dies könnte aber auch wiederum durch eine vorausgegangene höhere Risikoeinschätzung bedingt sein. Eine Wirksamkeitseinschätzung wurde in beiden Studien nicht gemessen.

Eine andere Ursache könnte die geringere emotionale Erregung durch Wirksamkeitsfallbeispiele sein. Gegenüber den teilweise relativ erschreckenden Risikoinformationen über einen möglichen tödlichen Ausgang einer Krankheit erscheinen die Wirksamkeitsinformationen vermutlich eher unspektakulär.

Für viele Arten von Schutzverhalten gilt allerdings, dass Wirksamkeitseinschätzungen vor allem durch **wahrgenommene Barrieren aus persönlicher Erfahrung** beeinflusst werden. So empfinden beispielsweise viele Personen das Tragen eines Hutes als „unbequeme Last". Darüber hinaus spielen beispielsweise beim Sonnenschutz-verhalten besonders soziale Faktoren, wie das Verhalten von Freunden und der elterliche Einfluss, eine entscheidende Rolle (vgl. Eid/Schwenkmezger 1997, S. 103). Wirksamkeitseinschätzungen wären dementsprechend stabilere Einstellungen, die sich weniger als die Risikowahrnehmung durch medienvermittelte Erfahrung, insbesondere durch einen einzigen Artikel, beeinflussen lassen. Dafür sind vermutlich eher wiederholte massenmediale und möglicherweise auch interpersonale Interventionsprogramme notwendig (vgl. Bandura 1997).

16.5 Interaktionseffekte beim Einsatz von Fallbeispielen

Für den Einsatz von Fallbeispielen in der Gesundheitskommunikation ist es wichtig, zu wissen welche Interaktionseffekte auftreten können, damit nicht möglicherweise eine beabsichtigte Wirkung durch bestimmte Umstände ins Gegenteil verkehrt wird. Generell zeigten sich bisher kaum Interaktionen mit dem Fallbeispieleffekt durch soziodemographische Variablen, Persönlichkeitsvariablen oder Merkmale der Mediennutzung. Allerdings fanden sich Hinweise, dass die Wirkung der Testimonials durch persönliche Voreinstellungen (vgl. Kowarz 2003) und das Medium (vgl. Braverman 2008) beeinflusst werden kann.

Obwohl Frauen ihr Risiko höher einschätzen als Männer (vgl. Byrnes et al. 1999), konnte bisher kein Interaktionseffekt von **Geschlecht** und Fallbeispielen gefunden werden. Männer und Frauen werden also bei Gesundheitsthemen gleichermaßen von Fallbeispielen beeinflusst, obwohl dies wiederum auf unterschiedlichen Niveaus stattfindet. So fand sich bei Aust und Zillmann (1996) zwar eine Wechselwirkung zwischen der Dramatik der Fallbeispiele und dem Geschlecht der Versuchspersonen derart, dass dramatische Fallbeispiele auf Frauen einen noch stärkeren Einfluss hatten. Der Fallbeispieleffekt selbst blieb davon aber unberührt. Gibson und Zillmann (1994) konnten einen Interaktionseffekt von Geschlecht und zeitlicher Stabilität des Fallbeispieleffekts nachweisen. Während bei den Frauen die Wirkung auf die Risikoeinschätzung stabil blieb, ließ sie bei den männlichen Versuchspersonen nach.

In der Erstellung des Stimulusmaterials achten viele Kampagnenentwickler genau darauf, den Betroffenen der Zielgruppe möglichst ähnlich oder durchschnittlich darzustellen, damit eine Identifikation erfolgen kann. In einem Experiment von Brosius (vgl. Brosius 1996) hatte die **Ähnlichkeit** der dargestellten Personen allerdings keinen Einfluss auf die Wirkung der Fallbeispiele. Bei den Themen des Stimulusmaterials (Kartentelefone, Apfelwein, Tele-Shopping und verkehrsfreie Innenstadt) handelte es sich aber auch nicht um studentenrelevante Kontroversen. Andsager et al. (2006) konnten für die Bewertung der Wirksamkeit eines Artikels über Sonnenbaden zeigen, dass die Wahrnehmung der Ähnlichkeit eine Rolle spielt. Leider untersuchten sie den Einfluss auf Risiko- oder Handlungserwartungen nicht.

Voreinstellungen scheinen die größte Rolle als Moderatorvariable bei der Wirkung von Fallbeispielen zu spielen. Bei Perry und Gonzenbach (1997) hat sich gezeigt, dass ein Einfluss der Fallbeispiele auf die Einschätzung der zukünftigen Entwicklung nur dann zu erkennen war, wenn die Voreinstellungen als Kovariate in die Berechnung eingeführt wurden. Zillmann et al. (1992) vermuteten in den Voreinstellungen eine wichtige Barriere für andauernde Fallbeispieleffekte. Den Rückgang der Effekte nach zwei Wochen führten sie auf die Voreinstellungen der Versuchspersonen zurück. Um diese Annahme zu bekräftigen, befragten sie Personen, die nicht am Experiment teilgenommen hatten, nach ihren Urteilen. Deren Mittelwert stimmte mit dem Wert, auf den sich die Experimentalgruppen nach zwei Wochen eingepegelt hatten, überein. Die zuvor erhobenen persönlichen Daten der Versuchspersonen wie Interesse am Thema (Diäten), Personenmerkmale wie Größe, Gewicht und körperliche Fitness hatten dagegen keinen Einfluss (vgl. Zillmann et al. 1992).

Auch in der Arbeit von Kowarz (2003) zeigte sich, dass ein Interaktionseffekt zwischen der Wirkung der Risikofallbeispiele und der persönlichen Erfahrung mit Hautkrebs auf die Risikoeinschätzung besteht. Während sich bei Personen ohne Hautkrebserfahrung die Risikoeinschätzung durch die Fallbeispiele erhöht, wird sie bei Rezipienten mit persönlicher Erfahrung in der Version mit Testimonials verringert (siehe Abbildung 16-2). Möglicherweise führt ein Vergleich der dargestellten Personen mit den eigenen Erfahrungen dazu, dass die eigenen Erlebnisse harmloser erscheinen und dadurch das Risiko geringer eingeschätzt wird. Bei vorhandenen persönlichen Erfahrungen kann der Einsatz von Fallbeispielen also genau entgegengesetzt zum beabsichtigten Persuasionsziel wirken. Allerdings lässt die geringe Stichprobengröße von Personen mit persönlicher Erfahrung (n = 16) nur eine beschränkte Aussagefähigkeit zu.

Eine andere Erklärung könnte auch die **Verarbeitungstiefe** der Artikel durch die unterschiedlichen Personengruppen liefen. Braverman (2008) konnte in verschiedenen Experimenten zeigen, dass die Personen die ein größeres Interesse an einem Thema hatten, sich weniger durch die Fallbeispiele beeinflussen ließen. Vermutlich verarbeiteten sie die Informationen im Sinne des Elaboration Likelihood Modell (vgl. Petty/Cacioppo 1986) eher zentral, weshalb Fakten und statistische Kennzahlen für sie eine höhere Urteilrelevanz besitzen als die Testimonials.

Bei Daschmann (2001) fand sich dagegen keine Wechselwirkung zwischen der Variation des Handlungsortes, über den berichtet wurde (bekannter vs. nicht bekannte Handlungsort), und dem Fallbeispieleffekt. Die Variation des Berichtes und somit die Involviertheit der Rezipienten hatte zwar hohe Haupteffekte, aber eben keinen Interaktionseffekt mit dem Einfluss der Fallbeispiele. In ähnlicher Weise blieb der Fallbeispieleffekt unbeeinflusst von der Tendenz der Voreinstellungen (Brosius 1996). Eine mögliche Wechselwirkung mit Voreinstellungen ist damit zum jetzigen Zeitpunkt noch nicht ausreichend geklärt.

Abbildung 16-2: Einfluss der Risikofallbeispiele auf die Risikoeinschätzungen in Abhängigkeit von der persönlichen Erfahrung

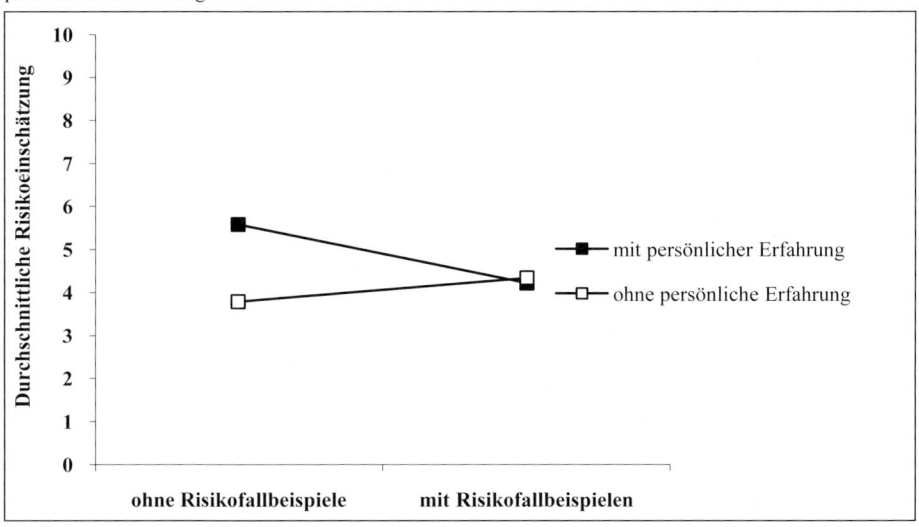

Skalierung 0 (=Erkrankung sehr unwahrscheinlich) bis 10 (=Erkrankung sehr wahrscheinlich).

Der Fallbeispieleffekt ließ sich in allen untersuchten **Medien**, also Hörfunk (vgl. Brosius 1995), Fernsehen (vgl. Aust/Zillmann 1996) und Printmedien (vgl. Gibson/Zillmann 1994, Brosius 1996) sowie dem Internet (vgl. De Wit et al. 2008) nachweisen. Die Frage, ob audiovisuelle Medien aufgrund ihrer vielfältigen Gestaltungsmöglichkeiten besser als Printmedien dazu geeignet sind, um Fallbeispiele zu kommunizieren, kann bislang hingegen nicht eindeutig beantwortet werden. Gibson et al. (1994) und Brosius (1995) fanden keine Unterschiede zwischen den verschiedenen Präsentationsmedien. Braverman (2008) verglich Print- und Audiobotschaften und zeigt, dass Fallbeispiele in der Radioversion eine höhere Einflusskraft hatten als in der gedruckten Version.

16.6 Handlungsempfehlungen für die Verwendung von Fallbeispielen in der Gesundheitskommunikation

Die Darstellung von Gesundheitsrisiken anhand von Fallbeispielen ist geeignet, um die allgemeine und die persönliche Risikowahrnehmung der Rezipienten zu erhöhen. Allerdings können auch Testimonials den unrealistischen Optimismus nicht verringern. Dennoch kann sich dadurch bei bestimmten Themen die Absicht für gesundheitsförderndes Verhalten erhöhen.

Zudem hat sich gezeigt, dass Bilder von Betroffenen auch die Auswahl von Informationen beeinflusst. So wurden bei begrenzter Zeit Artikel mit Fallbeispieldarstellungen länger gelesen als solche ohne Bild oder mit neutralen Bildern (vgl. Zillmann et al. 2001).

Um die gewünschte Wirkung von Fallbeispielen sicherzustellen, gilt es allerdings gewisse Parameter im Zusammenhang mit dem konkreten Kommunikationsmaterial in zukünftigen Studien zu prüfen. So müssen vor allem die persönliche Erfahrung und das Vorwissen der Zielgruppe berücksichtigt werden. Offenbar ist ein Einsatz von Testimonials im Bereich der Primärprävention bzw. in der Motivationsphase wirkungsvoller als bei direkt oder indirekt betroffenen Personen mit eher hohem Involvement.

Die Wirkung der Fallbeispiele ist grundsätzlich eher langfristig und dies kann durch die Art der Darstellung noch erhöht werden. Je emotionaler und dramatischer die Betroffenen gezeigt werden, umso eher zeigen sich langfristige Effekte auf die Risikowahrnehmung. Dies bedeutet nicht notwendigerweise auch Auswirkungen auf die Handlungsabsichten und kann unter Umständen auch negative Folgen haben.

Der Vorteil von Fallbeispielen gegenüber statistischen Informationen für Wirksamkeitseinschätzungen ist bisher noch unzureichend untersucht. Er hängt vermutlich vor allem von der Ähnlichkeit der dargestellten Personen, der Auswahl des Themas und den damit verbundenen Voreinstellungen ab.

Literatur

Andsager, J. L.; Bemker, V.; Choi, H. L.; Torwel, V. (2006): Perceived Similarity of Exemplar Traits and Behavior: Effects on Message Evaluation, in: Communication Research, 33 (1), 3–18.

Aust, C. F.; Zillmann, D. (1996): Effects of Victim Exemplification in Television News on Viewer Perception of Social Issues, in: Journalism & Mass Communication Quarterly, 73 (4), 787–803.

Bandura, A. (1997): Self-Efficacy: The Exercise of Control, New York: Freeman.

Braverman, J. (2008): Testimonials Versus Informational Persuasive Messages, in: Communication Research, 25 (5), 666–694.

Brosius, H. B. (1995): Alltagsrationalität in der Nachrichtenrezeption: Ein Modell zur Wahrnehmung und Verarbeitung von Nachrichteninhalten, Opladen: Westdeutscher Verlag.

Brosius, H. B. (1996): Der Einfluss von Fallbeispielen auf Urteile der Rezipienten: Die Rolle der Ähnlichkeit zwischen Fallbeispiel und Rezipient, in: Rundfunk und Fernsehen, 44 (1), 51–69.

Brosius, H. B.; Schweiger, W.; Rossmann, C. (2000): Auf der Suche nach den Ursachen des Fallbeispieleffekts: Der Einfluss von Anzahl und Art der Urheber von Fallbeispielinformation, in: Medienpsychologie, 12 (3), 153–175.

Byrnes, J. P.; Miller, D. C.; Schafer, W. D. (1999): Gender Differences in Risk Taking: A Meta-analysis, in: Psychological Bulletin, 125 (3), 367–383.

Daschmann, G. (2001): Der Einfluss von Fallbeispielen auf Leserurteile, Konstanz: UVK.

De Wit, J. F. B.; Das, E.; Vet, R. (2008): What Works Best: Objective Statistics or a Personal Testimonial?: An Assessment of the Persuasive Effects of Different Types of Message Evidence on Risk Perception, in: Health Psychology, 27 (1), 110–115.

Eid, M.; Schwenkmezger, P. (1997): Sonnenschutzverhalten, in: Schwarzer, R. (Hrsg.): Gesundheitspsychologie: Ein Lehrbuch, Göttingen: Hogrefe, 93–116.

Gibson, R.; Zillmann, D. (1994): Exaggerated Versus Representative Exemplification in News Reports, in: Communication Research, 21 (5), 603–624.

Gibson, R.; Zillmann, D. (2000): Reading Between the Photographs: The Influence of Incidental Pictorial Information on Issue Perception, in: Journalism & Mass Communication Quarterly, 77 (2), 355–366.

Göpfert, W. (2001): Möglichkeiten und Grenzen der Gesundheitsaufklärung über Massenmedien, in: Hurrelmann, K.; Leppin, A. (Hrsg.): Moderne Gesundheitskommunikation, Bern: Verlag Hans Huber, 131–141.

Green, M. C.; Brock, T. C. (2000): The Role of Transportation in the Persuasiveness of Public Narratives, in: Journal of Personality and Social Psychology, 79 (5), 701–721.

King, C. M. (1998): Effects of Exemplification and Base Rate Data in Alcohol Abuse Prevention Advertisements on Perceptions of Excessive Drinking, Paper Presented at the 1998 National Communication Association National Convention in New York.

Kowarz, D. (2003): Der Einfluss von Fallbeispielen auf die Risiko- und Wirksamkeitseinschätzungen in der Gesundheitskommunikation, unveröffentlichte Magisterarbeit, Dresden: Technische Universität Dresden.

Leppin, A. (2001): Informationen über persönliche Gefährdungen als Strategien der Gesundheitskommunikation: Verständigung mit Risiken und Nebenwirkungen, in: Hurrelmann, K.; Leppin, A. (Hrsg.): Moderne Gesundheitskommunikation, Bern: Verlag Hans Huber, 107–127.

Lippke, S.; Renneberg, B. (2006): Theorien und Modelle des Gesundheitsverhaltens, in: Renneberg, B.; Hammelstein, P. (Hrsg.): Gesundheitspsychologie, Berlin: Springer, 35–59.

Maibach, E.; Flora, J. A. (1993): Symbolic Modeling and Cognitive Rehearsal, in: Communication Research, 20 (4), 517–545.

Perry, S. D.; Gonzenbach, W. J. (1997): Effects of News Exemplification Extended: Considerations of Controversiality and Perceived Future Opinion, in: Journal of Broadcasting & Electronic Media, 41 (2), 229–244.

Petty, R. E.; Cacioppo, J. T. (1986): Communication and Persuasion: Central and Peripheral Routes to Attitude Change, New York: Springer.
Schwarzer, R. (2004): Psychologie des Gesundheitsverhaltens, Göttingen: Hogrefe.
Schwarzer, R.; Renner, B. (1997): Risikoeinschätzung und Optimismus, in: Schwarzer, R. (Hrsg.): Gesundheitspsychologie: Ein Lehrbuch, Göttingen: Hogrefe, 43–66.
Shapiro, M. A.; Lang, A. (1991): Making Television Reality: Unconscious Processes in the Construction of Social Reality, in: Communication Research, 18 (5), 685–705.
Slovic, P.; Finucane, M. L.; Peters, E.; MacGregor, D. G. (2007): The Affect Heuristic, in: European Journal of Operational Research, 177 (3), 1333–1352.
Todd, P. M.; Gigerenzer, G. (2007): Mechanisms of Ecological Rationality: Heuristics and Environments That Make us Smart, in: Dunbar, R. I. M.; Barrett, L. (Eds.): Oxford Handbook of Evolutionary Psychology, Oxford: Oxford University Press, 197–210.
Tversky, A.; Kahneman, D. (1974): Judgment under Uncertainty: Heuristics and Biases, in: Science, 185 (4157), 1124–1131.
Witte, K.; Allen, M. (2000): A Meta-Analysis of Fear Appeals: Implications for Effective Public Health Campaigns, in: Health Education & Behavior, 27 (5), 591–615.
Zillmann, D. (2006): Exemplification Effects in the Promotion of Safety and Health, in: Journal of Communication, 56 (1), 221–237.
Zillmann, D.; Gibson, R. (1996): Effects of Exemplification in News Reports on the Perception of Social Issues, in: Journalism & Mass Communication Quarterly, 73 (2), 427–444.
Zillmann, D.; Brosius, H.-B. (2000): Exemplification in Communication: The Influence of Case Reports on the Perception of Issues, Mahwah, NJ: Lawrence Erlbaum Associates.
Zillmann, D.; Knobloch, S.; Yu, H. (2001): Effects of Photographs on the Selective Reading of News Reports, in: Media Psychology, 3 (4), 301–324.
Zillmann, D.; Perkins, J. W.; Sundar, S. S. (1992): Impression-Formation Effects of Printed News Varying in Descriptive Precision and Exemplification, in: Medienpsychologie, 4 (3), 168–185.

17. Mediennutzungsverhalten gesundheitsbewusster Konsumenten

Thomas Niemand, Katharina Hutter und Stefan Müller

17.1 Werbemedien und Gesundheitsmarketing

Aus Sicht der Werbewirtschaft ist der Gesundheitsmarkt ein überaus interessanter Markt. Vor allem folgende Marktteilnehmer verdienen Beachtung: **Krankenkassen** sind bestrebt, mit Initiativen wie „Deutschland bewegt sich" oder Bonusprogrammen mit „Geld-zurück-Anreizen" ihre Versicherten zu einer gesundheitsbewussten Lebensweise zu erziehen (vgl. Focus 2009). Die **Pharma-** und die **Nahrungsmittelindustrie** versuchen, mit werblichen Mitteln vor allem die Zielgruppe der Gesundheitsbewussten von der positiven Wirkung diverser Präparate und Nahrungsmittelzusätze zu überzeugen. Hersteller von Nahrungsergänzungsmitteln wie *Pfizer* (*Centrum* Vitamintabletten) oder *Queisser Pharma* (*Doppelherz*) bzw. von Nahrungsmitteln wie *Coca-Cola* (*Coca-Cola Light/Zero*), *Danone* (*Actimel*) oder *Kellog* (*DayVita*) üben einen erheblichen Werbedruck aus, um ihre Produkte, deren Wirkung nicht unumstritten ist (vgl. Rösch 2009), mit klassischen („above the line") und alternativen („below the line") Werbekampagnen zu vermarkten. **Gesundheitsbehörden und Versicherungen** wiederum bedienen sich vorzugsweise des Instrumentariums des Social Marketing, um die Bevölkerung für die Risiken gesundheitsschädigender Verhaltensweisen zu sensibilisieren. Mit teilweise aggressiven Präventionskampagnen propagieren sie beispielsweise die Benutzung von Kondomen oder den Verzicht auf Suchtmittel aller Art (vgl. Lehmann 2007).

So unterschiedlich die dabei verfolgten Strategien auch sein mögen, so verbindet sie doch die Überzeugung, dass für das Erreichen der jeweiligen Ziele das Instrument der Werbung hilfreich sein kann. Daher verwundert es nicht, dass der Gesundheitssektor mittlerweile höhere Werbeausgaben tätigt als die Automobilindustrie (vgl. Nielsen 2009). Allerdings zwingen auch in diesem Bereich sinkende Werbebudgets (vgl. Duncker 2008) die Akteure dazu, ihre Mittel effizienter als bislang einzusetzen. Hinzu kommt, dass die Adressaten der Werbebotschaften sich verändern. Während die Bevölkerung früher Informationen eher passiv rezipierte, suchen heute viele von ihnen aktiv und eigenverantwortlich danach und hinterfragen sie (vgl. Schweitzer/Bock 2009, S. 92).

Angesichts der steigenden Relevanz des Gesundheitsmarketings analysiert der vorliegende Beitrag das Mediennutzungsverhalten gesundheitsbewusster Konsumenten. Die Untersuchung basiert auf der Annahme, dass es **unterschiedliche Formen von Gesundheitsbewusstsein** gibt, die nicht zuletzt auch das Mediennutzungsverhalten beeinflussen. Dies hat Konsequenzen für die Kommunikationspolitik der verschiedenen Marktteilnehmer. Die Analyse vollzieht sich in **zwei Schritten**:

1. Zunächst werden mit Hilfe einer Konfigurationsfrequenzanalyse nach Maßgabe von Qualität und Intensität des Gesundheitsbewusstseins Gruppen unterschiedlich gesundheitsbewusster Menschen identifiziert.
2. Anschließend wird das Mediennutzungsverhalten dieser Gruppen beschrieben.

17.2 Datenbasis und Variablenauswahl

Die Forschungsökonomie spricht dafür, eine Sekundäranalyse durchzuführen. Da mit der **Typologie der Wünsche** (TdW 2008) von der *Burda Community Network GmbH* eine geeignete Datenquelle vorliegt, kann auf eine aufwendige primärstatistische Datenerhebung verzichtet werden. Die TdW-Stichprobe ist mit 10.083 Fällen sehr umfangreich und repräsentiert die Gesamtbevölkerung (vgl. Schnell 2008, S. 248ff, Diekmann 2007, S. 97ff.). Neben Variablen der Mediennutzung erfasst diese Studie Variablen zum gesundheitsbewussten Verhalten (vgl. Abbildung 17-1).

Auf einer sehr allgemeinen Ebene lässt sich Gesundheitsbewusstsein einerseits auf gesundheitsförderliche und andererseits auf gesundheitsschädliche Einstellungen und Verhaltensweisen zurückführen (z.B. Conner/Norman 2005). Vier der TdW-Items geben Auskunft über Art und Intensität des **gesundheitsbezogenen Kontrollbedürfnisses**. Ausgehend vom Konstrukt der Kontrollillusion (vgl. Langer 1975) lassen sich zwei dieser Items als „Arztaffinität" interpretieren (vgl. Kraft/Goodell 1993). Menschen, die sich ganz in die Hände von Ärzten begeben und ihnen ihre Gesundheit anvertrauen, zeichnen sich durch ein **externalisiertes Kontrollbedürfnis** aus. Für die Kontrastgruppe, die sich selbst für ihre Gesundheit verantwortlich fühlt und durch Sport sowie eine entsprechende Lebensweise Vorsorge betreibt, ist ein **internalisiertes Kontrollbedürfnis** charakteristisch (vgl. Schwarzer 1992).

Hinzu kommen sechs Variablen zum **Mediennutzungsverhalten**: Angaben zur Intensität der Nutzung von Fernsehen, Hörfunk und Angeboten im Internet, zur Häufigkeit von Kinobesuchen und zur Lesedauer von Zeitschriften und Zeitungen. Zusätzlich ermöglicht es die TdW (2008), die Interessengebiete der Befragten in Zeitschriften (Gesundheits- und Wellness-Themen) und Fernsehen (Magazine/ Ratgebersendungen zu Gesundheit, Medizin) zu erfassen. Die Kenntnis der Themen, für die sich unterschiedlich gesundheitsbewusste Konsumenten interessieren, versetzt Werbetreibende in die Lage, ihre Werbebotschaften thematisch zielgruppengerecht zu formulieren. Abschließend helfen Variablen zu den **Soziodemographika**, zur **Einstellung gegenüber Gesundheitsprodukten** und zum **Kaufverhalten**, die Gruppen zu beschreiben.

Abbildung 17-1: In die Analyse einbezogene Variablen

Kategorie	Variable
Internalisiertes Kontrollbedürfnis	• Sport-Motiv: Gesundheitsvorsorge (Interesse an sportlicher Betätigung)[1]. • Ich bin sehr darauf bedacht, durch mein Verhalten und meine Lebensweise Krankheiten vorzubeugen[1].
Externalisiertes Kontrollbedürfnis	• Ich finde, dass sich viele Ärzte ausreichend Zeit für ihre Patienten nehmen (umkodiert)[1]. • Ich nehme nur Medikamente, die mir von einem Arzt empfohlen und verschrieben wurden[1].
Mediennutzungsverhalten	• Fernsehdauer werktags • Wie viele Stunden hören Sie werktags Radio? • Wie oft gehen Sie im Allgemeinen ins Kino? • Private wöchentliche Online-Nutzung • Lesedauer Zeitschriften werktags • Lesedauer Zeitungen werktags • Interesse am Thema in Zeitschriften: Gesundheit, Medizin • Interesse am Thema in Zeitschriften: Wellness, Fitness • Interesse an Fernseh-Genres: Magazine, Ratgebersendungen zu Gesundheit, Medizin
Soziodemographika	• Geschlecht • Alter • Familienstand • Schulbildung
Einstellung gegenüber Gesundheitsprodukten	• Qualitätsorientierung: Gesundheitsprodukte • Preisorientierung: Preiswertere Medikamente sind oft genauso gut wie teure • (Schnelle) Wirksamkeit versus Natürlichkeit von Medikamenten
Kaufverhalten	• Online gekauft: Rezeptfreie Medikamente

Quelle: TdW (2008), Hinweis: [1]Für die weitere Analyse dichotomisiert.

17.3 Analyseverfahren

Sowohl die Clusteranalyse (vgl. Punj/Stewart 1983) als auch die **Konfigurationsfrequenzanalyse** (vgl. von Eye 1990, Krauth/Lienert 1973) sind prinzipiell geeignete Analyseverfahren. Allerdings setzt die in vergleichbaren Untersuchungen vorzugsweise eingesetzte Clusteranalyse bei großen Stichproben eine enorme Rechenleistung voraus (vgl. Bühl 2008, S. 568). Deshalb wird hier der Konfigurationsfrequenzanalyse der Vorzug gegeben. Dieses in der Marktforschung vergleichsweise selten genutzte Verfahren entspricht einer **multidimensionalen Kreuztabellierung**. Als Konfigurationen werden die jeweiligen Kombinationen („Pfade") der Variablen-Ausprägungen bezeichnet (vgl. Krauth 1993, S. 18). Beispielsweise repräsentiert die

Abbildung 17-2: Kombinationen von Variablen als Grundprinzip der Konfigurationsfrequenzanalyse

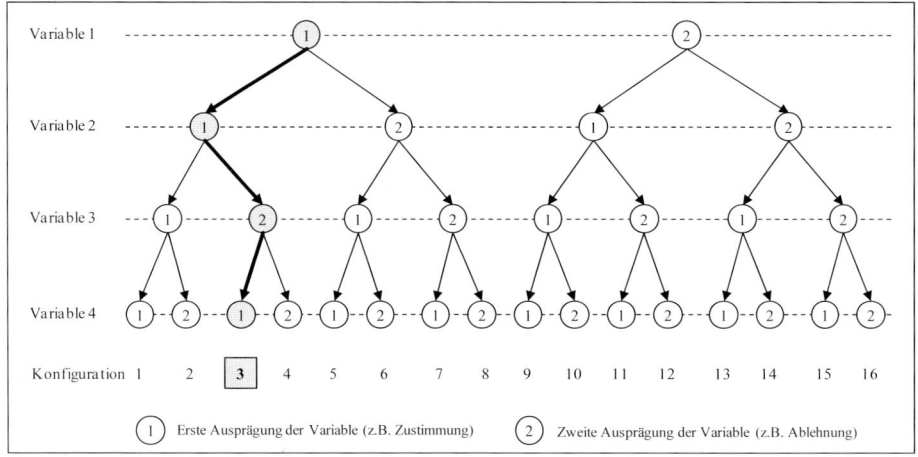

Konfiguration 3 in Abbildung 17-2 eine Kombination der jeweils ersten Ausprägung von Variable 1, 2 und 4 und der zweiten Ausprägung von Variable 3.

Tritt eine Kombination in der Realität häufiger als erwartet auf, bezeichnet man diese Konfiguration als **„Typ"**. Bei signifikant unterdurchschnittlicher Häufigkeit spricht man von einem „Anti-Typ" (vgl. Krauth 1993, S. 18f.). Problematisch an der Konfigurationsfrequenzanalyse ist, dass mit jeder zusätzlichen Variable die Anzahl möglicher Kombinationen exponentiell steigt. Je mehr Konfigurationen möglich sind, desto kleiner werden die Teilstichproben, welche die Konfigurationen repräsentieren. Deshalb beschränkt sich diese Untersuchung auf vier Variablen des Gesundheitsbewusstseins. Eine Faktorenanalyse bestätigt, dass diese, wie postuliert, **zwei Faktoren** bilden: „internalisiertes Kontrollbedürfnis" und „externalisiertes Kontrollbedürfnis" (vgl. Tabelle 17-1).

Tabelle 17-1: Ergebnis der Faktorenanalyse

Komponente	Indikator	Faktor-ladung	Erklärte Varianz
Internalisiertes Kontrollbedürfnis	• Interesse an sportlicher Betätigung zur Gesundheitsvorsorge • Krankheiten vorbeugende Lebensweise	0,76 0,79	33,32 %
Externalisiertes Kontrollbedürfnis	• Empfinden, dass Ärzte sich ausreichend Zeit nehmen • Einnahme von verschriebenen Medikamenten	0,75 0,72	27,01 %

Quelle: TdW (2008), Hinweis: Varimax-Rotation mit Kaiser-Kriterium, Hauptkomponentenanalyse.

17.4 Ergebnisse

Identifikation der Gesundheitsgruppen

Die Konfigurationsfrequenzanalyse wird mit Hilfe der Software *Configural Frequency Analysis 2000* berechnet (vgl. von Eye/Lautsch 2003). Verwendet wird ein Chi-Quadrat-Test mit Alpha-Adjustierung (vgl. Krauth 1993). Die identifizierten Gruppen kombinieren die Ausprägungen des **internalisierten Kontrollbedürfnisses** (Aktive vs. Passive) und des **externalisierten Kontrollbedürfnisses** (Arztaffine vs. Arztskeptiker, vgl. Abbildung 17-3).

Die vier Gruppen repräsentieren insgesamt 1.327 Personen, wobei die **aktiven Arztskeptiker** die weitaus größte Gruppe bilden (n = 750). Sie geben an, aktiv Sport zu treiben und durch eine gesunde Lebensweise Krankheiten vorzubeugen. Zugleich misstrauen sie Ärzten. Damit grenzen sie sich von den **aktiven Arztaffi-**

Abbildung 17-3: Typologie des Gesundheitsbewusstseins

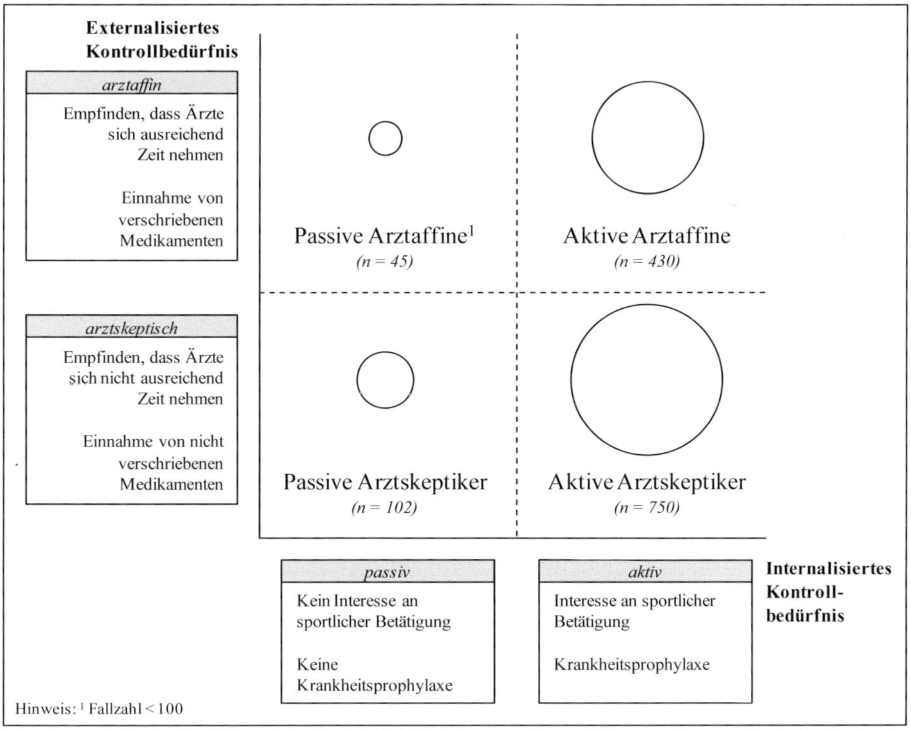

	Externalisiertes Kontrollbedürfnis		
	arztaffin		
	Empfinden, dass Ärzte sich ausreichend Zeit nehmen		
	Einnahme von verschriebenen Medikamenten	Passive Arztaffine[1] (n = 45)	Aktive Arztaffine (n = 430)
	arztskeptisch		
	Empfinden, dass Ärzte sich nicht ausreichend Zeit nehmen		
	Einnahme von nicht verschriebenen Medikamenten	Passive Arztskeptiker (n = 102)	Aktive Arztskeptiker (n = 750)
		passiv	*aktiv*
		Kein Interesse an sportlicher Betätigung	Interesse an sportlicher Betätigung
		Keine Krankheitsprophylaxe	Krankheitsprophylaxe
			Internalisiertes Kontrollbedürfnis

Hinweis: [1] Fallzahl < 100

Quelle: TdW (2008).

nen ab, die mit 430 Probanden die zweitgrößte Gruppe bilden. Ärzte sind für sie Vertrauenspersonen, die sich für ihre Patienten genügend Zeit nehmen und deren Empfehlungen sie vertrauen. Auch die Gruppe der Personen, die Gesundheitsfragen gegenüber **passiv** eingestellt sind, lässt sich in **Arztskeptiker und Arztaffine** aufteilen. Auffällig ist, dass diese Gruppe weitaus geringer besetzt ist (n = 147) als die Gruppe der Aktiven (n = 1.180). Dass ein erstaunlich großer Anteil, nämlich 88,9 Prozent der in diese sekundärstatistische Auswertung Einbezogenen, angegeben haben, sich für Sport zu interessieren und gesund zu leben, ist erklärungsbedürftig. Denn, wie die Analyse des TdW-Ursprungsdatensatzes ergab, bekunden „lediglich" 57,6 Prozent der Gesamtstichprobe Interesse an sportlicher Betätigung und 62,1 Prozent an Krankheitsprophylaxe. Zum einen lässt sich dies mit dem **Bias** des „sozial erwünschten Antwortverhaltens" erklären (vgl. Schnell et al. 2008, S. 355f., King/Bruner 2000). Zum anderen trägt die der Konfigurationsfrequenzanalyse immanente **Auswahlprozedur** zu diesem extremen Prozentsatz bei: Es werden nur die Untersuchungspersonen in die Analyse einbezogen, welche eine hohe oder eine schwache Ausprägung der gewählten Variablen aufweisen. Personen mit einer mittleren Ausprägung werden vernachlässigt.

Mediennutzungsverhalten

Die Analyse des Mediennutzungsverhaltens zeigt, dass die Befragten die elektronischen Medien weitaus intensiver nutzen als die Printmedien. Ferner konnte nachgewiesen werden, dass das Internet ähnlich intensiv genutzt wird wie der Hörfunk. Weiterhin bestätigen Mittelwertvergleiche (H-Test für globale und U-Test für paarweise Mittelwertunterschiede), dass die in Kapitel 4.1 identifizierten Gruppen Fernsehen und Zeitschriften in vergleichbarer Weise nutzen (vgl. Tabelle 17-2). Signifikante Unterschiede bestehen allerdings bei folgenden Medien:
- **Arztskeptiker** hören häufiger Radio als Arztaffine.
- **Arztaffine** gehen häufiger ins Kino als Arztskeptiker.
- **Passive Arztskeptiker** surfen tendenziell häufiger privat im Internet als aktive Arztskeptiker und aktive Arztaffine.
- Zeitungen sind für **aktive Arztaffine** eine wichtigere Informationsquelle als für passive Arztaffine und für (passive und aktive) Arztskeptiker.

Inwieweit Gesundheits- und Wellnessthemen für die Gruppen von unterschiedlichem Interesse sind, wurde beispielhaft für die Leitmedien Zeitschriften und Fernsehen untersucht. Dabei zeigte sich, dass **Aktive** (Arztaffine und Arztskeptiker) stärker an diesen Themen interessiert sind als **Passive** (Arztaffine und Arztskeptiker).

Wie die Analyse der soziodemographischen Variablen zu erkennen gibt, wird die Gruppe der **aktiven Arztskeptiker** von Frauen dominiert, während sich in der

Gruppe der **Passiven** (Arztaffinen und -skeptiker) überdurchschnittlich viele Männer befinden. Weiterhin bestätigt diese Analyse, dass ältere Menschen mehr auf ihre Gesundheit achten als jüngere. Ledige Personen sind überdurchschnittlich häufiger **arztskeptisch**, während verheiratete oder verwitwete Menschen überproportional häufig der Gruppe der **Arztaffinen** angehören. Zusätzlich werden auch Bildungsunterschiede offenbar. **Passive Arztskeptiker** weisen ein signifikant niedrigeres Bildungsniveau auf als **aktive Arztaffine**.

Tabelle 17-2: Nutzerprofil

Abhängige Variable	Passive Arzt-Affine[4]	Passive Arzt-skeptiker	Aktive Arzt-affine	Aktive Arzt-skeptiker
Anteil Intensivnutzer (in %)				
Fernsehen[1]	62,8	67,3	59,9	59,8
Internet[1]	28,0	**36,5**	22,9	23,1
Hörfunk[1]	33,3	**45,5**	32,8	**43,4**
Kino[1]	**3,6**	0,0	**3,8**	0,8
Zeitungen[1]	2,3	0,0	**3,2**	1,9
Zeitschriften[1]	4,4	3,0	4,1	5,0
Mittelwert				
Interesse an Gesundheitsthemen (Zeitschriften)[2]	2,08	2,05	**3,20**	**3,55**
Interesse an Wellnessthemen (Zeitschriften)[2]	2,62	2,40	**4,06**	**4,51**
Interesse an Gesundheitsformaten (Fernsehen)[2]	2,59	2,42	**3,84**	**4,01**
Durchschnittliches Alter (in Jahren)	37,3	36,8	**48,2**	**48,4**
Geschlecht (Anteil Frauen)	29,6%	31,4%	**50,9%**	**62,8%**
Bildung (Anteil mit mind. mittlerer Reife)	44,4%	29,1%	**54,5%**	**48,5%**
Familienstand (Anteil Ledige)	31,1%	**58,3%**	31,1%	**42,6%**
Qualitätsorientierung (Anteil Qualitätsorientierter)	4,4%	1,0%	**11,6%**	**10,4%**
Preisorientierung (Anteil Preissensitiver[3])	52,3%	**57,3%**	51,1%	**66,3%**
Natürlichkeit (Anteil derer, die natürliche Wirkung bevorzugen)	4,5%	4,0%	**39,6%**	**40,8%**
Online-Kauf von rezeptfreien Medikamenten (Anteil Online-Käufer)	0,0%	**4,4%**	2,3%	**4,3%**

Hinweise: signifikante Höchstwerte fett hervorgehoben, [1] Anteil intensiver Nutzer an allen Nutzern (entspricht den höchsten zwei Ausprägungen je Variable), [2] Mittelwerte (1 = überhaupt nicht interessiert bis 6 = sehr interessiert), [3] Anteil Befragter mit hoher oder sehr hoher Preisorientierung, [4] Fallzahl < 100.
Quelle: TdW (2008).

Schließlich geben die Variablen zur Einstellung zu Gesundheitsprodukten und zum Kaufverhalten Einblick in die nachgelagerten Entscheidungsprozesse der vier Gruppen. Offensichtlich sind **aktive Gesundheitsbewusste** qualitätsbewusster und präferieren Präparate, die auf natürliche Weise wirken. **Arztskeptiker** wiederum sind preissensitiver als **Arztaffine** und kaufen häufiger als diese rezeptfreie Medikamente in Online-Apotheken ein.

17.5 Handlungsempfehlungen und Ausblick

Zielgruppengerechte Ansprache

Ausgehend von dem Nutzerprofil der vier Gruppen (vgl. Abbildung 17-4) lassen sich für die Kommunikationspolitik der Anbieter von Gesundheitsleistungen verschiedene Handlungsempfehlungen ableiten. Als Medium für die **aktiven Gesundheitsbewussten** empfehlen sich die klassischen Printmedien. Da sich dieser Personenkreis besonders für Gesundheits- und Wellnessthemen interessiert, bieten sich insbesondere themenspezifische Titel wie beispielsweise die „Apothekenumschau" an. Zu den Aktiven zählen vor allem Frauen und Ältere. Krankenkassen beispielsweise sollten deshalb konkrete Angebote wie Vorsorge- und Früherkennungsprogramme für aktiv gesundheitsbewusste Mitglieder vorrangig an den Bedürfnissen von Frauen (z.B. Untersuchungen zur Brustkrebsvorsorge) und Älteren (z.B. Alters-Diabetes-Aufklärung) ausrichten.

Abbildung 17-4: Eigenschaftprofil der vier identifizierten Gruppen

Passive Arztaffine	Aktive Arztaffine	Passive Arztskeptiker	Aktive Arztskeptiker
Mediennutzungverhalten			
• hören selten Radio • gehen oft ins Kino • zeigen wenig Interesse an Gesundheits- und Wellnessthemen	• hören selten Radio • gehen oft ins Kino • informieren sich am häufigsten in Zeitungen • zeigen großes Interesse an Gesundheits- und Wellnessthemen	• hören oft Radio • gehen selten ins Kino • surfen am häufigsten im Internet • informieren sich am wenigsten in Zeitungen • zeigen wenig Interesse an Gesundheits- und Wellnessthemen	• hören oft Radio • gehen selten ins Kino • surfen am wenigsten im Internet • zeigen großes Interesse an Gesundheits- und Wellnessthemen
Soziodemographika			
• hoher Männeranteil • hoher Anteil Jüngerer • hoher Anteil Verheirateter	• hoher Frauenanteil • hoher Anteil Älterer • hoher Anteil Verheirateter	• hoher Männeranteil • hoher Anteil Jüngerer • hoher Anteil Lediger	• hoher Frauenanteil • hoher Anteil Älterer • hoher Anteil Lediger

Im Gegensatz hierzu bevorzugen die zumeist männlichen **passiven Arztaffinen** und **-skeptiker** das Internet als Informationsquelle. Eine Ansprache männlicher Internetnutzer erscheint daher lohnenswert. Neben anderen trägt die auf diese Zielgruppe ausgerichtete Kampagne von „Coke Zero" dem Rechnung (vgl. Kohlbrück 2006). Die **Arztaffinen** sind besonders für das Medium Kino empfänglich. Dabei ist bemerkenswert, dass Kinogänger zumeist keine Möglichkeit haben, sich der Werbebotschaft zu entziehen, weshalb Kinowerbung überproportional gut erinnert wird (vgl. Unger et al. 1999, S. 357). Außerdem befinden sich überdurchschnittlich viele Verheiratete in der Gruppe der Arztaffinen, weshalb die Werbewirkung verstärken kann, wer Werbebotschaft und Werbestil an dieser Zielgruppe ausrichtet. **Arztskeptiker** schließlich präferieren den Hörfunk. Im Gegensatz zum Kino ist dieser ein „Nebenbei-Medium" mit entsprechend geringeren Aufmerksamkeitswerten. Die Hörfunkwerbung sollte zudem die in dieser Gruppe dominierenden ledigen Konsumenten ansprechen.

Die in dem vorliegenden Beitrag gewonnenen und in Abbildung 17-4 zusammengefassten Erkenntnisse erlauben es, zielgruppenspezifische Kommunikationsmaßnahmen zu planen. Passive Arztaffine reagieren positiv auf das Medium Kinowerbung. Zur Umwerbung aktiver Arztaffiner bietet sich zusätzlich zum Kino das Printmedium Zeitung an. Da die beiden arztaffinen Gruppen nicht zur Stammhörerschaft zählen, verbietet sich für diese Zielgruppe das Medium Hörfunkwerbung. Passive Arztskeptiker hingegen zeichnet eine intensive Radio- und Internetnutzung aus. Für aktive Arztskeptiker schließlich empfiehlt sich der Hörfunk als zentrales Kommunikationsmedium.

Nicht zuletzt sollten **Inhalt** und **Tonalität** der Werbebotschaften zielgruppenspezifisch gestaltet werden. Arztaffine zeichnen sich durch ein starkes externalisiertes Kontrollbedürfnis aus. Mehr als andere sind sie bereit, auf Ratschläge zu hören. Demzufolge schenken sie Werbebotschaften, welche beispielsweise vor den Gefahren gesundheitsschädlichen Verhaltens warnen, mehr Aufmerksamkeit, wie zahlreiche Anti-Raucher-Kampagnen belegen. Bei den Arztskeptikern bietet sich hingegen eine positive Formulierung der Werbebotschaft an (vgl. Keller et al. 2003). Aufgrund ihres internalisierten Kontrollbedürfnisses fühlen sie sich für ihre Gesundheit selbst verantwortlich. Deshalb sollten bei ihnen die Vorteile, welche die angebotene Leistung für die Gesundheitsprophylaxe bietet, im Mittelpunkt der Werbebotschaft

Abbildung 17-5: Eignung wichtiger Medien zur zielgruppenspezifischen Kommunikation

	Fernsehen	Internet	Hörfunk	Kino	Zeitungen	Zeitschriften
Passive Arztaffine		–		✓		
Aktive Arztaffine		–		✓	✓	
Passive Arztskeptiker	✓	✓			–	–
Aktive Arztskeptiker		–	✓			

stehen. Verschiedene Kampagnen der Krankenkassen (z.B. „Deutschland bewegt sich!") setzen diese Strategie des persönlichen Vorteils um.

Gestaltung des Produktsortiments

Aus den Einstellungs- und Verhaltensprofilen der vier Gruppen lassen sich nicht nur Empfehlungen für die Kommunikationspolitik, sondern auch für die Produktpolitik ableiten. Hierfür ist die jeweilige **Qualitäts-** und **Preisorientierung** der potentiellen Käufer bedeutsam. Für die passiven Arztaffinen sind Qualität und Preis nachrangige Entscheidungskriterien. Ihnen ist vor allem an der schnellen Wirkung von Medikamenten und Nahrungsergänzungsmitteln gelegen. Die aktiven Arztaffinen präferieren zwar auch schnell wirkende Mittel, sind aber weniger zahlungsbereit als die übrigen drei Zielgruppen. Um sich bei OTC-Produkten (rezeptfreien Medikamenten) einen Preisvorteil zu sichern, kaufen sie häufiger als andere bei Versandhändlern (Online-Apotheken) ein. Passive Arztskeptiker präferieren qualitativ hochwertige und auf natürliche Weise wirkende Produkte und sind eher bereit, einen Mehrpreis zu bezahlen. Für solche Kunden bietet der Medikamenten-Versandhandel keinen Vorteil. Aktive Arztskeptiker hingegen wollen sowohl Preis- als auch Qualitätsvorteile bei natürlich wirkenden Produkten erzielen und erhoffen sich vom Online-Shopping eine Kostenersparnis. Abbildung 17-6 gibt einen Überblick über die beispielhafte Ausgestaltung von Produkten der Pharma- und Nahrungsmittelindustrie.

Die vorgestellte Systematik lässt sich zudem für die Steuerung von **Produktentwicklung** und **Angebotspolitik** nutzen. Produzenten etwa, welche sich auf passive Arztaffine konzentrieren, sollten gemäß deren Eigenschaftsprofil auf hochpreisige, schnell wirkende Medikamente setzen, die vornehmlich in Apotheken verkauft werden (z.B. Medikamente mit Patentschutz).

Abbildung 17-6: : Zielgruppengerechte Gestaltung der Angebotspolitik

	Preis-bereitschaft	Qualitäts-bewusstsein	Bevorzugte Wirkungsweise	Geeigneter Vertriebsweg	Produkt-beispiel
Passive Arztaffine	hoch	schwach	schnelle Wirkung	stationärer Handel (Apotheke)	Medikamente mit Patentschutz
Passive Arztskeptiker	niedrig	schwach	schnelle Wirkung	Versandhandel	Generika
Aktive Arztaffine	hoch	stark	natürliche Wirkung	stationärer Handel (Apotheke)	homöopathische Präparate
Aktive Arztskeptiker	niedrig	stark	natürliche Wirkung	Versandhandel	pflanzliche Hausmittel

Hingegen setzt die hohe Preissensitivität der passiven Arztskeptiker der Preisgestaltung enge Grenzen. Weiterhin empfehlen sich bei dieser Zielgruppe kostengünstige Kommunikationselemente (z.B. Guerilla-Marketing) , der Verzicht auf aufwendige Verpackungsmittel und die Konzentration auf den Versandhandel.

Die Aktiven (Arztaffine und -skeptiker) bevorzugen hochwertige, natürlich wirkende Präparate. Während sich bei den aktiven Arztaffinen bei OTC-Produkten ein Mehrpreis erzielen lässt, zwingt die Preissensitivität der aktiven Arztskeptiker dazu, einen Programmschwerpunkt bei kostengünstigen Produkten zu setzen (z.b. pflanzliche Hausmittel).

Danksagung: Die Autoren danken der Burda Community Network GmbH für die Überlassung der Daten und Nicole Bartlitz für die angenehme Zusammenarbeit.

Literaturverzeichnis

Bühl, A. (2008): SPSS Version 16: Einführung in die moderne Datenanalyse, 11. Aufl., München: Pearson.
Conner, M.; Norman, P. (2005): Predicting Health Behaviour: Research and Practice with Social Cognition Models, Buckingham: Open University Press.
Diekmann, A. (2007): Empirische Sozialforschung: Grundlagen, Methoden, Anwendungen, 18. Aufl., Reinbek: Rowohlt.
Duncker, C. (2008): Wo Werbung wirkt, in: HORIZONT - Magazin Extra, 3, 10.
Focus (2009): Jede zehnte Krankenkasse zahlt Geld zurück: http://www.focus.de/politik/deutschland/gesundheit-jede-zehnte-krankenkasse-zahlt-geld-zurueck_aid_412113.html, 28.6.2009.
Keller, P.A.; Lipkus, I.M.; Rimer, B.K. (2003): Affect, Framing, and Persuasion, in: Journal of Marketing Research, 40 (1), 54–64.
King, M. F.; Bruner, G. C. (2000): Social Desirability Bias: A Neglected Aspect of Validity Testing, in: Psychology and Marketing, 17 (2), 79-103.
Kohlbrück, O. (2006): Coke Zero wirbt um harte Männer, in: HORIZONT - Zeitschrift für Marketing, 30, 27.07.2006, 2.
Kraft, F. B.; Goodell, P. W. (1993): Identifying the Health Conscious Consumer, in: Journal of Health Care Marketing, 13 (3), 18-25.
Krauth, J. (1993): Einführung in die Konfigurationsfrequenzanalyse, Weinheim: Beltz.
Krauth, J.; Lienert, G. A. (1973): Die Konfigurationsfrequenzanalyse (KFA) und ihre Anwendung in Psychologie und Medizin: ein multivariates nichtparametrisches Verfahren zur Aufdeckung von Typen und Syndromen, Freiburg: Karl Alber.
Langer, E. J. (1975): The Illusion of Control, in: Journal of Personality and Social Psychology, 32 (2), 311-328.
Lehmann, N. (2007): Schockwerbung: Wie stark sind Ihre Nerven?, in: Absatzwirtschaft, 11, 14.
Nielsen (2009): Global AdView: Advertising in Four Main Media Holds Firm in Face of Global Economic Tremors – Quarter Three Ad Spend up 2.9%: http://it.nielsen.com/news/GlobalAdviewQ3.shtml, 15.6.2009.

Punj, G.; Stewart, D. W. (1983): Cluster Analysis in Marketing Research: Review and Suggestions for Application, in: Journal of Marketing Research, 20 (2), 134-148.

Rösch, B. (2009): Actimel aktiviert Abschaltkräfte, in: HORIZONT – Zeitschrift für Marketing, 19, 7.5.2009, 10.

Schnell, R.; Hill, P. B.; Esser, E. (2008): Methoden der empirischen Sozialforschung. 8. Aufl., München: Oldenbourg Wissenschaftsverlag.

Schwarzer, R. (1992): Psychologie des Gesundheitsverhaltens, 3. Aufl., Gottingen: Hogrefe.

Schweitzer, A.; Bock, C. (2009): Marktsegmentierung und ihre Chancen für die zielgruppengerichtete Kommunikation, in: Roski, R. (Hrsg.): Zielgruppengerechte Gesundheitskommunikation: Akteure – Audience Segmentation – Anwendungsfelder, 89-105, Wiesbaden: VS Verlag.

Stipp, H. (2009): Verdrängt Online-Sehen die Fernsehnutzung?, in: Media Perspektiven, 27 (5), 226-232.

TdW (2008): Typologie der Wünsche 2008, herausgegeben von: Burda Community Network GmbH.

Unger, F.; Durante, N.-V.; Gabrys, E.; Koch, R.; Wailersbacher, R. (1999): Mediaplanung: Methodische Grundlagen und praktische Anwendungen, 5. Aufl., Heidelberg: Springer.

von Eye, A. (1990): Introduction to Configural Frequency Analysis: The Search for Types and Antitypes in Cross-Classifications, Cambridge: Cambridge University Press.

von Eye, A.; Lautsch, E. (2003): Charting the Future of Configural Frequency Analysis: The Development of a Statistical Method. In: Psychology Science, 45 (2), 217-222.

18. Gesundheitsprofilierung von Lebensmittel-Markenartikeln

Michael Lingenfelder, Clemens Jüttner und Henrike Düerkop

18.1 Profilierung durch Gesundheitsnutzen als Herausforderung für das Markenmanagement

Kaum ein Gebiet des Marketing erfuhr in den vergangenen Jahren insbesondere seitens einer marktorientierten Unternehmenspraxis eine vergleichbar hohe Aufmerksamkeit wie das Thema Marke (vgl. Havenstein 2004) bzw. die Suche nach einer optimierten Markenstrategie (vgl. Sattler 2001, Esch/Wicke 2001, Burmann et al. 2005). Die Aufgabe des **Markenmanagements** ist die zielgerichtete Gestaltung, Umsetzung und Kontrolle der Markenpolitik (vgl. Esch 2002). Dies bedeutet, dass ein Markenmanagement nur dann als erfolgreich gelten kann, wenn seine Ergebnisse auf dem Produktmarkt und somit aus Sicht der Konsumenten erkennbar sind und sich sein Erfolgsbeitrag objektiv, reliabel und valide messen lässt. Es muss sich also zeigen lassen, wie aus Konsumentenperspektive spezifische Produkte wahrgenommen werden.

Ziel ist es, ein Produkt zu schaffen, das bei den Konsumenten ein **fest verankertes Vorstellungsbild** hervorruft (vgl. Meffert/Burmann 2002). Je stärker dieses unverwechselbare Vorstellungsbild eines Konsumenten von einem Produkt ausgeprägt ist, als desto stärker erweist sich das **wahrgenommene Markenprofil** (vgl. Kroeber-Riel/Weinberg 2009). Wenn sich eine Profilierung als besonders ausgeprägt darstellt, ist es einem Unternehmen gelungen, sein Produkt (bzw. seine Leistung) aus Konsumentensicht unverwechselbar zu machen (vgl. Siemer 1999).

Gegenwärtig sind mehrere teilweise interdependente branchenübergreifende Entwicklungen zu konstatieren, die eine nähere Auseinandersetzung gerade mit dem Aktionsfeld Gesundheit aus Sicht einer zielgerichteten Markenpolitik geboten erscheinen lassen: Einerseits beeinflusst der **demographische Wandel** den Wandel des Gesundheitssystems sowie die Konsumentenbedürfnisse, andererseits bestehen zwischen dem **Wandel des Gesundheitssystems** und der Konsumentenbedürfnisse wechselseitige Einflüsse. Der demographische Wandel, hervorgerufen durch sinkende Geburtenraten und einen höheren Altersdurchschnitt in der Gesamtbevölkerung der Bundesrepublik Deutschland (vgl. Statistisches Bundesamt 2006), führt zu Veränderungen des Gesundheitssystems. Gesundheit wird weniger als das Ausbleiben von Krankheit denn als Vorhandensein von Lebensqualität verstanden.

Aus den genannten Veränderungen lässt sich auch eine sich wandelnde Struktur der Konsumentenbedürfnisse ableiten: Der **Wandel eines Gesundheitsverständnisses**, das Gesundheit stärker als persönliches Asset begreift (vgl. BKK-Bundesverband 2008), geht mit einer steigenden Motivation einher, dieses Aktivum durch entsprechende Maßnahmen möglichst langfristig zu erhalten (vgl. Saba 2001). Besonders bei der Erfüllung dieser sekundären Bedürfnisse kommt der Markenpolitik eine besondere Bedeutung zu, weil Bedürfnisse in der Regel durch stark profilierte Produkte befriedigt werden (vgl. Trommsdorff 2009).

Ein Überblick über die betriebswirtschaftliche Literatur im Bereich möglicher **Profilierungsstrategien** zeigt, dass zwar eine ganze Reihe von Ansätzen existiert, Markenprofilierungen zu konzeptionalisieren, dass diese Bemühungen jedoch entweder deutlich deskriptiv angelegt sind oder auf einer sehr schmalen empirischen Grundlage fußen (vgl. Jüttner 2009). Viele Ansätze werden auch der bereits angesprochenen Notwendigkeit einer strikten Konsumentenorientierung nicht gerecht, weil sie beispielsweise Profilierung lediglich aus der Sicht des Produktmanagements, also nur aus Unternehmenssicht, betrachten (vgl. Esch 2002). Zudem ist auffällig, dass Gesundheit als vergleichsweise neue Profilierungsdimension in ihren Erfolgswirkungen für das Markenmanagement bislang zu wenig Beachtung zu erfahren scheint.

Aus Konsumenten- als auch aus Herstellersicht scheint eine Gesundheitsorientierung als ein vielversprechender Trend im **Lebensmittelsektor** (vgl. Kupka et al. 2004), den die Markenpolitik zur Erreichung von Unternehmenszielen aufnehmen und nutzen sollte. Dem Trend zur Gesundheitsprofilierung bzw. zur Profilierungsabsicht stehen jedoch bislang keine theoriebasierten und empirisch überprüften bzw. überprüfbaren Ansätze zur Messung einer solchen Strategie gegenüber. Forschungszielsetzung muss es daher sein, eine entsprechende **Messvorschrift** zu entwickeln, die gesundheitsbezogene Profilierungsstrategien aus Konsumentenperspektive im Lebensmittelsektor messbar macht und zu prüfen, ob – vor dem Hintergund der aktuellen Diskussion zu den Möglichkeiten und Grenzen alternativer Konstruktspezifikationen – eine reflektive oder formative Spezifizierung des Konstrukts Einfluss auf die Ableitung von Handlungsempfehlungen im skizzierten Untersuchungskontext der gesundheitsbezogenen Markenpolitik im Lebensmittel-Markensegment anagements hat.

18.2 Skalenentwicklung zur Messung der Gesundheitsprofilierung von Lebensmitteln

Zielsetzungen der Entwicklung einer Multi-Item-Messvorschrift

Grundsätzlich stellen **Konstrukte** komplexe Gebilde dar, die sich nur anhand mehrerer Fragestellungen ganz erfassen lassen (z.B. Litfin 2000). Zur Messung von theoretischen Konstrukten wird in der Praxis der Marketingforschung daher ausschließlich auf **Multi-Item-Skalen** zurückgegriffen, denn erst umfassende Skalen ermöglichen somit auch eine adäquate Abbildung des Konstrukts (vgl. Loevenich 2002). Mit der Entwicklung einer Skala sollen folgende **Ziele**, die zugleich einen hohen Anspruch an die zu entwickelnde Skala stellen, erreicht werden (vgl. Petermann 1980):

- Die Ergebnisse von Erhebungen lassen sich statistisch auswerten und prüfen.
- Quantifizierbare Ergebnisse ermöglichen fundiertere (Marketing-) Entscheidungen durch exakte Entscheidungsgrundlagen.
- Durch quantifizierbare Ergebnisse lassen sich in späteren Untersuchungsschritten Abhängigkeiten erkennen und so allgemeine Quasi-Gesetzmäßigkeiten postulieren.
- Ein Vergleich verschiedener Untersuchungsergebnisse, die zu unterschiedlichen Zeitpunkten erhoben werden, wird möglich.

Bei Multi-Item-Messvorschriften wird sodann zwischen zwei Arten unterschieden: Konstrukte können reflektiv und formativ spezifiziert werden. Die Art der Spezifizierung thematisiert dabei die Richtung des kausalen Einflusses zwischen dem Konstrukt und den Items innerhalb des Messmodells (vgl. Diamantopoulos/Winklhofer 2001). Ist das latente Konstrukt eine hinter den beobachtbaren Indikatoren stehende Größe, die zu dessen Erklärung beiträgt, wird das Konstrukt **reflektiv** aufgebaut. Die Indikatoren präsentieren dann Konsequenzen des Konstrukts (vgl. MacCollum/Browne 1993, Law/Wong 1999). Stellt hingegen das Konstrukt eine Kombination mehrerer beobachtbarer Variablen dar, wird es **formativ** spezifiziert. In diesem Fall verursachen die Indikatoren das Konstrukt (vgl. Rossiter 2002). Realiter ist dies aber häufig nicht eindeutig zu entscheiden.

1979 entwickelt Churchill ein Verfahren zur Messung von Konstrukten, fokussiert aber hierbei ausschließlich die Spezifikation reflektiver Messmodelle (vgl. Churchill 1979). Über 20 Jahre später relativieren Diamantopoulos/Winklhofer (2001) diesen einseitigen Blick der Skalenentwicklung und stellen eine Methode zum Aufbau von formativen Messmodellen vor. Während Churchills Vorgehensweise auf der **klassische Testtheorie** basiert und in der Bildung einer Skala mündet, ist das Ziel der formativen Konstruktentwicklung auf die Bildung eines **Indexes** gerichtet. Rossiter (2002) hingegen kritisiert die Ansätze von Churchill und Diamantopoulos/Winklhofer und liefert ein neues Operationalisierungskonzept, welches besonders der **Inhaltsvalidität** eine höhere Bedeutung zuschreibt. In Rossiters Verfahren spielen vor allem Expertenurteile eine große Rolle. Rossiters Vorgehen basiert im Kern nicht auf empirischen Daten.

Welches Verfahren geeignet ist, erscheint oft nicht eindeutig. Aktuelle Diskussionen in der Literatur thematisieren zudem mögliche **Fehlspezifikationen** vermeintlich reflektiver Konstrukte. In wieweit eine solche falsche Operationalisierung Einfluss auf die untersuchten Wirkungsbeziehungen eines gesamten Forschungsmodells hat, ist aber fraglich (vgl. Jarvis et al. 2003, Albers/Hildebrandt 2006, Eberl 2006). Vor dem Hintergrund dieser Fragestellung sollen beide Spezifikationsalternativen der wahrgenommenen Gesundheitsprofilierung hinsichtlich ihrer Aussagekraft verglichen werden.

Die Gesundheitsprofilierung als **Einstellungskonstrukt** ist unzweifelhaft zu den psychologischen Konstrukten zu zählen. Typischerweise wird eine Einstellung zu einem Objekt als Ursache der beobachtbaren Indikatoren betrachtet (vgl. Fornell/Bookstein 1982, Christophersen/Grape 2006) und weniger als Konsequenz dieser. Aus diesem Grund wird im Folgenden zunächst eine Skala zur Erfassung der wahrgenommenen Gesundheitsprofilierung nach dem Verfahren von Churchill entwickelt.

Entwicklung einer Skala zur Erfassung der wahrgenommenen Gesundheitsprofilierung anhand der Vorgehensweise von Churchill

Inhaltliche Festlegung der Domäne des Konstrukts

Zunächst ist der Begriff der **Gesundheitsprofilierung** abzugrenzen. Basis der Definition des Begriffs der Gesundheitsprofilierung ist die Einstellungsforschung. Den Auffassungen von Fishbein/Ajzen und Petty/Cacioppo folgend (vgl. Fishbein/Ajzen 1975, vgl. Petty/Cacioppo 1996), lässt sich eine positive Einstellung allgemein als ein andauerndes positives oder negatives Gefühl für oder gegen eine Person, ein Objekt oder einen Sachverhalt bzw. eine Handlung beschreiben (vgl. Ajzen 1991). Im vorliegenden Forschungskontext erscheint es sinnvoll, die wahrgenommene Gesundheitsprofilierung – im Gegensatz zu einer handlungsbezogenen – als eine **objektbezogene Einstellung** zu verstehen (vgl. Nieschlag et al. 2002), weil nicht die Frage im Vordergrund steht, ob Lebensmittel gekauft werden (Handlung), sondern vielmehr, welche dies sind bzw. wie diese individuell wahrgenommen werden (Objekt) (vgl. Bearden/Woodside 1977). Kroeber-Riel/Weinberg (2009) stellen noch stärker den **Nutzen** in den Fokus und beschreiben Einstellungen als eine jeweils wahrgenommene Eignung eines Gegenstandes zur Befriedigung eines Bedürfnisses und Teilbereich eines umfassenden Produkt- bzw. Markenimages (vgl. Ajzen 1986, Petty et al. 1991).

So soll als „wahrgenommene Gesundheitsprofilierung von Lebensmitteln" (in der Folge auch kurz als „wahrgenommene Gesundheitsprofilierung" oder „Gesundheitsprofilierung" bezeichnet) erfasst werden, in welchem Ausmaß Konsumenten bestimmte **Lebensmittel-Markenprodukte** bzw. -artikel als Beitrag zu einer als gesund eingeschätzten Ernährung betrachten.

Generierung eines vorläufigen Itempools

Der aufzubauende Itempool soll das im vorherigen Abschnitt spezifizierte Konstrukt möglichst vollständig und exakt erfassen (vgl. Churchill 1979). Um dieses Ziel zu erreichen, ist es notwendig, in einem ersten Schritt Wissenschaften bzw. Theoriefelder zu identifizieren, die einen Beitrag zur Erklärung leisten können. Im Hinblick auf die wahrgenommene Gesundheitsprofilierung von Lebensmitteln als Konstrukt auf der Schnittstelle zwischen verschiedenen Wissenschaftsbereichen bietet sich eine Reihe von theoretischen Anknüpfungspunkten für eine Untersuchung.

Dies ist erstens die **Ökotrophologie** als Disziplin der Ernährungswissenschaften, weil die wahrgenommene Gesundheitsprofilierung von Lebensmitteln gemäß der im vorherigen Abschnitt getroffenen inhaltlichen Spezifizierung des Konstrukts sehr eng mit der individuellen Ernährung der Konsumenten verknüpft ist und genau diese Verbindung seitens dieses Wissenschaftszweiges genauer beleuchtet wird.

Zweitens sind dies die **Agrarwissenschaften**, die sich schwerpunktmäßig mit der Art und Weise der Primärproduktion von Nahrungsmitteln auseinandersetzen. Auch wenn Grundprodukte gemäß der oben getroffenen Definition selbst nicht im Fokus der Betrachtung stehen, scheint es dennoch sinnvoll, diesen Wissenschaftsbereich einzubeziehen, da zum Beispiel bestimmte Produktionsmethoden direkte Auswirkungen auf den hier zu betrachtenden Beitrag spezifischer Markenartikel zu einer als gesund eingeschätzten Ernährung haben könnten.

Drittens sind dies die **Wirtschaftswissenschaften**, hierbei ist insbesondere das Marketing zu nennen, welches sich angesichts des allseits konzedierten Wandels der Knappheits- zur Überflusswirtschaft mit dem systematischen Erschließen und Pflegen von Märkten beschäftigt (vgl. Nieschlag et al. 2002), was im Kontext der Lebensmittelindustrie eine besondere Herausforderung bedeutet.

Schließlich ist als ein vierter Theoriebereich die **Psychologie** hervorzuheben, die für die vorliegende Arbeit insofern relevant erscheint, als sie sich mit „der Art und Weise, in der Gedanken, Gefühle, Wahrnehmungen, Motive und Verhaltensweisen durch Interaktion und Transaktionen zwischen Menschen beeinflusst werden" (vgl. Zimbardo/Gerrig 2008), beschäftigt. Insbesondere die Frage nach dem Modus der Einstellungsbildung und -veränderung gegenüber Artikeln sollte hierbei im Mittelpunkt stehen. Aus Abbildung 18-1 können beispielhaft entwickelte Items aus jedem Theoriefeld entnommen werden.

Abbildung 18-1: Beispielhafte Itemformulierungen und ihre jeweilige Herkunft aus einzelnen Wissenschaftszweigen

Disziplin	Beispielhafte Items
Psychologie	• Der Artikel n wirkt frisch. • Ich verbinde mit der Verpackungsform Gesundheit. • Ich assoziiere mit der Verpackungsfarbe Gesundheit.
Marketing	• Artikel n ist mir aus der Werbung aufgrund seiner gesundheitlichen Wirkung bekannt. • Ich entnehme der Produktwerbung für Artikel n eine gesundheitliche Wirkung.
Ökotrophologie	• Ich glaube, dass der regelmäßige Verzehr von Artikel n meine Gesundheit verbessern kann. • Ich glaube, dass der regelmäßige Verzehr von Artikel n mein Immunsystem stärkt. • Ich glaube, dass der regelmäßige Verzehr von Artikel n zu einem guten Körperbau führt.
Agrarwissenschaft	• Ich glaube, dass Artikel n bzw. seine Zutaten nicht mit Pestiziden behandelt wurden. • Ich glaube, dass Artikel n bzw. seine Zutaten aus biologischem Anbau stammen. • Ich glaube, dass Artikel n bzw. seine Zutaten nicht genetisch verändert wurden.

Explorative qualitative Datenerhebung

Weil Gesundheitsprofilierung von Lebensmitteln eine vergleichsweise neue Profilierungsdimension des Lebensmittelmarketing darstellt, kann und soll im Rahmen der Generierung eines Itempools nicht nur auf bestehende theoretische Ansätze und Konzepte rekurriert werden. Vielmehr gilt es darüber hinaus, die einleitende und im Rahmen der Definition bereits hinsichtlich ihrer Bedeutung deutlich hervorgehobene Konsumentenperspektive ebenfalls in den Entwicklungsprozess der Messvorschrift einzubeziehen. Insofern kommt der nachfolgend beschriebenden Befragung eine **hypothesengenerierende** Funktion zu (vgl. Kepper 1996).

Im Rahmen dieser ersten empirischen Untersuchung des Skalenentwicklungsprozesses wurden insgesamt 50 Verbraucher schriftlich befragt. Davon stehen 49 vollständige Antworten für die folgende **qualitative Auswertung** zur Verfügung. Es werden die Antworten von 23 männlichen und 26 weiblichen Befragten im Alter von 19 bis 64 Jahren in die Untersuchung einbezogen, die die folgenden sechs offenen qualitativen Fragestellungen beantwortet haben:

- Was assoziieren Sie mit gesunden Lebensmitteln?
- Was macht für Sie ein gesundes Lebensmittel aus?
- Was ist ein Produkt, wenn es als „gesund" gekennzeichnet ist?
- Was bringen Ihnen gesunde Lebensmittel?
- Welche Lebensmittel sind für Sie gesunde Lebensmittel?
- Welche Lebensmittel sind für Sie ungesunde Lebensmittel?

Die Abfolge der Fragen orientiert sich an einer Fragebogengestaltung, die dem sogenannten **Fragetrichter** entspricht, um den Spielraum der Befragten bei der Beantwortung möglichst nicht von vornherein einzuschränken (vgl. Mummendey/Grau

2008). Jede Frage beleuchtet dabei jeweils einen eigenen Schwerpunkt: Die erste Frage zielt, zunächst gänzlich ungerichtet, auf **allgemeine Gedanken** der Konsumenten in Bezug auf den Forschungsgegenstand der vorliegenden Arbeit. Es soll erfasst werden, welche Assoziationen Konsumenten zu der im Fokus stehenden Gruppe von Lebensmitteln herstellen.

Durch die zweite und dritte Frage werden einzelne **Produktspezifika**, die aus Konsumentensicht ein gesundheitsprofiliertes Produkt kennzeichnen, in den Mittelpunkt gerückt. Die vierte Frage zielt auf die von den Konsumenten mit gesundheitsprofilierten Lebensmitteln verbundenen Ergebnisse, um zu ergründen, welche **Motive** zum Kauf solcher Produkte führen. Die fünfte und die sechste Frage dienen schließlich dazu, **konkrete Produkte** zu benennen, die aus Verbrauchersicht als besonders stark bzw. besonders schwach gesundheitsprofiliert angesehen werden, um einen Anhaltspunkt dafür zu erhalten, welche konkreten Produkte hinsichtlich ihrer Gesundheitsprofilierung wie eingeschätzt werden.

Die gewonnenen Antworten werden knapp zu Stichpunkten zusammengefasst, doppelte Antworten eliminiert und anschließend durch insgesamt sieben **Experten** aus Marketingwissenschaft und Lebensmittelpraxis in zwei Workshops nach inhaltlichen Gesichtspunkten gruppiert. Die Ergebnisse zeigen folgende sechs Gruppen: Sucheingenschaften, Vertrauenseigenschaften, Erfahrungseigenschaften, physische Wirkungen, Inhaltsstoffe und kognitive Aspekte. Für jeden der aufgeführten Bereiche gilt es nun, ergänzend entsprechende Items zu generieren, um das vorläufige Messinstrumentarium aufzubauen.

Vorläufiges Messinstrument und explorative quantitative Datenerhebung

Die Konstruktion eines Instruments zur Messung der wahrgenommenen Gesundheitsprofilierung stellt sich auf diesen Ergebnissen fußend somit folgendermaßen dar: Den Befragten werden aus den bereits geschilderten Überlegungen und Untersuchungsschritten heraus insgesamt sechzig Items vorgelegt. Diese Items sollen jeweils anhand einer **Likert-Skala** mit den Extrempunkten „stimme voll zu" bis „stimme gar nicht zu" in Bezug auf die jeweiligen Artikel bewertet werden. Der Fragebogen umfasst Fragen

- zu Hersteller und Marke,
- zu gesundheitsorientierten Werbung
- zu feststellbaren Produktmerkmalen am Einkaufsort
- zum Einfluss der kognitiven Komponente des Kaufverhaltens,
- zu vermuteten physischen Wirkungen der Lebensmittel auf die Gesundheit,
- zu bestimmten Inhaltsstoffen,
- zu am Einkaufsort und beim/nach dem Konsum nicht oder nur schwer überprüfbaren gesundheitsbezogenen Produktmerkmalen und
- zu erst langfristig nach dem Konsum feststellbaren gesundheitsbezogenen Merkmalen der untersuchten Lebensmittel.

Im Rahmen der Konzeption der explorativen quantitativen Datenerhebung verdient die Selektion der zu untersuchenden **Waren(-gruppen)** und **Produkte** im Lebensmittelsektor eine besondere Beachtung. Eine Konzentration auf eine geringe Zahl von Warengruppen und Produkten ist deshalb unumgänglich, um das Erhebungsinstrument in einem für die Befragten handhabbaren Umfang zu halten. Dies ist bereits aus forschungsökonomischen Erwägungen heraus und auch im Hinblick auf die für eine explorative Erhebung hohe Anzahl von Items im vorläufigen Itempool zur wahrgenommenen Gesundheitsprofilierung von Lebensmitteln notwendig. Vor diesem Hintergrund werden je zwei Produkte aus den Warengruppen **Frühstücksflocken** und **Brotaufstrich** gewählt. Diese Warengruppen erfüllen die Anforderungen einer ähnlichen Verwendung beim Konsumenten, einer hohen Markenrelevanz, einer hohen Repräsentativität für andere Warengruppen, einem hohen Bekanntheitsgrad und einer bestehenden Konsumerfahrung bei den Probanden. Mit Blick auf die Fragebogenlänge, die Bearbeitungszeit und die daraus resultierende Antwortbereitschaft und Antwortqualität erscheint es zudem sinnvoll, nicht beide Produktgruppen mit je zwei Produkten von jeder Untersuchungsperson bewerten zu lassen (vgl. Bidmon/Spatzl 1994). Aus diesem Grund kommen zwei unterschiedliche Fragebogenversionen zum Einsatz. Es werden **Warengruppe I** (Artikel der Produktgruppe „Brotaufstrich") und **Warengruppe II** (Artikel der Produktgruppe „Frühstücksflocken") getrennt befragt. Mit einer Rücklaufquote von 93,51 Prozent gehen 126 Fragebögen der Warengruppe I und 119 der Warengruppe II in die Auswertungen ein.

Vorgehensweise im Rahmen der Auswertung der erhobenen Daten

Für die explorative faktorenanalytische Auswertung der gewonnenen Daten wurde aus den Rückläufen für jede Warengruppe eine Zufallsauswahl von jeweils 90 Datensätzen gezogen, die als **Kalibrierungsstichprobe** verwendet wird. Für die spätere Validierung der mit der Kalibrierungsstichprobe gewonnenen Ergebnisse stehen also insgesamt 65 verbliebene Fragebögen mit insgesamt 130 Datensätzen zur wahrgenommenen Gesundheitsprofilierung zur Verfügung. Hintergrund für diese Aufteilung der Stichprobe ist der Wunsch, anhand zweier gleichzeitig gewonnener Stichproben das mittels der explorativen Faktorenanalyse gewonnene Messmodell der wahrgenommenen Gesundheitsprofilierung zur Absicherung der Ergebnisse zu überprüfen (**Validierungsstichprobe**).

Zunächst ist jedoch zu untersuchen, ob sich die vorliegenden Ausgangsdaten für eine **faktorenanalytische Auswertung** eignen. Dazu stehen, mit unterschiedlichen Schwerpunkten, eine Reihe von Kriterien zur Verfügung (vgl. Backhaus et al. 2008), von denen im Rahmen der vorliegenden Untersuchung der Bartlett-Test (vgl. Dziuban/Shirkey 1974) sowie das Kaiser/Meyer/Olkin/Kriterium herangezogen werden. Mit Hilfe des Bartlett-Tests soll überprüft werden, ob die Stichprobe aus einer Grundgesamtheit entstammt, in der die Variablen untereinander unkorreliert sind. (vgl. Backhaus et al. 2008). In die gleiche Richtung deutet das Kaiser/Maier/Olkin-Kriterium (vgl. Kaiser/Rice 1974), welches Werte von über 0,50 für eine Faktorenanlyse fordert (vgl. Cureton/D'Agostino 1993). Die Datenbasis erfüllt sowohl den Bartlett-Test wie auch das Kaiser/Maier/Olkin-Kriterium.

Nachdem die grundsätzliche Eignung der Datenbasis für eine faktorenanalytische Untersuchung festgestellt wurde, gilt es nun in einem weiteren Untersuchungsschritt die **Anzahl der zu extrahierenden Faktoren** festzulegen (vgl. Backhaus et al. 2008). Häufig angewendet werden das Kaiser/Guttman-Kriterium und der Screetest (vgl. O'Connor 2000); als neuere Verfahren werden der MAP-Test und die Parallelanalyse angewendet. Der sogenannte Minimum Average Partial-Test (MAP-Test) und die Parallelanalyse gelten als stärker statistikbasiert und fordern weniger Interpretation des Forschers (vgl. Wood et al. 1996).

Der **MAP-Test** (vgl. Velicer 1976) besteht aus einem zweistufigen Prüfverfahren: In einem ersten Schritt wird zunächst nur eine Komponente aus den Korrelationen zwischen den betrachteten Variablen herauspartialisiert und die mittlere quadrierte Partialkorrelation berechnet. Im zweiten Schritt werden die ersten beiden Komponenten herauspartialisiert und erneut die mittlere quadrierte Partialkorrelation berechnet. Diese Prozedur wird für alle Variablen (was auch der maximal möglichen Faktorzahl entspricht) durchgeführt (vgl. O'Connor 2000). Aus der Auflistung der jeweiligen Partialkorrelationen ist dann die optimale Faktoranzahl ablesbar (vgl. Bühner 2004). Die Anzahl der zu extrahierenden Faktoren bemisst sich dabei nach der niedrigsten Partialkorrelation zwischen den Items nach Auspartialisierung der entsprechenden Komponente (vgl. O'Connor 2000).

Im Zuge der **Parallelanalyse**, als zweiter statistikbasierter Prozedur zur Entscheidung über die Anzahl der zu extrahierenden Faktoren, werden zufällige Eigenwerte – über eine Vielzahl von Hauptkomponentenanalysen hinweg – generiert, die den zu untersuchenden tatsächlich erhobenen Daten hinsichtlich Fall- und Variablenanzahl gleichen (vgl. Zwick/Velicer 1986, Fabrigar et al. 1999). Aus der Verteilung der zufälligen Eigenwerte pro Faktor wird das 95 %-Perzentil als Grenze herangezogen, ab dem zufällige Eigenwerte extrem unwahrscheinlich werden. Aus dem Vergleich zwischen den 95 %-Perzentilen und den empirischen Eigenwerten ergibt sich die Anzahl der zu extrahierenden Faktoren: Es sollen diejenigen Faktoren extrahiert werden, deren empirischer Eigenwert über dem 95 %-Perzentil der zufälligen Eigenwerte liegt (vgl. Bühner 2004).

Abschließend lassen sich nun alle Ergebnisse der verschiedenen Verfahren der Faktorextraktion in einer Übersicht darstellen (siehe Tabelle 18-1). Dabei scheint es aufgrund der dargestellten unterschiedlichen statistischen Basis der einzelnen Verfahren nicht ungewöhnlich, dass die verwendeten Verfahren zu divergierenden Lösungen hinsichtlich der Frage nach der zu extrahierenden Faktoranzahl kommen.

Der Argumentation von Zwick/Velicer (1986) und Fabrigar et al. (1999) wird im Zuge der vorliegenden Untersuchung die größte Bedeutung zugemessen und das Verfahren der Parallelanalyse favorisiert. Um nicht von vornherein einen Informationsverlust durch eine zu geringe Faktoranzahl zu induzieren, wird die mittels der

Tabelle 18-1: Übersicht über die Ergebnisse der angewandten Verfahren zur Faktorextraktion

Extraktionsverfahren	Artikel A	Artikel B	Artikel C	Artikel D
Kaiser-Kriterium	(15)	(13)	(15)	(16)
Screetest	4	5	6	4
MAP-Test	10	9	6	8
Parallelanalyse	6	5	6	4

Parallelanalyse berechnete maximale Faktoranzahl von **sechs Faktoren** für die weiteren Analysen angenommen.

Nach der Festlegung der anfangs zu extrahierenden Faktorenzahl gilt es nun, die Faktoren selbst, das heißt die Zuordnung von Variablen zu den einzelnen Faktoren, zu ermitteln. In einem mehrstufigen, iterativen Prozess werden Hauptkomponentenanalysen durchgeführt. Ziel ist es, dass alle Variablen immer (d.h. bei allen in der betreffenden Studie untersuchten Artikeln) auf einen Faktor hoch laden, auf alle anderen Faktoren hingegen möglichst niedrig (vgl. Backhaus et al. 2008). Bei diesen umfangreichen Berechnungen wird ein orthogonales Rotationsverfahren, die Varimax-Rotation (vgl. Thompson 2007), verwendet. Ergebnis nach acht Iterationsschritten ist eine Faktorstruktur mit insgesamt **vier Faktoren**, die für alle vier in dieser Untersuchungsstufe herangezogenen Artikel hinsichtlich ihrer Itemstruktur Gültigkeit besitzt.

Die postulierte Struktur und Operationalisierung des Konstrukts „wahrgenommene Gesundheitsprofilierung" ist im nächsten Untersuchungsschritt (auf Basis der bislang zurückgestellten Validierungsstichprobe) hinsichtlich ihrer Reliabilität zu überprüfen. Ziel ist es, die **interne Konsistenz** der Variablengruppen zu ermitteln, die im vorherigen Abschnitt einem Faktor zugeordnet werden konnten. Das Gütekriterium der ersten Generation, Cronbachs Alpha (vgl. Cronbach 1951, Peter 1979, Peterson 1994), fordert Werte oberhalb von 0,7 (vgl. Nunnally 1978) im Wertebereich von Null bis Eins. Bei explorativ ausgerichteten Studien gelten auch Werte oberhalb 0,6 (vgl. Malhotra 2004, Bagozzi/Yi 1988) als zufriedenstellend. Mit Werten von 0,671 bis 0,972 erfüllen alle vier Faktoren die geforderten Größen.

Ziel der Durchführung einer **konfirmatorischen Faktorenanalyse** ist es nun, die Passung der postulierten Struktur des Konstrukts „wahrgenommene Gesundheitsprofilierung von Lebensmitteln" mit den Daten der explorativen quantitativen Datenerhebung zu testen, d.h. eine Kreuzvalidierung vorzunehmen (vgl. Bühner 2004, Hoyle 1995). Dazu wird im Rahmen eines Modelltests überprüft, ob das mittels der explorativen Faktorenanalyse auf Basis der Kalibrierungsstichprobe postulierte Vier-Faktoren-Modell den empirisch zu beobachtenden Kovarianzen in der Validierungsstichprobe entspricht. Dabei muss beachtet werden, dass auch hier die Faktorstruktur über alle vier betrachteten Artikel untersucht werden soll. Anhand der

Abbildung 18-2: Ergebnisse der faktoranalytischen Untersuchung

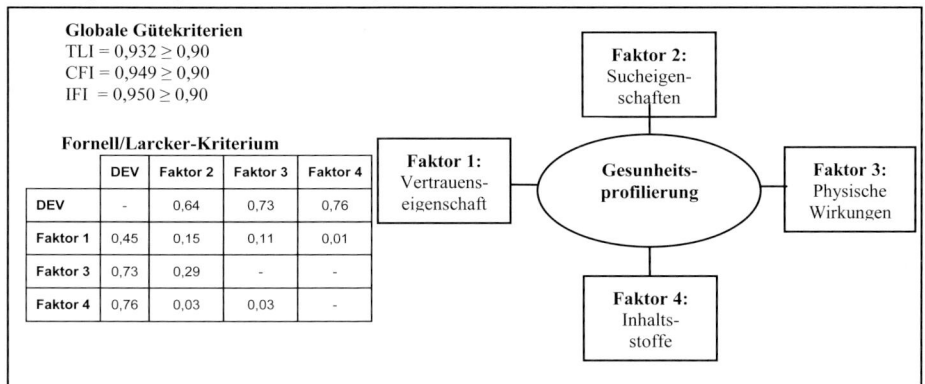

lokalen und globalen Gütekriterien zeigt sich mit allen 130 verbliebenen Datensätzen eine akzeptable bis gute Modellanpassung (vgl. Homburg/Pflesser 2000).

Im Rahmen der Untersuchung ist nun die **Konvergenzvalidität** mittels globaler Gütekriterien zu überprüfen. Die sich empirisch ergebende Kovarianzmatrix wird dazu mit der modelltheoretischen Kovarianzmatrix verglichen und somit geprüft, inwiefern die empirischen Daten das postulierte Modell repräsentieren (vgl. Homburg/Pflesser 2000). In dieser Untersuchung kommen komparative bzw. inkrementelle Anpassungsmaße wie TLI, CFI und IFI zur Anwendung (siehe Abbildung 18-2), da sie als stichprobengrößenunabhängig gelten (vgl. Baumgartner/Homburg 1996, Hulland et al. 1996). Zur Überprüfung der **Diskriminanzvalidität** des entwickelten mehrfaktoriellen Operationalisierungsansatzes findet das als vergleichsweise streng angesehene Fornell/Larcker-Kriterium Anwendung (vgl. Wieseke 2004). Um von einer ausreichend hohen Diskriminanzvalidität ausgehen zu können, fordert dieses Kriterium, die durch die einzelnen Faktoren durchschnittlich erfasste Varianz soll größer als die quadrierte Korrelation der jeweiligen Faktoren untereinander sein. Die zugrundeliegende Stichprobe kann diese Anforderungen erfüllen. Sie untermauern die postulierte Faktorstruktur des Messmodells der „wahrgenommenen Gesundheitsprofilierung" durch die faktorenanalytischen Analysen. Abbildung 18-2 fasst die Ergebnisse zusammen.

18.3 Einordnung der Gesundheitsprofilierung in ein Strukturmodell aus Erfolgswirkungen und Determinanten

Nachdem das Messinstrument zur Erfassung der Gesundheitsprofilierung aufgestellt wurde, wird das Konstrukt nun in ein Modell von Einflussfaktoren und Erfolgsgrößen integriert. Als **Determinanten** der Gesundheitsprofilierung werden der wahrgenommene Werbedruck, die wahrgenommene Distributionsdichte und das wahrgenommene Preisniveau untersucht. Der wahrgenommene Markenwert sowie die dadurch verursachte Kaufintention und Preisbereitschaft der Konsumenten erfassen die **Erfolgswirkungen** der Gesundheitsprofilierung.

Wie bereits unter Abschnitt 18.2 angeführt, betonen aktuelle Diskussionen die **Fehlspezifikation** von vermeintlich als reflektiv identifizierten Konstrukten, welches verfälschte Ergebnisse zur Folge haben könne (vgl. Jarvis et al. 2003, Albers/Hildebrandt 2006). Es stellt sich nun die Frage, ob ein Konstrukt, abhängig von seiner Spezifikation und eingebettet in ein gesamtes Forschungsmodell, auch unterschiedliche Ergebnisse in den Wirkungsbeziehungen verursacht. Dies soll nun an einem empirischen Beispiel dargestellt werden. Grundlage der Datenbasis ist eine Konsumentenbefragung zu Determinanten und Erfolgswirkungen der Gesundheitsprofilierung exemplarischer Artikel in der Warengruppe „alkoholfreie Erfrischungsgetränke". Hierzu wurden bundesweit Konsumenten im Alter von 18 bis 65 Jahren befragt. 955 (Netto Rücklaufquote von 47,75%) Fragebögen gingen in die empirische Untersuchung ein. Abbildung 18-3a zeigt zunächst die Schätzergebnisse bei einer reflektiven Spezifikation der Gesundheitsprofilierung.

Im Gegensatz zur Kovarianzstrukturanalyse ist mittels der **PLS-Pfadmodellierung** die Erfassung von reflektiven und formativen Konstrukten möglich. PLS erlaubt die Datenauswertung auch bei geringer Stichprobengröße und setzt keine Verteilungsannahmen voraus. Die Anwendung der PLS-Pfadmodellierung ist aus diesen Gründen besonders bei explorativen Forschungsfragen zu favorisieren. (vgl. Panten/Thies 2006). Mit Hilfe des Softwarepakets „SmartPLS" (vgl. Ringle et al. 2005) wird die Gesundheitsprofilierung als formatives Konstrukt im gesamten Modell integriert und die Pfadkoeffizienten berechnet (vgl. Abbildung 18-3b).

Die Untersuchungsergebnisse zur Warengruppe „alkoholfreie Erfrischungsgetränke" zeigen exemplarisch, dass sich hinsichtlich der Richtung der Wirkbeziehungen, also der Frage, ob ein positiver oder ein negativer Zusammenhang zwischen den Elementen des Untersuchungsmodells besteht, kein bedeutsamer Unterschied zu einem Modell mit reflektiven Konstrukten existiert. Ein ähnliches Bild ergibt sich auch bei einem Vergleich der relativen Stärken der Pfadkoeffizienten zwischen der Ursprungsmodellierung und einer formativen Spezifikation der Messmodelle zweiter Ordnung. Es ist ist somit festzustellen, dass die Art der Spezifikation der Konstrukte im Untersuchungsmodell keinen Einfluss auf Richtung und Stärke der Pfadkoeffizienten aufweist.

Abbildung 18-3: Forschungsmodell für die Warengruppe „alkoholfreie Erfrischungsgetränke"

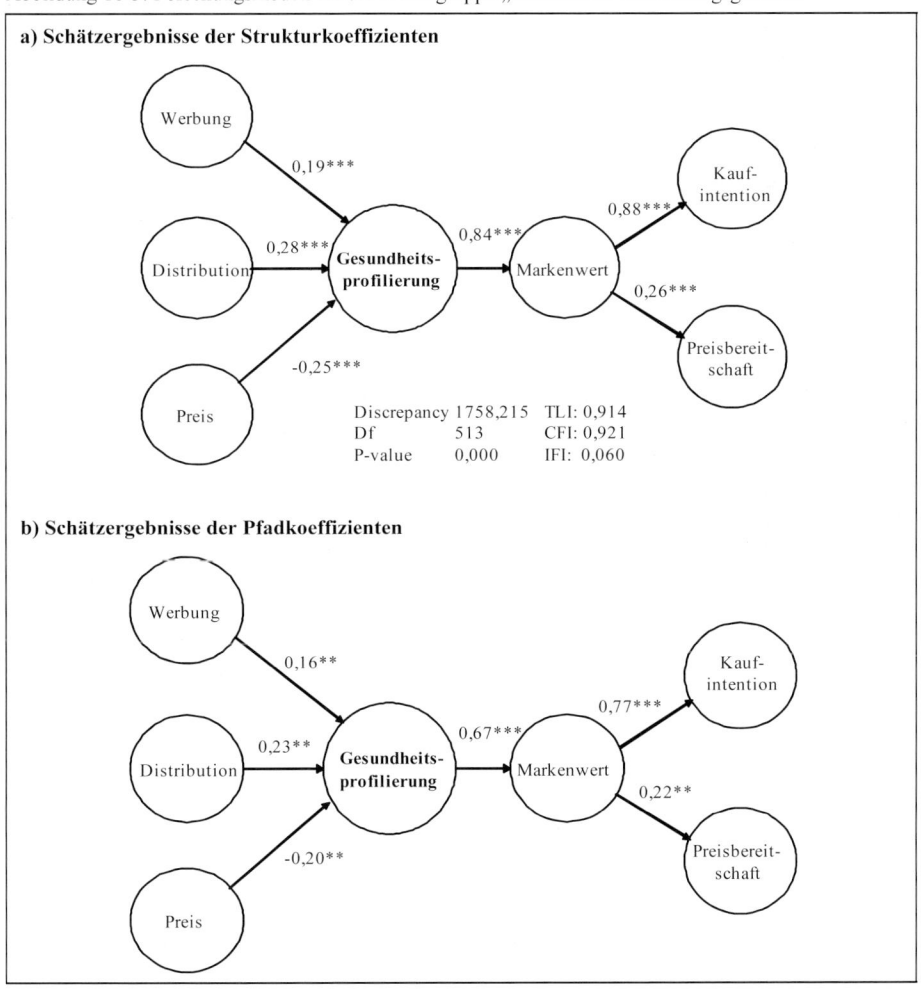

Hinweis: Signifikant auf dem *10%-Niveau, ** 5%-Niveau, *** 1%-Niveau.

18.4 Zusammenfassung der Ergebnisse

Der Gesundheitsnutzen kann wegen des Wandels des Gesundheitsverständnisses als wichtige Dimension einer Profilierungsstrategie im Lebensmittelmarkt betrachtet werden. Daraus resultiert die Notwendigkeit der Entwicklung einer Skala zur **Erfassung der wahrgenommenen Gesundheitsprofilierung**. Der Prozess der **Skalenentwicklung** ist zunächst durch verschiedene Fragestellungen geleitet. Während Churchill ausschließlich das Verfahren zum Aufbau reflektiver Messmodelle beschreibt (vgl. Churchill 1979), fokussieren neuere Strömungen auch die Entwicklung formativer Skalen (vgl. Rossiter 2002, Diamantopoulos/Winklhofer 2001). Ziel war es zum Einen, die Spezifikation der Gesundheitsprofilierung zu identifizieren und eine passende Skala zu entwickeln und zum Anderen, das Messmodell (reflektiv und auch formativ) in ein gesamtes Forschungsmodell zu integrieren und zu ergründen, ob Handlungsempfehlungen aufgrund der Konstruktspezifikation differieren.

Eine rein **datengetriebene Untersuchung** der Gesundheitsprofilierung als reflektives und als formatives Konstrukt, eingebettet in ein Modell aus Determinanten und Erfolgswirkungen, zeigt folgende Ergebnisse. Die absoluten Werte der Pfadkoeffizienten differieren zwar in beiden beschriebenen Varianten, relativ untereinander betrachtet sind sie vom Aussagegehalt aber gleichartig. Auf Basis der empirisch ermittelten Daten ergeben sich keine für die Handlungsempfehlungen bedeutsamen Unterschiede. Eine **inhaltliche und theoretische Interpretation** der Untersuchungsergebnisse kann dennoch diese von der Empirie getriebene Darstellung relativieren. In Anlehnung an die Überlegungen von Homburg und Klarmann (2006) ist zu konstatieren, dass es mitunter eine rein subjektive Entscheidung sein kann, ob im vorliegenden Fall der Bewertung einzelner Artikel anhand von Items ein starkes allgemeines Gesundheitsprofilierungsurteil zugrunde liegt und hinter den spezifischen Fragen in der Beantwortung ein gespeichertes Gesundheitsurteil liegt oder ob dies nicht der Fall ist. In solchen Zweifelsfällen ist insbesondere bei neu entwickelten Konstrukten eher der reflekiven Messphilosophie den Vorzug zu geben, weil diese eine formale Überprüfung der Modellannahmen erlauben und eine theoretische Beliebigkeit vermieden werden kann. Zudem können so Messfehler explizite Berücksichtigung bei der Parameterschätzung erfahren.

Insgesamt ist also festzuhalten, dass im vorliegenden Fall die mögliche Fehlspezifikation in die eine oder andere Richtung keinen Einfluss auf die Interpretation der Ergebnisse des Strukurmodells aus Determinanten und Erfolgswirkungen der wahrgenommenen Gesundheitsprofilierung von Lebensmittel-Markenartikeln geliefert hätte. Eine intersubjektiv haltbare inhaltliche Begründung für die Wahl der Spezifikationsalternative ist nur schwer zu finden und deshalb ist aus Gründen der Modellprüfung zunächst von einer reflekiven Modellspezifikation auszugehen.

Literatur

Ajzen, I. (1987): Attitudes, Traits and Actions: Dispositional Prediction of Behavior in Personality and Social Psychology, in: Berkowitz, L. (Ed.): Advances in Experimental Social Psychology, Vol. 20, New York: Academic Press, 1-63.

Ajzen, I. (1991): The Theory of Planned Behavior, in: Organizational Behavior and Human Decision Processes, 50 (2), 179-211.

Albers, S.; Hildebrandt, L. (2006): Methodische Probleme bei der Erfolgsfaktoren-Forschung – Messfehler, formative versus reflektive Indikatoren und die Wahl des Strukturgleichungs-Modells, in: Zeitschrift für betriebswirtschaftliche Forschung, 58 (2), 2-33.

Backhaus, K.; Erichson, B.; Plinke, W.; Weiber, R. (2008): Multivariate Analysemethoden: Eine anwendungsorientierte Einführung, 12. Aufl., Berlin/Heidelberg: Springer.

Bagozzi, R. P.; Yi, Y. (1988): On the Evaluation of Structural Equation Models, in: Journal of the Academy of Marketing Science, 16 (1), 74-94.

Baumgartner, H.; Homburg, C. (1996): Applications of Structural Equation Modeling in Marketing and Consumer Research A Review, in: International Journal of Research in Marketing, 13 (2), 139-161.

Bearden, W. O.; Woodside, A. G. (1977): Testing Variations of Fishbein's Behavioral Intention Model without a Consumer Behavior Context; in: Journal of Applied Social Psychology, 62, 352-357.

BKK-Bundesverband (Hrsg.) (2008): BKK Gesundheitsreport 2007 – Gesundheit in Zeiten der Globalisierung, Berlin: BKK-Bundesverband.

Bühner, M. (2004): Einführung in die Test- und Fragebogenkonstruktion, München: Pearson.

Burmann, C.; Meffert, H.; Koers, M. (2005): Stellenwert und Gegenstand des Markenmanagements, in: Meffert, H.; Burmann, C.; Koers, M. (Hrsg.): Markenmanagement: Identitätsorientierte Markenführung und praktische Umsetzung, 2. Aufl., Wiesbaden: Gabler.

Christophersen, T.; Grape, C. (2006): Die Erfassung latenter Konstrukte mit Hilfe formativer und reflektiver Messmodelle, in: Konradt, U; Albers, S; Klapper, D; Sartorius, C. (Hrsg.): Methodik der empirischen Forschung, Wiesbaden: DUV, 311-328.

Churchill, G. A. (1979): A Paradigm for Developing Better Measures of Marketing Constructs, in: Journal of Marketing Research, 16 (1), 64-73.

Cronbach, L. J. (1951): Coefficient Alpha and the Internal Structure of Tests, in: Psychometrika, 16 (3), 297-334.

Cureton, E. E.; D'Agostino, R. B. (1983): Factor Analysis: An Applied Approach, Hillsdale: Routledge.

Diamantopoulos, A.; Winklhofer, H. M. (2001): Index Construction with Formative Indicators: An Alternative to Scale Development, in: Journal of Marketing Research, 38 (2), 269–277.

Dziuban, C. D.; Shirkey, E. C. (1974): When is a Correlation Matrix Appropriate for Factor Analysis?: Some Decision Rules, in: Psychological Bulletin, 81 (6), 358-361.

Eberl, M (2006): Formative und reflektive Konstrukte und die Wahl des Strukturgleichungsverfahrens, in: Die Betriebswirtschaft, 66 (6), 651-668.

Esch, F.-R. (2002): Markenprofilierung und Markentransfer, in: Albers, S.; Herrmann, A. (Hrsg.): Handbuch Produktmanagement: Strategieentwicklung – Produktplanung – Organisation – Kontrolle, 3. Aufl., Wiesbaden: Springer,185-218.

Esch, F.-R.; Wicke, A. (2001): Herausforderungen und Aufgaben des Markenmanagements, in: Esch, F.-R. (Hrsg.): Moderne Markenführung: Grundlagen – Innovative Ansätze – Praktische Umsetzung, 3. Aufl., Wiesbaden: Gabler, 3-60.

Fabrigar, L. R.; Wegener D. T.; MacCallum, R. C.; Strahan, E. J. (1999): Evaluating the Use of Exploratory Factor Analysis in Psychological Research, in: Psychological Methods, 4 (3), 272-299.

Fishbein, M.; Ajzen, I. (1975): Belief, Attitude, Intention, and Behavior: An Introduction to Theory and Research, Reading, MA: Addison-Wesley.

Fornell, C.; Bookstein, F. L. (1982): A Comparative Analysis of Two Structural Equation Models: LISREL and PLS Applied to Market Data, in: Fornell, C. (Ed.): A Second Generation of Multivariate Analysis, New York: Praeger, 289–324.

Havenstein, M. (2004): Ingredient Branding: Die Wirkung der Markierung von Produktbestandteilen bei konsumptiven Gebrauchsgütern, Wiesbaden: Gabler.

Homburg, C.; Klarmann, M. (2006): Die Kausalanalyse in der empirischen betriebswirtschaftlichen Forschung – Problemfelder und Anwendungsempfehlungen, in: Die Betriebswirtschaft, 66 (6), 727-748.

Homburg, C.; Pflesser, C. (2000): Strukturgleichungsmodelle mit latenten Variablen, in: Herrmann, A.; Homburg, C. (Hrsg.): Marktforschung: Methoden – Anwendungen – Praxisbeispiele, 2. Aufl., Wiesbaden: Gabler, 633-659.

Hoyle, R. H. (1995): The Structural Equation Modeling Approach: Basic Concepts and Fundamental Issues, in: Hoyle, R. H. (Ed.): Structural Equation Modeling: Concepts, Issues, and Applications, Thousand Oaks, CA: Sage Publications, 1-15.

Jüttner, C. (2009): Gesundheitsprofilierung von Lebensmittel-Markenartikeln: Messung, Determinanten und Implikationen, Wiesbaden: Gabler.

Jarvis, C. B.; Mackenzie, S. B.; Podsakoff, P. M. (2003): A Critical Review of Construct Indicators and Measurement Model Misspecification in Marketing and Consumer Research, in: Journal of Consumer Research, 3 (3), 199–218.

Kaiser, H. F.; Rice, J. (1974): Little Jiffy, Mark IV, in: Educational and Psychological Measurement, 34 (1), 111-117.

Kepper, G. (1996): Qualitative Marktforschung: Methoden, Einsatzmöglichkeiten und Beurteilungskriterien, 2. Aufl., Wiesbaden: Dt. Univ.-Verl.

Kroeber-Riel, W.; Weinberg, P. (2009): Konsumentenverhalten, 9. Aufl., München: Vahlen.

Kupka, T.; Blinda, L.; Trau, F.–M. (2004): Wellness-Positionierungen im Rahmen einer identitätsbasierten Markenführung, Bremen.

Law, K. S.; Wong, C.-S. (1999): Multidimensional Constructs in Structural Equation Analysis: An Illustration Using the Job Perception and Job Satisfaction Constructs: in: Journal of Management, 25 (2), 143–154.

Litfin, T. (2000): Adoptionsfaktoren, Wiesbaden: Dt. Univ.-Verl.

Loevenich, P. (2002): Substitutionskonkurrenz durch E-Commerce Messung – Determinanten – Auswirkungen, Wiesbaden: Gabler.

MacCallum, R. C.; Browne, M. W. (1993): The Use of Causal Indicators in Covariance Structure Models: Some Practical Issues, in: Psychological Bulletin, 114 (3), 533–541.

Malhotra, Naresh K. (2004): Marketing Research: An Applied Orientation, 4th ed., Upper Saddle River, NJ: Prentice-Hall.

Meffert, H.; Burmann, C.; (2009): Markenbildung und Markenstrategien, in: Albers, S.; Herrmann, A. (Hrsg.): Handbuch Produktmanagement: Strategieentwicklung – Produktplanung – Organisation – Kontrolle, Wiesbaden: Springer, 167-187.

Mummendey, H. D.; Grau, I. (2008): Die Fragebogen-Methode, 5. Aufl., Göttingen: Hogrefe.

Nieschlag, R.; Dichtl, E.; Hörschgen, H. (2002): Marketing, 19. Aufl., Berlin: Duncker & Humblot.

Nunnally, J. C. (1978): Psychometric Theory, 2nd ed., New York: McGraw-Hill.

O'Connor, B. P. (2000): SPSS and SAS Programs for Determining the Number of Components Using Parallel Analysis and Velicer's MAP Test, in: Behavior Research Methods, Instruments and Computers, 32 (3), 396-402.

Panten, G.; Thies, S. (2006): Analyse kausaler Wirkungszusammenhänge mit Hilfe von Partial Least Squares (PLS), in: Konradt, U; Albers, S; Klapper, D; Sartorius, C. (Hrsg.): Methodik der empirischen Forschung, Wiesbaden: Dt. Univ. Verl., 311-328.

Peter, P. J. (1979): Reliability: A Review of Psychometric Basics and Recent Marketing Practices, in: Journal of Marketing Research, 16 (1), 6-17.

Petermann, F. (1980): Einstellungsmessung und -forschung: Grundlagen, Ansätze und Probleme, in: Petermann, F. (Hrsg.): Einstellungsmessung – Einstellungsforschung, Göttingen: Verlag für Psychologie, 9-36.

Peterson, R. A. (1994): A Meta-Analysis of Cronbach's Coefficient Alpha, in: Journal of Consumer Research, 21 (2), 381-391.

Petty, R. E.; Cacioppo, J. T. (1996): Attitudes and Persuation Classic and Contemporary Approaches, Boulder: Westview Press.

Petty, R. E.; Unnava, R. H.; Strathman, A. J. (1991): Theories of Attitude Change, in: Robertson, T. S.; Kassarjian, H. H. (Eds.): Handbook of Consumer Behavior, Englewood Cliffs: Prentice-Hall, 241-280.

Ringle, C. M.; Wende, S.; Will, A. (2005): SmartPLS 2.0 (beta), http://www.smartpls.de, Universität Hamburg, Hamburg.

Rossiter, J. R. (2002): The C-OAR-SE Procedure for Scale Development in Marketing: in: International Journal of Research in Marketing, 19 (4), 305–335.

Saba, A. (2001): Cross-Cultural Differences in Food Choice, in: Frewer, L. J.; Risvik, E.; Schifferstein, H. (Eds.): Food, People and Society: A European Perspective of Consumer's Food Choices, Berlin: Springer, 233-246.

Sattler, H. (1991): Herkunfts- und Gütezeichen im Kaufentscheidungsprozeß, Stuttgart: Metzler-Poeschel.

Siemer, S. (1999): Einkaufsstättenprofilierung durch Handelsmarkenware des Lebensmitteleinzelhandels: Ein gedächtnispsychologischer Erklärungsansatz, Aachen: Shaker.

Statistisches Bundesamt (2006): Bevölkerung Deutschlands bis 2050: 11. koordinierte Bevölkerungsvorausberechnung, Wiesbaden: Statistisches Bundesamt.

Thompson, B. (2007): Exploratory and Confirmatory Factor Analysis: Understanding Concepts and Applications, in: Applied Psychological Measurement, 31 (3), 245–248.

Trommsdorff, V. (2009): Konsumentenverhalten, 7. Aufl., Stuttgart: Kohlhammer.

Velicer, W. F. (1976): Determining the Number of Components from the Matrix of Partial Correlations, in: Psychometrika, 41, 321-327.

Wieseke, J. (2004): Implementierung innovativer Dienstleistungsmarken: Erfolgsfaktoren und Gestaltungsvorschläge auf Basis einer empirischen Mehrebenenanalyse, Wiesbaden: Gabler.

Wood, J. M.; Tataryn, D. J.; Gorsuch, R. L. (1996): Effects of Under- and Over-Extraction on Principal Axis Factor Analysis with Varimax Rotation, in: Psychological Methods, 1 (4), 354-365.

Zimbardo, P. G.; Gerrig, R. J. (2008): Psychologie, 18. Aufl., München: Pearson Studium.

Zwick, W. R.; Velicer, W. F. (1986): Comparison of Five Rules for Determining the Number of Components to Retain, in: Psychological Bulletin, 99, 432-442.

D

Beispielhafte Präventionskampagnen

19. Bonusprogramme der gesetzlichen Krankenversicherungen

Viviane Scherenberg und Gerd Glaeske

19.1 Ausgangslage

Neueste Erkenntnisse der Hirnforschung zeigen: Allein die Schlüsselworte **Prämie**, **Rabatt** und **Bonus** scheinen aufgrund der implizierten Erwartungshaltungen unser internes Belohnungssystem zu aktivieren und unser internes Kontrollsystem zu reduzieren (vgl. Weber/Neuhaus 2007). Die Nutzung der magischen Anreizwirkung der konditionierten (verbalen) Stimuli blickt dabei auf eine lange Tradition zurück:

Bereits 1951 wurde auf kommerzieller Ebene das erste Rabattmarkensystem (Lebensmittelbereich, Denver) implementiert (vgl. Künzel 2003). In Deutschland sorgte hingegen der Fall des Rabattgesetzes und der Zugabeverordnung im Jahre 2001 für einen regelrechten Bonusprogramm-Boom. Im Gesundheitswesen können die 1989 mit dem Gesundheitsreformgesetz eingeführten **kassenübergreifenden Bonushefte** für die Individualprophylaxe bei Zahnersatz funktional betrachtet als kassenübergreifende Rabattmarkensysteme angesehen werden. Fünf Jahre später schaffte der Gesetzgeber mit der Einführung des GKV-Modernisierungsgesetz (GMG) die rechtliche Grundlage, auf der die gesetzlichen Krankenversicherungen (GKV) in ihren Satzungen kassenspezifische Bonusprogramme aufnehmen können.

19.2 Anforderungen an und Aufgaben von Bonusprogrammen

Definition

Auch wenn sich **präventive** von **kommerziellen** Bonusprogrammen hinsichtlich ihrer Ziele unterscheiden, scheint sich der Begriff **Bonusprogramm** auch im Gesundheitswesen mehrheitlich durchzusetzen. Ein einheitliches Begriffsverständnis hingegen existiert bislang nicht. Zur Ableitung wird in dem vorliegenden Beitrag daher auf die Marketingdefinition des kommerziellen Bereichs von Künzel zurückgegriffen, da diese nicht nur die Aspekte der Mitgliederschaft, sondern auch die Nutzensicht der Unternehmen und Mitglieder miteinbezieht.

„Ein Bonusprogramm ist ein langfristig ausgelegtes Marketinginstrument, das von einem oder mehreren Unternehmen eingesetzt wird, damit die Kunden als Mitglieder des Programms aufgrund von Belohnungen, die in Relation zum bisherigen Einkaufsverhalten stehen, stärker an das Unternehmen gebunden werden können" (Künzel 2003).

Im Gesundheitswesen können sich Bonusprogramme in ihrer Zielerreichung sowohl auf das Zurückdrängen von Krankheiten (Vermeidungsstrategie, z.B. Krebsfrüherkennung) als auch auf die Förderung von gesundheitlichen Ressourcen (Promotionsstrategie, z.B. Stressbewältigung) beziehen. Maßnahmen zur Primärprävention richten sich an gesunde Gruppen mit dem Ziel, Inzidenzen zu verringern. Die Sekundärprävention hingegen dient der Krankheitsfrüherkennung und -eindämmung bei gesunden Menschen, während die Tertiärprävention versucht Krankheitsfolgen oder Rückfälle bereits erkrankter Patienten zu verhindern (vgl. Leppin 2004). Wurden beide Interventionsformen in der Vergangenheit noch als **entweder-oder-Intervention** angesehen, so verstehen neuere Ansätze die Gesundheitsförderung als bedeutende **Komplementärstrategie** der Primärprävention (vgl. Glaeske et al. 2003). Auch die Jakarta Erklärung der WHO hebt die Bedeutung von Gesundheitsförderung hervor und bezeichnet die Stärkung individueller Ressourcen und gesundheitsförderlicher Schutzfaktoren als *die* Schlüsselkompetenz zur sozialen und ökonomischen Entwicklung der Menschen des 21. Jahrhunderts (vgl. WHO 1997). Analog lässt sich somit folgende Ableitung erstellen:

„GKV-Bonusprogramme sind langfristig angelegte Interventionen zur Prävention (Minderung gesundheitsschädigender Risikofaktoren) und Gesundheitsförderung (Stärkung gesundheitsfördernder Schutzfaktoren), die von den gesetzlichen Krankenversicherungen eingesetzt werden, um gesundheitsbewusstes Verhalten ihrer Kunden mithilfe von (materiellen) Anreizen (Boni) positiv zu beeinflussen bzw. zu bestätigen" (Scherenberg/Greiner 2008).

GKV-Bonusprogramme stellen ein Spezifikum zwischen Marketing und Prävention dar. Aufgrund des Anliegens der Förderung gesundheitlicher Verhaltensweisen und der Möglichkeit der Ergänzung des Leistungsspektrums und der preislichen Differenzierung (verstärkt durch den einheitlichen Beitragssatz) können Bonusprogramme marketingstrategisch sowohl im Bereich der Leistungs- als auch der Preispolitik angesiedelt werden und nehmen demzufolge eine Doppelfunktion ein.

Anforderungen an Bonusprogramme

Gemäß § 65a SGB V dürfen Kassen ihren Kunden einen Bonus gewähren, wenn die Teilnahme an Früherkennungsuntersuchungen (nach § 25 und § 26 des SGB V) oder anderen Präventionsmaßnahmen, Hausarztmodell, Integrierte Versorgung, Betriebliche Gesundheitsförderung und DMP nachgewiesen wurde. Nach Ablauf von spätestens drei Jahren sind die gesetzlichen Krankenversicherungen verpflichtet bei ihrer

Abbildung 19-1: Zielsetzungen von GKV-Bonusprogrammen

Präventives Anreizinstrument	Marketinginstrument
• Förderung des Gesundheitsbewusstseins • Erhöhung der Eigenverantwortung • Verringerung gesundheitsschädigendes Verhaltens • Steigerung der Lebensqualität • Honorierung gesunheiter Lebensweisen • Steigerung der Früherkennungsmaßnahmen • Vermeidung und Reduzierung der Schadenswahrscheinlichkeit bzw. Schadenshöhe • Erzielung von Einsparungseffekten • Verminderung gesundheitsbedingter Chancenungleichheiten	• Steigerung der Kundenzufriedenheit • Honorierung der Kundenloyalität • Erhöhung des Kundennutzens • Risikoselektion und Wettbewerbsabwehr • Realisierung von Kundenbindung durch die Schaffung von Wechselbarrieren • Möglichkeit der Neukundengewinnung • Ausschöpfung von Cross-Selling-Potenzialen • Sammlung von Marketinginformationen • Effizienzsteigerung

Quelle: Eigene Darstellung in Anlehnung an Scherenberg/Greiner (2008).

jeweiligen Aufsichtsbehörde Rechenschaft über die Einsparungseffekte (§ 65a SGB V) abzulegen. Mit dieser gesetzlichen Vorgabe wurde der präventive Erfolg erstmals an das Gebot der Wirtschaftlichkeit (§ 12 SGB V) gekoppelt (vgl. Mosebach et al. 2004). Der Effizienznachweis sollte darüber hinaus einer möglichen Risikoselektion pro-aktiv vorbeugen (vgl. Höppner 2005) und positive Anreize für die gesundheitlichen Problemlagen schlechter Risiken schaffen. Daraus folgt, dass bei GKV-Bonusprogrammen nicht wie in der Solidargemeinschaft die **guten Risiken** die schlechten Risiken, sondern letztlich die **schlechten Risiken** (bzw. der positiv veränderte Gesundheitszustand) die guten Risiken subventionieren (vgl. Scherenberg/Greiner 2008).

Trotz Nachweispflicht eignen sich Bonusprogramme nicht nur als Anreizsystem für gesundheitliche Verhaltensweisen, sondern zur Gewinnung und Bindung von Kunden. Die Abbildung 19-1 zeigt welche unterschiedlichen Ziele – je nach strategischer Intention der gesetzlichen Krankenversicherungen – mit Bonusprogrammen verfolgt werden können.

Aufgaben von Bonusprogrammen

Ungeachtet der marketingstrategischen Möglichkeiten besteht das ursprüngliche Gesundheitsziel von GKV-Bonusprogrammen darin, präventive Rationalisierungspotenziale auszuschöpfen, um jene Versicherten(-gruppen) zu erreichen, die bis dato nicht erreicht werden konnten (Stichwort: **Präventionsdilemma**).

Als wesentliche Treiber des zunehmenden, präventiven Engagements können die beunruhigenden Befunde auf epidemiologischer, demographischer und soziologischer Ebene und der damit verbundene Kostendruck im Gesundheitswesen identifiziert werden. Denn neben dem medizinischen Fortschritt ist der Kostenanstieg im Gesundheitswesen im Besonderen auf das veränderte Krankheitspanorama und die Zunahme an Patienten mit chronischen Erkrankungen zurückzuführen. Mit 121,1 Mrd. Euro war im Jahr 2006 über die Hälfte (51,3 %) der Krankheitskosten für Herz-Kreislauf-Erkrankungen (35,2 Mrd. Euro), Erkrankungen des Verdauungssystems (32,7 Mrd. Euro), psychische und Verhaltensstörungen (26,7 Mrd. Euro) und Muskel-Skelett-Erkrankungen (26,6 Mrd. Euro) verantwortlich (Statistisches Bundesamt 2008). Die WHO (2006) schätzt, dass allein 70 bis 80 Prozent der Gesundheitsausgaben auf das Konto chronischer und langfristiger Erkrankungen gehen. Der doppelte Alterungsprozess (d.h. die veränderte Altersstruktur aufgrund der geringen Säuglings- und Muttersterblichkeit sowie einer steigender Lebenserwartung) der Bevölkerung, durch die der Anteil hochbetagter und multimorbider Menschen stetig ansteigt, beeinflusst das Krankheitsspektrum zusätzlich. Eine hoffnungsvolle Möglichkeit zur Gegensteuerung des Trends wird in der Reduktion bzw. Eliminierung führender Lifestyle- bzw. Risikofaktoren, den sogenannten **holy four** (vgl. McQueen 1987) oder auch **RABE**-Parameter (**R**auchen, **A**lkoholkonsum, **B**ewegungsmangel und ungesunde **E**rnährung; vgl. von Lengerke 2007) gesehen. Die daraus resultierenden Präventionspotenziale werden seitens der WHO wie folgt eingeschätzt: „[...] the major causes of chronic diseases are known, and if these risk factors were eliminated, at least 80% of all heart disease, stroke and type 2 diabetes would be prevented; over 40% of cancer would be prevented" (WHO 2005).

Neben den klassischen Lifestyle-Faktoren gewinnen neuzeitliche Risikofaktoren (z.B. unsafer Sex, Sonnenbaden; vgl. von Lengerke 2007) an Gewicht. Die langfristig vermeidbaren Kosten präventierbarer Erkrankungen werden von Experten auf rund 25 bis 30 Prozent der derzeitigen Gesundheitsausgaben geschätzt (vgl. SVRG 2001).

19.3 Gestaltungsoptionen

Bonusprogramme sind hochkomplexe Anreizgebilde mit einer Fülle unterschiedlichster Justierelemente. Neben **direkten Ausgestaltungselementen** (Basis- und Leistungskomponenten) üben **indirekte Ausgestaltungselemente** einen nicht unwesentlichen Einfluss auf die Attraktivität und dauerhafte Aktivität der Programme aus. Während – wie die Abbildung 19-2 verdeutlicht – die direkte Ausgestaltung als **Basis- und Leistungskomponenten** (Core Service Level) identifiziert werden kann, stellen **Zusatz- und Begeisterungskomponenten** (Secondary Service Level) ergänzende (insbesondere kommunikative) Nutzenelemente zur Sicherstellung des Leistungsversprechens dar (vgl. Kotler/Bliemel 1995, Meffert 2000).

Abbildung 19-2: Direkte und indirekte Ausgestaltungselemente von GKV-Bonusprogrammen

Direkte Ausgestaltungselemente (Core Service Level)			
(Basis- und Leistungskomponenten des GKV-Bonusprogramms)			
Indirekte Ausgestaltungselemente (Secondary Service Level)			
(Zusatz- und Begeisterungskomponenten des GKV-Bonusprogramms)			
Markenpolitik	Integrationspolitik	Beschwerdepolitik	Unterstützungspolitik

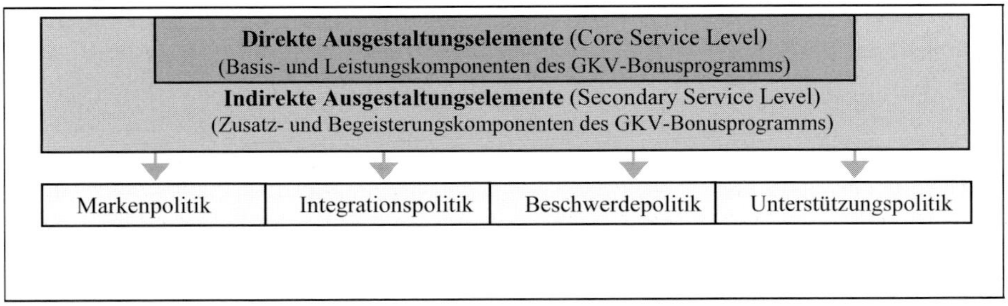

Quelle: Scherenberg/Greiner (2008).

Direkte Ausgestaltungselemente

Die direkte Ausgestaltung von GKV-Bonusprogrammen umfasst eine Vielzahl von Komponenten. Hinsichtlich der **Programmtypologie** können Bonusprogramme analog zur kommerziellen Typologie (vgl. Simon/von Gathen 2002) in folgende Grobkategorien unterteilt werden:

- Programme können im Verbund mit anderen Kassen (Gemeinschaftsprogramm, z.B. das *LKK*-Bonusprogramm der *Landwirtschaftlichen Krankenkassen*) oder als Einzelprogramm initiiert werden.
- Programme können bezüglich der Mitgliedschaft formell oder (wie bei Bonusheften in Form eines Rabattmarkensystems) informell gestaltet sein. **Formelle** Programme setzen eine offizielle Registrierung und damit Entanonymisierung der Teilnehmer voraus, die bedeutend für die Kommunikationsprozesse ist.
- Programme können im Hinblick ihrer **Ausrichtung** universell (d.h. populationsbezogen), selektiv oder multidimensional (mit speziellem Zielgruppenfokus, z.B. Alter oder/und Geschlecht) gestaltet werden. Selektiv ausgerichtete Programme sind mit einem höheren logistischen Aufwand verbunden, jedoch in der Lage auf z.B. alters- oder geschlechtsbezogene gesundheitliche Unterschiede einzuwirken.

Auf Basis des dreiteiligen Grundgerüst des kossbielschen Effizienzmodells für Anreizsysteme (Kriterien, Kriterien-Anreiz-Relation, Anreize; vgl. Kossbiel 1997) weisen (wie die Abbildung 19-3 verdeutlicht) GKV-Bonusprogramme folgende Struktur auf.

Abbildung 19-3: Direkte Ausgestaltungselemente von GKV-Bonusprogrammen

Ausrichtung: Auf welche Versichertengruppen/-merkmale ist das Programm ausgerichtet?	• *universell*: populationsbezogen • *selektiv*: z.B. Alter oder Geschlecht • *mehrdimensional*: z.B. Alter und Geschlecht	Aufhebung gesundheitlicher Disparitäten
1.) Kriterien: Welche Anforderungen müssen von den Versicherten erbracht werden?	• *marketingstrategisch*: Mitgliederwerbung etc. • *gesundheitsbezogen*: Krebsvorsorge etc. • *ethisch*: Organspende-Ausweis, Blutspende etc.	Steuerung Zielerreichung
2.) Bezugsebene: Wer muss die Anforderungen erfüllen?	• *individuell*: Individuum • *kollektiv*: Familie, selbstgewählte Gruppen	Erfüllungswahrscheinlichkeit
3.) Modalitäten: Unter welchen Bedingungen müssen die Anforderungen erbracht werden?	• *Zeitdimension*: z.B. innerhalb 12 Monate • *Größendimension*: z.B. Kriteriengewichtung • *Wahrscheinlichkeitsdimension*: Mindestkriterien	Wahrgenommene Gerechtigkeit
4.) Anreize: Was erhalten die Versicherten für die Erfüllung der Kriterien?	• *Auswahlmöglichkeit der Anreize* • *Anreizformen* (z.B. Geldprämien, geldwerte Prämien, Erlebnisprämien, Sachprämien)	Anreizwirkung Bedürfnisbefriedigung

Quelle: Eigene Darstellung in Anlehnung an Scherenberg/Greiner 2008

Kriterien

Die Zielerreichung von Bonusprogrammen wird maßgeblich von den Bonifizierungskriterien beeinflusst. Während mithilfe der Kriterienauswahl, Kriteriengewichtung und Definition der Mindestanforderungen die Steuerungsrichtung und **Zielpriorisierung** vorgenommen werden kann, hat die Anzahl der Kriterien Auswirkungen auf die **Steuerungsintensität**. Die Wirksamkeit hingegen wird dadurch bestimmt, in welchem Maße die Bonifizierung von den Versicherten (insbesondere (Hoch-)Risikogruppen) überhaupt erreichbar ist. Grob unterteilen lassen die Kriterien in **marketingstrategische** (z.B. Mitglieder werben Mitglieder), gesundheitsbezogene und ethische. **Gesundheitsbezogene** Kriterien können sowohl verhaltensbezogen als auch ergebnisbezogen sein. Verhaltensbezogene Kriterien beziehen sich auf verhaltensorientierte, qualitative Maßgrößen (z.B. Teilnahme an einem Raucherentwöhnungskurs), die unabhängig von der Ergebnisdimension der Handlung (z.B. Raucherstatus) honoriert werden. Ergebnisorientierte Kriterien hingegen bewerten die Erfolgsdimension der gesundheitlichen Verhaltensaktivitäten (z.B. Body-Mass-Index, BMI). Die Honorierung positiver Gesundheitsentwicklungen – z.B. in Form einer Wertannäherung an den BMI (um 2 Punkte innerhalb von 6 Monaten) – stellt in der Praxis allerdings eine Seltenheit dar (Ausnahme: z.B. *BKK SECURVITA, Salvina, BKK futur*).

Bei den gesellschaftsbezogenen bzw. **ethischen** Kriterien (z.B. Organspendeausweis) nimmt die Blut- und Plasmaspende eine gesundheitsbezogene Sonderstellung ein, da sie auch der Früherkennung von Krankheiten dienen kann. Als Bonifizierungsgrundlagen werden teils kreierte Werteinheiten (Gutfühlsternchen, Healthmiles, Powerpoints, GutLebenBonus usw.) verwendet, die ab einer bestimmten Mindestanforderung (bzw. Einlöseschwelle) in Boni umgewandelt werden können. Als Sammelbeleg werden in erster Linie Bonushefte verwendet.

Bezugsebene

Die Kriterien bzw. Bonifizierungen können von Individuen und im Kollektiv erbracht bzw. bezogen werden. Während der Großteil der Programme sich auf den einzelnen Versicherten bezieht, weiten einige gesetzliche Krankenversicherungen den Radius auf Primärgruppen (Familien) und (selbst zusammenstellbare) Sekundärgruppen (z.B. Kollegen) aus.

Modalitäten

Die Modalitäten geben Aufschluss, wie die Kriterien mit den Anreizen verknüpft sind und geben Auskunft darüber (vgl. Kossbiel 1997):
- Wie (z.B. stetig oder ansteigend im Zeitverlauf der Programmteilnahme) und wie stark die Bonifizierungen (in Abhängigkeit der Kriteriengewichtung) auf die Anforderungserfüllung reagieren (**Größendimension**)?
- Wie groß der temporale Zusammenhang zwischen Kriterienerfüllung und Bonifizierung ist (**Zeitdimension**)?
- Wie sicher sich der Versicherte (bei Anforderungserfüllung) sein kann, die in Aussicht gestellten Anreize zu erhalten (**Wahrscheinlichkeitsdimension**)?

Anreize

Die Erreichung der Kriterien führt zu Belohnungen. Diese schlagen sich in Geldprämien, geldwerten Prämien (z.B. Gutscheine, Zusatzversicherungen), Erlebnisprämien, Sachprämien bis hin zu umfangreichen Prämienkatalogen nieder. Da die Bereitschaft zur Verhaltensänderung nur stimulierend wirkt, wenn ein bestimmter Nutzen zur persönlichen Bedürfnisbefriedigung vorliegt, kommt der Auswahl der Anreize (je nach Zielgruppe: Kinder, Familien etc.) eine besondere Bedeutung zu. Zu konstatieren ist, dass Bedürfnisse höherer Ebenen der Bedürfnispyramide nach Maslow keine motivationalen Effekte auslösen, solange die darunter liegenden (Grund-)Bedürfnisse nicht befriedigt sind (vgl. Berner 2004, Opaschowski 2004). Neben den genannten materiellen Anreizen können immaterielle Anreize (z.B. Lob, Ehrungen) zur Stimulierung gesundheitlicher Verhaltensweisen beitragen und zur werblichen Aufmerksamkeitssteigerung über die Sinnhaftigkeit der Programme genutzt werden.

Indirekte Ausgestaltungselemente

Die aktuelle Ausgestaltung konzentriert sich derzeit in erster Linie auf die Basiselemente von Bonusprogrammen (flankierende Maßnahmen bzw. das allgemeine Leistungs- und Serviceangebot der Kassen) (**direktes Anreizklima**) sowie die übergreifende Wahrnehmung der Kasse (**indirektes Anreizklima**) spielen oft nur eine untergeordnete Rolle. Die Abbildung 19-4 gibt einen groben Überblick über die Wahrnehmungsebenen des Anreizklimas, die im Bereich Prävention und Marketing Einfluss auf die Verhaltensweisen der Versicherten ausüben können.

Unterstützende Serviceleistungen der Kassen, die sich nicht auf die Kernelemente, sondern auf die dahinter liegenden Bedürfnisse der Versicherten (zur **Problemlösung**) beziehen, wirken verhaltensstimulierend und können darüber hinaus dazu beitragen sich positiv vom Wettbewerb abzuheben. Anzumerken ist, dass präventive Maßnahmen prinzipiell mit der Schwierigkeit behaftet sind, dass gewünschte Verhaltenswirkungen von einer Vielzahl externer Faktoren (z.B. persönliche Situation) abhängen. Insofern ist die Motivation nicht nur vom **Wollen**, sondern auch vom **Können** abhängig – respektive, wenn es um die Überwindung fest verankerter behavioraler Risikofaktoren mit psychologischen Abhängigkeiten geht. Je anspruchsvoller die Verhaltensumstellung (z.B. Nikotinverzicht), desto weniger kann auf intrinsische Motivation verzichtet werden (vgl. Frey/Ostloh 2002). Insofern ist neben materiellen Anreizen das übergreifende Anreizklima dafür verantwortlich, positive Impulse auf die intrinsische Motivation auszulösen. Hierbei tragen eine glaubwürdige Kommunikation, der Grad der Kundenorientierung sowie die daraus resultierende Kundenzufriedenheit dazu bei, eigenverantwortliches Denken und Handeln bei den Versicherten zu fördern. Vor diesem Hintergrund kann unter einer ganzheitlichen Anreizorientierung die Summe aller absichtlich gestalteten Maßnahmen zusammengefasst werden, die Gesundheitsverhalten durch positive Anreize

Abbildung 19-4: Übergreifendes Anreizklima von GKV-Bonusprogrammen

Indirektes Anreizklima:	Anreize zur Verhaltensänderung im weitesten Sinn	
Wahrnehmungsebene:	Unternehmen / Kasse als Ganzes	
Psychologische Ziele:	Bekanntheit, (Marken-)Image, Glaubwürdigkeit, Vertrauen	
Verhaltensziele:	Informationsverhalten, Aufmerksamkeit, Interesse	
Direktes Anreizklima:	Anreize zur Verhaltensänderung im weiteren Sinn	
Wahrnehmungsebene:	Allgemeines Leistungs- und Serviceangebot der Kasse	
Psychologische Ziele:	Qualitätswahrnehmung, Beziehungsqualität, Zufriedenheit	
Verhaltensziele:	Commitment, positive Mundpropaganda, Kundenbindung	
Direkte Anreize:	Anreize zur Verhaltensänderung im engeren Sinn	
Wahrnehmungsebene:	Ausgestaltung des Bonusprogramms der Kasse	
Psychologische Ziele:	Gesundheitsbewusstsein, subjektive Lebensqualität	

(Zeitliche Anreizorientierung ← → Auslösende Anreizintensität)

Quelle: Eigene Darstellung in Anlehnung an Scherenberg/Greiner (2008).

verstärken und die Wahrscheinlichkeit des Auftretens von Risikoverhalten vermindern. Summa summarum beeinflusst die gesamte Kommunikation (sowie das wahrgenommene Markenimage als Vertrauens- und Orientierungsanker) die Einstellung, das Verhalten und die Kooperationsbereitschaft der Versicherten. Gelingt es, dass sich die Versicherten mit den Botschaften und Appellen der Einsicht ihrer Kasse identifizieren und als Teil der Solidargemeinschaft begreifen, erhöht sich die Motivation, dass **neue** Verhaltensleitbilder bzw. Verhaltensweisen übernommen werden (vgl. Bandura 2001).

19.4 Erfolgsfaktoren

Für kommerzielle Bonusprogramme werden als **kritische Misserfolgsfaktoren** eine unzureichende Eignung, eine unfokussierte Zielgruppenausrichtung bzw. undifferenzierte Ausgestaltung, fehlendes Controlling, unzureichende Implementierung und mangelnde Begleitmaßnahmen genannt (vgl. Müller 2006). Wie die Abbildung 19-5 zeigt, folgt daraus, dass GKV-Bonusprogramme ihre Anreiz- und Steuerungswirkungen dann entfalten, wenn auf Handlungsebene Aspekte wie **Sinnhaftigkeit** und **Einfachheit** (auf Basis der unterschiedlichen Interessen, Bedürfnisse und Kompetenzen der einzelnen Risiko- und Bedarfsgruppen) berücksichtigt werden. Auf normativer Ebene sollten die Leitprinzipien **Gerechtigkeit, Chancengleichheit, Zielorientierung** und **Effizienz** beachtet werden. Eine **ganzheitliche Betrachtungsweise** bzw. übergreifende Anreizsetzung führt dazu, dass Ressourcen synergetisch genutzt und die Wirksamkeit nachhaltig gesteigert werden kann.

Abbildung 19-5: Erfolgskomponenten von GKV- Bonusprogrammen

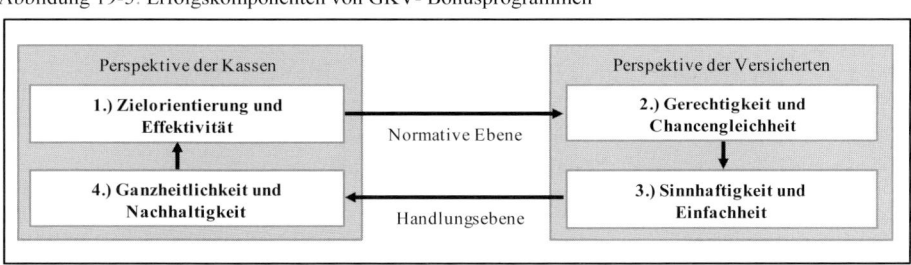

Quelle: Eigene Darstellung in Anlehnung an Scherenberg/Greiner (2008).

Zielorientierung und Effektivität

Gegenwärtig arbeiten viele der initiierten Programme überwiegend nach dem Gießkannenprinzip. Dies führt dazu, dass **Mitnahmeeffekte** gefördert werden. Werden die Problemlagen vulnerabler Gruppen nicht adäquat berücksichtigt, erhöht sich die Wahrscheinlichkeit, dass mögliche präventive Erfolge vom **healthy user effect** (sprich bereits gesunde und gesundheitlich engagierte Versicherte) überlagert werden. Die systematische Erschließung von Präventionspotenzialen setzt indes voraus, dass insbesondere die Bedürfnisse von (Hoch-)Risikogruppen und damit auch sozial benachteiligten Gruppen (z.B. Arbeitslose, Alleinerziehende, Migranten, Behinderte) sowie geschlechts- und altersspezifische Unterschiede verstärkt berücksichtigt werden. Fungiert das Präventionspotenzial als zentrale Steuerungsgröße, werden hohe Streuverluste und damit die Verschwendung knapper Ressourcen minimiert und die Erfolgswahrscheinlichkeit durch zielgerichtete Maßnahmen erhöht. Populationsbezogene Präventions- wie auch Marketingmaßnahmen zur Beeinflussung breiter Zielgruppen weisen zudem aufgrund der zunehmenden Informationsüberflutung eine immer geringere Durchschlagkraft auf.

Eine verstärkte **Zielgruppenorientierung** setzt die **Zielorientierung** der einzelnen Programmelemente voraus. Gezielte Steuerungswirkungen und langfristige Einsparungseffekte werden dann erzielt, wenn gesundheitsökonomisch wirksame Bonifizierungskriterien (mit einem hohen **Kosten-Nutzen-Index**) zur Sicherstellung der Verhältnismäßigkeit priorisiert werden. In diesem Zusammenhang verwendet das Institute of Medicine (1998) die Unterteilung zwischen wirksamen („proven interventions") und theoretisch viel versprechenden („promising interventions") Präventionsinterventionen, deren Auswahl und Gewichtung sich in den Kriterien widerspiegeln sollten. Zudem sollten die Kriterien an kurz-, mittel- und langfristige Zielkriterien gekoppelt werden, die nachhaltig auf eine **Vermeidung gesundheitlicher Einschränkungen** und eine **Stärkung gesundheitlicher Ressourcen** der Versicherten abzielen. Während zum § 20 SGB V von der Arbeitsgemeinschaft der Spitzenverbänden der Krankenkassen prioritäre Handlungsfelder im „Leitfaden Prävention" (AGSK 2008) niedergelegt wurden, existieren für die Umsetzung des § 65a SGB V bis dato keine spezifischen Qualitätsanforderungen (vgl. Knaack 2007) oder freiwillige Leitlinien (z.B. auf Verbandsebene). Nicht die Variationsvielfalt, sondern die wirksame Verhaltenslenkung unter Rücksichtnahme zielgruppenspezifischer Möglichkeiten trägt dazu bei, dass GKV-Bonusprogramme ihr Präventionsziel verwirklichen können.

Gerechtigkeit und Chancengleichheit

Um die wahrgenommene Gerechtigkeit eines Bonusprogramms nicht zu gefährden, ist neben dem Kosten-Nutzen-Index, der Schweregrad der Anforderung und der zeitliche Aufwand der Anforderungserfüllung bei der Auswahl und der Bewertung der Kriterien von Bedeutung. Die Anforderungen sollten daher immer daran gekoppelt werden, inwieweit die Bonifizierungskriterien ...

- ... von allen Versicherungsgruppen (je nach Alter, Geschlecht, sozialer Lage und Gesundheitszustand) überhaupt erfüllbar sind.
- ... einen direkten Einfluss auf die gesundheitliche Zielsetzung ausüben können.

Die gerechte Anreizsetzung erfordert wiederum, dass eine genaue Zielgruppen- und Bedarfsanalyse sowie eine daraus abgeleitete bedürfnisorientierte Präventionsstrategie statt findet. Werden Gerechtigkeitsaspekte indes ignoriert, kann dies negative Konsequenzen (z.B. mangelnde Teilnahme, Imageverlust) haben. Insbesondere ergebnisabhängige Statuskriterien, die sich an Idealzuständen (z.B. BMI) orientieren, können von akut nicht gesundheitsbewussten Versicherten mit ungünstiger Ausgangslage als unfair und demotivierend empfunden werden. Zudem fördern sie in hohem Maße die Mitnahmeeffekte guter Risiken und sind daher ökonomisch nicht zielführend. Gerecht sind Bonusprogramme, wenn neben dem Gleichheitsprinzip das Leistungsprinzip (z.B. die Honorierung positiver Entwicklungen im Gesundheitsverhalten) stattfindet. Andernfalls besteht insbesondere bei Risikogruppen (z.B. Raucher, Übergewichtige) die Gefahr, dass **Selbstselektionseffekte** zum Tragen kommen, da die Versicherten durch die empfundene Unwahrscheinlichkeit einer Zielerreichung abgeschreckt werden. Denn im Sinne der Verteilungsgerechtigkeit ist darauf zu achten, dass die finanziellen Mittel der Solidargemeinschaft so verwendet werden, dass sie langfristig (durch Einsparungen) Nutzen stiften und die Wohlfahrt aller maximieren. Da die Versicherten bei rationaler Überlegung den Grenznutzen der Anreize mit den Grenzkosten höherer Verhaltensaufwände vergleichen, sollten Anforderungen um so höher bewertet werden, je mehr die Versicherten die (gesundheitlichen und damit auch ökonomischen) Ziele der Kassen verfolgen bzw. **nachweislich** wirksame Präventionsmaßnahmen durchführen.

Längst ist bekannt, dass risikobehaftete Verhaltensweisen sowohl mit der sozioökonomischen, wie auch mit der gesundheitlichen Situation eng gekoppelt sind. Unbestritten ist, dass Bonusprogramme eindeutig der **Verhaltensprävention** und nicht der Verhältnisprävention zugeordnet werden können. Würden die Kassen zukünftig verstärkt geldäquivalente Gesundheitsprämien (z.B. Zusatzkrankenversicherung) in die Prämienkataloge aufnehmen, könnte sich dies **indirekt** positiv auf die materielle Situation der Versicherten auswirken. Die Möglichkeit zur Erarbeitung eines Präventionsguthabens zur Inanspruchnahme **privilegierter** Gesundheitsleistungen (z.B. Einzelbettzimmer im Krankenhaus) zum Zweck einer Minderung von finanziellen Benachteiligungen vulnerabler Versicherter aus sozial schlechter gestellten Schichten, würden zudem Einfluss auf die wahrgenommene Gerechtigkeit des Anreizsystems nehmen und zur allgemeinen gesundheitlichen Chancengleichheit beitragen. Neben den erzeugten motivationalen Effekten, könnte die beschriebene Vorgehensweise eine mögliche Unzufriedenheit der Versicherten abschwächen, die durch eine zunehmende Ausweitung von Selbstbeteiligungen bestehen.

Die aktive Beteiligung setzt voraus, dass zukünftig nicht nur der Präventionserfolg, sondern bereits die Bemühungen der Versicherten belohnt werden. Die Belohnungen bzw. die Bonifizierungskriterien sollten prinzipiell für alle Versicherten erreichbar sein und den Grad der Anstrengung (respektive bei einer Reduktion fest verwurzelte behaviorale Risikofaktoren) bei der Honorierung anerkennend berücksichtigen. Zudem wäre eine möglichst zeitnahe Belohnung als Reaktion für eine positive Verhaltensänderung aus motivationalen Gründen ratsam.

Sinnhaftigkeit und Einfachheit

Je höher die Eintrittswahrscheinlichkeit in Aussicht gestellte Anreize ist und die Sinnhaftigkeit von Bonusprogrammen positiv eingeschätzt wird **(subjektiver Nutzen)**, desto größer ist die Chance, dass Versicherte entsprechend handeln **(objektiver Nutzen)**, da angenommen werden kann, „dass der Einzelne seine Wohlfahrt, so wie er sie sieht, maximiert - ob er nun egoistisch, altruistisch, loyal, boshaft oder masochistisch ist" (Becker 1993).

Das neoklassische Standardmodell des *homo oeconomicus* geht von egoistischen Individuen aus, die ausschließlich durch monetäre Anreize (extrinsisch) zu beeinflussen sind. Wesentliche Determinanten menschlichen Verhaltens, wie Bedürfnisse, Emotionen, Beziehungen oder Ängsten werden außer Acht gelassen. Neueste Experimente der **Behavioral Economics** wiederum zeigen, dass neben der eigenen Nutzenabwägung die wahrgenommene Fairness und die Intensität einer Vertrauensbeziehung darüber entscheidet, wie das eigene Verhalten ausfällt (vgl. Falk 2001). Die veraltete Vorstellung des egoistischen Nutzenmaximierers mit stabilen Präferenzen scheint ergänzungsbedürftig. Auch Versicherte suchen in einer immer komplizierter werdenden Welt nach simplen Lösungen, die sich in einer einfachen Programmhandhabung und verständlichen Kommunikation widerspiegeln sollten. Denn gerade die neue Vielfalt der Kassenangebote (Wahltarife etc.) und folglich die Informationsüberflutung – bedingt durch permanente Neuerungen im Gesundheitswesen – führt bei den Versicherten zwangsläufig zu einer kognitiven Überforderung **(customer confusion)**, die in eine kategorische Ablehnung **(customer resignation)** münden kann. Die Komplexität führt dazu, dass für die Versicherten Werte wie Vertrauen, Zuverlässigkeit, Stabilität und Sicherheit an Gewicht gewinnen. Die treibenden Faktoren der Bedürfnisbefriedigung wie Sicherheit und Zuverlässigkeit, treffen besonders für jene Versicherten zu, die sich aufgrund einer wahrgenommenen sozialen Benachteiligung in einer ungünstigen Lebenslage befinden. Ängste und Unsicherheiten, bedingt durch stetige Auslagerungen aus dem Leistungskatalog der Kassen, verstärken den Anstieg des Sicherheitsbedürfnisses bei den Versicherten.

Ganzheitlichkeit und Nachhaltigkeit

Wie im Bereich des klassischen Marketings werden auch präventive Aktivitäten erst dann Früchte tragen, wenn die Maßnahmen nicht isoliert, sondern als integrative

Strategie aufgebaut werden. Denn bekanntlich vollziehen sich sowohl die gesundheitlichen Verhaltensmodifikationen (wie auch der Aufbau von Kundenbeziehungen) in vielen kleinen Schritten, verdienen Anerkennung und brauchen Zeit und Geduld. Obgleich bekannt ist, dass Menschen durch eine Vielzahl von Anreizen motivierbar sind, beschränkt sich die aktuelle Verhaltensstimulierung in erster Linie auf die Gewährung monetärer Anreize. Die Vernachlässigung nicht-monetärer Anreize und Unterstützungsleistungen bei der Umstellung behavioraler Risikofaktoren scheint angesichts neuester Erkenntnisse auf Basis der Reiz-Reaktions-Theorie nicht zielführend. Kontrovers diskutiert wird im wissenschaftlichen Diskurs, inwiefern extrinsische Anreize dazu beitragen, intrinsische Motivation zu schmälern, da externe Anreize mehrere Effekte aufweisen: „Every reward (including feedback) has two aspects, a controlling aspect and an informational aspect which provides the recipient with information about his competence and self-determination" (Cusella 1980 zitiert nach Deci 1971).

Auch Bonusprogramme können kontrollierend oder unterstützend empfunden werden und intrinsische Motivation folglich zerstören (**Verdrängungseffekt**) oder fördern (**Verstärkungseffekt**). Darüber hinaus ist zu konstatieren, dass eine Dominanz von Fremdkontrolle Selbstkontrolle sukzessiv reduzieren kann. Die rein ökonomische Orientierung kann für die gesetzlichen Krankenversicherungen zudem mit negativen Folgen verbunden sein. Insbesondere wenn Mitglieder einen Wechsel zum Wettbewerb mit höherer Prämienattraktivität planen, Prämien eingereicht wurden und der Lock-in-Effekt obsolet wird. Weiterhin können Belohnungen (angesichts der Gewöhnung) langfristig demotivierend wirken, da die ursprüngliche Motivation vergessen wird. Das Resultat ist eine negative Anreizspirale, da das Anspruchsniveau aufgrund von Lernprozessen nach oben verschoben wird und intrinsische Motivation zerstören kann. Unter-stützungsangebote sowie symbolische Belohnungen (z.B. Feedback-Mechanismen, unerwartete Äußerungen der Anerkennung) sorgen für einen positiven Eigenwert, der in psychischer Hinsicht eine Steigerung der Eigenverantwortung (bzw. intrinsischen Motivation) verspricht (vgl. Frey 1997). Bonusprogramme, die nur auf monetäre Größen fixiert sind, können langfristig kontraproduktiv sein, da sie eine Verschwendung knapper Mittel fördern, ohne nachhaltige Effekte zu garantieren.

Zu konstatieren ist, dass der HTA-Bericht von Jepson et al. (2000) ermittelte, dass ökonomische (z.B. Bargeld) und psychologische (z.B. Belohnungen) Anreize als eher unwirksam identifiziert wurden, während der Abbau von finanziellen Barrieren zur Steigerung der Teilnahmeraten von Früherkennungsuntersuchungen führte. Der HTA-Bericht von Walter et al. (2006; DIMDI) bestätigt, dass nicht ökonomische Anreize, sondern (insbesondere telefonische) Einladungen (vor schriftlichen Remindern) die Teilnahmerate steigern. Reminder und positive Feedback-Mechanismen in Form von verbalen Belohnungen könnten darüber hinaus zu einer kontinuierlichen Motivation und Re-Motivation der Teilnehmer beitragen.

Oft reichen einmalige Informationen nicht aus, um das individuelle Wissensrepertoire dahingehend zu ändern, dass die Versicherten den Programmnutzen einzuschätzen können und ihre festgefahrenen Verhaltensweisen im Alltag nachhaltig ändern. Edukative Unterstützungsmaßnahmen tragen dazu bei, als Ganzes die gesundheitliche Wissensbasis der Versicherten dahingehend zu verändern, dass Problemlösungs- und Handlungsfähigkeiten erzeugt werden. Denn nur eine Kompetenzsteigerung nach dem Life-Skill-Ansatz kann der Forderung nach mehr Eigenverantwortung dauerhaft gerecht werden und die so gesammelten positiven Erfahrungen zusätzlich die intrinsische Motivation (bzw. Selbstwirksamkeit) der Versicherten stärken. Da Verhaltensprävention je nach Ausgestaltung einen mehr oder minder starken Eingriff in die persönliche Lebensführung darstellt oder gar ein Gefühl der Bevormundung auslösen kann, sollten empathische Unterstützungen nur mit ausdrücklichem Einverständnis (Permission) der Versicherten durchgeführt werden. Ein kontinuierlicher Dialog im Sinne des Relationship Managements sichert zudem einen nachhaltigen Programmerfolg. Die Wahrung der Balance zwischen Anleitung und Betreuung (bzw. Distanz und Nähe sowie Eigensteuerung und Fremdsteuerung) kann Bedingungen schaffen, unter denen die Versicherten ein hohes Maß an Selbstwirksamkeit entwickeln. Zur Anreizwahrnehmung sollten bestehende Kommunikations- und Unterstützungsleistungen genutzt und in eine vertrauenserweckende Gesamtstrategie eingebettet werden. Ziel sollte es sein, einer Nachhaltigkeitslücke vorzubeugen, die dann entsteht, wenn die Schere zwischen den Ausgaben und möglichen Einsparungen langfristig auseinanderzudriften droht.

19.5 Herausforderungen und Quintessenz

Herausforderungen und Forschungsbedarf

Das Ziel der gesetzlich geregelten Einführung von Bonusprogrammen liegt darin, gesundheitliches Verhalten zu stimulieren und Eigenverantwortung zu fördern. Die Zielrealisierung sollte durch effiziente und gesundheitsökonomisch vorteilhafte Programme gesichert werden. Da erste Erkenntnisse auf Basis der gesetzlichen Effizienznachweise – bis auf die „BKK-Studie zur Effizienz von Bonusprogrammen" (vgl. BKK BV 2008) – lediglich Einzelfallstudien darstellen, sind Lerneffekte derzeit nur isoliert möglich. Die differenzierten und zum Teil isolierten Evaluationen ohne Standardkriterien erschweren zudem die Vergleichbarkeit und folglich die Genera-lisierbarkeit möglicher Erfolgsfaktoren. Um indes Präventionspotenziale ausschöpfen zu können, sind Erkenntnisse über Ursachen-Wirkungs-Zusammenhänge von Präventionsinterventionen und den Wirkungsmechanismen von Bonusprogrammen Bedingung. Erst wenn Forschungserkenntnisse Unterschiede und Gemeinsamkeiten einzelner Bonusprogramme (z.B. mithilfe eines HTA-Berichtes) auf Basis gemeinsamer Evaluationskriterien vorliegen, ist ein übergreifender Erkenntnisgewinn und eine gesicherte Weiterentwicklung möglich. Programm- und versichertenbezogene Unterschiede, sowie die Tatsache, dass die wahren Anreiz- und Präventionswirkungen schwer und erst langfristig erkennbar sind, stellen jedoch eine empirische Hürde für den Zugewinn wichtiger Erkenntnisse dar. Auch der lange Evaluationszeitraum von drei Jahren bedingt, dass der Erkenntnisgewinn nur zaghaft voranschreitet. Zudem scheinen erste Erkenntnisse über Mitnahmeeffekte „guter Risiken" davon abzulenken, auch Selbstselektionswirkungen schlechter Risiken in das Blickfeld zu nehmen. Da Mitnahmeeffekte guter Risiken das Solidarprinzip der GKV schwächen, ist die Reduzierung von Selbstselektionswirkungen unerlässlich, damit Programme effizient sind. Evaluationen stellen eine Notwendigkeit dar, die im Sinne eines lernenden Prozesses verstanden werden sollte. Basis für die kontinuierliche Erhöhung der Wirksamkeit und der Qualitätssicherung bildet der Dialog zwischen den Versicherten und der jeweiligen Kasse sowie zwischen Wissenschaft und Praxis.

Zusammenfassung und Quintessenz

Zusammenfassend stoßen GKV-Bonusprogramme bei den Versicherten auf eine große Akzeptanz. Auch kann festzuhalten werden, dass von Bonusprogrammen Präventionsimpulse ausgehen können. Zwar sind Bonusprogramme kein Allheilmittel, doch bieten sie (bei zielgruppenspezifischer Ausgestaltung) die Chance, Eigenverantwortung zu fördern und zur Überwindung des Präventionsdilemmas beizutragen. Letztlich kann allerdings nur das Zusammenspiel von Verhaltensprävention und Struktur gestaltender Verhältnisprävention einen Beitrag zur Überwindung des Präventionsdilemmas leisten. Basis für weitere Entwicklungen sollte das geplante „Gesetz zu Stärkung der gesundheitlichen Prävention" liefern.

Nutzen die gesetzlichen Krankenversicherungen die Möglichkeiten von Bonusprogrammen, können ihre Versicherten am Erfolg teilhaben. Der Wettbewerbsdruck und die Dynamik der Reformprozesse setzen die Kassen unter dauerhaften Umsetzungsdruck. Wird die zeitliche Dimension auf die Gegenwart reduziert und auf kurzfristige Erfolge fokussiert, geraten langfristige Aspekte des Marketings (z.B. Kundenbindung, Unternehmensperformance) und der Prävention (z.B. dauerhafte Verringerung der Krankheitslast) in Gefahr. Gelingt es indes, die synergetischen Potenziale von Marketing und Prävention durch die Harmonisierung „scheinbarer" Zieldivergenzen zu überwinden, profitieren alle Seiten. Darüber hinaus ist das soziale Engagement nicht nur eng mit der Legitimation und Akzeptanz auf dem Markt gekoppelt, sondern wirkt sich darüber hinaus positiv auf die emotionale Verbundenheit der Versicherten (sprich Kundenbindung, positive Mundpropaganda etc.) zu ihrer Kasse aus.

Literatur

AGSK (2008): Leitfaden Prävention: Gemeinsame und einheitliche Handlungsfelder und Kriterien der Spitzenverbände der Krankenkassen zur Umsetzung von § 20 Abs. 1 und 2 SGB V, Bonn/Frankfurt a. M.: KomPart.
Bandura, A. (2001): Social Cognitive Theory of Mass Communications, in: Bryant, J.; Zillman D. (Eds.): Media effects: Advances in Theory and Research, 2nd ed., Hillsdale: Lawrence Erlbaum, 121-153.
Becker, G. S. (1993): Der ökonomische Ansatz zur Erklärung menschlichen Verhaltens, 2. Aufl., Tübingen: Mohr Siebeck.
Berner, G. (2004): Management in 20XX, Erlangen: Publicis Corporate Publishing.
BKK-BV (2008): Versicherte und Kassen profitieren von Bonusprogrammen (PR v. 26.02.2008).
Cusella, L. P. (1980): The Effects of Feedback on Intrinsic Motivation: A Propositional Extension of Cognitive Evaluation Theory from an Organisational Communication Perspective, in: Nimmo, D. (Ed.): Communication Yearbook 4, New Brunswick: Transaction Publishers, 367-387.
Falk, A. (2001): Homo Oeconomicus Versus Homo Reciprocans, Zürich: Institute for Empirical Research in Economics.
Frey, B. (1997): Markt und Motivation: Wie ökonomische Anreize die (Arbeits-) Moral verdrängen, München: Vahlen.
Frey, B.; Osterloh, M. (1997): Sanktionen oder Seelenmassage: Motivationale Grundlagen der Unternehmensführung, in: Die Betriebswirtschaft, 57 (3), 307-332.
Glaeske, G.; Francke, R.; Kirschner, K.; Kolip, P.; Mühlenbruch, S. (2003): Prävention und Gesundheitsförderung stärken und ausbauen, Bonn: Diskussionspapier im Auftrag des Gesprächskreises Arbeit und Soziales der Friedrich-Ebert-Stiftung.
Höppner, K.; Buitkamp, M.; Braun, B.; Greß, St.; Rothgang, H.; Wasem, J. (2005): Grenzen und Dysfunktionalität des Kassenwettbewerbs in der GKV: Theorie und Empirie der Risikoselektion in Deutschland, ZeS-Arbeitspapier Nr. 4/2005, Bremen: Zentrum für Sozialpolitik, Universität Bremen.
Institute of Medicine (1988): The Future of Public Health, Washington: The National Academies Press.
Jepson, R.; Clegg, A.; Forbes, C.; Lewis, R.; Sowden, A.; Kleijnen, J. (2000): The Determinants of Screening Uptake and Interventions for Increasing Uptake: A Systematic Review, Agency of Healthcare Research and Quality, 4 (14).
Knaack, N. (2007): Chancen und Grenzen der Bonifizierung von Gesundheitsverhalten in der Gesetzlichen Krankenversicherung: eine theoretische und empirische Analyse, Dissertation: Universität Dortmund.
Kossbiel, H. (1994): Überlegungen zur Effizienz betrieblicher Anreizsysteme, in: Die Betriebswirtschaft, 54 (1), 75-93.
Kotler, P.; Bliemel, F. (1995): Marketing-Management: Analyse, Planung, Umsetzung und Steuerung, 8. Aufl., Stuttgart: Schäffer-Poeschel.
Künzel, S. (2003): Das Bonusprogramm als Instrument der Kundenbindung: Eine kritische Analyse zentraler Determinanten, Berlin: Logos.
Leisering, L. (2004): Paradigma sozialer Gerechtigkeit, in: Liebig, S.; Lengfeld, H.; Mau, S. (Hrsg.): Verteilungsprobleme und Gerechtigkeit in modernen Gesellschaften, Frankfurt a. M.: Campus, 29-68.
Leppin, A. (2004): Konzepte und Strategien der Krankheitsprävention, in: Hurrelmann, K.; Klotz, T.; Haisch, J. (Hrsg.): Lehrbuch Prävention und Gesundheitsförderung, Bern: Hans Huber, 31-40.
McQueen, D.V. (1987): Research in Health Behaviour, Health Promotion and Public Health, Research Unit in Health and Behavioural Change, Edinburgh, Working Paper.
Meffert, H. (2000): Marketing: Grundlagen marktorientierter Unternehmensführung, Wiesbaden: Gabler.

Mosebach, K.; Schwartz, F. W.; Walter, U. (2004): Gesundheitspolitische Umsetzung von Prävention und Gesundheitsförderung, in: Hurrelmann, K.; Klotz, T.; Haisch, J. (Hrsg.): Lehrbuch Prävention und Gesundheitsförderung, Bern: Hans Huber, 341-353.

Müller, St. (2006): Bonusprogramme als Instrument des Beziehungsmarketing: Eine theoretische und empirische Analyse, Schriften zum Innovativen Marketing, Band 15, Nürnberg: GIM.

Opaschowski, H. W. (2004): Deutschland 2020. Wie wir morgen leben: Prognosen der Wissenschaft, Wiesbaden: VS.

Sachverständigenrat für die Konzertierte Aktion im Gesundheitswesen (2001): Bedarfsgerechtigkeit und Wirtschaftlichkeit, Band 1, Bonn: Bundestags-Drucksache, 14-5660.

Sachverständigenrat zur Begutachtung der gesamtwirtschaftlichen Entwicklung (2006): Gesundheitsreform 2006: Auszug aus dem Jahresgutachten 2006/07, Wiesbaden.

Scherenberg, V.; Greiner, W. (2008a): Präventive Bonusprogramme: Auf dem Weg zur Überwindung des Präventionsdilemmas, Bern: Hans Huber.

Simon, H.; von der Gathen, A. (2002): Das große Handbuch der Strategieinstrumente, Frankfurt a. M.: Campus.

Statistisches Bundesamt (2008): Gesundheit: Krankheitskosten 2002, 2004 und 2006, Wiesbaden: Statistisches Bundesamt.

Von Lengerke, Th. (2007): Die „Holy Four": Rauchen, Alkoholkonsum, Bewegung und Ernährung (RABE), in: von Lengerke, T. (Hrsg.): Public Health-Psychologie, Weinheim/München: Juventa, 74-76.

Weber, B.; Neuhaus, C. (2007): Vom Teuro zur Schnäppchenjagd, in: Häusel, H.-G. (Hrsg.): Neuromarketing, Freiburg: Haufe, 32-47.

WHO (1997): Die Jakarta Erklärung zur Gesundheitsförderung für das 21. Jahrhundert, Kopenhagen.

WHO (2005): Preventing Chronic Disease: A Vital Investment, Copenhagen.

WHO (2005): The Health for All Policy Framework for the WHO European Region: 2005 Update, Copenhagen.

WHO (2006): Zugewinn an Gesundheit: Die Europäische Strategie zur Prävention und Bekämpfung nichtübertragbarer Krankheiten: Abschließender Entwurf, Kopenhagen.

20. Prävention für Manager: Der Gesundheits-Check

Armin Töpfer und Ralph Naumann

20.1 Anlass und Gründe für Gesundheits-Checks

Gravierende gesundheitliche Probleme von Topmanagern sind nicht nur ein individuelles Problem und Schicksal. Wenn sie allgemein bekannt werden, dann gehen hiervon häufig auch negative Auswirkungen auf das Unternehmen aus. Dies ist zum Beispiel in folgenden Situationen der Fall gewesen.

Steve Jobs, der Begründer und CEO von *Apple* hatte offensichtlich seit 2004 sehr ernsthafte Gesundheitsprobleme aufgrund einer Krebserkrankung und kehrte nach einer halbjährigen Pause im Juni 2009 – erkennbar krankheitsgeprägt – wieder an die Spitze des Unternehmens zurück. Parallel hierzu gab es in den Medien laufend Spekulationen über seinen Krankheits- bzw. Gesundheitszustand. Der Aktienkurs von *Apple* ist mit Bekanntwerden der krankheitsbedingten Auszeit von *Jobs* um rund 10 Prozent in dieser Zeit abgesackt. *Steve Jobs* hat bei der Vorstellung der neuen *iPod*-Palette in San Francisco im Jahre 2008 diese Spekulationen in der Weise aufgegriffen, dass er bei seinem Auftritt auf der Bühne hinter sich die bekannte Aussage von *Mark Twain* „Die Berichte über meinen Tod sind stark übertrieben" einblendete. Die Nachrichtenagentur *Bloomberg* hatte vorher bereits irrtümlich einen Nachruf gesendet (vgl. Manager Magazin 2008). *Steve Jobs* ist von seinen Topmanagern während seiner Krankheit gut vertreten worden. In den vergangenen Monaten und nach seiner Rückkehr an den Schreibtisch stieg der Kurs der *Apple*-Aktie (bis Juli 2009) um rund 65 Prozent, während der *Nasdaq*-Index im gleichen Zeitraum nur um 22 Prozent zulegen konnte.

Die Liste ernsthafter Erkrankungen von Topmanagern lässt sich fortsetzen: *Andy Grove*, der Mitbegründer von *Intel*, hatte 1995 Prostatakrebs. Informiert wurde nur der Aufsichtsrat, die Aktionäre und die Öffentlichkeit hatten keine Kenntnis darüber. *James Cayne*, der Chef der US-Investmentbank *Bear Stearns*, hatte sich im Herbst 2007 eine Blutvergiftung zugezogen, über die niemand informiert wurde. Erst nach dem Verkauf der Bank an den Konkurrenten *J.P. Morgan* hat er dies in einem Interview erwähnt. *Christian Streiff*, der damalige Vorstandsvorsitzende des Automobilkonzerns *Peugeot Citroën*, hat im Mai 2008 einen Schlaganfall erlitten. Der Aktienkurs des Unternehmens fiel bei Bekanntwerden dieser Erkrankung um 1,4 Prozent. Zwei Monate später war er zwar wieder an seinem Arbeitsplatz. In der Öffentlichkeit entstanden aber dennoch Fragen zu seinem Gesundheitszustand. Bei *Michael Ganal*, dem früheren Finanzvorstand von *BMW*, trat relativ plötzlich eine Krebserkrankung auf und er ist nach kurzer Zeit im Dezember 2008 gestorben.

Nicht immer müssen gesundheitliche Probleme so gravierend sein. *Josef Ackermann*, der Vorstandsvorsitzende der *Deutschen Bank*, erlitt beim Neujahrsempfang 2009 aufgrund zu großer und zu langer körperlicher Belastung einen Schwächeanfall, den er nach einer kurzen Untersuchung im Krankenhaus erfolgreich überwunden hatte.

Lebensbedrohliche Erkrankungen von Topmanagern wirken sich demzufolge häufig negativ auf den **Aktienkurs** und damit auf den **Unternehmenswert** insgesamt aus. Neben den Beeinträchtigungen für das gesamte Unternehmen sind damit auch persönliche Schwächen verbunden. Details über Krankheiten oberer Führungskräfte werden deshalb häufig, solange es geht, zurückgehalten. Topmanager erwecken nicht selten den Eindruck einer „Unverletzlichkeit", ein Phänomen, das wir auch aus dem Tierreich kennen. Zeigt ein Alpha-Tier Schwächen, dann kann dies für Rivalen die Chance eröffnen, einen Machtwechsel herbeizuführen.

Empirische Studien belegen folgende Befunde: Der Ausfall eines Topmanagers führt häufig zu einer hohen finanziellen Belastung eines Unternehmens und zwar durch Produktivitätseinbußen und Fehlentscheidungen. Zusätzlich gehen hiervon negative Ausstrahlungseffekte auf die Unternehmenskultur und die Führung der Mitarbeiter aus. Insbesondere in Krisenzeiten stellt das wahrgenommene Engagement eines Topmanagers aus Sicht der Mitarbeiter einen hohen Erfolgsfaktor dar (vgl. Stock-Homburg/Bauer 2007b).

Die Ursachen für den Ausfall von Topmanagern sind neben Krankheit vor allem Burn-Out und andere Stresssyndrome. Der langfristige Erhalt der Leistungsfähigkeit von Topmanagern ist deshalb eine wichtige, auf die einzelne Person und auf das gesamte Unternehmen bezogene Aufgabe, die auch das Management der persönlichen Work-Life-Balance zum Gegenstand hat.

Immer mehr Führungskräfte mit maßgeblichen Führungsfunktionen haben generell und aus den oben genannten Gründen Interesse an regelmäßigen Untersuchungen zu ihrem Gesundheitszustand. Ihre Unternehmen unterstützen sie in dieser Sache und ermöglichen ihnen regelmäßige Gesundheits-Checks, bei Bedarf auch auf Firmenkosten. In fortschrittlichen Unternehmen wird deshalb die gesamte Führungsmannschaft derartigen **Gesundheits-Checks** unterzogen. Dies ist dann ein fester **Bestandteil eines Personalfürsorgeprogramms für Manager** in Form einer speziellen Gesundheitsprävention. Hierzu werden oftmals Rahmenverträge mit Krankenhäusern abgeschlossen. Für Kliniken eröffnet sich hierdurch ein neues und nicht unwichtiges Geschäftsfeld, das – aus Marketingsicht – zu Cross-Selling-Aktivitäten in der Weise führt, dass anschließend dann ergänzende Untersuchungen und vor allem oft auch Therapien in diesen Kliniken durchgeführt werden.

Viele Führungskräfte haben mit dem Rauchen aufgehört und schränken den Alkoholkonsum, soweit es in ihrem gesellschaftlichen Umfeld möglich ist, ein. Aber

dennoch weisen Manager eine größere Gesundheitsbelastung und sogar -gefährdung vor allem aus folgenden Gründen auf:
- Sie haben überdurchschnittlich lange Arbeitszeiten, häufig verbunden mit viel Sitzen und mangelnder Bewegung.
- Sie können häufig keine regelmäßigen Essenszeiten einhalten und ihr Essen ist nicht immer gesundheitsbewusst zusammen gestellt.
- Ihre Tätigkeit ist nicht selten mit erhöhtem Stress verbunden.

Im Zuge der Philosophie einer verstärkten Prävention statt der Behandlung aufgetretener Erkrankungen bieten die Krankenkassen spezielle Gesundheitsprogramme für Beschäftigte an. Dies fängt mit Broschüren zum gesundheitsbewussten Verhalten am Arbeitsplatz an, beispielsweise in Bezug auf ergonomisch richtige Sitzhaltung oder gesunde Ernährung. Ergänzt wird dies durch spezielle Trainingsprogramme für belastete Körperpartien, beispielsweise Rückenschule oder Entspannungsprogramme für Geist und Körper. Zusätzlich werden für Unternehmensvertreter und ihre Beschäftigten spezielle Veranstaltungen (z.B. Gesundheitstage) angeboten.

20.2 Stressfaktoren als negative Einflüsse auf die Work-Life-Balance

Es steht außer Frage, dass eine interessante Tätigkeit als Topmanager oder auch als leitende Führungskraft mit sehr viel Stress verbunden ist. Stress ist per Definition „die nichtspezifische Reaktion des Körpers auf jegliche Anforderungen, die an ihn gestellt werden, sei nun die Anforderung angenehm oder nicht" (Selye 1981). Dabei lassen sich mehrere Arten von Stress unterscheiden, und zwar zum Einen vor allem **Eustress**, also positiver Stress, der eine ständige Forderung darstellt, ohne zu überfordern, und damit ein optimales Niveau der Leistungsfähigkeit erzeugt (vgl. Gebert 1981). Er bewirkt demnach motivierende und mit Erfolgserlebnissen versehene Anstrengungen. In gleicher Weise bringen die mit der jeweiligen Position verbundenen Aufgaben aber erfahrungsgemäß auch viel **Distress**, also negativen Stress, mit sich und bewirken Reize, die das Individuum belasten und für eine abnehmende Leistungsfähigkeit verantwortlich sind (vgl. Selye 1976, Skola-Team 1991). Hieraus resultieren Probleme von erheblichem Ausmaß, die sich sehr negativ auf die Körperfunktionen, insbesondere im Herz-Kreislauf-System und das Wohlbefinden der betreffenden Person auswirken.

Stress kann damit durch jedes Ereignis entstehen, „in dem äußere oder innere Anforderungen (oder beide) die Anpassungsfähigkeit eines Individuums, eines sozialen Systems oder eines organischen Systems beanspruchen oder übersteigen" (Lazarus/Launier 1981). Durch Stress entsteht also immer ein Ungleichgewicht auf körperlicher, psychischer und sozialer Ebene, und zwar zwischen inneren und äußeren

Anforderungen und Belastungen einerseits sowie inneren und äußeren Ressourcen andererseits (vgl. Lazarus/Launier 1981). Die Stärke des empfundenen Stresses ist dabei generell abhängig vom Ausmaß und der jeweiligen Bedeutung des eingetretenen Ungleichgewichts. Ein auftretendes Stressphänomen besteht also grundsätzlich aus der Quelle des Stresses (Stressoren), den inneren Reaktionen des Körpers (Stress), den Verhaltensreaktionen der Person (Stressentwicklungsprozess) und/oder den Stressfolgen (vgl. Zimbardo/Gerrig 2004).

Bei einer Führungstätigkeit auf oberen Managementebenen können unterschiedliche **Arten von Stressoren** auftreten (vgl. Weber 2002). Katastrophale Stressoren kennzeichnen dabei tiefgreifende und lang anhaltende Ereignisse, die sich negativ auf die gesamte Unternehmenssituation auswirken. Hierzu zählen plötzliche Unternehmenskrisen durch gravierende Produktfehler oder Probleme des Überlebens eines Unternehmens aufgrund eingetretener hoher Verluste. Sie stehen immer in einem direkten oder indirekten Bezug zu der Managertätigkeit. Persönliche Stressoren (Live-Events) sind belastende Ereignisse, die eine Führungskraft zu irgendeinem Zeitpunkt in ihrem Leben trifft. Dies können eine schwere Erkrankung, der Verlust des eigenen Arbeitsplatzes oder auch ein Todesfall in der Familie sein. Hintergrund-Stressoren („daily hassles") beschreiben dauerhafte Umstände, die anhaltende Spannung erzeugen. Sie sind für sich allein genommen nicht stark schädlich, aber durch die Dauerhaftigkeit besonders gefährlich (z.B. soziale Spannungen zwischen Managerkollegen oder die eigene Unzufriedenheit im Job; vgl. Filipp 1995, Krohne 1997).

Aus der Aktivierung dieser Stressoren resultieren dann **akute Stressreaktionen**, die mit körperlichen und psychischen Stresssignalen verbunden sind. Dies können emotionale Reaktionen, wie innere Unruhe, Unsicherheit, Ärger, Depression und/oder Angst, sein. Zusätzlich sind kognitive Reaktionen als Problemgedanken möglich, wie „Ich schaffe es nicht", „Niemand darf merken, wie es mir geht" und „Wenn ich versage, wird man mich weniger schätzen". Derartige Reaktionen treten in der Unternehmenspraxis nicht nur bei nachgeordneten Mitarbeitern, sondern auch bei Führungskräften auf. Insgesamt wirken sie sich negativ auf das kognitive Leistungsvermögen aus. Zusätzlich können hieraus verhaltensbezogene Reaktionen entstehen, wie Veränderungen im Sozialverhalten in Form von Aggressionen, Konflikten oder Isolierung bei dauerhaftem Stress.

Stressreaktionen umfassen außerdem auch körperliche Reaktionen. Durch eine erhöhte Ausschüttung der Stresshormone Adrenalin und Noradrenalin steigt die Puls- und Atemfrequenz erheblich, es kommt zu einer stärkeren Muskelanspannung und Stoffwechselaktivierung. Bei lang anhaltendem Stress besteht die nicht zu unterschätzende Gefahr von körperlichen Symptomen und psychosomatischen Störungen (vgl. Feldmann 1983, Stangier 1999).

Wie wissenschaftliche Untersuchungen seit längerer Zeit belegen, reagieren verschiedene Persönlichkeitstypen, die in der Bevölkerung und auch im Management eines Unternehmens anzutreffen sind, unterschiedlich stark auf Stressoren (vgl. Friedmann/Rosemann 1975). Der **Persönlichkeitstyp A** ist besonders stressgefährdet, weil er ein starkes Leistungs- und Erfolgsstreben, einen Hang zum Perfektionismus sowie ein verstärktes Konkurrenzdenken besitzt und zugleich viele Aufgaben und Verpflichtungen parallel durchführt. Insgesamt steht er unter ständiger Anspannung und ist nicht selten unfähig zu entspannen. In der Arbeitswelt ist er aufgrund seiner Leistungsorientierung begehrt, was ihn dann nicht zuletzt auch Karriere machen lässt. Wir finden den Persönlichkeitstyp A deshalb häufig unter Managern vor. Durch die vermehrte Ausschüttung von Adrenalin besteht ein zweifach größeres Herzinfarktrisiko sowie eine erhöhte Auftretenswahrscheinlichkeit von Gefäßerkrankungen (vgl. Myrtek 2002).

Im Vergleich hierzu ist der **Persönlichkeitstyp B** das weitgehende Gegenteil zu Typ A. Er ist gekennzeichnet durch vermehrte innere Ruhe und Entspanntheit. Der **Persönlichkeitstyp C** reagiert hingegen bei Belastung unsicher und passiv. Eine vermehrte Cortisolausschüttung kann sich dadurch bei chronischer Belastung immunsystemhemmend auswirken und zu einer vermehrten Infektanfälligkeit führen (vgl. Schedlowski 1994).

Eine im Jahre 1997 durchgeführte Umfrage von Forsa in der deutschen Bevölkerung (vgl. BAuA, 2001) zur Häufigkeit arbeitsbedingter Stressoren erbrachte als Ergebnis eine umfangreiche Liste, von der im Folgenden die am häufigsten genannten fünf Stressoren wiedergegeben sind:
- Zeit-/Termindruck (50 %)
- Zu viel Arbeit (39 %)
- Doppelbelastung Haushalt und Beruf (29 %)
- Angst vor Arbeitsplatzverlust (25 %)
- Schwirige Aufgaben (21 %).

Die ersten drei Stressoren treffen zweifellos auch für viele Manager zu. Eine speziell auf Manager ausgerichtete Befragung von Stock-Homburg und Bauer (2007a) im Jahr 2007 zeigt, dass Stressfaktoren am Arbeitsplatz von Topmanagern zwar spezifisch, aber vielfältig sind (vgl. Abbildung 20-1).

Die ständige elektronische Erreichbarkeit führt unter anderem dazu, dass Entspannung und Abschalten kaum möglich sind. Die zeitliche Ausdehnung der Arbeit und die Menge der zu bearbeitenden Themen bewirken 12 bis 14 Stunden durchschnittliche Arbeitszeit. Hinzu kommt, dass berufliche Themen auch in der Urlaubszeit zu bearbeiten sind. Dies resultiert – nach eigenem Bekunden – nicht nur aus Interesse an der Arbeit, sondern vor allem aus der „Angst, etwas zu verpassen", wenn eine Vertretung nicht gut genug erfolgt. Die Internationalität der Geschäftstätigkeit und die dadurch notwendige Reisetätigkeit führt nicht nur zu psychischen Belastungen durch die Trennung von der Familie, sondern vor allem auch zu physischen Belastungen, insbesondere bei Reisen durch mehrere Zeit- und Klimazonen. Der Druck innerhalb des Unternehmens, beispielsweise durch steigenden Kosten- und Rationalisierungsdruck, und der bestehende Zeitdruck verstärken die Distress-Faktoren.

Abbildung 20-1: Stressfaktoren am Arbeitsplatz von Topmanagern

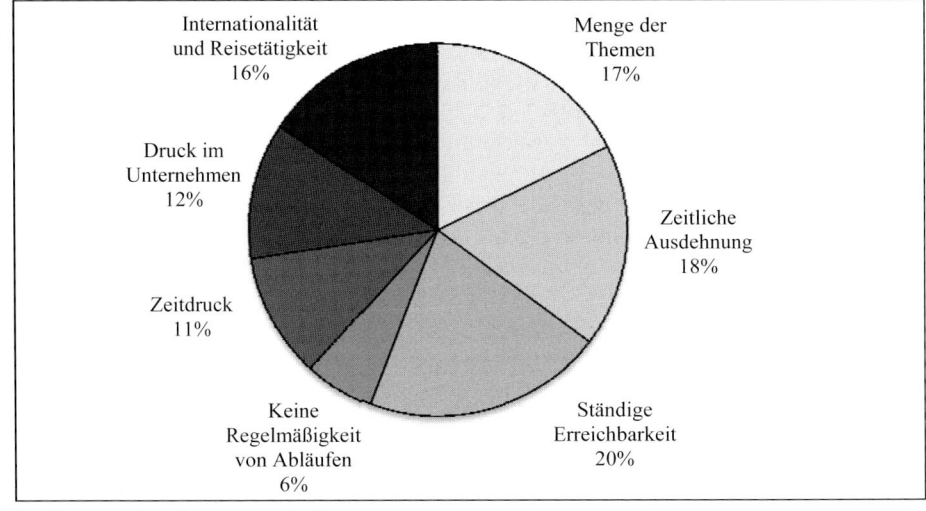

Quelle: Stock-Homburg/Bauer (2007a).

Diese Darmstädter Work-Life-Balance-Studie liefert offensichtlich ein aussagefähiges Psychogramm der Stressfaktoren von Topmanagern, welche die Sinnhaftigkeit und Notwendigkeit von regelmäßigen Gesundheits-Checks für Manager nachdrücklich belegen. Auf die Ansatzpunkte und Inhalte einer besseren Work-Life-Balance gehen wir im letzten Kapitel dieses Artikels kurz unter der Überschrift eines bewussteren Umgehens mit Risikofaktoren ein.

20.3 Art und Inhalt von Gesundheits-Checks

Auch wenn in der Praxis die Notwendigkeit von Gesundheits-Checks für Manager durch die vorstehend referierten wissenschaftlichen Erkenntnisse und Ergebnisse der zitierten Studien belegt wird, hat dies jedoch nicht automatisch zur Folge, dass entsprechend gesundheitsbewusst gehandelt wird. Die aufgeführten Stressfaktoren sind hierfür die Begründung und Ursachen. Dabei kann von der einzelnen Führungskraft die Zweckmäßigkeit durchaus – ohne oder mit bereits aufgetretenen Beschwerden – empfunden werden. Die zeitliche Belastung führt dazu, dass kein ausreichend großes Zeitfenster existiert, respektive eingeräumt wird, wenn man von den normalen Bedingungen des Besuches eines Arztes oder – bei einem umfassenden Gesundheits-Check – von mehreren Ärzten unterschiedlicher medizinischer Disziplinen ausgeht.

Hieraus lassen sich unmittelbar **vier wesentliche organisatorische Anforderungen** für eine regelmäßige Durchführung von Gesundheits-Checks für Manager ableiten:

- Jeder einzelne Gesundheits-Check soll nur möglichst wenig Zeit in Anspruch nehmen, aber inhaltlich dennoch möglichst umfassend und aussagefähig sein. Die Zielgruppe der Manager erwartet dies; andernfalls wird hieraus ein K.O.-Kriterium.
- Hierzu ist es erforderlich, dass alle Untersuchungen unterschiedlicher Art respektive durch unterschiedliche Ärzte mit kurzen Wegen auf einem Gelände bzw. möglichst in einem Gebäude stattfinden.
- Der Gesundheits-Check hat in einer ansprechend gestalteten Umgebung stattzufinden. Erforderlich ist hierbei nicht gleich Hotelqualität im Krankenhaus, aber der typische, zwar saubere, jedoch absolut sterile und nach Krankenhaus riechende Eindruck ist durch Farben und Ausstattung aufzulockern, optisch angenehm zu gestalten und im Geruch zu verbessern. Die anvisierte Zielgruppe spricht hierauf an.
- Die drei vorstehend genannten Faktoren finden ihre Abrundung und positive Wirkung erst, wenn das hierbei eingesetzte Klinikpersonal die in der Diktion und im Verhalten erwartete Freundlichkeit und Patienten- respektive Kundenorientierung an den Tag legt.

Für die hier anvisierten Adressaten äußert sich **Qualität** nicht nur in der medizinischen Leistung, sondern auch in der zeitlichen Steuerung, in der räumlichen Ausstattung und in der Empathie der Mitarbeiter. Gerade Führungskräfte erwarten in dieser Hinsicht Entgegenkommen und Anteilnahme. Diese Komponenten der Qualität sind die Grundlage für wachsendes Vertrauen in die Kompetenz und Fähigkeit der Klinik sowie damit für eine entstehende Kundenbindung.

Eine gute Koordination der einzelnen Untersuchungen ist also der Schlüssel, um Wartezeiten zu vermeiden bzw. möglichst gering zu halten und damit den gesamten Gesundheits-Check in einem eng begrenzten Zeitfenster absolvieren zu können, ergänzt durch ein attraktives Ambiente und ein kundenorientiert agierendes Personal. Es liegt auf der Hand, dass umfassende Gesundheits-Checks nicht von einer einzelnen Arztpraxis durchgeführt werden können. Der Hausarzt ist deshalb in der Regel nur erste Anlaufstelle und Initiator oder Unterstützer für einen Manager-Gesundheits-Check. Anbieter sind vielmehr größere Kliniken und Krankenhäuser oder auch medizinische Versorgungszentren als Ärztehäuser. Für diese als Anbieter von Gesundheits-Checks für Manager sind Unternehmen und die dort beschäftigten Führungskräfte eine anspruchsvolle, zugleich aber auch lukrative Zielgruppe.

Um Defizite im Ambiente aus der Sicht der anvisierten Zielgruppe erkennen und beheben zu können, bietet sich eine Moment-of-Truth-Analyse an. Bei diesem Verfahren werden alle Orte und Anlaufstellen, die eine Führungskraft bei dem Manager-Check zu durchlaufen hat, daraufhin untersucht, ob sie visuell, akustisch und olfaktorisch keine erheblichen Defizite aufweisen. Derartige, den Gesamteindruck störende Defizite kennzeichnen die Augenblicke der Wahrheit. Durch Verbesserungsmaßnahmen ist danach sichergestellt, dass für Augen, Ohren und Nase das Umfeld und Ambiente bei dem Gesundheits-Check einen positiven Eindruck hinterlassen (vgl. Töpfer 2006a).

Die Anzahl der Anbieter von Gesundheits-Checks ist bereits groß und steigt noch weiter. Hinzu kommen heute bereits spezielle Dienstleistungsanbieter für Gesundheitsprävention und dabei auch für Gesundheits-Checks. Allerdings ist bei ihnen nicht immer gewährleistet, dass sie die oben skizzierten Anforderungen an Gesundheits-Checks für Manager umfassend erfüllen (vgl. Dörpinghaus 2009).

Aus organisatorischer Sicht, also bezogen auf Zeit und Raum, kommt es zunächst darauf an, günstige Bedingungen für Gesundheits-Checks zu schaffen und die Initiative nicht dem einzelnen Manager zu überlassen, sondern auf das Unternehmen zu übertragen, und zwar dem dort in der Personalabteilung für Manager zuständigen Bereich. Ansprechpartner der Klinik als Anbieter ist demnach das Unternehmen als Nachfrager für seine Führungskräfte, um auf diese Weise eine geregelte und umfassende Gesundheitsprävention für diese wichtige Mitarbeitergruppe zu gewährleisten.

Angeboten werden **unterschiedliche Leistungspakete** vom „Basis-Check" bis zu individuellen zusätzlichen Untersuchungen entsprechend der Vorgeschichte und bereits beobachteten oder sogar eingetretenen Risiken. Zumindest die Grundstruktur eines Gesundheits-Checks für Manager ist inhaltlich standardisiert im Hinblick auf die einbezogenen Disziplinen und die dabei zu untersuchenden Risikofaktoren. Die Untersuchungen erstrecken sich vor allem auf folgende Gesundheitsrisiken: Bluthochdruck, Fettstoffwechselstörungen, Rauchen sowie Übergewicht als die wichtigsten Risikofaktoren für einen Herzinfarkt oder einen Schlaganfall. Außerdem werden Risikofaktoren für Krebserkrankungen (z.B. Rauchen, Alkoholmissbrauch, familiäre Belastung) erfragt. Ergänzend werden psychische Störungen und Symptome eines Burn-Out-Syndroms erfasst.

Im Zentrum der Untersuchung stehen die Organe Herz, Lungen, Gefäße, Leber, Magen, Darm, Augen und Ohren, Wirbelsäule und Gehirn. Als Vergleichsbasis und damit Benchmarks werden die jeweiligen Normwerte zu den einzelnen Risikofaktoren und Organen zu Grunde gelegt (vgl. MDS 2007).

Der inhaltliche Ablauf eines allgemeinen Gesundheits-Checks sieht folgendermaßen aus: Vorgespräch und Fragebogen zur Vorgeschichte und zu Risikofaktoren, körperliche ärztliche Untersuchung: Anschauen (Inspektion), Abtasten (Palpation), Abhören (Auskultation), Auswertung des Fragebogens, Untersuchungen: EKG (in Ruhe und bei Belastung), Ultraschall (Herz, Bauchorgane, Schilddrüse, hirnversorgende Arterien), Seh- und Hörtest, Lungenfunktionsprüfung, Sauerstoffmessung, Labordiagnostik (Blut und Urin), zusätzlich manchmal auch Fitnesstest. Die Dauer des Gesundheits-Checks ist abhängig von den durchzuführenden Untersuchungen. Bei einem Standard-Check ohne Zusatzuntersuchungen muss mit einem Zeitbedarf für die Untersuchungen von mindestens 2 bis 4 Stunden gerechnet werden. Abgeschlossen wird der Gesundheits-Check mit einem 30- bis 60-minütigen ärztlichen Diagnose- und Beratungsgespräch (vgl. MDS 2007). Dieses ist obligater Bestandteil des Checks und beinhaltet die Erklärung der erhobenen Befunde, Hinweise zur eventuell erforderlichen Änderung der Lebensweise (z.B. Ernährungsberatung, Wahl der individuell optimalen sportlichen Aktivität), die Empfehlung weiterer Untersuchungen (z.B. Magen-, Darmspiegelung) sowie therapeutischer Maßnahmen.

Ohne hier eine fundierte wissenschaftliche Analyse vorlegen zu wollen, lassen sich die folgenden Krankheitssymptome und Krankheitsbilder resümieren: Als typische Krankheitssymptome werden Abgeschlagenheit, nachlassende Leistungsfähigkeit, Konzentrationsstörungen, Kopfschmerzen von den untersuchten Personen genannt. Als häufigste Diagnosen werden Bluthochdruck, Fettstoffwechselstörungen und Übergewicht gestellt.

Die Antwort auf die Frage nach den Kosten ist nicht einfach zu beantworten. Dies hängt zum Einen von der Anzahl und Art der Untersuchungen ab und zum Anderen auch von der einzelnen Klinik und dem Abrechnungsmodus des Patienten, ob er also noch gesetzlich versichert oder Privatpatient ist. Das Kostenspektrum bewegt sich ab 400 Euro bis zu einem Komplett-Check mit Kosten von bis zu 850 Euro.

Parallel zu diesen medizinischen Gesundheits-Checks gibt es von verschiedenen Anbietern Workshops bzw. Seminare zur Gesundheitsvorsorge, deren Inhalte auch in Richtung Gesundheits-Check gehen und zusätzlich Beratung zur Ernährung sowie Entspannungstechniken enthalten. Diese Angebote beinhalten einen drei bis vier Tage-Aufenthalt mit Wellness- und Fitness-Programmen (vgl. Illing 2002). Zusätzlich wird im Internet auch Online-Beratung angeboten. Als spezielles Angebot werden einfache Gesundheits-Checks, also ohne aufwendige Apparate-Medizin, auch unmittelbar im Unternehmen durchgeführt (vgl. Arbeiterkammer Oberösterreich o.J., AOK o.J.).

Inzwischen haben auch Krankenkassen, insbesondere Betriebskrankenkassen, erkannt, dass sie vor allem dann, wenn eine größere Zahl von Führungskräften eines Unternehmens bei ihnen versichert ist, zweckmäßiger Ansprechpartner für einen Gesundheits-Check sind. Sie bieten als Unternehmen im Bereich Gesundheitsversorgung vor allem Dienstleistungen zur Betrieblichen Gesundheitsvorsorge sowie zu Checks, Impfungen, Seminaren und Schulungen an (vgl. TK o.J., BKK Bundesverband o.J.).

Eine neue Entwicklung eröffnet sich mit dem Einsatz von elektronischen Medien beim Gesundheits-Check für Manager. Der Einsatz von E-Health dient vor allem für die Überwachung von Managern als Risikopatienten. Auf diese Weise ist eine Betreuung bzw. genauer ein Monitoring rund um die Uhr möglich, so dass durchgängig Werte von einem Arzt gemessen und diagnostiziert werden. Beispiele für derartige Gesundheits-Checks finden sich unter www.vitaphone.de oder www.phts.de/phts/diabetiva.html.

Über die Möglichkeiten einer Erstattung von Präventionsleistungen gibt zunächst die eigene Krankenkasse aussagefähige Informationen. Die Kostenübernahme durch eine private Krankenversicherung ist tarifabhängig. Die Leistungen differieren zudem von Versicherung zu Versicherung. Ein vorheriges Abklären ist deshalb unbedingt erforderlich. Wenn ein Teil der Leistungen als individuelle Gesundheitsleistungen (IGel) zu bezahlen sind, dann werden diese Kosten in der Regel vom eigenen Unternehmen als Arbeitgeber übernommen, wenn die Manager-Gesundheits-Checks Teil eines zusätzlichen Gesundheitspräventionsangebots sind.

Weitere Hinweise sind über die Homepage www.die-praevention.de zugänglich. Generell gilt, dass die gesetzliche Krankenversicherung eine Kostenübernahme für Frauen und Männer ab dem 35. Lebensjahr alle zwei Jahre vorsieht. Die Leistungen umfassen die Anamnese (Eingangsgespräch, Vorgeschichte, Risikoprofil), die körperliche Untersuchung inklusive Messung des Blutdrucks, die Laboruntersuchung (Blut und Urin) sowie die Beratung über das Ergebnis (vgl. BMG 2008).

20.4 Vermarktung und bessere Positionierung der Klinik

Es liegt auf der Hand, dass diese spezielle Dienstleistung für eine definierte Zielgruppe einer Klinik bzw. eines Krankenhauses dazu geeignet ist, für die Positionierung dieses Unternehmens eingesetzt werden zu können. Die Positionierung hat mehrere Inhaltsbereiche zum Gegenstand. Zum Ersten präsentiert sich das Krankenhaus durch derartige Angebote als fortschrittlicher Partner in der Gesundheitsvorsorge, zum Zweiten dokumentiert es den Einsatz hoch entwickelter medizinischer Geräte und fortschrittlicher Verfahren und zum Dritten trägt es genau den Anforderungen der anvisierten Zielgruppe Rechnung, nämlich alles dies in einem engen Zeitfenster und mit kurzen Wegen auf hohem fachlichen Niveau in den einzelnen medizinischen Disziplinen anbieten und umsetzen zu können. Wie vorstehend verdeutlicht wurde, sind alle diese Punkte für die Auswahlentscheidung durch den Manager respektive das Unternehmen wichtig.

Hinzu kommt, dass hiervon eine das Image steigernde Wirkung zu erwarten ist. Die Akquise von Kunden bzw. Patienten für diese Dienstleistung ist deshalb durch eine gezielte und aussagefähige Werbung durchzuführen, um so ausreichend Nachfrage auf sich zu ziehen. Adressat der Werbung sind dabei einerseits die Führungskräfte als eigentliche Nutzer und Nutznießer des Gesundheits-Checks, andererseits aber auch die Unternehmen selbst, die hiermit eine wichtige gesundheitsbezogene Zusatzleistung für ihre Manager anbieten.

Aus betriebswirtschaftlicher Sicht liegt hiermit eine Buying-Center-Struktur (vgl. Meffert et al. 2008) vor, bei der neben dem Nutzer und der Unternehmensleitung als Entscheider zusätzlich der Personalbereich als Einkäufer aktiv wird, in größeren Unternehmen durch den Betriebsarzt als Spezialist bei der Auswahl des medizinischen Partners unterstützt. In der Konsequenz bedeutet dies, dass die Werbebotschaften auf die in ihrer Funktion jeweils unterschiedlichen Akteure im Buying-Center auszurichten sind. Beim Nutzer ist dies die individuelle Gesundheitsvorsorge und Erhaltung der eigenen Arbeitskraft sowie beruflichen Position. Beim Entscheider fokussiert die Botschaft auf das Vermeiden von Problemen durch eine Erkrankung von wichtigen Führungspersönlichkeiten des Unternehmens, wie sie am Anfang dieses Artikels skizziert wurden. Der Personalbereich als Einkäufer ist beiden genannten Botschaften zugänglich. Der Betriebsarzt als Spezialist ist durch die inhaltliche Qualität der Diagnosen zu überzeugen.

Die großzügigeren Auslegungen der Werbemöglichkeiten von Kliniken eröffnen hier einen deutlich größeren Spielraum als in der Vergangenheit. Entsprechend der Berufsordnung der Ärzte sind sachliche Informationen in Form von organisatorischen Hinweisen, Qualifikationen und Tätigkeitsschwerpunkten zulässig. Die Werbung darf allerdings entsprechend dem allgemeinen Werbeverbot für Ärzte, insbesondere im Hinblick auf berufswidrige Werbung, nicht anpreisend, irreführend oder vergleichend sein (vgl. Töpfer 2006b).

Bezogen auf die Kanäle für die Kommunikation dieser präventiven Gesundheitsleistungen ist sicherlich ein Kommunikations-Mix angebracht. Konkret bedeutet dies, dass neben gezielten Direct-Mailing-Aktionen mit Broschüren und weiteren schriftlichen Unterlagen an dafür in Frage kommende Unternehmen auch der Internetauftritt hierfür sehr informativ und damit aussagefähig sein muss. Gerade er muss Beispiele und Zahlen zu Ergebnissen sowie Downloads enthalten. Wichtig ist, dass hierbei – entsprechend dem Grundsatz im fortschrittlichen kundenorientierten Marketing: „One face to the customer" – überall ein direkter Ansprechpartner in der Klinik als Kundenmanager bzw. Key-Account-Manager benannt wird, der zum Einen die medizinische Expertise für diese Untersuchung besitzt und zum Anderen dann auch als Untersuchungs-Verantwortlicher tätig wird. Diese Aufgabe und Funktion in der Akquise und Vermarktung ist eigentlich nicht delegierbar, weil die Ansprechpartner auf der Unternehmensseite dieses fachliche und organisatorische Niveau erwarten.

Zusätzlich empfehlenswert sind gezielte Vorträge dieses medizinischen Bereichsverantwortlichen für den Manager-Gesundheits-Check auf Veranstaltungen von Führungskräften sowie von Topmanagern im Rahmen eines anderen Themenverbundes. Eigenständige Veranstaltungen zu diesem Themenbereich sind wohl nur für Experten des Personalwesens Erfolg versprechend. Die Inhalte der Präsentationen werden sich entsprechend den verschiedenen Funktionen im Buying-Center unterscheiden.

Abgesehen vom Internetauftritt, werden alle diese Werbemaßnahmen zweckmäßigerweise nur in einem klar definierten regionalen Umfeld vom Standort des Krankenhauses aus durchgeführt. So wie das Unternehmen und seine Führungskräfte vom Anbieter von Gesundheits-Checks für Manager kurze Wege im Krankenhaus erwarten, sollte auch die Anfahrt und damit Kontaktaufnahme mit dem Krankenhaus nicht zu lang und damit nicht zu zeitaufwändig sein. Ziel eines Anbieters ist es deshalb, Verträge mit im Umkreis ansässigen Unternehmen für Gesundheits-Checks ihrer Manager abzuschließen.

Überregionale Werbeaktivitäten kommen eigentlich nur für Krankenhäuser in Frage, die auf Grund ihrer Reputation und nachgewiesenen Expertise auch auf nationaler oder sogar internationaler Ebene Nachfrage auf sich ziehen können, wie dies beispielsweise bei der *Mayo Clinic* im US-Bundesstaat Minnesota der Fall ist. Sie hat über Jahrzehnte, seit ihrer Gründung im Jahr 1883, ihren Ruf gefestigt als Krankenhaus mit der bestmöglichen Versorgung von Patienten, insbesondere realisiert durch eine hervorragende disziplinübergreifende Zusammenarbeit im Team. Hierzu gehören auch präventive Untersuchungen in Form eines Gesundheits-Checks (vgl. Lachmann 2007).

20.5 Erfahrungswerte

Im Universitätsklinikum Dresden bestehen Erfahrungen zu Gesundheits-Checks bei Managern, die in den letzten Jahren in der *Medizinischen Klinik und Poliklinik I* (Direktor *Prof. Dr. G. Ehninger*) organisiert wurden. Derzeit erfolgt eine systematische Analyse der erhobenen Befunde und Diagnosen aller Führungskräfte, die schriftlich einer anonymisierten Auswertung zugestimmt haben.

Als Risikofaktoren wurden vor allem ein erhöhter Blutdruck, ein Nikotinkonsum, erhöhte Cholesterolwerte sowie Übergewicht festgestellt. Das häufigste Krankheitsbild war ein therapiepflichtiger Bluthochdruck. Die diagnostischen Konsequenzen ergaben sich aus den Risikofaktoren und schlossen vor allem ergänzende kardiologische und Stoffwechseluntersuchungen, eine Magen- und/oder Darmspiegelung ein. Zahlreichen Managern wurde ein Haut-Check, eine urologische Untersuchung und einzelnen Führungskräften ein Gespräch bei einem psychosomatischen Kollegen vorgeschlagen.

Die häufigste therapeutische Konsequenz war die medikamentöse Blutdruckeinstellung, die häufigsten Empfehlungen beinhalteten die konsequente Gewichtsabnahme, Ausdauersport, den Verzicht auf das Rauchen sowie die Reduktion des Alkoholkonsumes. Bei einem Patienten wurde eine Leukämie im frühen Stadium diagnostiziert, die erfolgreich therapiert werden konnte und nur zu einer wenige Monate dauernden Arbeitsunfähigkeit führte.

20.6 Bewussteres Umgehen mit Risikofaktoren

Alle folgenden Informationen und Ratschläge sind nicht grundsätzlich neu. Bei der Zielgruppe der Manager geht die Zielsetzung deshalb dahin, sie wieder ins Bewusstsein zurückzurufen und vor allem dann konsequenter einzuhalten, damit sie besseren Eingang in den persönlichen Lebensstil finden. Im Detail geht es darum, wie mit psychischen Stressfaktoren und physischen Risikofaktoren umgegangen wird. Wie wir vorstehend angesprochen haben, führt Distress zu falschem physischen Verhalten. Typisch hierfür sind die Problemfelder viel Alkohol trinken, wenig Schlaf, viel

Rauchen, wenig Bewegung. Führungskräften sind diese Risikofaktoren meistens bewusst und grundsätzlich würden sie gerne mehr für ihre Gesundheit tun. Es scheitert häufig an der objektiv fehlenden Zeit oder auch nur an der subjektiv nicht praktizierten Disziplin, um sich für gesundheitliche Prävention überhaupt Zeit zu nehmen. Neben dem Bewusstsein und Wollen müssen deshalb praktische Ratschläge und Angebote die Durchführung fördern. Die Liste der Angebote reicht von Rückenschule, Raucherentwöhnung über Sport-Angebote bis zu Kooperationen mit Fitnessstudios. Wir gehen abschließend kurz auf einige typische Informationen und Ratschläge ein:

- **Stress**: Wichtig ist, nach harten Arbeitsphasen dem Körper und Geist genügend Zeit und Gelegenheit einzuräumen, um aus der Stressphase ohne Schaden heraus zu kommen. Besonders gefährlich ist häufig der Tag nach dem beruflichen Stress. Deshalb sollte der Körper – bildlich gesprochen – „nicht von 150 sofort auf 0" kommen, sondern Aktivitäten sind zur Erholung so zu gestalten, dass die Entspannungskurve „von 150 über 80 auf 0" kommt.
- **Zeitmanagement**: Eine Grundregel ist, alle Termine in den physischen oder elektronischen Terminkalender einzutragen, also auch Privattermine. Hierdurch lässt sich vermeiden, dass neben allem beruflichen Stress auch noch Stress durch private Aktivitäten vergrößert wird, weil Zeitbudgets zu knapp bemessen sind. Der Ratschlag, Prioritäten nach A-, B-, C-Aufgaben zu setzen, führt dann nicht zum Erfolg, wenn bereits die A-Aufgaben das vorhandene Zeitbudget sprengen. Zweifellos hilfreich ist eine – auch den eigenen Mitarbeitern vermittelte – Disziplin, bei Besprechungen definierte Zeit- und Zielvorgaben einzuhalten (vgl. Schmelzer 2005).
- **Bewegung/Sport**: Ohne hier Ratschläge zu bestimmten sportlichen Aktivitäten geben zu wollen, gibt es einige Grundsätze, die zu mehr Bewegung führen. Der Ratschlag, manchmal einen Botengang über eine kurze Distanz selbst zu erledigen, schafft Bewegung und fördert den Kontakt mit den eigenen Mitarbeitern vor Ort. Treppensteigen statt Fahrstuhl fahren ist mit Sicherheit bewegungsfördernd, aber im Einzelfall Geschmackssache.
- **Ernährung**: Eine gleich wichtige Rolle spielen Ernährungstipps, die über das Niveau praktischer trivialer Ratgeber hinausgehen. Wichtig ist oftmals, dass das Verständnis für Körperfunktionen bei Mahlzeiten und damit für gesunde Ernährung verbessert wird, um dann auch bewusst und gezielt Mahlzeiten zusammenstellen zu können (vgl. Pape et al. 2007).
- **Tipps und Tests**: Wenn Bedarf und Bereitschaft bestehen, das Wissen über Gesundheitsfragen und Vorsorgemöglichkeiten zu vertiefen, dann bieten – neben einschlägigen Büchern – viele Internetseiten hierzu Informationen (vgl. Stern o.J.). Weitere Tipps zur Gesundheitsvorsorge finden sich auf Internetportalen von Krankenkassen und von nationalen Vereinen und Verbänden, beispielsweise *BKK futur* (vgl. BKK futur o.J.), Gesundheitstipps des *Deutschen Olympischen Sport-*

bundes (vgl. DOSB o.J.) und *Deutsche Gesellschaft für Ernährung* (vgl. Deutsche Gesellschaft für Ernährung o.J.).

Im Rahmen eines verbesserten präventiven Gesundheitsbewusstseins können auch Angebote von Online-Gesundheitstests hilfreich sein, die als einfache kostenlose Tests mit Sofortauswertung vorliegen oder in Form eines schriftlichen Gutachtens mit Tipps zur Gesundheitsvorsorge zugeschickt werden (vgl. Manager Magazin o.J., Skolamed o.J., Blum 2007).

Und generell gilt die Erkenntnis: Es kommt eigentlich nicht auf viele gute und schlaue Ratschläge an, sondern letztlich nur darauf, dass man einige wirksame gesundheitsfördernde Dinge auch auf Dauer und konsequent umsetzt.

Literatur

AOK (o.J.): Mobile Gesundheitsberatung, in: http://www.aok-business.de/aokplus/gesunde-unternehmen/mobile-gesundheitsberatung.php, download am: 25.06.2009.
Arbeiterkammer Oberösterreich (o.J.): Der Mobile Gesundheitscheck, in: www.gesundheits-check.at, download am 25.06.2009.
BKK Bundesverband (o.J.): Gesundheitsförderung im Betrieb, in: http://www.bkk.de/bkk/powerslave, id,47,nodeid,.html, download am 25.06.2009.
BKK futur (o.J.): Gesundheitstipps, in: http://www.bkk-futur.de/service/infos-tipps-themen/gesundheitstipps.html, download am 25.06.2009.
Blum, P. (2007): Topmanager: Was tun gegen den Burn-Out?, in: http://www.manager-magazin.de/koepfe/karriere/0,2828,480983-5,00.html, download am 25.06.2009.
Bundesanstalt für Arbeitsschutz und Arbeitsmedizin (BAuA) (2001): Gesundheitsschutz: Stress im Betrieb – Handlungshilfen für die Praxis, Dortmund/Berlin/Dresden.
Bundesministerium für Gesundheit (BMG) (2008): Früherkennung, in: http://www.bmg.bund.de/cln_110/nn_1168278/SharedDocs/Standardartikel/DE/AZ/F/Glossarbegriff-Fr_C3_BCherkennung.html, download am 25.06.2009.
Deutsche Gesellschaft für Ernährung (o.J.): Homepage, in: http://www.dge.de, download am 25.06.2009.
Deutscher Olympischer Sportbund (DOSB) (o.J.): richtig fit, in: http://www.richtigfit.de, download am 25.06.2009.
Dörpinghaus, S. (2009): Medical Wellness: Zukunftsmarkt mit Hindernissen, in: Institut Arbeit und Forschung (IAT): Forschung aktuell, 6, 1-15.
Feldmann, H. (1983): Kompendium der medizinischen Psychologie: Für Studierende und Ärzte, Basel: Karger.
Filipp, S.-H. (Hrsg.) (1995): Kritische Lebensereignisse, Weinheim: Beltz Verlag.
Friedmann, M.; Rosemann, R. H. (1975): Der A-Typ und der B-Typ, Reinbek: Rohwohlt.
Gebert, D. (1981): Belastung und Beanspruchung in Organisationen: Ergebnisse der Stressforschung, Stuttgart: Poeschel.
Illing, K.-T. (2002): Medical Wellness und Selbstzahler: Zur Erschließung neuer Märkte für Rehabilitations- und Kurkliniken sowie Sanatorien, Berlin: TDC Verlag.
Krohne, W. (1997): Stress und Stressbewältigung, in: Schwarzer, R. (Hrsg.): Gesundheitspsychologie: Ein Lehrbuch, Göttingen: Hogrefe, 267-283.
Lachmann, J. (2007): The Mayo Way, in: Financial Times Deutschland, med-biz, 9.

Lazarus, R. S.; Launier, R. (1981): Stressbezogene Transaktionen zwischen Person und Umwelt, in: Nitsch, J. R. (Hrsg.): Stress: Theorien, Untersuchungen, Maßnahmen, Bern: Huber, 213-258.
Manager Magazin (2008): Apple: Jobs witzelt über eigenen Nachruf, in: http://www.managermagazin.de/it/artikel/0,2828,577307,00.html, download am 24.06.2009.
Manager Magazin (o.J.): Gesundheits-Check: Eine Frage der Balance, in: http://www.managermagazin.de/life/gesundheit/0,2828,208554,00.html, download am 25.06.2009.
Medizinischer Dienst der Spitzenverbände der Krankenkassen e.V. (MDS) (2007): Präventionsbericht 2007: Leistungen der gesetzlichen Krankenversicherung in der Primärprävention und der Betrieblichen Gesundheitsförderung - Berichtsjahr 2006, Essen.
Meffert, H.; Burmann, C.; Kirchgeorg, M. (2008): Marketing: Grundlagen marktorientierter Unternehmensführung: Konzepte – Instrumente – Praxisbeispiele, 10. Auflage, Wiesbaden: Gabler, 141-146.
Myrtek, M. (2002): Typ-A-Verhalten, in: Schwarzer, R.; Jerusalem, M.; Weber, H. (Hrsg.): Gesundheitspsychologie von A bis Z: Ein Handwörterbuch, Göttingen: Hogrefe, 608-611.
Pape, D.; Schwarz, R.; Trunz-Carlisi, E.; Gillessen, H. (2007): Schlank im Schlaf: Die revolutionäre Formel: So nutzen Sie Ihre Bio-Uhr zum Abnehmen, 17. Aufl., München: Gräfe & Unzer.
Schedlowski, M. (1994): Stress, Hormone und zelluläre Hormonreaktionen: Ein Beitrag zur Psychoneuroimmunologie, Heidelberg/Berlin/Oxford: Spektrum.
Schmelzer, G. (2005): Kampf gegen das tägliche Chaos, in: Die Bank, 09 (11), 72-74.
Selye, H. (1981): Geschichte und Grundzüge des Stresskonzepts, in Nitsch, J. R. (Hrsg.): Stress: Theorien, Untersuchungen, Maßnahmen, Bern: Huber, 163-184.
Selye, H. (1976): Stress in Health and Disease, Boston/London: Butterworths.
Skolamed (o.J.): Gesundheitsinfos und -tests, in: http://www.skolamed.de/t_ov.php, download am 25.06.2009.
Skola-Team (1991): Fit zum Führen: Sport, Ernährung, Entspannung, Zürich/Wiesbaden: Orell Füssli.
Stangier, U. (1999): Hautkrankheiten und Körperdysmorphe Störung, Göttingen: Hogrefe.
Stern (o.J.): stern-Serie: Der große stern-Gesundheitscheck, in: http://www.stern.de/wissenschaft/gesund_leben/medizin/:Medizin-Der/502049.html?id=502049, download am 25.06.2009.
Stock-Homburg, R.; Bauer, E.-M. (2007a): Die Work-Life-Balance erfolgreich managen: Eine Herausforderung für das Topmanagement, in: Arbeitspapiere zur Marktorientierten Unternehmensführung 2.
Stock-Homburg, R.; Bauer, E.-M. (2007b): Die Work-Life-Balance im Topmanagement, in: Aus Politik und Zeitgeschichte, 34/2007, 25-32.
Techniker Krankenkasse (TK) (o.J.): Betriebliches Gesundheitsmanagement, in: http://www.tk-online.de/tk/gesundheitsmanagement/betriebliches-gesundheitsmanagement/18170, download am 25.06.2009.
Töpfer, A. (2006a): Konzeption und Messung der Zufriedenheit von Adressaten der Klinikleistung, in: Albrecht, M.; Töpfer, A. (Hrsg.): Erfolgreiches Changemanagement im Krankenhaus: 15-Punkte-Sofortprogramm für Kliniken, Heidelberg: Springer, 183-202.
Töpfer, A. (2006b): Marktorientierte Ausrichtung und Gestaltung aller Klinikaktivitäten, in: Albrecht, M., Töpfer, A. (Hrsg.): Erfolgreiches Changemanagement im Krankenhaus: 15-Punkte-Sofortprogramm für Kliniken, Heidelberg: Springer, 271-296.
Weber, H. (2002): Stressmessung, in: Schwarzer, R.; Jerusalem, M.; Weber, H. (Hrsg.): Gesundheitspsychologie von A bis Z: Ein Handwörterbuch, Göttingen: Hogrefe, 582-586.
Zimbardo, P. G.; Gerrig, R. J. (2004): Psychologie (Psychology and Life) übers. von Graf, R.; Nagler, M.; Ricker, B., 16. Aufl., München: Pearson Studium.

21. „TigerKids – Kindergarten aktiv": Ein Settingprojekt der *AOK PLUS* in Kindertageseinrichtungen

Doreen Reifegerste und Brit Oppat

21.1 Relevanz und Ziel des Projektes

In den westlichen Industrienationen hat sich Adipositas (Fettleibigkeit) aufgrund der steigenden Prävalenz bei Kindern zu einem vordringlichen Gesundheitsproblem entwickelt (vgl. Wabitsch 2004). Nach einer Untersuchung des *Robert Koch-Instituts* gelten 15 Prozent der Kinder im Alter von 3-17 Jahren als übergewichtig, 6 Prozent sogar als adipös. Dabei sind bereits neun Prozent der Vorschulkinder übergewichtig einzustufen und der Anteil der Übergewichtigen hat sich in den letzten 20 Jahren um 50 Prozent erhöht (vgl. Kurth/Schaffrath-Rosario 2007). Übergewichtige Kinder leiden unter Hänseleien, sie werden bei Spielen und Verabredungen häufig ausgegrenzt und können bei sportlichen Aktivitäten oft nicht mithalten. Zudem zeigen diverse Studien, dass aus rund der Hälfte adipöser Kinder auch adipöse Erwachsene werden (vgl. Dietz 1998). Langfristig kann das Übergewicht somit neben beeinträchtigtem Selbstwertgefühl und verminderter Durchsetzungsfähigkeit auch zu schweren Krankheiten wie Diabetes Mellitus Typ 2, Herz-Kreislaufkrankheiten, Atemstörungen sowie Erkrankungen des Bewegungsapparates führen. Für die Krankenkassen entstehen durch Adipositas bedingte Kassenleistungen jährlich etwa 11 Mrd. Euro (vgl. Kuhn/Wildner 2004). Dies entspricht bei ca. 225 Mrd. Euro Gesamtausgaben im Bereich der Krankenkassenversorgung, wie sie im Jahre 2002 geschätzt wurden, fünf Prozent der Ausgaben. Die Chancen, das Bewegungs- und Ernährungsverhalten im Kindergartenalter erfolgreich zu beeinflussen, sind besonders groß, weil es in den ersten Lebensjahren entscheidend geprägt wird. Die Eltern, deren Mitarbeit für eine erfolgreiche Verhaltensprävention unverzichtbar ist, sind im Kindergarten ihrer Kinder gut erreichbar und motivierbar.

Aus all den genannten Fakten haben sich die *AOK* und die *Stiftung Kindergesundheit* zum Ziel gesetzt, einem weiteren Anstieg von Übergewicht und Fettleibigkeit bereits im Kindergartenalter präventiv zu begegnen. Zur präventiven Verhaltensmodifikation wurde daher mit Hilfe multidisziplinärer Experten unter anderem aus Pädagogik, Medizin und Kommunikationswissenschaften das innovative Projekt „TigerKids – Kindergarten aktiv" entwickelt. Im Folgenden sollen die Ziele, die

Projektinhalte, die derzeitige Umsetzung, theoretische Hintergründe und erste Evaluationsergebnisse kurz vorgestellt werden. Das oberste Ziel des Projektes ist handlungsorientiertes Erleben und Einüben eines gesunden Lebensstils. Dieser Ansatz kommt in den fünf konkreten Zielen von Tiger-Kids zum Ausdruck:
- Sich mindestens eine Stunde täglich mit Spaß bewegen.
- Inaktive Freizeitbeschäftigungen (z.b. Fernsehen) reduzieren.
- Mehr frisches Obst und Gemüse essen.
- Mehr energiefreie, ungesüßte Getränke konsumieren.
- Ein gesundes Frühstück in den Kindergarten mitbringen.

Diese Ziele sollen dauerhaft und nachhaltig in den Kindergarten- und Familienalltag integriert werden. So soll erreicht werden, dass sich die Kinder nicht nur im Kindergarten, sondern auch zu Hause gemeinsam mit den Eltern verstärkt bewegen und weniger Zeit vor dem Fernseher und mit Computerspielen verbringen und sich gesünder ernähren. Die Eltern sollen zudem sensibilisiert werden, die Bausteine einer gesunden Ernährungsweise auch im Alltag umzusetzen.

21.2 Theoretischer Hintergrund

Bei Tigerkids handelt es sich um ein Projekt zur Verhaltens – und Verhältnisänderung. Es hat sich gezeigt, dass Programme, die sowohl auf das Verhalten des einzelnen Kindes als auch auf gesundheitsfördernde Bedingungen im Setting Kindergarten und zu Hause hinwirken, die besten Erfolgschancen haben (vgl. Pigeot et al. 2004).

Kindliche Lernmechanismen

Bereits im Mutterleib und durch die Muttermilch werden die Geschmacksvorlieben beeinflusst. Kinder lernen das gern zu essen, was ihnen angeboten wird (sog. Mereexposure- Effekt). Daher ist es wichtig, dass sie beispielsweise mit Hilfe des „Magischen Obsttellers" verschiedene gesunde Nahrungsmittel kennenlernen und probieren.

Um Ernährungsverhalten von Kindern im Vorschulalter zu beeinflussen ist eine reine Wissensvermittlung nicht ausreichend, denn sie lernen noch stark emotional, sinn- und handlungsorientiert und sind von ihren Bezugspersonen stark abhängig (vgl. Pigeot et al. 2004). Daher lernen sie vor allem durch Vorbilder (vgl. Bandura 1976) und Verstärkung (vgl. Skinner 1974).

Aus diesem Grund ist es für das Konzept der Ernährungs- und Bewegungsintervention von großer Bedeutung, dass die Erzieherinnen und auch die Eltern voll und ganz „hinter dem Projekt stehen" und sie selbst mit bestem Beispiel voran gehen.

Zusätzlich wirken auch die Gleichaltrigen als wichtige Modelle, so dass sich die Kinder gegenseitig motivieren.

Die in den Medien präsentierten Modelle stellen oft kein nachahmenswertes Verhalten dar. Sowohl in der Werbung als auch in anderen Medieninhalten ist die Ernährung der dargestellten Personen nicht immer als gesund einzustufen (vgl. Lücke 2007). Nur wenige Sendungen (z.B. *LazyTown*) haben sich die Ernährungserziehung als konkretes Ziel gesetzt. Eine Langzeituntersuchung aus den USA kommt zu dem Ergebnis, dass die Reduktion von Werbung im Programmumfeld von Kindersendungen die Zahl an übergewichtigen Kindern verringern kann (vgl. Chou et al. 2008).

Jüngere Kinder, verstehen oft Androhungen von negativen Folgen, die weit in der Zukunft liegen nicht, da sie das Prinzip des Belohnungsaufschubs noch nicht begreifen (vgl. Ellrott 2007). Deshalb wird beim Tiger-Rennen (siehe unten) eine direkte Verbindung zwischen Verhalten und nachfolgenden Konsequenzen hergestellt. Die Kinder lernen, dass auf ein positives Verhalten (Mitbringen gesunder Zwischenmahlzeit) eine positive Verstärkung (Voranschreiten auf dem Poster in Richtung Siegerlinie) folgt (vgl. Strauss 2006).

Durch die wiederkehrenden spielerischen Elemente, die im Alltag des Kindergartens integriert werden, soll bei den Kindern eine Verhaltensänderung ohne Verbote und ohne kognitive Wissensvermittlung erreicht werden. Die Kinder sollen ihr Wissen selbst entwickeln und es so ihrer individuellen Wissensstruktur anpassen. Auf diese Weise entsteht Wissen, das weniger „träge" ist, weil die Kinder auch die Zusammenhänge verstehen. Somit können sie später selbstständig schließen, welches Essen zu bevorzugen ist (vgl. Strauss 2006).

Mitarbeit der Eltern

Die Eltern sind in dieser Lebensphase die wichtigsten Vorbilder und haben einen entscheidenden Einfluss auf das Ess- und Bewegungsverhalten ihrer Kinder. Eine Studie von Epstein (1996) zeigte, dass der Erfolg einer Adipositasprävention maßgeblich von der Mitarbeit des kindlichen Umfelds abhängt. Die an die Eltern gerichtete therapeutische Maßnahme bewirkt einen zusätzlichen signifikanten Einfluss auf den kindlichen Therapieerfolg. Daher ist es notwendig die Eltern frühzeitig in die Planung, Vorbereitung und Durchführung der Interventionsaktivitäten einzubeziehen.

Indem die Eltern, aber auch die Erzieherinnen, positive Leitbilder geben, die Prinzipien gesunder Ernährung und sportlicher Aktivität vorleben und den Kindern entsprechende Lebensmittel immer wieder anbieten, können sie die Kinder am besten beeinflussen. Zudem ist auch die Konsistenz der vermittelten Inhalte entscheidend. Wenn den Kindern im Kindergarten und von den Eltern dieselben Inhalte vermittelt werden, führt dies zu einer größeren Akzeptanz des Gesagten und Vorgelebten.

Besonders sozial benachteiligte Familien neigen zu ungünstigem Ernährungs- und Bewegungsverhalten. So konnte in einer Untersuchung der *Robert Koch-Instituts* gezeigt werden, dass zwischen dem Verzehr von Fast Food oder Süßgetränken und der sozialen Lebenslage von Kindern ein signifikanter Zusammenhang besteht. Hamburger, Pommes frites und Colagetränke werden von Kindern aus Armutsfamilien häufiger konsumiert, als aus sozial besser gestellten Familien (vgl. Klocke 2001). Gelingt es also die Eltern zu überzeugen, kann das Programm bestenfalls auch auf das Ernährungsverhalten der Eltern ausstrahlen.

Auch das Medienverhalten der Kinder wird entscheidend durch die Eltern beeinflusst (vgl. Vandebosch/Cleemput 2007). Sie leben es mit ihren Verhaltensweisen vor und geben auch die Rahmenbedingungen vor. Sie entscheiden wie viel Zeit ihr Kind mit Fernsehen oder dem Computer verbringt und ab welchem Alter ein entsprechendes Gerät im Kinderzimmer ist und damit der direkten Kontrolle eher entzogen ist. Verstärkter Medienkonsum begünstigt eine Gewichtszunahme vor allem durch die lange Zeit, in der die Kinder inaktiv sind (vgl. Jago et al. 2005, Ellrott 2007).

Setting Kindergarten

Verschiedene Gründe sprechen dafür, mit der primären Prävention bereits im Kindergartenalter anzusetzen. Einerseits ist das Kleinkindesalter für die Entstehung einer langfristigen Adipositas kritisch, andererseits lassen sich Kinder in diesem Alter noch sehr gut motivieren. Das Verhalten und die Gewohnheiten von drei- bis sechsjährigen können noch vergleichsweise leicht geändert werden und gelerntes Verhalten aus dieser Lebensphase ist besonders beständig. Der Einfluss einer Intervention in diesem Alter ist daher am größten und am effektivsten (vgl. Zimmer 2002).

Darüber hinaus muss ein Programm zur Adipositasprävention langfristig angelegt sein, um nachhaltige Erfolge zu erzielen. Dies lässt sich effektiv und breitenwirksam am besten im Kindergarten umsetzen, da von hier aus auch die Eltern aus allen sozialen Schichten der Gesellschaft einfach erreichbar und gut motivierbar sind (vgl. Rittner 2002). Da Kindergärten in der Regel stadtteilbezogen arbeiten, können zudem gezielt Problemviertel angesteuert werden und es sind gute Voraussetzungen für eine kommunale Zusammenarbeit geschaffen.

Gegenüber der Schule besteht zudem im Kindergarten für die Erzieher ein eindeutig größerer Handlungsspielraum. Es bestehen noch kein Notendruck, keine Anwesenheitspflicht und noch nicht so viele administrativen Vorgaben. Aber natürlich können auch hier die Gruppenstärke und die personelle Besetzung die Bedingungen für ein solches Projekt verschlechtern (vgl. Zimmer 2002).

21.3 Projektbeschreibung

Die Basis des *TigerKids*-Projekts bilden drei Interventionsebenen. Neben den Aktivitäten für die Kinder und dem Konzept für das Kindergartenteam ist der Dialog mit den Eltern eine wichtige Säule, auf die sich *TigerKids* stützt. Daher werden im Folgenden die spezifischen Inhalte und Elemente für die drei Interventionsgruppen dargestellt.

Elemente für Kinder

Damit die Kinder den gesunden Lebensstil erleben und einüben, werden ihnen die Ziele des Projektes spielerisch und handlungsorientiert durch verschiedene Elemente vermittelt:

Eine **Tigerhandpuppe** führt als Identifikationsfigur durch das Programm. Mit Hilfe der Handpuppe können die Erzieherinnen spielerisch Lerninhalte vermitteln, so dass durch den Tiger ein beiläufiges Lernen möglich ist.

Die **kleine Lok**, „die alles weiß", ist ein Holzzug mit sieben Waggons, welche die sieben Lebensmittelgruppen einer gesunden Ernährung symbolisieren (vgl. Abbildung 21-1). Anhand vieler Geschichten füllen die Kinder alle sieben Waggons des Holzzuges mit Lebensmitteln und Getränken und lernen kindgerecht die sieben Lebensmittelgruppen einer ausgewogenen Ernährung kennen.

Während des so genannten **Tiger-Rennens** wird das von zu Hause mitgebrachte Frühstück durch den Tiger begutachtet. Der Tiger lobt besonders gesunde Mahlzei-

Abbildung 21-1: Materialen für das TigerKids-Projekt

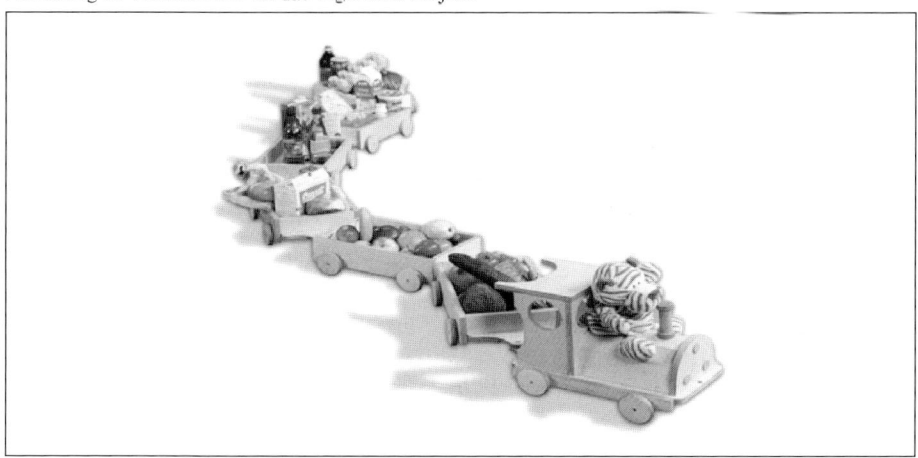

ten und schlägt bei weniger gesunden Pausenbroten Veränderungsmöglichkeiten vor. Auf einem Poster werden die Gruppenergebnisse dargestellt. So wird das Mitbringen einer gesunden Zwischenmahlzeit durch das Voranschreiten des Tigers auf dem Poster in Richtung Siegerlinie positiv verstärkt. Obwohl das Tiger-Rennen für die Erzieherinnen pädagogisch etwas schwieriger durchzuführen ist, ist es eine durchaus effektive Möglichkeit, gesunde Ernährung in die Familien zu transportieren. Denn die Kinder fordern jeden Morgen bei den Eltern „etwas Gesundes" mit in den Kindergarten mitzunehmen, um zu siegen. Aber auch bei Kindern, deren Eltern sehr resistent gegen eine gesunde Ernährung sind und kein entsprechendes Frühstück mitgeben, finden die Erzieherinnen Wege, Lob durch den Tiger aussprechen zu können. Die Kinder verbessern ihr Frühstück durch den Magischen Obstteller oder indem sie sich an einem gemeinsamen Büffet ihr gesundes Frühstück zusammenstellen.

Der **Obstteller** ist magisch, weil auf ihm immer frisch gewaschenes und in mundgerechte Portionen geschnittenes Obst bzw. Gemüse nachwächst. Zu den Zwischenmahlzeiten können sich die Kinder am Magischen Obstteller bedienen. So werden sie rechtzeitig an den Geschmack von Obst und Gemüse gewöhnt und verzehren dadurch automatisch weniger Süßigkeiten. Durch die gemeinsame Zubereitung des Obsttellers lernen die Kinder teilweise unbekannte Lebensmittel kennen und sind motivierter zu kosten.

Die **Getränkestation** soll dafür sorgen, dass den Kindern ständig kalorienfreie bzw. -arme Durstlöscher zur Verfügung stehen, da durch die Steigerung der Bewegungsintensität auch eine erhöhte Flüssigkeitszufuhr notwendig ist. Erwünschte Getränke sind neben Wasser und ungesüßtem Tee auch stark verdünnte Fruchtsaftschorlen.

Um die Gesamtaktivität der Kinder zu steigern, sollten die Erzieherinnen die Kinder dreimal wöchentlich 60 Minuten gezielt zur Bewegung anleiten. Das Programm zeigt spielerische Übungen, die Ausdauer, Koordination, Schnelligkeit, Kraft und Beweglichkeit fördern. Dabei sollen sowohl der Energieverbrauch gesteigert als auch Spaß an der Bewegung vermittelt werden.

Elemente für Eltern

Das familiäre Umfeld der Kinder muss unbedingt in eine erfolgreiche Adipositasprävention im Kindergarten einbezogen und von der Notwendigkeit einer gesunden Ernährung und gesteigerter Bewegung im Alltag überzeugt werden. Dies geschieht über Vorträge der *AOK*-Mitarbeiter bei Elternabenden und über Infomaterial, welches den Eltern ausgehändigt wird. Die Eltern sollen viele Möglichkeiten zur Information, Diskussion und zum Erfahrungsaustausch erhalten, damit sie sich aktiv mit dem Thema auseinandersetzen und das Projekt befürworten und unterstützen.

Alle drei Monate erhalten die Eltern so genannte **Tipp-Cards**. Sie enthalten knapp gehaltene, verständlich formulierte Informationen zur Ernährungs- und Bewegungserziehung, so dass auch bildungsferne Familien und solche mit Migrationshintergrund sie verstehen können. Auf der Vorderseite der zwölf Postkarten sind jeweils Teile von drei sportlich aktiven Tigern abgebildet, die sich zu einem Puzzle zusammensetzen lassen. Deshalb wird davon ausgegangen, dass die Kinder die Karten sammeln wollen, um das Motiv zu vervollständigen. So werden die Karten sehr wahrscheinlich aufgehoben und die informativen Rückseiten immer wieder vorgelesen und somit eher umgesetzt.

Neben den Tipp-Cards erhalten die Eltern zweimal pro Kindergartenjahr einen zweiseitigen, farbigen **Elternbrief** mit Hintergrundinformationen und Anregungen für die Alltagspraxis. Die Elternbriefe enthalten neben ausführlichen Informationen zur gesunden Ernährung und Bewegungserziehung auch viele praktische Tipps für den Familienalltag (z.B. Bastel- und Kochideen). Die Briefe sollen das Bewusstsein für die eigene (Familien-)Situation stärken, die Bereitschaft erhöhen, dass eigene Verhalten zu hinterfragen und Anregungen aufzunehmen und zu testen. Auch um den Wiedererkennungswert bei den Kindern zu steigern, sollen die Elemente aus dem Kindergartenalltag zu Hause wieder aufgegriffen werden.

Einmal jährlich findet ein **Elternabend** mit Unterstützung der *AOK* statt, bei dem die Eltern möglichst frühzeitig und ausführlich über die Inhalte des Projektes informiert werden. Die Referenten sind Fachkräfte für Ernährung bzw. Sport und sind sehr bemüht, den Eltern nach dem Vortrag alle Fragen ausführlich zu beantworten.

Elemente für Kindergartenteam

Die Erzieherinnen sollen möglichst viele Informationen über das Projekt erhalten, diese müssen aber dennoch überschaubar und praxisnah sein. Die Elemente des Projektes sollen für sie möglichst einfach, flexibel und ohne zusätzlichen Aufwand umzusetzen sein.

Das Kindergartenteam erhält einen **Leitfaden** mit sechs Heften, welche die wichtigsten Fachinformationen enthalten. Darin werden die Themen Bewegung und Ernährung, Tipps und Materialien zur Integration der Eltern in das Programm sowie viele praktische Spiel- und Übungsbeispiele bzw. jahreszeitlich passende Aktionen näher erläutert.

In einer zweitätigen **Schulung** werden die Erzieherinnen über die Ziele, den Ablauf und die Inhalte des Projektes informiert. Die Präventionsfachkräfte der *AOK PLUS* erläutern die Nutzung des Leitfadens, führen praktische Übungen zur Umsetzung des Projektes durch und besprechen mit den Kindergärtnern auch die Verbindung zum jeweiligen Bildungsplan. Nach einem Jahr findet ein weiterer Workshop zum Erfahrungsaustausch, zur Weiterentwicklung und zur Motivation des Kindergartenteams statt.

Jeder Kindergarten erhält das notwendige **Material** von der *AOK*. Dazu gehören neben dem ausführlichen Leitfaden, die Tigerhandpuppe, ein Holzzug, Poster für das Tiger-Rennen, Tipp-Cards und Elternbriefe.

Zudem begleiten die **Fachkräfte** der *AOK* das Kitateam im Verlauf des Projektes. Zahlreiche Informationen und Materialien, welche auch die Eltern nutzen können, stehen auch im Internet zur Verfügung (siehe www.tigerkids.de).

Aktuelle Umsetzung

Das Projekt zur Bewegungs- und Ernährungserziehung „TigerKids – Kindergarten aktiv" der Stiftung Kindergesundheit wurde am *Dr. von Haunerschen Kinderspital* der Universität München mit weiteren Experten zur spielerischen Bewegungsförderung und für einen gesunden Lebensstil im Kindergarten entwickelt. Finanziell unterstützt wurde TigerKids von der Gesundheitsinitiative „Gesund.Leben.Bayern." des Bayerischen Staatsministeriums für Umwelt, Gesundheit und Verbraucherschutz. Die *AOK* Bayern hat die Pilotphase des Projekts durch zusätzliche Beratungen der Kindergärten unterstützt.

Mittlerweile beteiligen sich die *AOK*s aller 16 Bundesländer an dem Projekt, so dass deutschlandweit inzwischen 2550 Kitas an TigerKids teilnehmen. Damit werden etwa 135.000 Familien erreicht. Dadurch gewinnt das Projekt im Vergleich zu anderen Initiativen eine neue Dimension, weil erstmals – über regionale oder landesspezifische Einzelprojekte hinaus – versucht wird, substantielle Verbesserungen in der Gesundheitsförderung deutscher Kitas in der Breite zu etablieren.

Die *AOK PLUS* hat das Projekt im September 2007 in 107 Kitas gestartet. Mittlerweile (2009) sind über 450 Kitas mit 1741 Gruppen im Projekt involviert. Bisher wurden in Sachsen und Thüringen 71 Schulungen für Erzieherinnen und 341 Elternabende durchgeführt.

21.4 Evaluation

Bevor das Projekt bundesweit eingesetzt wurde, führte das Entwicklungsteam einen ersten Praxistest in 42 bayrischen Kindergärten durch. Die Erfahrungen dieses Pilot-Versuches zeigen, wie gut sich das Projekt in den Kindergartenalltag integrieren lässt. Die ersten Ergebnisse bestätigen auch bereits den positiven Einfluss auf das Ernährungsverhalten. Kinder in der Interventionsgruppe essen nach einem Jahr signifikant mehr Obst und Gemüse und trinken weniger kalorienreiche Getränke als die Kinder der Kontrollgruppen. Besonders scheinen auch Kinder aus so genannten bildungsfernen Elternhäusern zu profitieren. Die Befragung der Erzieherinnen ergab, dass fast alle Kinder gesünderes Pausenbrot mitbringen, mehr Obst und Gemüse und weniger Süßigkeiten essen. 80 Prozent trinken mehr kalorienarme Getränke. Außerdem sind auch 89 Prozent der Erzieherinnen der Meinung, dass sich der Einsatz gelohnt hat (vgl. Strauss 2006).

2008 erfolgte durch den Bereich Gesundheitsförderung der *AOK PLUS* eine erste Prozessevaluierung mit Befragung der Erzieher in 107 teilnehmenden Kindergärten in Sachsen, die bereits seit September 2007 am Programm teilnehmen. 93 Prozent der befragten Kitas sind mit den ersten Ergebnissen des Projekts „sehr zufrieden" bzw. „zufrieden". Fast alle befragten Kitas schätzten die Projektmaterialien der *AOK*, die Einweisungsveranstaltungen sowie die persönliche Unterstützung im Projektverlauf als sehr nützlich ein. Schon nach einem halben Jahr können die Teilnehmer positive Veränderungen feststellen. Zum einen sind die Nutzung kalorienarmer Getränke sowie der Verzehr von Obst und Gemüse gestiegen und zum anderen hat sich auch die Zusammenarbeit mit den Eltern verbessert.

Diese ersten Untersuchungen deuten den Erfolg des Projektes an, für eine umfassende Evaluation ist allerdings eine langfristige Betrachtung notwendig. Sie soll klären, ob sich die Kinder in Interventions- und Kontrollkindergärten hinsichtlich ihres Ernährungsverhaltens, ihres Body-Mass-Index (BMI), ihrer koordinativen und motorischen Fähigkeiten bzw. ihrer Ausdauer deutlich unterscheiden. Die Daten werden bereits erhoben und die entsprechenden Ergebnisse zeitnah veröffentlicht.

21.5 Ausblick

Deutschlandweit existieren natürlich noch andere Projekte zur Adipositasprävention im Kindergarten, deren Erfolg aufgrund mangelnder Evaluation leider oft nicht ausreichend beurteilt werden kann (vgl. Pigeot et al. 2004). Beispielhaft für ein effektives Bewegungsprogramm sei hier das Projekt „Hüpfdötzchen – Kindergarten in Bewegung" genannt (vgl. Rittner 2002).

Auch die *AOK* verfolgt im Rahmen des Projektes „Gesunde Kinder- Gesunde Zukunft" noch weitere Strategien um die Gesundheit von Kindern zu fördern: Auf unterhaltsame Weise (sog. Entertainment Education) sollen Kinder durch die *AOK*-Zirkustournee motiviert werden, sich besser zu ernähren und sich ausreichend zu bewegen. Im Mittelpunkt steht das Theaterstück „Henrietta in Fructonia", bei dem die ewig müde Henrietta lernt, wie viel besser sie sich fühlt, wenn sie regelmäßig gesunde Lebensmittel isst und Sport treibt.

Für übergewichtige Kinder bietet die *AOK* zusammen mit der *Stiftung Kindergesundheit* das Programm „Power-Kids", an dem schon fast 50.000 Kinder teilgenommen haben. Mit verhaltenstherapeutischen Methoden wird die Eigenverantwortung der Kinder und ihrer Familien gestärkt, um bisherige Verhaltensweisen und Ernährungsgewohnheiten im Alltag zu ändern. Eine Studie der Universität München zeigte, dass PowerKids langfristig wirksame Verhaltensänderungen erzielt und zu einer kontinuierlichen Gewichtsabnahme führt (vgl. Koletzko et al. 2002).

2008 wurde dem Projekt „TigerKids - Kindergarten aktiv" das Gütesiegel des nationalen Aktionsforums Diabetes Mellitus Typ 2 und das Logo der nationalen Gesundheitsziele verliehen.

Literatur

Bandura, A. (1976): Lernen am Modell, Stuttgart: Klett.
Chou, S.-Y.; Rashad, I.; Grossman, M. (2008): Fast-Food Restaurant Advertising on Television and Its Influence on Childhood Obesity, in: The Journal of Law and Economics, 51 (4), 599–618.
Dietz, W. H. (1998): Childhood Weight Affects Adult Morbidity and Mortality, in: Journal of Nutrition, 128 (2), 411–414.
Ellrott, T. (2007): Wie Kinder essen lernen, in: Ernährung: Wissenschaft und Praxis, 1 (4), 167–173.
Epstein, L. H. (1996): Family-Based Behavioural Intervention for Obese Children, in: International Journal of Obesity, 20 (1), 14–21.
Jago, R.; Baranowski, T.; Baranowski, J. C.; Thompson, D.; Greaves, K. A. (2005): BMI From 3-6 y of Age is Predicted by TV Viewing and Physical Activity, Not Diet, in: International Journal of Obesity, 29, 557–565.
Klocke, A. (2001): Armut bei Kindern und Jugendlichen und die Auswirkungen auf die Gesundheit, in: Robert Koch-Institut (Hrsg.): Gesundheitsberichterstattung des Bundes, Berlin: Eigenverlag.
Koletzko, B.; Dokoupil, K.; Knoppke, B. (2002): Ein praktikables Therapiekonzept bei kindlichem Übergewicht, in: Kinderärztliche Praxis, 1, 34–38.
Kuhn, J.; Wildner, M. (2004): Übergewicht und Adipositas bei Kindern in Bayern, in: Gesundheitsmonitor Bayern, 2, 1–6.
Kurth, B. M.; Schaffrath-Rosario, A. (2007): Die Verbreitung von Übergewicht und Adipositas bei Kindern und Jugendlichen in Deutschland, in: Bundesgesundheitsblatt-Gesundheitsforschung-Gesundheitsschutz, 50 (5), 736–743.
Lücke, S. (2007): Ernährung im Fernsehen, Wiesbaden: VS Verlag für Sozialwissenschaften.
Pigeot, I.; Bosche, H.; Pohlabeln, H. (2004): Programme der Primärprävention von Adipositas und Übergewicht im Kindesalter, in: Bundesgesundheitsblatt-Gesundheitsforschung-Gesundheitsschutz, 47 (3), 256–265.
Rittner, V. (2002): Gesundheitsförderung im Vorschulbereich - Möglichkeiten kommunaler Zusammenarbeit, in: Bundeszentrale für gesundheitliche Aufklärung (Hrsg.): „Früh übt sich...": Gesundheitsförderung im Kindergarten: Impulse, Aspekte und Praxismodelle, Köln: Eigenverlag, 56–66.
Skinner, B. F. (1974): Die Funktion der Verstärkung in der Verhaltenswissenschaft, München: Kindler.
Strauss, A. (2006): Adipositasprävention im Vorschulalter, Dissertation, Universität München.
Vandebosch, H.; Cleemput, K. V. (2007): Television Viewing and Obesity among Pre-School Children: The Role of Parents, in: Communications, 32 (4), 417–446.
Wabitsch, M. (2004): Kinder und Jugendliche mit Adipositas in Deutschland, in: Bundesgesundheitsblatt-Gesundheitsforschung-Gesundheitsschutz, 47 (3), 251–255.
Zimmer, R. (2002): Der Kindergarten als Setting der Gesundheitsförderung, in: Bundeszentrale für gesundheitliche Aufklärung (Hrsg.): „Früh übt sich...": Gesundheitsförderung im Kindergarten: Impulse, Aspekte und Praxismodelle, Köln: Eigenverlag, 46–55.

22. Prävention für die Generation 50+ am Beispiel des Typ-2-Diabetes

Peter Schwarz und Uta Schwarz

Der Typ-2-Diabetes, oft auch als Altersdiabetes bezeichnet, hat sich längst zu einer **Volkskrankheit** entwickelt. In Deutschland leben derzeit ca. sieben Millionen Diabetiker, bis zum Jahr 2010 wird es eine weitere Million Betroffener geben. Dabei erkranken längst nicht mehr nur ältere Menschen an einem Diabetes mellitus: Die Anzahl von Kindern und Jugendlichen unter 20 Jahren hat sich in den vergangenen zehn Jahren verdreifacht. Diese Verschiebung hin zu einem immer jüngeren Manifestationsalter zieht schwerwiegende medizinische, soziale und ökonomische Probleme nach sich. Die Ergebnisse internationaler Studien zeigen jedoch, dass sich der Typ-2-Diabetes durch eine **Intervention des Lebensstils** wirksam verhindern lässt. Auch in Deutschland wurden deshalb in den vergangenen Jahren qualitätskontrollierte Programme zur **Primärprävention** entwickelt und etabliert. Im vorliegenden Beitrag sollen zunächst die Grundzüge des nationalen Diabetespräventionsprogramms dargelegt werden. Anschließend wird am Beispiel des Bundeslandes Sachsen gezeigt, wie sich Diabetesprävention erfolgreich in der Praxis umsetzen lässt.

22.1 Notwendigkeit der Prävention

Der Typ-2-Diabetes zählt zu den Erkrankungen, die für den Betroffenen erhebliche Komplikationen mit sich bringen können. Ein Diabetes mellitus schränkt nicht nur die Lebensqualität erheblich ein, sondern schädigt langfristig auch Nerven- und Blutgefäße. In der Folge kommt es zu Durchblutungsstörungen in der Netzhaut des Auges, in den Nieren und den Füßen. Diabetes ist die häufigste Ursache für Erblindung bei 20- bis 65jährigen, kann zu chronischem Nierenversagen und diabetischen Füßen führen. Die Schäden an großen Blutgefäßen führen häufig zu Schlaganfall und Herzinfarkt, der Todesursache Nummer 1 in Deutschland. Neben diesen medizinischen Gegebenheiten sprechen soziale und ökonomische Gründe für eine frühzeitige präventive Intervention (vgl. Schwarz et al. 2006):

- **Die Zahl der Typ-2-Diabetiker steigt in Deutschland unvermindert an.** In Deutschland leben rund 6,5 Millionen Diabetiker, bis zum Jahr 2010 wird es eine Million zusätzliche Betroffene geben. Hinzu kommen geschätzte ein bis zwei Millionen nicht diagnostizierte Fälle. Hochrechnungen ergeben, dass fast jeder Zweite im Jahr 2000 Geborene an einem Diabetes mellitus erkranken wird, wenn wir unseren Lebensstil nicht grundlegend ändern (vgl. Schneider et al. 1994, Narayan et al. 2003).
- **Immer mehr junge Menschen leiden an Typ-2-Diabetes.** In den USA sind bereits 45 Prozent der neu diagnostizierten Diabetiker im Kindes- und Jugendalter (vgl. Fagot-Campagna et al. 2001). Auch in Deutschland ist ein solcher Trend zu beobachten.
- **Risikofaktoren für die Entwicklung des Typ-2-Diabetes haben zugenommen.** Ungesunde Ernährung, körperliche Inaktivität und Fettleibigkeit zählen zu den Risikofaktoren für die Entstehung eines Typ-2-Diabetes. In den letzten 20 Jahren wurde ein kontinuierlicher Anstieg des Auftretens von Adipositas verzeichnet (vgl. Haffner/Taegtmeyer 2003). Parallel dazu steigt die Anzahl der Typ-2-Diabetiker in Deutschland und den USA (vgl. Zimmet et al. 2001).
- **Bei Diagnosestellung haben viele Patienten bereits schwerwiegende (kardio-) vaskuläre Komplikationen.** Am Anfang der Diabeteserkrankung steht häufig ein 9 bis 15 Jahre dauerndes Intervall, in dem die Betroffenen keinerlei Symptome bemerken (vgl. Valensi et al. 2005). Der Leidensdruck der Patienten setzt oft erst sehr spät ein: „Diabetes tut ja nicht weh". Zum Zeitpunkt der Diagnose weisen daher viele neu diagnostizierte Diabetiker bereits schwere Begleitkomplikationen auf (vgl. UKPDS38 1998, UK Prospective Diabetes Study, UKPDS 1994).
- **Die Behandlung der Erkrankung und ihrer Begleitkomplikationen ist ausgesprochen kostenintensiv – direkt und indirekt.** Die steigende Zahl an Typ-2-Diabetikern ist mit immensen Kosten für das Gemeinwesen verbunden (vgl. Koster et al. 2006). So führt die weite Verbreitung der Erkrankung in Deutschland mittlerweile bereits zu einer 3,8 prozentigen Reduktion des Bruttosozialproduktes.

Eine erfolgreiche Prävention sowie verbesserte Behandlungsstrategien in einem frühen Erkrankungsstadium können helfen, die durch den Diabetes entstehenden psychosozialen und ökonomischen Belastungen zu verringern (vgl. ADA 2003). In Anbetracht der Diabetesepidemie und der fehlenden kurativen Behandlungsmöglichkeiten ist die Primärprävention des Diabetes für die Verhinderung der Erkrankung unerlässlich (vgl. Zimmet et al. 2003, Schwarz et al. 2007c).

22.2 Eckpunkte für die praktische Umsetzung eines nationalen Programms zur Diabetesprävention

Ziel eines nationalen Programms ist eine flächendeckende Umsetzung der **Lebensstil-Intervention** bei Personen mit einem Diabetesrisiko, wobei hohe Qualitätsstandards eingehalten werden sollen, ohne das Gesundheitsbudget zu stark zu belasten. Aus diesem primären Ziel abgeleitet, haben Partner aus Medizin, Psychologie, Pharmazie, Politik und Wirtschaft unter der Schirmherrschaft des *Nationalen Aktionsforums Diabetes mellitus* (NAFDM) ein **dreistufiges Konzept** für ein nationales Präventionsprogramm erarbeitet (vgl. Abbildung 22-1). In einem ersten Schritt gilt es, Personen mit einem erhöhten Diabetesrisiko zu **identifizieren**. In Schritt 2 sollen die betroffenen Personen mit zeitlich begrenzten Interventionen dazu motiviert werden, eine **Lebensstiländerung** hin zu mehr Bewegung und einer gesünderen Ernährung zu vollziehen. In einem dritten Schritt sollen schließlich Maßnahmen angeboten werden, die der **langfristigen Aufrechterhaltung** einer gesunden Lebensweise dienen (vgl. Schwarz/Hauner 2006).

Schritt 1: Risikoerkennung

Um Risikopersonen früh zu erkennen, soll der Risikofragebogen **FINDRISK** eingesetzt werden. Der FINDRISC (FINnish Diabetes RIsk Score, eingedeutscht FINDRISK - „Finde das Risiko") wurde am *Public Health Institute*, Helsinki, entwickelt. Die Befragten werden gebeten, Angaben zu Alter, Taillenumfang, körperlicher Aktivität, Ernährungsgewohnheiten, Auftreten von Diabetes in der Verwandtschaft, Blutdruckanamnese, erhöhte Blutzuckerwerte in der Anamnese und dem BMI zu machen. Die Punkteskala reicht von 0 bis 26 Punkten (höchstes Risiko). Bevor der FINDRISC bundesweit über Krankenkassen sowie andere im Gesundheitsbereich tätige Organisationen eingesetzt werden konnte, musste er in die deutsche Sprache übersetzt werden. Hierzu entwickelte die Dresdner Arbeitsgruppe in

Abbildung 22-1: Dreistufiges Konzept für ein nationales Präventionsprogramm

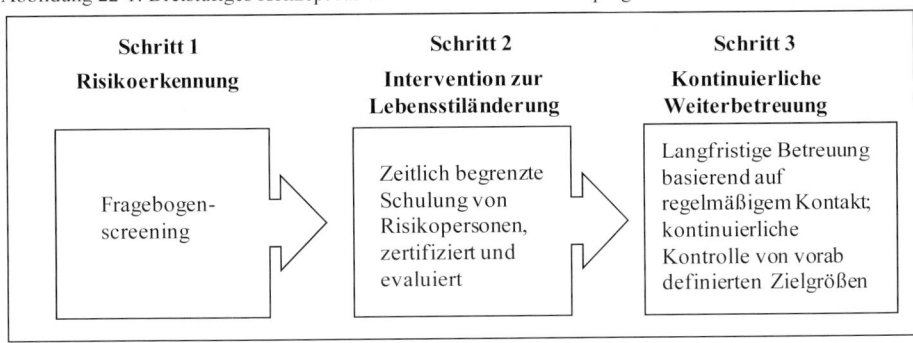

Abbildung 22-2: Zielsetzungen und Maßnahmen zur Risikoerkennung

Zielsetzung	Maßnahmen
Ansprache/ Kontaktaufnahme	• Abdruck des Fragebogens in den Massenmedien (z.B. Tageszeitung, Internet) und auf Produktverpackungen (z.B. Milch, Müsli), Verteilung bei Stadtfesten, Messen • Ansprache durch den Hausarzt/Betriebsarzt • Interesse und Teilnahmebereitschaft fördern: Konfrontation mit steigenden Erkrankungszahlen bei Typ-2-Diabetes
Risikobewertung (FINDRSIK)	• unter 10 Punkte: sehr geringes Risiko, an einem Diabetes zu erkranken → allgemeine Informationen • 10 bis 20 Punkte: erhöhtes Risiko für eine Diabeteserkrankung → Prävention notwendig • über 20 Punkte: stark erhöhtes Risiko, an Diabetes zu erkranken → Labordiagnostik notwendig
Weiterbetreuung	• Personen mit erhöhtem Risiko erhalten weitere Informationen und Termine für ein Interventionsprogramm

enger Kooperation mit den finnischen Forschern und der umfangreichen finanziellen Unterstützung durch die *Deutsche Diabetes Stiftung* (DDS) sowie dem *Industrieforum Diabetes*, eine deutsche Fragebogenversion und evaluierte diese in einer prospektiven Studie. Als Ergebnis liegt nun eine optimierte deutsche Version des FINDRISK (vgl. Abbildung 22-3) als Grundlage für den flächendeckenden Einsatz vor (vgl. Schuppenies et al. 2006).

Eine Risikoermittlung mittels Fragebogen erscheint aus mehreren Gründen praktikabel:

- Ein Fragebogenscreening kann **ohne großen Aufwand** in der hausärztlichen Praxis durchgeführt werden.
- Eine Risikoaussage ist **ohne Untersuchung von laborchemischen Daten** möglich, weshalb wesentlich geringere Kosten verursacht werden.
- Der Fragebogen liefert ein **ad-hoc Ergebnis** (Summenscore), das für den medizinischen Laien verständlich ist und somit bei erhöhtem Risiko Betroffenheit (Awareness) erzeugen kann, was einen wesentlichen Ausgangspunkt für die Entwicklung einer Veränderungsmotivation darstellt (vgl. Schwarz et al. 2007c).

Abbildung 22-2 fasst die wichtigsten Zielsetzungen für die Stufe der Risikoerkennung zusammen und legt dar, anhand welcher Maßnahmen diese Ziele erreicht werden sollen.

Die bisher mit Präventionsprogrammen gemachten Erfahrungen zeigen, dass dem **Hausarzt** im Hinblick auf die Risikoerkennung eine entscheidende Rolle zukommt. Maßnahmen zum **Risikoscreening** sollten deshalb primär im hausärztlichen Setting angesiedelt werden. Ein denkbares Modell hierbei wäre, dass in der hausärztlichen

Abbildung 22-3: FINDRISK-Fragebogen

1. Wie alt sind Sie?		Punkte	2. Wie hoch ist Ihr Body-Mass-Index?		Punkte
Unter 35 Jahren		❏ ___ 0	(Erläuterung des Body-Mass-Index und Berechnungsbeispiel – siehe unten)		
35 bis 44 Jahre		❏ ___ 1			
45 bis 54 Jahre		❏ ___ 2	Unter 25		❏ ___ 0
55 bis 64 Jahre		❏ ___ 3	25 bis 30		❏ ___ 1
Älter als 64 Jahre		❏ ___ 4	Höher als 30		❏ ___ 3
3. Welchen Taillenumfang messen Sie auf der Höhe des Nabels? (Wenn Sie kein Maßband zur Hand haben, verwenden Sie doch ein Stück Schnur und nehmen Sie ein Lineal zu Hilfe.)			4. Haben Sie täglich mindestens 30 Minuten körperliche Bewegung am Stück? (in der Arbeit z. B. Verkaufsregale befüllen, im Haushalt z. B. Fensterputzen, in der Freizeit z. B. Radfahren, flott Spazierengehen, etwas anstrengendere Gartenarbeiten ...)		
Frau	Mann				
unter 80 cm	unter 94 cm	❏ ___ 0	Ja		❏ ___ 0
80-88 cm	94-102 cm	❏ ___ 3	Nein		❏ ___ 2
über 88 cm	über 102 cm	❏ ___ 4			
5. Wie oft essen Sie Gemüse, Obst oder dunkles Brot (Roggen- oder Vollkornbrot)?			6. Bekamen Sie schon einmal Blutdruck senkende Medikamente verordnet?		
Jeden Tag		❏ ___ 0	Nein		❏ ___ 0
Nicht jeden Tag		❏ ___ 1	Ja		❏ ___ 2
7. Wurden bei Ihnen schon einmal bei einer ärztlichen Untersuchung zu hohe Blutzuckerwerte festgestellt? (z. B. während einer medizinischen Untersuchung, während einer Krankheit oder in einer Schwangerschaft)			8. Wurde bei Mitgliedern Ihrer Bluts-Verwandtschaft Diabetes festgestellt? (Bei dieser Frage sind insgesamt höchstens 5 Punkte möglich.)		
			Nein		❏ ___ 0
			Ja, bei den eigenen Eltern, Geschwistern, Kind		❏ ___ 5
Nein		❏ ___ 0	Ja, bei Großeltern, Tante, Onkel, Cousine, Cousin		❏ ___ 3
Ja		❏ ___ 5			

Praxis Informationsmaterial (inkl. Risikofragebogen, Informationen zum Programm) ausgelegt wird. Potentielle Risikopersonen könnten vom Praxispersonal auf das Informationsmaterial hingewiesen werden. Ermittelt der Patient im Fragebogentest ein erhöhtes Risiko, kann er sich mit beiliegenden Anmeldeunterlagen direkt für das Interventionsprogramm anmelden.

Schritt 2 und 3: Intervention zur Lebensstiländerung und kontinuierliche Weiterbetreuung

Personen, bei denen ein Diabetesrisiko diagnostiziert wurde, sollen in einem nächsten Schritt direkt in ein langfristig ausgerichtetes Präventionsprogramm eingebunden werden. Entsprechende Studien aus den USA und Finnland zeigen, dass durch eine konsequente Umstellung der **Ernährungs- und Bewegungsgewohnheiten** das Auftreten der Diabeteserkrankung vermieden oder zumindest verzögert werden kann.

Abbildung 22-4: Zielsetzungen und Maßnahmen zur kontinuierlichen Weiterbetreuung

Zielsetzung	Maßnahmen
Stabilisierung neuer Lebensgewohnheiten	• Regelmäßige Protokollierung erreichter Veränderungen • Vermittlung von Problemlösestrategien und Strategien zur Stressbewältigung • Aufbau sozialer Unterstützungs-möglichkeiten (z.B. Telefonhotline)
Langfristige Erhaltung neuer Lebensgewohnheiten	• Entwickeln von Langzeitzielen • Analyse auftretender Schwierigkeiten bei der Beibehaltung neuer Ernährungs- und Bewegungsgewohnheiten • Regelmäßiger Versand von Informationen per E-Mail oder SMS • Angebot von Scoringsystemen, um gesundheitsfördernde Aktivitäten zu unterstützen.
Qualitätskontrolle	• Regelmäßiges Monitoring und Qualitätskontrolle der Zielparameter (Blutdruck, Taillenumfang, BMI)

Die therapeutischen Maßnahmen, die im Rahmen des Präventionsprogrammes angeboten werden, sollten zunächst auf die Motivation und Lebensstilmodifikation (= Schritt 2, vgl. Abbildung 22-4) abzielen. Verschiedene Untersuchungen haben gezeigt, dass einmalige Interventionsmaßnahmen nicht geeignet sind, um langfristige Verhaltensänderungen herbeizuführen (vgl. Lindstrom et al. 2006). Aus diesem Grund sollten in Schritt 3 Maßnahmen ergriffen werden, die der **Stabilisierung und Erhaltung** des veränderten Lebensstils dienen (= Schritt 3, vgl. Abbildung 22-5). Für beide Schritte sollten jeweils mindestens sechs Monate eingeplant werden. Bei Gruppenangeboten sollte die Teilnehmerzahl 10 nicht übersteigen (vgl. Schwarz/ Hauner 2006).

Abbildung 22-5: Zusatzkomponenten und deren Zielsetzungen

Zusatzkomponenten	Zielsetzung
Versand eines monatlichen Newsletters und eines vierteljährlichen Journals	Newsletter und Journal sollen die Teilnehmer immer wieder an ihre Ziele erinnern. Auch ohne „eye to eye" – Kontakt sollen die Teilnehmer ermutigt werden, die in den Kursstunden erlernten Handlungsparameter umzusetzen.
Telefonkontakte	Auf Wunsch ruft der zuständige Präventionsmanager auch zwischen den Kursterminen an. Den Teilnehmern soll so das Gefühl vermittelt werden, das ihnen bei im Alltag auftretenden Problemen immer ein kompetenter Ansprechpartner zur Seite steht.
Erfassung medizinischer Parameter	Zu Beginn, in der Mitte und am Ende des Programmes werden Parameter wie Blutdruck, Bauchumfang, Gewicht erhoben und ausgewertet.

22.3 Pilotprojekt „Prävention des Diabetes mellitus Typ 2" in Sachsen

Im Jahr 2007 wurde in Sachsen das Pilotprojekt „Prävention des Diabetes mellitus Typ 2" ins Leben gerufen (vgl. Schwarz et al. 2007b) und bis heute weiterentwickelt. Diverse Unwägbarkeiten, überraschende als auch motivierende Ergebnisse und eine gute Portion an Enthusiasmus haben aus einem Pilotprojekt ein gut etabliertes, strukturiertes Präventionsprogramm entstehen lassen.

Problemstellung

Die Aufgabenstellung für das Sächsische Präventionsprojekt war vielfältig und von diversen Rahmenbedingungen geprägt. So sollte eine Struktur geschaffen werden, mit der eine möglichst breite Bevölkerungsschicht auf ein Diabetesrisiko hin getestet werden kann (vgl. Schwarz et al. 2007c). Danach mussten die identifizierten Risikopersonen möglichst umfassend zum Risiko, den möglichen Präventionsangeboten inklusive Kosten informiert und zugleich dazu motiviert werden, aktiv an der persönlichen Lebensstiländerung zu arbeiten. Die längerfristige Betreuung der Risikopersonen innerhalb eines ganzen Bundeslandes, sowie die effektive Erfassung von medizinischen Parametern zur Qualitätskontrolle und die adäquate Kommunikation der Interventionsleiter untereinander, stellten weitere Herausforderungen dar. Schlussendlich sollten noch Daten bzgl. Kosten, Personal- und Equipmentbedarf erhoben werden, um für eine spätere Ausweitung des Programms auch in diesem Punkt aussagekräftig zu sein (vgl. Schwarz et al. 2007a).

Ausgestaltung des Programmes

Um die im nationalen Programm zur Prävention des Diabetes (vgl. Abschnitt 22.2) definierten Ziele umzusetzen, bedarf es des Einsatzes von aufeinander abgestimmten Maketing-Maßnahmen. Im Folgenden soll dargelegt werden, wie der Marketing-Mix (Kommunikationspolitik, Produktpolitik, Distributionspolitik, Preispolitik) eingesetzt wurde, um die oben beschriebene Problemstellung zu lösen.

Kommunikationspolitik

Im Bereich der Kommunikationspolitik mussten Wege gefunden werden, um bei der sächsischen Bevölkerung **Bewusstsein** für die Themen Diabetes und Diabetesprävention zu schaffen. Darüberhinaus sollte der FINDRISK als Instrument zur **Risikoermittlung** sachsenweit bekannt gemacht werden. Personen bei denen der

Test ein erhöhtes Diabetesrisiko ergeben hat, sollten schließlich dazu ermutigt werden, an dem sachsenweiten Präventionsprogramm teilzunehmen.

Bis heute wurde der FINDRISK in Sachsen über zwei Millionen Mal abgedruckt. Dabei wurden beispielsweise die Mitgliederzeitschriften der Krankenkassen, Publikationen der Apotheken und Gesundheitsseiten diverser Tageszeitungen verwendet. Aber auch Faltblätter zur Auslage in Arztpraxen und anderen Gesundheitseinrichtungen, sowie betreute Ausfüllaktionen bei Verbrauchermessen wurden zur Streuung des Fragebogens herangezogen. Die **Rücklaufquote** nach dem Ausfüllen des Risikotests lag anfänglich bei lediglich einem Prozent. Maßgeblich hierfür war, dass die Auswertung des Tests auf dem FINDRISK-Bogen abgedruckt war und die ausfüllenden Personen auch bei einem erhöhten Risiko das Thema nicht weiter verfolgten. Diese Erkenntnis führte zu der Entscheidung, die Ergebnisauswertung nicht auf den Fragebogen abzudrucken. Stattdessen wurde eine Servicenummer des *TUMAIN-Instituts* auf den Fragebögen abgedruckt, unter der interessierte Personen ihr Ergebnis erfahren und zugleich über die Ziele und Inhalte eines Präventionsprogramms informiert werden konnten. Die Rücklaufquote stieg dadurch auf 27 Prozent.

Produktpolitik

Das sächsische Präventionsprogramm setzt sich aus einer zeitlich befristeten Kernintervention und einer langfristigen Weiterbetreuung von Risikopersonen zusammen. Als Grundlage für die Gestaltung der Maßnahmen zur **Kernintervention** entschied man sich für das evaluierte und strukturierte Diabetespräventionsmanual PRAEDIAS (vgl. Hermanns/Gorges 2007). Die darin beschriebenen Themen (z.B.

Abbildung 22-6: Beispiel für ein Aktivtreffen

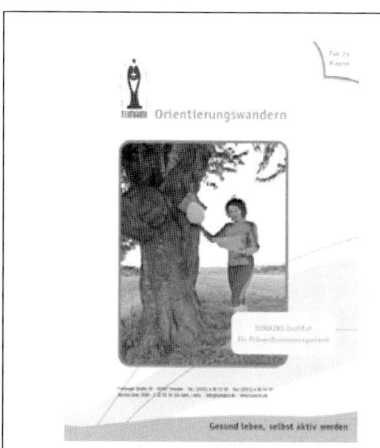

Beim **Orientierungswandern** verteilen die Präventionsmanager in einem Wald an vier Stationen Kochrezepte und Anleitungsblätter für Gymnastikübungen. Die Teilnehmer sollen die Schnitzeljagd möglichst flott absolvieren und sich dann wieder am Ausgangspunkt treffen. Dort erwartet sie ein kleines Picknick, bei dem die Rezeptvorschläge aus der Schnitzeljagd probiert werden können.

Diese Art der Umsetzung der Ziele „mehr Bewegung" und „gesündere Ernährung" wurde von allen Teilnehmern gut angenommen und verstärkt gewünscht.

gesunde Ernährung, Bewegung, Motivationshilfen) werden den Teilnehmern des Programms durch ausgebildete Präventionsmanager in zehn Kurseinheiten von jeweils 60 Minuten vermittelt und durch einige Zusatzkomponenten erweitert (vgl. Abbildung 22-5). Die gesamte Kernintervention erstreckt sich mit den Zusatzkomponenten über einen Zeitraum von drei bis vier Monaten.

An die Kernintervention schließt sich nahtlos eine **einjährige Weiterbetreuung** an. Diese besteht aus vier Gruppensitzungen von je 90 Minuten, einem Aktivtreffen Bewegung und einem Aktivtreffen Ernährung sowie den Zusatzkomponenten aus der Kernintervention. Ziel der Gruppensitzungen ist es, die Teilnehmer zur langfristigen Lebensstiländerung zu motivieren und Hilfen zur Stabilisierung erlangter Erfolge zu geben. Außerdem werden Fragen und Probleme der Teilnehmer erörtert und gemeinsam Lösungsvorschläge erarbeitet. Zwischen den Gruppensitzungen finden die **Aktivtreffen** statt, bei denen der gesellige Charakter zur Aufrechterhaltung der Gruppendynamik im Vordergrund steht. Ein Beispiel für ein solches Aktivtreffen zeigt Abbildung 22-6.

Wesentlicher Bestandteil des Programmes ist schließlich, dass kontinuierlich die **Qualität** der Intervention gemessen wird. Dazu werden Messparameter wie Gewicht, Bauchumfang, Blutzuckerwert und Blutdruck erhoben und in einer Datenbank verwaltet. Durch vorgefertigte Abfrageszenarien kann der Präventionsmanager

Abbildung 22-7: Onlineauswertung der Erfolgsparameter

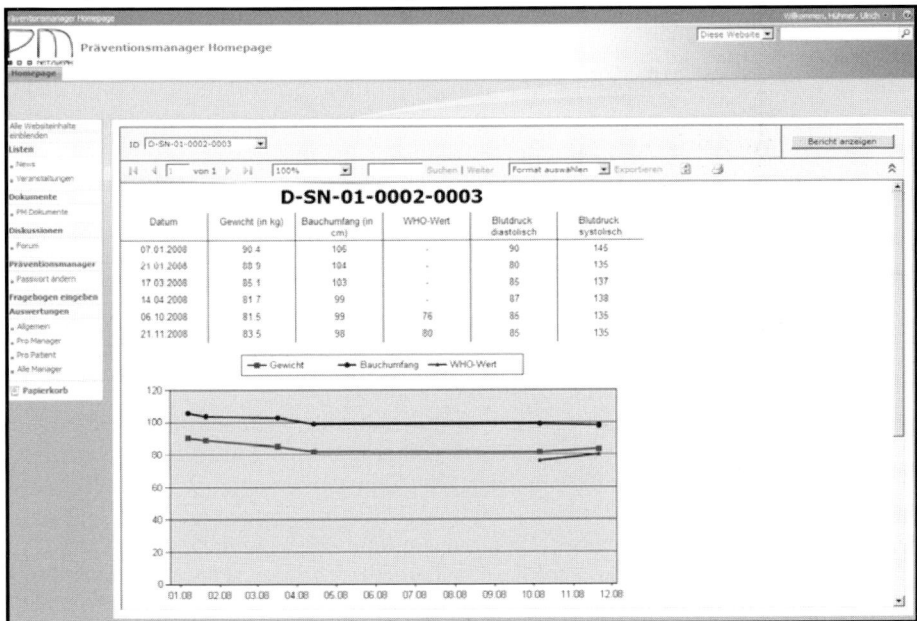

für jeden Teilnehmer ein tabellarisches und ein graphisches Auswertungsblatt abrufen (vgl. Abbildung 22-7). So können die Ergebnisse mit der Risikoperson besprochen und frühzeitig Erfolgserlebnisse geschaffen werden. Aber auch Misserfolge bzw. gesundheitliche Veränderungen können schnell erkannt und adäquat darauf reagiert werden. Anhand einer anonymisierten Auswertung der Teilnehmerdaten lässt sich zudem nachvollziehen, wie gut die eingesetzten Mittel verwendet werden und wie erfolgreich die Arbeit der Präventionsmanager verläuft.

Um bei den Messungen möglichst vergleichbare Ergebnisse zu erhalten, mussten **Standards** für die Geräte, aber auch für die Durchführung erstellt werden. Die bundeslandweite Umsetzung mit vielen Akteuren und zahlreichen Betreuungskomponenten machte es notwendig, ein Präventionsmanager-Handbuch zu schaffen, dass neben der Qualitätssicherung auch die Themen Organisation, wissenschaftliche Hintergrundinformationen, praktische Beratungstools, PR-Unterstützung, Verträge und Formulare enthält. So konnte neuen Präventionsmanagern ein praxisorientierter Leitfaden an die Hand gegeben und eine einheitliche Prozessstruktur im Projekt sichergestellt werden. In der Zwischenzeit wurde das Handbuch bereits einmal erweitert bzw. modifiziert.

Distributionspolitik

Die beschriebenen Präventionskurse werden sachsenweit in allen Orten mit mehr als 10.000 Einwohnern angeboten, so dass auch für Interessenten aus ländlichen Gebieten die Möglichkeit besteht, die Kursangebote wahrzunehmen. In allen Kursen werden die Teilnehmer von ausgebildeten Fachkräften, den sogenannten **Präventionsmanagern**, betreut. Unterschiedliche Untersuchungen haben gezeigt, dass die Bereitschaft der Patienten, an dem Präventionsprogramm teilzunehmen, deutlich steigt, wenn ein enger persönlicher Kontakt zum zuständigen Präventionsmanager besteht. Im Sächsischen Präventionsprojekt übernahm der persönliche Präventionsmanager sofort nach der Versendung der Infomappe die Initiative und lud den Interessenten telefonisch zum Informationsabend an den Kursort ein. Wenn der Eingeladene nicht zum Termin erschien, so rief der Präventionsmanager nochmals an, um einen weiteren Termin oder auch eine Einzelkonsultation anzubieten. Ziel dieser ungewöhnlichen Aktionen war es, den Impuls des Interessenten, sich bei der Serviceline zu melden, am Leben zu erhalten und so die Risikoperson, auch gegen menschliche Widerstände, zur Lebensstiländerung zu motivieren.

In Sachsen wurden bereits 2006 Präventionsmanager für eine Studie zur Diabetesprävention ausgebildet. Dabei wurde auf Personen zurückgegriffen, die mindestens die im Leitfaden Prävention „Gemeinsame und einheitliche Handlungsfelder und Kriterien der Spitzenverbände der Krankenkassen, zur Umsetzung von §§ 20 und 20a SGB V vom 21. Juni 2000, in der Fassung vom 2. Juni 2008" genannte Anbieterqualifikation besaßen. Dadurch wurde sichergestellt, dass bei der Abrechnung mit den Krankenkassen keine Irritationen auftraten. Diese Personen wurden für das Sächsische Präventionsprojekt aktiviert und in einem Sächsischen **Prä-**

ventionsmanagernetzwerk (PM-Netz), dessen Einrichtung durch den Freistaat Sachsen finanziell unterstützt wurde, zusammengefasst. Das PM-Netz existiert als Online-Plattform mit einem Intranet, das neben einer Sharepoint-Lösung auch eine SQL-Datenbank beherbergt und auch als reelles Netzwerk, das sich in größeren Abständen trifft aufweist. Dadurch wurde sichergestellt, dass sachsenweit Kurse angeboten werden können, alle Kursleiter auch einheitlich agieren, es keine Preisunterschiede gibt und dass durch den Netzwerkgedanken normale Abgrenzungsversuche zwischen Unternehmern etwas abgemildert werden und dadurch die Risikoperson und deren Betreuung in den Vordergrund rücken.

Preispolitik

Erfahrungswerte in Sachsen zeigen, dass Teilnehmer für einen zehnstündigen Gruppenkurs im Mittel maximal 110 Euro ausgeben wollen, wobei aber mit der Rückerstattung von mindestens 70 Euro durch die Krankenkasse gerechnet wird. Das heißt, pro Kursstunde liegt der Eigenanteil bei 4 Euro/Teilnehmer. Für die spätere kontinuierliche Weiterbetreuung, die über ein ganzes Jahr hinweg läuft, reduzierte sich die finanzielle Bereitschaft auf unter 2,50 Euro/Teilnehmer und Kurseinheit. Dass es natürlich Interessenten gibt, die aus dem Kurs lieber in eine Einzelbetreuung gehen und dafür Stundensätze zwischen 40 Euro und 80 Euro bezahlen würden als auch Risikopersonen, für die 4 Euro/Stunde eine unüberwindbare Hürde darstellen, ist selbstverständlich. Speziell die Gruppe der sozial Benachteiligten (ALG 2-Empfänger, unter Umständen Rentner und Alleinerziehende oder Mitarbeiter aus dem Niedriglohnsektor) sind so gut wie überhaupt nicht im Sächsischen Präventionsprojekt anzutreffen. Mitte 2008 wurde in der Stadt Dresden mit Unterstützung der städtischen Qualifizierungsgesellschaft deshalb ein Pilotprojekt speziell für diese Bevölkerungsgruppe ins Leben gerufen.

22.4 Fazit

Angesichts der rasanten Diabetes- und Herz-Kreislauf-„Epidemie" müssen die Weichen gestellt werden, um über eine Forcierung der primären, sekundären und tertiären Diabetes-Prävention schrittweise zu einem Präventionsprogramm zu gelangen, welches in verschiedenen Lebenswelten qualitätskontrolliert umgesetzt werden kann. Die Etablierung eines solchen Programmes erfordert ein langfristig angelegtes, zielorientiertes Zusammenwirken von Institutionen innerhalb und außerhalb des Gesundheitswesens. Gelingt die Umsetzung könnten sowohl die Prävention des Diabetes als auch von kardiovaskulären Erkrankungen erfolgreich realisiert werden. Von entscheidender Bedeutung wird sein, wie erfolgreich und wie langfristig stabil die Risikopersonen motiviert werden können, die Lebensstiländerung umzusetzen. Das Sächsische Präventionsprojekt zeigt, dass eine strukturierte Intervention bundeslandweit umgesetzt werden kann. Die im Projekt entwickelten Strukturen, Tools und Handreichungen sind geeignet, auch in anderen Bundesländern für derartige Interventionsprogramme schnell und kostengünstig eingeführt zu werden. Wichtig ist es, dass es einen verantwortlichen „Regionalknoten" gibt, der das Konzept konsequent umsetzt. Akteure die dann mitwirken und das Projekt mit Leben füllen sind überall vorhanden und warten förmlich nur darauf dass „EINER" anfängt.

Literatur

ADA (2003): Within-Trial Cost-Effectiveness of Lifestyle Intervention or Metformin for the Primary Prevention of Type 2 Diabetes, in: Diabetes Care, 26 (9), 2518-2523.

Fagot-Campagna, A; Narayan K. M.; Imperatore, G (2001): Type 2 Diabetes in Children, in: BMJ, 322 (7283), 377-378.

Haffner, S.; Taegtmeyer, H. (2003): Epidemic Obesity and the Metabolic Syndrome, in: Circulation, 108 (13), 1541-1545.

Hermanns, N.; Gorges, D. (2007): Primäre Diabetesprävention - PRAEDIAS – ein neues Schulungs- und Behandlungsprogramm, in: Diabetes aktuell, 5 (2), 54-63.

Koster, I.; Hauner, H.; von Ferber, L. (2006): Heterogeneity of Costs of Diabetic Patients, in: Deutsche Medizinische Wochenschrift, 131 (15), 804-810.

Lindstrom, J.; Ilanne-Parikka, P.; Peltonen, M. (2006): Sustained Reduction in the Incidence of Type 2 Diabetes by Lifestyle Intervention: Follow-up of the Finnish Diabetes Prevention Study, in: Lancet, 11, 368 (9548), 1673-1679.

Narayan, K. M.; Boyle, J. P.; Thompson, T. J.; Sorensen, S. W.; Williamson, D. F. (2003): Lifetime Risk for Diabetes Mellitus in the United States, in: Journal of the American Medical Association, 290 (14), 1884-1890.

Schneider, H.; Lischinski, M.; Jutzi, E. (1994): Prognosis of Diabetic Patients in Northeast Germany, in: Zeitschrift für ärztliche Fortbildung, 88 (11), 925-930.

Schuppenies, A.; Jacobey, H.; Bornstein, S.; Schwarz, P. E. H. (2006): FINDRISK: Development of a Questionnaire to Estimate the Risk of Diabetes, in: Ernährungs-Umschau, 53 (10), 386.

Schwarz, P. E. H.; Eberhard, C.; Pichler, J.; Bornstein, S.R.; Schulze, J. (2007a): Prävention des Diabetes mellitus: Sächsisches Gesundheitsziel wird in der Versorgung umgesetzt, in: Sächsisches Ärzteblatt, 15 (5), 217-221.

Schwarz, P. E. H.; Gruhl, U.; Hoffmann, R. (2007b): Erste Schritte auf dem Weg zu einer "Nationalen Präventionsstrategie Diabetes mellitus Typ 2", in: Diabetes, Stoffwechsel und Herz, 16 (5), 349-355.

Schwarz, P. E. H.; Hauner, H. (2006): Leitfaden Prävention Diabetes mellitus Typ 2, München: Nationales Aktionsforum Diabetes mellitus (NAFDM) 2006.

Schwarz, P. E. H.; Schwarz, J.; Bornstein, S. R.; Schulze, J. (2006): Diabetes Prevention: From Physiology to Implementation, in: Hormone and Metabolic Research, 38 (7), 460-464.

Schwarz, P. E. H.; Schwarz, J.; Schuppenies, A.; Bornstein, S. R.; Schulze, J. (2007c): Development of a Diabetes Prevention Management Program for Clinical Practice, in: Public Health Reports, 122 (2), 258-263.

UK Prospective Diabetes Study (UKPDS) (1994): Biochemical Risk Factors in Type 2 Diabetic Patients at Diagnosis Compared with Age-Matched Normal Subjects, in: Diabetic Medicine, 11 (6), 534-544.

UKPDS 38 (1998): Tight Blood Pressure Control and Risk of Macrovascular and Microvascular Complications in Type 2 Diabetes: UKPDS 38, UK Prospective Diabetes Study Group [see comments], in: BMJ, 317 (7160), 703-713.

Valensi, P.; Schwarz, P. E. H.; Hall, M.; Felton, A. M.; Maldonato, A.; Mathieu, C. (2005): Pre-Diabetes Essential Action: A European Perspective, in: Diabetes Metab, 31 (6), 606-620.

Zimmet, P.; Alberti, K. G.; Shaw, J. (2001): Global and Societal Implications of the Diabetes Epidemic, in: Nature, 414 (6865), 782-787.

Zimmet, P.; Shaw, J.; Alberti, K. G. (2003): Preventing Type 2 Diabetes and the Dysmetabolic Syndrome in the Real World: A Realistic View, in: Diabetic Medicine, 20 (9), 693-702.

23. „Deutschland bewegt sich!" oder wie eine Präventionsidee ganz Deutschland bewegt

BARMER Abteilung Marketing

„Die *BARMER* ist der Wegbereiter einer neuen Präventionsbewegung." Mit diesen Worten eröffnete Bundessozialministerin Ulla Schmidt den Fototermin in Berlin am 8. April 2003 zum Auftakt der Gesundheitsinitiative „Deutschland bewegt sich!". Damals noch in den Kinderschuhen, hat sich die Gesundheitsinitiative von *BARMER*, *BILD am SONNTAG* und *ZDF* längst zu einem erfolgreichen Zugpferd für die Verwirklichung einer Idee entwickelt: Menschen zu mobilisieren, etwas für sich und ihre Gesundheit zu tun. Längst war klar, dass Muskel- und Skeletterkrankungen die hauptsächlichen Arbeitsunfähigkeitsfälle ausmachen. Und „vorbeugen ist besser als heilen" war bereits zum geflügelten Wort geworden. Auf höchster gesundheitspolitischer Ebene wurde zu Beginn dieses Jahrtausends nach Möglichkeiten gesucht, die Gesundheit der Bevölkerung allgemein zu verbessern. Vor diesem Hintergrund steckte sich die *BARMER* nahezu zeitgleich das Ziel, auf den Trend **Körperliche Bewegung** zu setzen und übernahm damit eine Vorreiterrolle in Sachen Prävention. Mit der Gesundheitsinitiative „Deutschland bewegt sich!" belegt die *BARMER* seitdem ein äußerst relevantes Thema auf dem Gesundheitssektor: „Bewegung" der bundesdeutschen Bevölkerung zugänglich zu machen, auszuprobieren und dauerhaft zu betreiben. Insbesondere für ihre Versicherten hält die *BARMER* vielfältige **Ernährungs-, Bewegungs- und Entspannungsangebote** bereit, trägt diese allerdings auch medial wie politisch offensiv nach außen.

23.1 Gesundheitspolitische Relevanz

Gesundheit ist das Fundament für ein glückliches und erfülltes Leben, ist der Garant für Leistungsfähigkeit, Erfolg und Wohlergehen. Und Gesundheit fällt einem nicht so leicht in den Schoß. Man muss schon etwas dafür tun. Zum Gesundbleiben gehört auch die Erkenntnis, dass Krankheiten – selbst wenn sie einen scheinbar aus heiterem Himmel treffen – eine Entstehungsgeschichte haben. Denn am Ende sind sie vielfach nur das beinahe zwangsläufige Ergebnis ungesunder Lebens- und Verhaltensweisen. **Bewegungsmangel** ist ein Risikofaktor für eine ganze Reihe von Erkrankungen (z.B. Übergewicht, Angstzustände, Diabetes, bestimmte Krebserkrankungen, Probleme mit Bluthochdruck, Depression, Herz-/Kreislauf) und damit zugleich eines der wichtigsten Handlungsfelder von „Deutschland bewegt sich!". Volkswirtschaftlich gesehen führt der Mangel an Bewegung (vgl. Abbildung 23-1) und gesunder Lebensweise zu Produktionsausfällen von jährlich ca. 40 Milliarden Euro und bundesweit über 440 Millionen Krankheitstagen.

Nach einer Schätzung der *Bundesanstalt für Arbeitsschutz und Arbeitsmedizin* aus dem Jahr 2004 führt die veränderte Altersstruktur in Unternehmen (längere Lebensarbeitszeit), das abnehmende sportliche Engagement im zunehmenden Alter und die steigende Belastung durch Stress – beruflich und privat – dazu, dass nachhaltig gesamtheitliche Präventionskonzepte immer bedeutsamer werden

Nicht zuletzt die Einstellung von Kindern und Jugendlichen zum Thema Bewegung muss grundlegend und möglichst früh durch den Präventionsgedanken positiv beeinflusst werden: 15 Prozent der deutschen Kinder und Jugendlichen von 3 bis 17 Jahre sind übergewichtig, ca. 1,9 Millionen – durch Bewegungsmangel und ungesunde Ernährung. Nur 50 Prozent der Kinder sind in Sportvereinen aktiv. Das ist das Ergebnis der *Kiggs-Studie* des *Robert Koch-Instituts* aus dem Jahr 2006. Dabei sind die Deutschen gesundheitsfördernden Aktivitäten mehr als aufgeschlossen. Im Jahre 2002 befürworten bereits 96 Prozent der Deutschen die Prävention von Krankheiten (vgl. Abbildung 23-2). Ebenfalls hat die Gesundheitsförderung auch auf dem gesellschaftspolitischen Terrain mittlerweile eine derart hohe Bedeutung erlangt, dass sie sich als Leitbild und vierte Säule im Gesundheitswesen neben der therapeutischen, rehabilitativen und pflegerischen Versorgung etabliert. Kaum woanders lassen sich bei der Veränderung von Verhalten so viele positive Effekte erzielen:

Abbildung 23-1: Mangelnde körperliche Aktivität der Deutschen

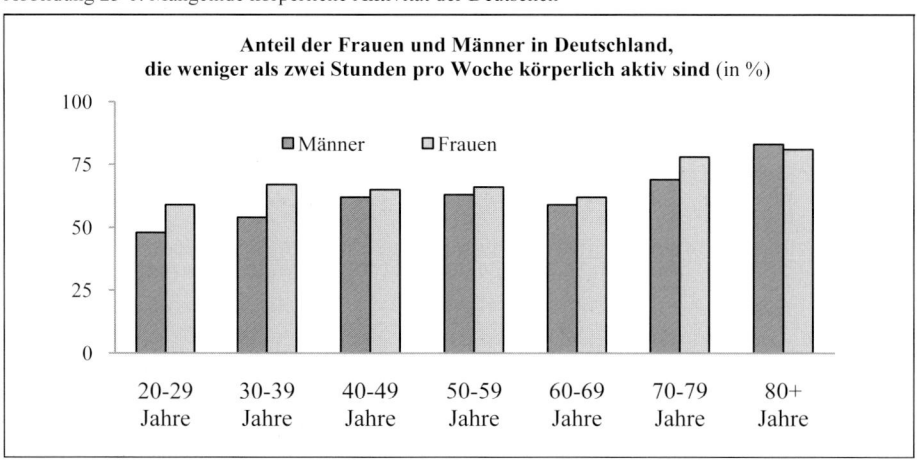

- Laut einer *Bertelsmann*-Studie wären 90 Prozent der Erkrankungen durch ausdauerorientierte Bewegung und gesunde Ernährung vermeidbar.
- Die Deutschen könnten fünf bis zehn Jahre länger gesund bleiben, wenn sie sich mehr bewegten bzw. gesünder ernährten, steht im Weltgesundheitsbericht.
- 25 bis 30 Prozent der gezielten Gesundheitsausgaben könnten, gemäß des Sachverständigenrats im Gesundheitswesen, durch gezielte Prävention eingespart werden.

Diese Erkenntnis hat auch den Gesetzgeber davon überzeugt, den Handlungsspielraum für die Krankenkassen im Bereich der Primärprävention erheblich zu erweitern. Ein klares Handlungsfeld für die *BARMER*. Das Ziel: Den Gesundheitszustand der Versicherten insgesamt zu verbessern und die Angebote zur Primärprävention grundsätzlich allen Versicherten zu eröffnen.

„Prävention weist den Menschen den Weg zu mehr Lebensqualität, zu einem gesünderen, besseren, längeren Leben. Dahin soll sich ganz Deutschland bewegen, deshalb haben wir diese Aktion ins Leben gerufen." so *Dr. Eckart Fiedler*, damaliger Vorstandsvorsitzender der *BARMER*, auf dem Pressetermin am 8. April 2003 in Berlin. Seither arbeitet die *BARMER* intensiv daran, den Anteil gesundheitlicher Risiken zu reduzieren, anstatt dadurch entstandene Erkrankungen kostenintensiv zu kurieren. Hierzu bietet sie nicht nur Broschüren oder Leistungen an, mehr noch: Sie ruft Initiativen ins Leben, die alle Maßnahmen bündeln, um die besondere Bedeutung des Themas hervorzuheben.

Mit „Prävention AKTIV" legte die *BARMER* 2002 den Grundstein, an das Gesundheitsbewusstsein bei Millionen Menschen zu appellieren. Vorausgegangen war dieser Zielsetzung eine Forsa-Umfrage, die am 1. Oktober 2002 von der *BARMER* in Auftrag gegeben wurde. Die Ergebnisse der Befragung sind in Abbildung 23-2 zu sehen.

Hieraus resultierten anschließend über 100 hochwertige Präventionsangebote sowie attraktive Programme, die hilfreiche Informationen zu Gesundheitsvorsorge, Fitness und Gesunderhaltung darstellen.

Abbildung 23-2: Umfrage zur Gesundheitsvorsorge

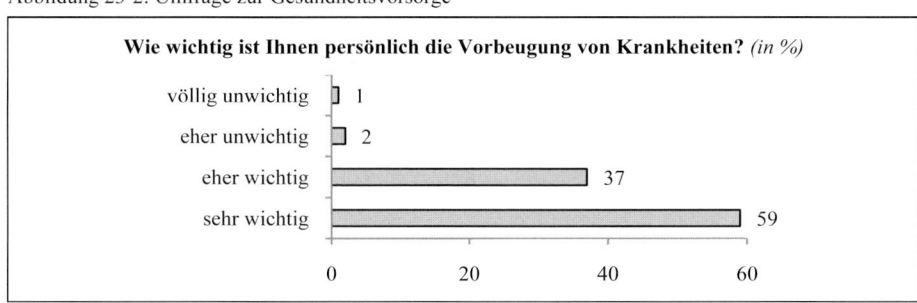

23.2 Die Geburtsstunde von „Deutschland bewegt sich!"

Die Präventionsinitiative der *BARMER* benötigte eine Aktionsplattform, um aus einem eher theoretischen Ansatz eine sprichwörtliche **Bewegungs-Bewegung** werden zu lassen. Aus dieser Motivation heraus wurde die Gesundheitsinitiative „Deutschland bewegt sich!" ins Leben gerufen. Sie stellt die Mobilisierung und das Mitmachen der Menschen in den Mittelpunkt. Denn Sport, Bewegung und Aktivität sind als ein effektives Heilmittel etabliert und darüber hinaus positiv bei der Bevölkerung belegt. „Deutschland bewegt sich!" geht über die reine körperliche Ertüchtigung und Fortbewegung hinaus und bedeutet eigene Lebensstile kritisch zu überdenken und die persönliche Gesundheit aktiv sowie verantwortungsvoll mitzugestalten. Auch eine gesunde und ausgewogene Ernährung, die Reduzierung oder der Verzicht auf Tabak und der bessere Umgang mit Stresssituationen sind dabei der Schlüssel zum Erfolg. Die Gesundheitsinitiative von *BARMER* sowie den Mitinitiatoren *BILD am SONNTAG* und *ZDF* hat eine ehrgeizige Zielrichtung. Es geht darum, eine Mobilisierung der Bevölkerung zu erreichen, die sich am Vorbild der Aktion „Trimm Dich!" aus den 70er Jahren orientiert. „Deutschland bewegt sich!" will die Deutschen fit für die Zukunft machen. Die große Herausforderung ist dabei, den Sportgeist von „Trimm dich!" wieder aufleben zu lassen und ein Millionenpublikum zu sportlichen Aktivitäten zu animieren. Die deutsche Bevölkerung ist seit Turnvater Jahn's Zeiten mit der Bewegung und der Gesunderhaltung des Körpers groß geworden. Turn- und Sportvereine stehen in einer langen Tradition, aber auch das Interesse am Rande des Spielfeldes ist durch die Entwicklung der öffentlichen Medienangebote (z.B. der *Sportschau*) stetig gewachsen und verwurzelt. Die *BARMER* hat es sich zum Ziel gemacht, die große Zahl der passiv „Aktiven" mehr und mehr für eine bewegtere Lebensführung zu begeistern.

23.3 Gründe für „Deutschland bewegt sich!" – aus Sicht der *BARMER*, einer gesetzlichen Krankenkasse

Wenn es darum geht, die demographische Herausforderung der Zukunft zu meistern und die Lebensqualität zu verbessern, spielen Bewegung, Fitness und ausgewogene Ernährung eine entscheidende Rolle. Dies kann nur gelingen, wenn durchgängige Konzepte und durchdringende Aktionen entwickelt werden, die die Menschen ansprechen und es ihnen ermöglichen, ihren Lebensstil individuell zu verändern. Die Module von „Deutschland bewegt sich!" decken diese Felder ab und stellen dabei das adäquate Handlungsinstrument dar, denn ausdauerorientierte Bewegung und gesunde Ernährung...

- lassen Blutdruck, Blutzucker und Blutfettwerte sinken,
- stärken das Immunsystem,
- mildern Angstzustände und Depressionen,
- reduzieren Herzinfarkt-Risiko um 70 Prozent,
- senken das Risiko von Typ 2 Diabetes Mellitus und Darmkrebs,
- steigern das allgemeine Wohlbefinden und
- verzögern den biologischen Alterungsprozess.

Mit der Gesundheitsinitiative nimmt die *BARMER* zwei Aufgaben wahr: Den gesetzlichen Auftrag zu Aufklärung, Beratung und Prävention im Sinne des SGB sowie eine gesellschaftspolitische Mitgestaltung. Die Kunden der *BARMER* profitieren mehrfach: Im Rahmen der mannigfaltigen „Deutschland bewegt sich!" Mitmachangebote erleben sie aktive selbst gelebte Prävention, werden motiviert und verantwortungsbewusster. Dieses Erleben schafft sowohl Aufmerksamkeit wie positive Emotionen und führt über die Kundenbegeisterung zur Stärkung der Loyalität des Kunden zum Unternehmen. Eine enge emotionale Beziehung zur *BARMER* ist die Folge – ein „Wir-Gefühl" entsteht. Der Themenkomplex „gesundheitsbewusstes Verhalten" wird durch die „Deutschland bewegt sich!" Veranstaltungen vor Ort zum Selbstgänger und löst die gewünschte Prozesskette „mehr Aktivität, mehr Bewegung und gesündere Ernährung in mein Leben integrieren für meine Gesundheit" aus. Der Mensch, respektive der Besucher, die Teilnehmerin, steht bei „Deutschland bewegt sich!" im Mittelpunkt des persönlichen Handelns. Sympathisch und vertrauensvoll ist die *BARMER* in Sachen Gesundheit erlebbar und bietet die Möglichkeit eines individuellen und zwanglosen Kontaktes in angenehmer Atmosphäre.

23.4 Externe Kommunikationsplattformen für „Deutschland bewegt sich!"

Das Logo

Eigens für diese Initiative ist ein Logo entwickelt worden. Dieses Logo bündelt alle geplanten Maßnahmen und attraktiven Aktionen mit konkretem Gesundheits-, Sport- und Bewegungsbezug, die unterjährig stattfinden und sorgt für einen hohen Wiedererkennungswert in der Öffentlichkeit. Die zwei Figuren symbolisieren Aktivität, Bewegung und ein Bewusstsein für Gesundheit und Ernährung von nahezu allen Altersklassen (vgl. Abbildung 23-3). Das Logo ist Leitsymbol der Breitenkommunikation für die gemeinsame Gesundheitsinitiative „Deutschland bewegt

Abbildung 23-3: Logo der Kampagne „Deutschland bewegt sich!"

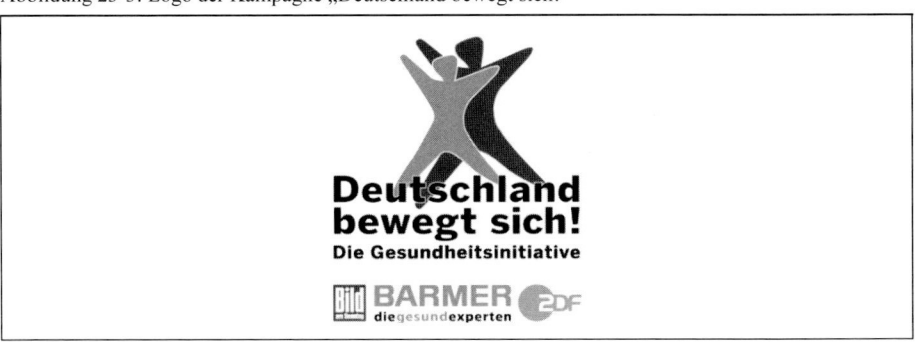

sich!", die über verschiedene Wege sichergestellt wird. Hier besteht eine klare Aufgabenverteilung der Initiativ-Partner.

BARMER

Als Impulsgeber von „Deutschland bewegt sich!" kommt der *BARMER* eine verantwortungsvolle Aufgabe zu. Sie fungiert als zentrale **Kompetenz- und Organisationsstelle**, bei der sämtliche Fäden der Kooperationen zusammenlaufen. Daneben leisten die rund 1000 *BARMER*-Geschäftsstellen und ca. sieben Millionen Versicherten eine breitenwirksame Öffentlichkeitsarbeit und sorgen für einen bemerkenswerten Multiplikationseffekt. Darüber hinaus begleitet die *BARMER* die Gesundheitsinitiative in den hauseigenen **Medien**:

- Über das Mitgliedermagazin mit einer Auflage von 5,3 Millionen und über die *NAHDRAN*, dem Arbeitgebermagazin mit insgesamt 500.000 Auflage.
- Über die *BARMER*-Homepage mit eigener Rubrik „Deutschland bewegt sich!" und umfangreichen Informationen zu Aktionen, Partnern, Terminen, Veranstaltungen und tagesaktuellen News.
- Mit umfangreichen Info-Materialien und nützlichen Broschüren für die Kundengewinnung und Kundenbindung, inklusive der über 100 Präventionsmaßnahmen sowie laufenden Programmen.

Prominente Fürsprecher begleiten und unterstützen "Deutschland bewegt sich!": Weitsprunglegende *Heike Drechsler*, Olympiasiegerin im Kugelstoßen *Astrid Kumbernuss*, der ehemalige Olympiasieger im Boxen *Torsten May*, Tischtennis-Paralympicssieger *Jochen Wollmert* und *Mr. Dance Michael Hull*, der mehrfache Tanzweltmeister, sind offizielle **BARMER Botschafter** der Gesundheitsinitiative und starke Zugpferde bei ihren Live-Auftritten.

Für eine konkrete **Kundenansprache in den Regionen** stellt die *BARMER* ihren Geschäftsstellen folgende Module für „Deutschland bewegt sich!" bereit:

- Zahlreiche, informative Präventions- und Gesundheitsbroschüren über das vielfältige Präventionsangebot,
- Poster und großformatige Aufkleber zur Ankündigung und Information in den Geschäftsräumen oder für den Einsatz auf Veranstaltungen,
- Displays und Dekosysteme,
- Fahnen und Spannbänder für großflächige Bandenwerbung,
- Logo „Deutschland bewegt sich!",
- Aktions-Zeitung,
- Anzeigenschaltung in Regionalzeitungen.

Mit den verschiedenen Kommunikationsmedien wird ein wichtiger Multiplikationseffekt erreicht. Zugleich wird visuell betont: Eine bewegte und aktivere Lebensweise der Bevölkerung, insbesondere der *BARMER*-Versicherten zahlt sich auf das Image und den Bekanntheitsgrad der *BARMER* entscheidend aus.

Axel Springer Verlag – BILD am SONNTAG

Der *Axel Springer Verlag* fungiert als **Kommunikations-Partner** für den **Print-Bereich**. Neben einigen roten Marken des Verlages, wie die *SPORT BILD*, ist die *BILD am SONNTAG* mit durchschnittlich 11 Millionen Lesern pro Ausgabe das Präferenz-Medium, über das die redaktionelle Themenbegleitung sowie Bewerbung der Aktionen von „Deutschland bewegt sich!" sichergestellt wird.

Mit unterjährigen Anzeigen wird die Nachhaltigkeit der Botschaft „Deutschland bewegt sich!" verstärkt. „Jeden Sonntag berichten wir über ‚Deutschland bewegt sich!' und laden Sie ein zu neuen Bewegungstipps", so *Walter Meyer*, Chefredakteur der *BILD am SONNTAG* 2009.

ZDF – Zweites Deutsches Fernsehen

Mit dem *ZDF*, dem größten Fernsehsender Europas, konnte ein imagestarker **Partner im TV-Bereich** gewonnen werden. Das *ZDF* hat die Senderechte für eine Vielzahl von Sportübertragungen und bindet „Deutschland bewegt sich!" in Sport-Reportagen und Live-Übertragungen ein. In folgenden Sendungen gibt es aktuell ausführliche Berichte und Beiträge über Sportarten mit Gesundheitspotenzial:

ZDF Sportstudio: Der 30-sekündige Trailer von „Deutschland bewegt sich!" hat sich als feste Institution bei den Studiogästen und den ca. 3 Millionen Zuschauern pro Sendung etabliert. Wöchentlich wird die Gesundheitsinitiative zum spannenden Thema gemacht und zum Mitmachen bei den verschiedenen Sportarten und Gesundheitsprogrammen aufgerufen.

ZDF Fernsehgarten: Begleitend zum Ganzjahresprogramm werden hier sportliche Themen und attraktive Aktionen von „Deutschland bewegt sich!" unter Beteiligung von Partnern und Prominenten präsentiert und beworben. Beispielsweise stehen Tanzen, Schwimmen, Volleyball, Badminton, Karate oder Fußball auf dem Programm (Durchschnittlich 2,5 Millionen Zuschauer).

Weitere Kooperationspartner

Neben den Initiativ-Partnern von „Deutschland bewegt sich!" ermöglichen starke Aktionspartner die bundesweite operative Umsetzung der Bewegungs- und Gesundheitsangebote aus den Bereichen Politik, Wirtschaft und Sportverbände. Dies sind zum Beispiel: *Allgemeiner Deutscher Tanzlehrerverband* (ADTV), *Beco Beermann und Vereine des Deutschen Schwimmverbandes, BIONADE, Bundesministerium für Ernährung, Landwirtschaft und Verbraucherschutz* (BMELV) mit *INFORM, Cheercity, Deutscher Badmintonverband* (DBV), *Deutscher Heilbäderverband* (DHV), *Deutscher Karateverband* (DKV), *Deutscher Olympischer Sport Bund* (DOSB), *Deutscher Turner-Bund* (DTB), *Deutscher Volkshochschulverband* (DVV), *Nintendo* sowie Tourismusverbände.

Über Aktionstage, Themenwochen und -monate ermöglichen die Aktionspartner mit den *BARMER* Geschäftsstellen somit eine regional und saisonal wechselnde Themenvielfalt, bei denen die Kunden vielseitige Angebote und neue Sportarten kennenlernen.

23.5 Erste Erfolge

Das *BARMER*-Kundenbarometer 2004 enthält auch eine Sonderstudie zur Bekanntheit von „Deutschland bewegt sich!" (Stand: 12.07.2004). Bereits 60 Prozent der *BARMER*-Versicherten kennen zu diesem Zeitpunkt unsere Gesundheitsinitiative. Bei den Personenkreisen der Beschäftigten mit hohem Einkommen sowie bei Selbstständigen und Studenten liegt der Bekanntheitsgrad sogar bei 70 Prozent. Die vielfältigen Aktionen und Veranstaltungen im Rahmen von „Deutschland bewegt sich!" werden 2004 von 90 Prozent der Teilnehmerinnen und Teilnehmer gut bis sehr gut bewertet. Festzustellen ist insbesondere, dass die attraktiven Angebote der Gesundheitsinitiative im Rahmen der Kundenbindung Früchte tragen. Die Nutzung aller medialen Kanäle hat einen direkten Einfluss auf die Bekanntheit von „Deutschland bewegt sich!". Dies belegt eine aktuelle Studie aus dem Jahr 2008.

23.6 „Deutschland bewegt sich!" Städtetour – Prävention bewegt die Menschen direkt vor der Haustür

„Deutschland bewegt sich!" geht ab dem Jahr 2005 neue Wege – direkt zu den Menschen in Deutschland – und tourt durch viele Regionen Deutschlands. Ausgewählte Tourstädte waren zum Beispiel Leipzig, Hannover, Köln, Koblenz, Mainz, Saarbrücken, Essen, Rostock, Kiel, Hamburg, Stuttgart, Erfurt und viele mehr. Bisher (2008) wurde die Städte-Tour von über vier Millionen Menschen besucht. Aktuell läuft die Städtetour 2009. Auch dieses Mal erhalten 15 Städte aus ganz Deutschland attraktive Mitmachangebote: Dresden, Europa-Park in Rust, Schwerin auf der Bundesgartenschau, Halberstadt, Wesel, Wiesbaden, Augsburg, Leer, Suhl, Dessau-Roßlau, Rostock, Landshut, Dinslaken, Saarbrücken zum Tag der Deutschen Einheit.

Ziele

Mit der Tournee sollen die Ziele der Gesundheitsinitiative noch weiter intensiviert werden:
- Gesundheitsbewusstes Verhalten fördern,
- Notwendigkeit der persönlichen Verantwortung aufzeigen,
- Menschen zur dauerhaften Bewegung mobilisieren,
- *Prävention AKTIV*-Angebote der *BARMER* herausstellen,
- die *BARMER*-Geschäftsstellen sollen als lokale Größe sowie Hauptansprechpartner für Bewegung und Prävention etabliert werden,
- die bestehenden Kontakte im Rahmen der Gesundheitsinitiative werden auf die lokale Ebene gebracht, damit sie dort nachhaltig genutzt werden können,
- durch die Bündelung der Angebote soll die Gesundheitsinitiative nach außen hin noch „sichtbarer" und „greifbarer" werden,
- Angebot einer außergewöhnlichen Maßnahme im Rahmen der Kundenbindung,
- Ausbau des positiven Image der *BARMER* und klare strategische Abgrenzung zu Mitbewerbern,
- Die Markenwerte der *BARMER* über das Engagement „Deutschland bewegt sich!" positiv am Markt positionieren – Image und Sympathiewerte steigern.

Das Aktionsprogramm

Vor Ort präsentiert sich „Deutschland bewegt sich!" mit einem durch vielfältige Möglichkeiten und Präventionsmaßnahmen ausgearbeiteten Aktionsprogramm: Das Open-Air-Mitmach-Paket besteht aus einem Bühnenprogramm sowie einem Mix aus

Informationsständen, Aktionsbereichen zum Mitmachen für jedermann. Folgende Aktionsbereiche sind eingeplant:
- Showbühne mit Präsentationsmöglichkeiten für regionale Vereine,
- „Deutschland bewegt sich! Test" für Kinder und Erwachsene,
- Fußballarena der *BILD am SONNTAG*,
- Original Torwand aus dem *Aktuellen Sportstudio*,
- Ernährungsberatung durch das *Bundesernährungsministerium* (*BMELV*),
- Sport mit den innovativen Geräten von *Flexi Sports* und *Thera Band*,
- Golfabschlagkäfig und Putting Green mit dem *Deutschen Golfverband*,
- *twall*, ein interaktives Bewegungs- und Geschicklichkeitsspiel,
- Gesunde Erfrischung mit *BIONADE*,
- Bewegungsspiele für Groß und Klein mit *VITALIFE Erhard Sport*,
- Blutdruckmessen und Herz-Kreislauftest mit dem *Deutschen Roten Kreuz*,
- Die Welt des Wassersports mit *Beco Beermann*,
- *Nintendo* mit *Wii-Fit* und *Wii-Sports*,
- Vereinsfläche für Vorführungen ortsansässiger Vereine,
- Mitmachflächen (z.B. Basketball, Tischtennis, Badminton, Kindertrampolin),
- Ergänzung durch Angebote regionaler Anbieter und Vereine.

Das Bühnenprogramm

Die Veranstaltung wird von einem professionellen Moderatorenteam und einem Eventteam begleitet. Vereine und Partner haben die Möglichkeit, ihre Angebote publikumswirksam zu präsentieren.

Aktionsflächen und Einbindung von Partnern

Hauptinhalte des Informations- und Aktionsprogramms sind der „Deutschland bewegt sich!"-Test und der Kinderturn-Test. Der viertelstündige „Deutschland bewegt sich!"-Test wurde gemeinsam mit den Professoren *Klaus Bös*, *Walter Brehm* und *Thomas Wessinghage* sowie dem *Deutschen Turner-Bund* (DTB) entwickelt. Dabei geht es um die Abfrage von Ausdauer, Beweglichkeit, Koordination und Kraft. Der Test eignet sich besonders für Einsteiger. Die Testergebnisse dienen zur Ausarbeitung eines individuellen Trainingsplans. Mitmachen durch zum Beispiel aktives Sporttreiben im Verein oder Fitnessstudio wird durch das *BARMER*-Bonusprogramm belohnt.

Das Forschungszentrum für den Schulsport und den Sport von Kindern und Jugendlichen (Foss) unter der Leitung von *Prof. Dr. Klaus Bös* und *Susanne Bappert* hat den Kinderturn-Test entwickelt. Der Test ist Teil der Kampagne „Kinderturnen – die Zukunftschance für eine nachhaltige Bewegungsförderung in Deutschland" von *BARMER* und *Deutschem Turner-Bund* (DTB). Er wird in Vereinen des *DTB*, Kindergärten und Schulen durchgeführt. Die sieben Testaufgaben erfassen die Fähigkeiten Ausdauer, Beweglichkeit, Kraft und Koordination. Sie geben Auskunft über die motorischen Stärken und Schwächen von Kindern.

Statement *Prof. Dr. Klaus Bös*: „Durch die Gesundheitsinitiative ‚Deutschland bewegt sich!' ergibt sich die einmalige Gelegenheit, dass wissenschaftlich abgesicherte Fitnesstests flächendeckend in einer großen Gesundheitskampagne eingesetzt werden. Ziel ist es zum einen, möglichst viel Inaktive zu mehr gesundheitsförderlicher Aktivität zu überzeugen. Aber zum anderen ist es auch Ziel, durch die bundesweiten Erhebungen im Rahmen von Städtetour und Turnfest bundesweite Vergleichswerte zu ermitteln und damit auch die Grundlage für ein Bonussystem für präventiv erfolgreiches Verhalten zu schaffen."

Bei der Städtetour werden sowohl der „Deutschland bewegt sich!" Test sowie der Kinder-Turntest allen Besuchern angeboten. Im Aktionsbereich können die Besucher unterschiedliche Sportarten ausprobieren. In diesem Bereich werden diverse Fitnessgeräte (Laufband, Ergometer, eine Tischtennisplatte, Basketballkorb, ein Badmintonfeld und ein Kindertrampolin) aufgebaut. Die Fläche kann auch von örtlichen Vereinen genutzt werden, die sich bewerben können, um ihre Sportart zu präsentieren. Eine weitere Aktionsfläche steht den Vereinen des *Deutschen Turner-Bundes* für Demonstrationen zur Verfügung. Das Ziel ist, möglichst viele Leute zum Mitmachen zu animieren.

Der Aktionsbereich wird durch Infotafeln ergänzt, auf denen die Auswirkung der Sport- bzw. Bewegungsart auf die Gesundheit kommentiert wird. Neben der *BARMER* können sich die Mit-Initiatoren von „Deutschland bewegt sich!" sowie andere Partner mit ihren Angeboten präsentieren, zum Beispiel Ärzte, Apotheker, Sportvereine, Volkshochschulen usw..

Die große Chance für eine öffentlichkeitswirksame Vermarktung der Kampagne „Deutschland bewegt sich!" und für die Kundenbindung liegt darin begründet, die laufenden unterjährigen Aktionen der Kampagnenpartner in den Geschäftsstellen selbst mit Leben zu füllen. Die Partner-Unternehmen bzw. Kooperationspartner profitieren an der Stelle von dem großen öffentlichen Interesse an der Aktion und dem damit verbunden hohen Bekanntheitsgrad.

Die *BARMER* mobilisiert und bewegt mit „Deutschland bewegt sich!" die Bevölkerung, übernimmt die plakative Begleitung für den bundesweit einheitlichen *BARMER* Auftritt, stellt Medien zur Verfügung und kann Informationen, Termine und Ankündigungen über das Kundennetz streuen. Träger der Gesundheitsinitiative bleiben *BARMER, BILD am SONNTAG* und *ZDF*. Die wöchentliche Berichterstattung und Begleitung von „Deutschland bewegt sich!" wird über die *BILD am SONNTAG* sichergestellt. Daneben werden für jede Tourstadt Aktionsmedien (Aktionszeitung, Plakate, Briefbeileger, Anzeigen etc.) aufgelegt.

Präventionswoche

Das Rahmenprogramm umfasst alle Angebote, die unmittelbar eine Woche nach der Eventveranstaltung in der Stadt durchgeführt werden (Sonntag bis Samstag). Durch die Vielzahl der Gesundheitsangebote entsteht in der Tourstadt ein moderner „Trimm-dich-Pfad". Angeboten werden beispielsweise Schnupperkurse, Probetrainings oder Vorträge von Sportvereinen oder anderen interessierten Anbietern aus der Gesundheitsbranche. Die Angebote sind entweder kostenlos oder werden zu deutlich reduzierten Preisen angeboten. Die Veranstaltungen decken entsprechend der Intention der Gesundheitsinitiative die Bereiche Ernährung und Bewegung ab und sollen zu einem nachhaltigen und aktiven Umgang mit diesen Themen anregen.

23.7 Der Erfolg gibt „Deutschland bewegt sich!" recht

Über 30 Millionen – das ist die Anzahl der Menschen, die in nunmehr sechs Jahren „Deutschland bewegt sich!" sportlich aktiv geworden sind und sich sprichwörtlich bewegt haben. Möglich wurde dies durch die permanente Präsenz und Nachhaltigkeit im öffentlichen Auftritt mit der jährlichen großen Teilnahmebereitschaft vieler renommierter Partner sowie in den fortlaufend starken Besucherzahlen. Folgende aktuelle Zahlen bestätigen dies:

- 25.000 Einzelmaßnahmen (Trainings, Kurse, Aktionstage),
- jährlich bundesweit über 600 Aktionstage rund um die Themen Bewegung und gesunde Ernährung,
- 120.000 renommierte und anerkannte Kooperationspartner seit dem Jahre 2003,
- seit 2004 über vier Millionen Besucherinnen und Besucher der „Deutschland bewegt sich!" Städtetour.

Darüber hinaus wird das Angebot sowie die Produktpalette zu „Deutschland bewegt sich!" sukzessive erweitert und die direkte Kundenansprache weiter in den Vordergrund gerückt. Einige Innovationen sind hierbei: Die Einbindung des **betrieblichen Gesundheitsmanagements** in die Gesundheitsinitiative. Attraktive Belohnungssysteme – wie die Einbindung von „Deutschland bewegt sich!" in das **Bonusprogramm** der *BARMER* – sorgen für eine größere Motivation zu einer gesünderen Lebensweise. So zahlt sich Bewegung doppelt aus. „Bonus statt Malus" – die *BARMER* belohnt das gesundheitsbewusste Verhalten ihrer Mitglieder.

Die Teilnahme an Aktionen von „Deutschland bewegt sich!" oder an den Gesundheitskursen von *Prävention AKTIV* sowie Vorsorgeuntersuchungen werden mit Bonuspunkten belohnt. Kinder, Jugendliche und Erwachsene tun so etwas für ihre Gesundheit und profitieren gleichzeitig von attraktiven Sach-, Geld- oder anderen Prämien der *BARMER*-Bonusprogramme.

Seit Mai 2009 gibt es in vielen Tausenden **Bäckereien** „Deutschland bewegt sich!"- Brot und -Brötchen mit dem Ziel, das Themenfeld gesunde und ausgewogene

Ernährung in der Aufmerksamkeit und Wahrnehmung der Menschen noch mehr zu fokussieren – schon beim (täglichen) Gang zum Bäcker.

Selbst das Konzept, eine ganze **Region** für die Gesundheitsinitiative „Deutschland bewegt sich!" zu begeistern, ist gelungen. Damit soll vor allem erreicht werden, das Image der *BARMER* als Krankenkasse, die sich für Prävention einsetzt, zu stärken. Bereits das Ortsschild weist auf den Charakter „ein Ort, eine Gegend für Prävention" hin.

Oberstdorf im Allgäu hat sich als Wanderparadies, größtes Skigebiet Deutschlands, Heilklimatischer Kurort und Kneippkurort schon lange einen Namen gemacht. Seit dem 20. Januar 2006 hat sich die Stadt „Deutschland bewegt sich!" angeschlossen. Damit ist sie die erste offizielle Partnerregion der Gesundheitsinitiative. Ganzjährig bietet Oberstdorf vielfältige Bewegungsangebote auf engstem Raum an. So können möglichst viele Menschen an mehr Prävention, an Gesundheits- und Bewegungsangebote herangeführt werden.

Vielfältige Nordische Sportarten und Bewegungsangebote warten auf *BARMER*-Versicherte in Oberstdorf. Insgesamt bietet der Kooperationspartner 80 km Skilanglauf-Loipen und 12 Nordic Walking-Strecken mit insgesamt 80 km Länge. *BARMER*-Mitglieder, die an Skilanglauf-Kursen oder Nordic Walking-Angeboten in Oberstdorf teilnehmen, bekommen neben der jährlichen Kostenerstattung von 80 Prozent der Kursgebühren zusätzlich 100 Bonuspunkte im Rahmen des *BARMER*-Bonusprogramms „*BARMER* aktiv pluspunkten".

23.8 „Deutschland bewegt sich!" – Fazit

Das Thema Gesundheitsprävention hat einen hohen gesellschaftspolitischen Stellenwert. Die *BARMER* übernimmt die Verantwortung gegenüber ihren Mitgliedern und vielen weiteren in Deutschland krankenversicherten Menschen. Diese Menschen vertrauen darauf, dass die *BARMER* ihre medizinische Versorgung umfassend sichert und die wichtigsten Gesundheitsthemen informativ abdeckt.

Gerade in der heutigen Zeit, die mehr Flexibilität und Mobilität fordert, ist gesundheitliche Aufklärung für jeden wichtig. Deshalb arbeitet die *BARMER* weiter daran, mit der Gesundheitsinitiative mittel- bis langfristig andauernde und nachhaltige Bewegung zu erzeugen und damit die Verbesserung der Gesundheit ihrer Versicherten zu erreichen. Sie verspricht sich darüber hinaus selbstverständlich auch eine positive Auswirkung auf das Mitgliederwachstum. Denn Prävention steht bei der Bevölkerung hoch im Trend. Maßnahmen, die diesem Interesse nachgehen, führen zu einer Steigerung des öffentlichen Ansehens der *BARMER*.

24. Gesundheitspsychologische Aspekte eines überregionalen Gesundheitsberatungsdiensts

Sophie Lochner und Wilhelm Kirch

Am *Institut für Klinische Pharmakologie* der Medizinischen Fakultät der Technischen Universität Dresden wurde 1995 ein **Pharmakotherapie-Beratungsdienst** für niedergelassene Ärzte für die KV Sachsen eingerichtet. Basierend auf den positiven Erfahrungen dieses Services bietet das Institut außerdem seit 2001 einen „Unabhängigen Arzneimittelberatungsdienst für Patienten" an. Das Projekt basiert auf § 65b SGB V (Förderung von Einrichtungen zur Verbraucher- und Patientenberatung), welches durch den Spitzenverband GKV gefördert wird (Huber et al. 2009, Maywald et al. 2004).

Die Anfragen der Patienten können telefonisch, aber auch per Email oder Fax gestellt werden und werden auf Wunsch anonym behandelt. Apotheker und Ärzte bearbeiten diese Fragen, wobei es durch die Anbindung des Service an das *Institut für Klinische Pharmakologie* bei komplexeren Anfragen möglich ist, auf die Erfahrungen von Assistenz- und Fachärzten verschiedener Fachrichtungen zurückzugreifen. Auch die optimale Ausstattung mit Literatur, Datenbanken und Informationen ist somit sichergestellt. Durch die **Dokumentation der Anfragen** in einer Datenbank ist eine Auswertung der Anfragedaten möglich. Des Weiteren wird in regelmäßigen Abständen eine **Evaluation** des Services mittels eines Fragebogens durchgeführt, den die Ratsuchenden ausfüllen. Dadurch kann die **Qualität** des Beratungsdienstes ständig verbessert und an die Bedürfnisse der niedergelassenen Kollegen und Patienten angepasst werden.

Seit Bestehen des Unabhängigen Arzneimittelberatungsdienstes wurden nunmehr mehr als 10.000 Fragen von Patienten beantwortet, wobei nicht nur **fachliche Fragen** zur Arzneimitteltherapie im Mittelpunkt standen, sondern auch Informationen zu **Kosten**, sowie **sozialrechtlichen Regelungen** auf dem Gesundheitssektor und zur **Nahrungsergänzung** erbeten wurden.

24.1 Gesteigerter Beratungsbedarf bei Patienten

In den letzten Jahrzehnten hat sich die Rolle des Patienten, aber auch dessen Beziehung zum Arzt gewandelt. Das Verhältnis zwischen Ärzten und Patienten ist dabei, sich vom paternalistischen (der leidende Kranke begibt sich in die Verantwortung des Arztes, welcher allein über die Behandlung entscheidet) zum **partizipativen** Muster (eine Behandlungs- und Entscheidungspartnerschaft zwischen Arzt und Patient) zu ändern (Geisler 2002). Auch die deutschen Gesundheitsreformen der letzten Jahre (u.a. die GKV-Gesundheitsreform 2000) beeinflussten diese Entwicklungen, indem sie die Weichen für mehr Qualität und Transparenz im Gesundheitswesen gestellt haben. Die Patienten sollen aktiv an der Gesundheitsprävention und ihrer Therapie beteiligt werden und mitwirken können, allerdings wird in diesem Zusammenhang auch mehr **Selbstverantwortung** und -bestimmung vom Patient gefordert. Zusätzlich führten der immerwährende Fortschritt der Medizin und der demographische Wandel zu einer Veränderung dieses **Arzt-Patienten-Verhältnisses**. In Folge einer höheren und breiteren Bildung möchten viele Patienten tiefere Einblicke in ihre Erkrankung und die Therapieoptionen erhalten (Enquetekommission des Deutschen Bundestages 2002). Auch das Angebot an frei zugänglichen Gesundheitsinformationen, vor allem über das Internet ist gestiegen. Eine europaweite Studie zeigte beispielsweise, dass im Jahr 2007 die Nutzung des Internets zur Beschaffung von gesundheitsbezogenen Informationen im Vergleich zum Jahr 2005 in Deutschland um 12,2 Prozent anstieg (Kummervoldet et al. 2008). Oft sind diese Informationen allerdings unkontrolliert und mangelhaft (Eysenbach et al. 2002) sowie für den Patienten in der Qualität schwer einschätzbar, woraus eine wachsende Unsicherheit bis hin zur Fehlinformation der Patienten resultiert.

Auf dem Arzt wiederum lastet ein großer gesundheitsökonomischer Druck, der es ihm oft erschwert, auf die individuellen Bedürfnisse seiner Patienten mit adäquatem Zeitaufwand einzugehen. Es ist bekannt, dass die initiale Behandlungszeit des Patienten beim Arzt maßgeblich für die spätere Mitarbeit an der Behandlung beteiligt ist. Viele Ärzte kritisieren außerdem, dass medizinische Informationen unübersichtlich und nicht praxistauglich sind, Hintergrundwissen schlecht verfügbar ist und die Informationsbeschaffung unangemessen lange dauert (Reng et al. 2003). Aus diesen Faktoren resultiert ein **Kommunikationsdefizit** zwischen Arzt und Patient.

Die Konsequenz dieser Versorgungsdefizite ist eine **mangelnde Adherence** des Patienten und einer **Störung des Vertrauensverhältnisses** zwischen Arzt und Patient. Eine aktive Mitarbeit und Motivation ist allerdings nur möglich, wenn der Patient, soweit wie im Einzelfall sinnvoll und möglich, über die Entstehung und Ursachen seiner Erkrankung aufgeklärt wird. Es existiert darüber hinaus hinreichend Evidenz dafür, dass Patienten ihre Medikation besser akzeptieren, wenn sie wissen, warum ein Arzneimittel notwendig ist und warum sie es gerade jetzt und regelmäßig anwenden sollen. Informationsdefizite führen dazu, dass der Patient nicht optimal an seiner Behandlung mitarbeiten kann, sich die Krankheitszeit unnötig verlängert bzw.

keine ausreichende Stabilisierung des Krankheitszustandes erfahren wird oder sich Folgeerkrankungen entwickeln. Auch die Kosten der Behandlung steigen dadurch. Zusammenfassend lassen sich folgende Ziele für den Arzneimittelberatungsdienst formulieren:
- Stärkung der Patientensouveränität
- Verhindern von Fehlanwendung und somit Ineffizienz in der Arzneitherapie
- Vermittlung von Informationen zu speziellen Therapieproblematiken
- Förderung der Compliance und damit der Effektivität der Therapie
- Gezielte Informationsweitergabe zu aktuellen sozialrechtlichen Regelungen im Arzneimittelsektor
- Bewertungen zu angrenzenden Themen des Arzneimittelbereichs wie Stellenwert von Nahrungsergänzungsmitteln bzw. alternativen Therapieoptionen

24.2 Zielgruppen eines Gesundheitsberatungsdiensts

Wie zahlreiche Untersuchungen belegen, zeichnen sich Frauen im Allgemeinen durch ein höheres gesundheitsbewusstes Verhalten gegenüber Männern aus. Frauen suchen häufiger den Arzt auf, nehmen aber auch medizinische und nicht-medizinische Dienstleistungen öfter in Anspruch (Sieverding 2000). Des Weiteren nehmen Männer deutlich seltener an Maßnahmen zur Gesundheitsförderung und Prävention teil als das andere **Geschlecht**. Die Auswertung der Patienten-Profile des Unabhängigen Arzneimittelberatungsdiensts bestätigt diese Ergebnisse: Im Jahr 2008 haben 1457 Patienten den Service in Anspruch genommen, wobei 63 Prozent dieser Anfragenden weiblich waren.

Abbildung 24-1: Alter der Anfragenden für das Jahr 2008 bei unserem Arzneimittelberatungsdienst

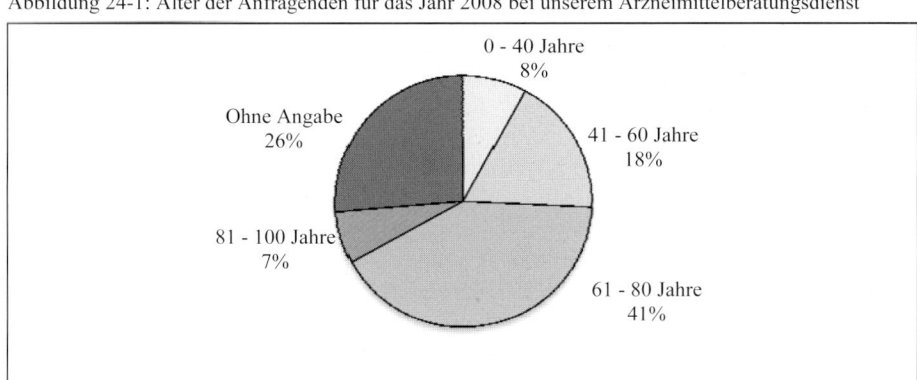

Darüber hinaus waren Patienten im **Alter** von 61 bis 80 Jahren am häufigsten unter den Anfragenden vertreten (vgl. Abbildung 24-1). Gerade bei älteren Menschen ist der Wandel vom Patienten zum souveränen Partner im Gesundheitswesen noch nicht abgeschlossen. Der Patient folgt den Anweisungen des behandelnden Arztes oft, ohne genau über die Begründung der Behandlung informiert zu sein. Viele Fragen und Ängste entstehen dann erst nach der Lektüre des Beipackzettels, also zu Hause, wo der Patient keinen direkten Ansprechpartner mehr hat. Darüber hinaus stellte sich oft heraus, dass die Anrufenden durch Informationen, die sie durch andere Medien erhalten haben, verunsichert wurden. Verschiedene Studien belegen, dass beispielsweise Internetinformationen für Laien zu schwer verständlich (van der Marel et al. 2009) oder die Aussagen inakkurat bzw. unvollständig sind (Eysenbach et al. 2002).

Die Auswertungen zeigen, dass mit dem Alter sowohl die **Anzahl der Erkrankungen** als auch die **Anzahl an einzunehmenden Arzneimittel** steigt (Abbildung 24-2). Jeder Anrufer bei dem Arzneimittelberatungsdienst bekommt durchschnittlich fast fünf Medikamente. Gerade bei multimorbiden Patienten liegt oft eine Unsicherheit der Patienten bezüglich ihrer Medikation vor. Sie sind meist bei mehreren verschiedenen Fachärzten vorstellig, was die Übersichtlichkeit sowohl für die behandelnden Ärzte als auch für die Patienten selbst erschwert (Hach et al. 2005). Der Erfolg und die optimale Wirksamkeit einer Arzneimitteltherapie sind allerdings wesentlich von der korrekten Einnahme der Medikamente abhängig.

Durch die Kommunikationsmedien Telefon, Email und Brief ist mit dem Arzneimittelberatungsdienst außerdem ein **niederschwelliges Gesundheitsangebot** gegeben. Morris et al. (1984) fanden beispielsweise heraus, dass nur drei bis sechs Prozent der Befragten in der Apotheke oder beim Arzt Fragen zu ihrer Medikation stellen. Dies gründete nicht zuletzt darauf, dass viele Patienten sich nicht trauen, den Arzt mit ihren Fragen zu „nerven" oder zu beunruhigen. Fünf Prozent der Anrufenden nutzten außerdem die Option, während der Beratung anonym zu bleiben. In 13,4

Abbildung 24-2: Anzahl der Diagnosen und Arzneimittel bei unserem Arzneimittelberatungsdienst für den Beratungszeitraum 2008 pro Altersklasse

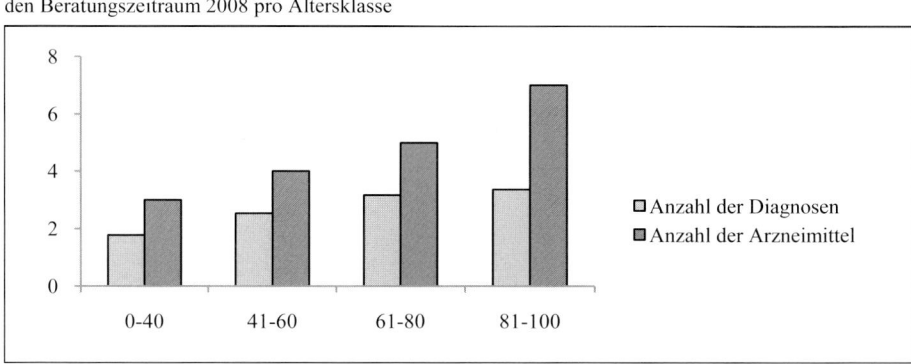

Prozent der Fälle riefen die Anfragenden nicht für sich selbst an, sondern benötigten Informationen für ihre Familienangehörigen wie Eltern oder Kinder.

24.3 Themen mit erhöhtem Informationsbedarf (Bedarfsanalyse)

Der Großteil der Anrufenden hatte Fragen zum Thema Arzneimitteltherapie. Wenn man den Grund der Anfragen in Kategorien unterteilt (Abbildung 24-3), wird deutlich, dass sich ca. die Hälfte der Patienten nach **allgemeinen Informationen** zu den Arzneimitteln bzw. zur Therapie (z.B. Indikation, Wirkprinzip) erkundigte. Dem gefolgt ergaben sich viele Fragen zu **speziellen Themen der Arzneimitteltherapie** (z.B. Wechselwirkungen, Medikationsänderungen oder Nebenwirkungen). Gerade bei älteren Menschen über 80 Jahren scheint das **Informationsdefizit** in Hinblick auf Arzneimittel im Vergleich zu jüngeren Anrufenden im Vordergrund zu stehen. Dies deckt sich mit dem Fakt, dass ältere Menschen weniger Zugang zu Informationsquellen besitzen sowie mehr Hemmungen haben, mit ihrem Arzt als Partner im Gesundheitswesen umzugehen.

Nach genauerer Analyse der angegebenen Medikationen wird deutlich, dass vor allem Arzneimittel des **kardiovaskulären Bereichs** sowie des **Nervensystems** ein-

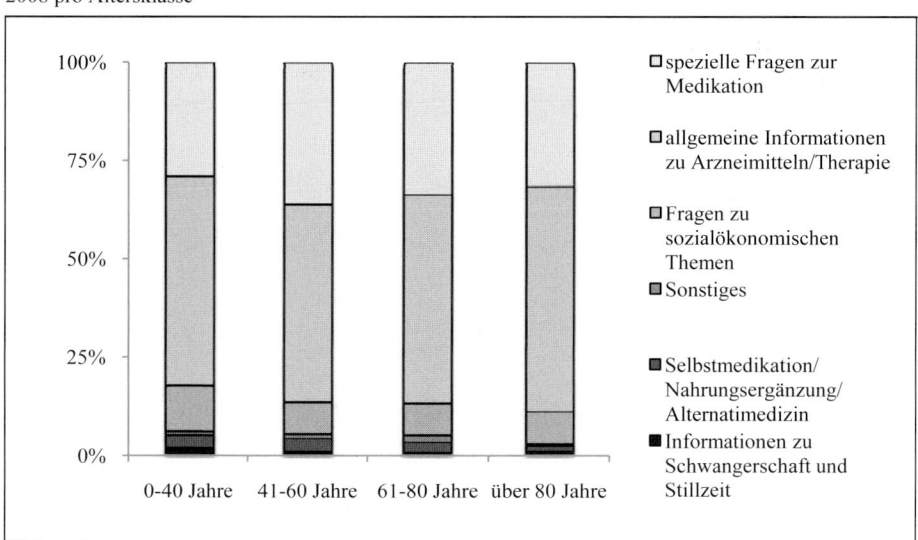

Abbildung 24-3: Grund für den Anruf bei unserem Arzneimittelberatungsdienst im Beratungszeitraum 2008 pro Altersklasse

genommen werden (vgl. Abbildung 24-4). Als Resultat traten auch zur Arzneimitteltherapie mit diesen Arzneimitteln besonders häufig Fragen auf. Obwohl nur wenige Patienten angaben, **systemische Antiinfektiva** sowie **antineoplastische und immunmodulierende Substanzen** einzunehmen, ergaben sich auf diesen Gebieten verhältnismäßig viele Anfragen. Dies ist darauf zurückzuführen, dass gerade bei diesen Medikamenten aufgrund der Schwere der zu Grunde liegenden Erkrankungen sowie möglicher bzw. eingetretener Nebenwirkungen ein hoher Informationsbedarf besteht.

Rund acht Prozent der über 40-Jährigen und zwölf Prozent der unter 40-jährigen Anfragenden stellten außerdem Fragen zu **sozialökonomischen** Themen. Es zeigte sich, dass die Vielzahl existierender gesetzlicher Vorgaben des Sozialgesetzbuches V beim Patienten viele Fragen sowie Verunsicherung hervorrufen (Müller/Kirch 2008). Dazu zählen unter anderem Zuzahlungs- und Festbetragsregelung, Ausschluss von der Verordnungsfähigkeit zu Lasten der gesetzlichen Krankenkasse und Ausnahmeregelungen für OTC („over the counter") – Präparate.

Immer mehr Anfragende wünschen Informationen zu **Nahrungsergänzungsmitteln**, **Selbstmedikation** und **Homöopathie**. Das Angebot an solchen Produkten auf dem Markt ist stark im Wachstum begriffen. Eine Vielzahl von Herstellern bietet Produkte mit gesundheitlichem Zusatznutzen an, wobei vor allem in Nahrungser-

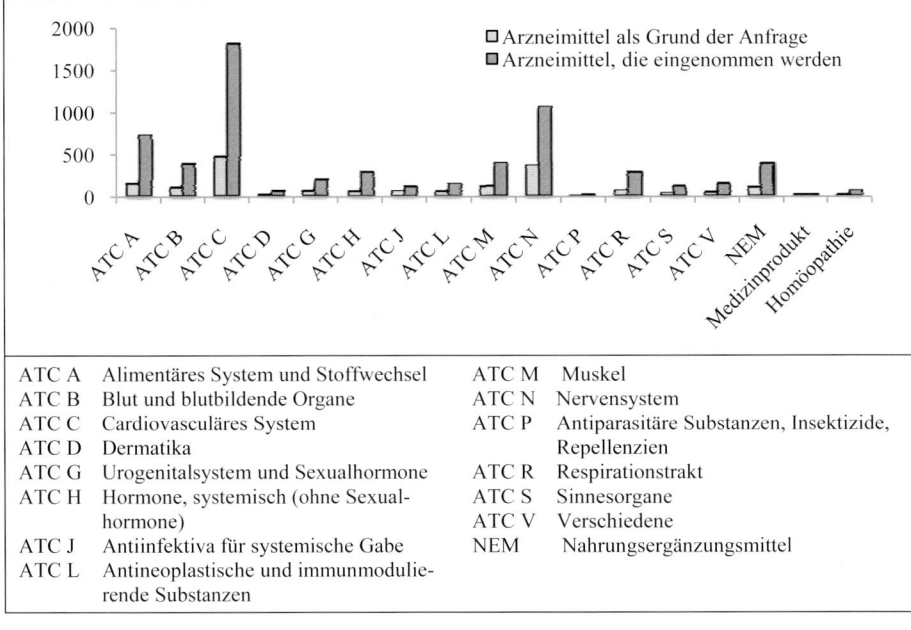

Abbildung 24-4: Arzneimittelklassen als Grund für die Anfrage bei unserem Arzneimittelberatungsdienst für den Beratungszeitraum 2008

ATC A	Alimentäres System und Stoffwechsel	ATC M	Muskel
ATC B	Blut und blutbildende Organe	ATC N	Nervensystem
ATC C	Cardiovasculäres System	ATC P	Antiparasitäre Substanzen, Insektizide, Repellenzien
ATC D	Dermatika	ATC R	Respirationstrakt
ATC G	Urogenitalsystem und Sexualhormone	ATC S	Sinnesorgane
ATC H	Hormone, systemisch (ohne Sexualhormone)	ATC V	Verschiedene
ATC J	Antiinfektiva für systemische Gabe	NEM	Nahrungsergänzungsmittel
ATC L	Antineoplastische und immunmodulierende Substanzen		

gänzungsmitteln zunehmend für den Verbraucher unbekannte Zusatzstoffe enthalten sind. Hier mangelt es an Transparenz. Die Patienten scheinen einerseits auf diesem Gebiet immer aktiver zu werden, wünschen sich deshalb allerdings auch vermehrt Informationen und fachliche Einschätzungen.

24.4 Beitrag eines Gesundheitsberatungsdiensts zur Gesundheit des Einzelnen

Viele Patienten müssen sich im Rahmen des raschen Wandels im Gesundheitssystem neu orientieren. Im Zuge dieser Veränderungen entstehen bei den Patienten oft **Informationsdefizite**, die die Compliance und damit den Therapieerfolg maßgeblich beeinflussen bzw. behindern.

Untersuchungen zeigen, dass der deutsche Arzt im Durchschnitt nur sieben bis acht Minuten Zeit für seinen Patienten hat und damit im internationalen Vergleich den **kürzesten Patientenkontakt** besitzt (Koch et al. 2007, Pittrow et al. 2003). Diese Zeit, oft auch als Resultat des wachsenden ökonomischen Drucks auf die Ärzte, reicht in der Regel nicht, um alle Fragen des Patienten ausführlich zu besprechen. Die Apotheker und Ärzte des Arzneimittelberatungsdienstes nehmen sich für die Recherche einer Anfrage ca. 18 Minuten Zeit. Das Telefonat, in welchem sie den Patienten ihre Frage beantworten, dauert dann durchschnittlich zwölf Minuten.

24.5 Ergebnisse der Evaluation des Arzneimittelberatungsdiensts

Zur Bewertung und Einschätzung des Beratungsprojektes aus Sicht der Patienten finden regelmäßig **Evaluationen** statt. Mit den Ergebnissen ist es dann möglich, die Qualität der Beratung zu crmitteln und das Konzept stetig zu optimieren. Zu diesem Zweck wurde 500 Anrufenden aus dem Zeitraum Januar bis April 2008, die zuvor ihre Zustimmung gegeben hatten, ein Evaluationsbogen mit Rückumschlag zugesandt. Mit einer Rücklaufquote von 44 Prozent beantworteten 219 Patienten die Fragebögen mit Fragen zur Beratungsqualität und zum persönlichen Nutzen des Gesprächs.

Über 90 Prozent der Befragten waren **zufrieden** mit dem Service, 63 Prozent davon sogar sehr zufrieden. Auch den Nutzen der Beratung für den Patienten selbst stuften sie als sehr hoch (41,6 %) oder hoch (47 %) ein. Ein Großteil der Befragten gab an, dass sie Ängste oder **Befürchtungen** im Zusammenhang mit ihrer Medikation besitzen. Dies verdeutlicht, dass dem Patienten viele Informationen zur eigenen Erkrankung oder zur Medikation fehlen bzw. Fragen zur Therapie oft erst nach dem

Gespräch mit dem Arzt, also zuhause, auftreten. Aus diesem Grund haben 78,1 Prozent der Befragten diese Ängste oder Befürchtungen dem Beratenden mitgeteilt und diese dann auch „sehr ausführlich" (62,1 %) oder „ausführlich" (15,1 %) besprochen. Dies trägt zur motivierten Mitarbeit des Patienten an dem Erfolg der Arzneimitteltherapie und der Genesung bei. Auch die Beziehung zum behandelnden Arzt profitiert von der Beratung, da der Patient die Handlungen seines Arztes besser nachvollziehen kann und sie gemeinsam an der Optimierung der Therapie arbeiten können. Dies wird dadurch bestätigt, dass 30,1 Prozent der Patienten die neuen Erkenntnisse bzw. Informationen nutzen, um sie **mit ihrem Arzt zu besprechen**, in 36,5 Prozent der Fälle war dies allerdings gar „nicht nötig" oder „nicht zutreffend". Nur 11,4 Prozent der Befragten setzten die Empfehlungen des Arzneimittelberatungsdienstes nicht um, während der überwiegende Teil der Patienten dies in vollem Umfang (43,8 %) oder zumindest zum Teil (15,1 %) taten.

Die Evaluation ergab außerdem, dass sich die Ratsuchenden nach der Beratung **selbstbewusster** um Umgang mit ihren Medikamenten fühlten (69,4 %). Dies führt zu einem besseren Verständnis für die Arzneimitteltherapie und damit zu einer **besseren Compliance**. Auch der **Gesundheitszustand** verbesserte sich bei 37 Prozent der Patienten, bei knapp der Hälfte (49,8 %) wirkte sich die Beratung nicht auf diesen aus. Gefragt nach den Vorteilen des Arzneimittelberatungsdienstes, nannten die Patienten folgende Aspekte:

- Fachkompetenz (73,5 %)
- Verständlichkeit der Beratung (62,6 %)
- Ausführlichkeit des Gesprächs (57,5 %)
- Unabhängige Bewertung von Arzneimitteln (35,6 %)
- Möglichkeit, eine weitere Meinung einzuholen (35,2 %)
- Vertrauen zum Berater (29,7 %)

24.6 Öffentlichkeitsarbeit

Die Öffentlichkeitsarbeit für den Arzneimittelberatungsdienst ist ein wichtiges Element, um informationsbedürftige Patienten und Bürger auf diesen kostenlosen Service aufmerksam zu machen. Dazu zählen in regelmäßigen Abständen Anzeigen in verschiedenen Tageszeitungen, Hinweise in Gesundheitsmagazinen des Fernsehens, Kooperationen mit Apotheker- und Ärztekammern sowie Selbsthilfegruppen. Es werden regelmäßig regional, aber auch überregional Vorträge zur Vorstellung des Beratungsdienstes, aber auch zu speziellen Themen der Arzneimitteltherapie gehalten.

Befragungen der Anrufenden ergaben, dass die **Medien** die größte Rolle in der Öffentlichkeitsarbeit des Beratungsdienstes darstellen (vgl. Abbildung 24-5). Besonders Beiträge oder Anzeigen in **Printmedien** stellten sich als wirksames Mittel

Abbildung 24-5: Kenntnis der Patienten über unseren Arzneimittelberatungsdienst

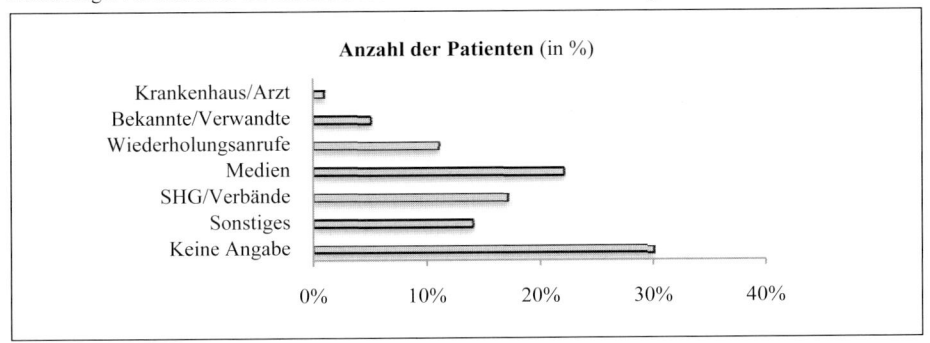

zur Bekanntmachung heraus. Aufgrund der Zusammenarbeit des Beratungsdienstes mit verschiedenen Verbänden und Selbsthilfegruppen wurden ca. 17 Prozent der Anrufenden von diesen an den Service verwiesen. Auch durch Mund zu Mund Propaganda wurden ca. fünf Prozent der Hilfesuchenden auf den Arzneimittelberatungsdienst aufmerksam

24.7 Zusammenfassung

Die Rolle des Patienten im heutigen Gesundheitssystem befindet sich im Wandel. Während früher die Entscheidung des Arztes über die Therapie des Patienten im Mittelpunkt stand, werden heute vom Patienten mehr **Eigenbeteilung** und **Souveränität** gefordert. Dem gegenüber stehen allerdings die Informationsdefizite der Patienten und darüber hinaus ein für den Patienten oft sehr unübersichtliches und sich schnell veränderndes Gesundheitssystem.

Wie die Auswertungen des Arzneimittelberatungsdienstes für Patienten am *Institut für Klinische Pharmakologie* der Technischen Universität Dresden zeigen, ist der **Informationsbedarf** bei den Patienten sehr hoch. Den Patienten mangelt es hauptsächlich an leicht verständlicher Übermittlung der fachlich fundierten und unabhängigen Informationen.

Vor allem ältere Menschen benötigen Unterstützung im Gesundheitssystem. Multimorbidität und Polypharmazie bedingen **Unsicherheit** und Ängste hinsichtlich der Arzneimitteltherapie. Hinzu kommen Hemmungen, mit Arzt oder Apotheker über diese Anliegen zu reden sowie die (noch) zurückhaltende Aktivität bzgl. neuer Medien wie dem Internet. Diese Probleme können dem Erfolg einer Therapie aufgrund **mangelnder Therapietreue** schaden.

Mit dem Arzneimittelberatungsdienst wurde ein Instrument geschaffen, der den Patienten mit den von ihm gewünschten Informationen versorgt. Durch die **leichte**

Erreichbarkeit des Services und die Möglichkeit, **anonym** beraten zu werden, besitzen Patienten weniger Hemmungen, ihre Ängste und Sorgen anzusprechen und können diesen dadurch auch erfolgreich entgegentreten.

Literatur

Huber, M.; Kullak-Ublick, G. A.; Kirch, W. (2009): Drug Information for Patients: An Update of Long-Term Results: Type of Enquiries and Patient Characteristics, in: Pharmacoepidemiol & Drug Safety, 18 (2), 111-119.

Maywald, U.; Schindler, C.; Krappweis, J.; Kirch, W. (2004): First Patient-Centered Drug Information Service in Germany: A Descriptive Study, in: The Annals of Pharmacotherapy, 38 (12), 2154-2159.

Geisler, L. (2002): Arzt-Patient-Beziehung im Wandel: Stärkung des dialogischen Prinzips, in: Schlussbericht der Enquête-Kommission: "Recht und Ethik der modernen Medizin", 216-220.

Enquêtekommission des Deutschen Bundestages (2002): Schlussbericht der Enquête-Kommission: „Recht und Ethik der modernen Medizin".

Kummervold, P. E.; Chronaki, C.; Lausen, B.; Prokosch, H. U.; Rasmussen, J., Santana, S.; Staniszewski, A.; Wangberg, S. C. (2008): eHealth Trends in Europe 2005-2007: A Population-Based Survey, in: Journal of Medical Internet Research, 10 (4).

Eysenbach, G.; Powell, J.; Kuss, O.; Sa, E.-R.; (2002): Empirical Studies Assessing the Quality of Health Information for Consumers on the World Wide Web: A Systematic Review, in: JAMA, 287 (20), 2691-2700.

Reng, C. M.; Friedrich, H. J.; Timmer, A.; Schölmerich, J. (2003): German Physicians' Access to Professional Knowledge: Acceptance, Quality and Availability of Professional Information with Special Reference to Electronic Information Media, in: Medizinische Klinik, 98 (11), 648-655.

Sieverding, M. (2000): Risikoverhalten und präventives Verhalten im Geschlechtervergleich: Ein Überblick, in: Zeitschrift für Medizinische Psychologie, 9 (1), 7-16.

van der Marel, S.; Duijvestein, M.; Hardwick, J. C.; van der Brink, G. R.; Veenendaal, R., Hommes, D. W.; Fidder, H. H. (2009): Quality of Web-Based Information on Inflammatory Bowel Diseases, EPub, Ahead of Print.

Hach, I.; Maywald, U.; Meusel, D.; König, J. U.; Kirch, W. (2005): Continuity of Long-Term Medication Use after Surgical Hospital Stay, in: European Journal of Clinical Pharmacology, 61, 433-438.

Morris, L.A.; Grossman, R.; Barkdoll, G.; Gordon, E.; Soviero (1984): A Survey of Patient Sources of Prescription Drug Information, in: American Journal of Public Health, 74 (10), 1161-1162.

Müller, E. A.; Kirch, W. (2008): Kosten-Nutzen-Bewertung von Arzneimitteln: Fachübergreifende Zusammenarbeit und Transparenz sind entscheidend, in: Medizinische Klinik, 103, 712-715.

Koch, K.; Gehrmann, U.; Sawicki, P. T. (2007): Primärärztliche Versorgung in Deutschland im internationalen Vergleich: Ergebnisse einer strukturvalidierten Ärztebefragung, in: Deutsches Ärzteblatt, 104, 2584-2591.

Pittrow, D.; Bramlage, P.; Höfler, M.; Kirch, W.; Krause, P.; Küpper, B.; Wittchen, H.-U. (2003): Prävalenz und Schweregrad von arterieller Hypertonie und Diabetes mellitus in der hausärztlichen Praxis: Ein unterschätztes Problem, in: Journal für Hypertonie, 7, 7-11.

Stichwortverzeichnis

Absicht... 21, 26, 27, 39, 46, 48, 49, 50, 56, 57, 65, 66, 68, 69, 70, 71, 72, 77, 79, 81, 89, 93, 104, 156, 157, 163, 172, 173, 198, 201, 221, 224, 240
Absichtsbildung 23, 79, 81, 91
Absichtslosigkeit 78, 82
Adherence 332, 339
Adipositas 293, 296, 304
Adipositasprävention 295, 296, 298, 301
Affektheuristik 216
Affektive Betroffenheit 154, 156
Aktienkurs 277, 278
Aktionale Stufe 92
Alkohol 9, 18, 20, 50, 59, 62, 70, 79, 81, 82, 93, 101, 105, 107, 205, 209, 262, 278, 284, 288
Altersheterogenität 172
Altersstereotype 172, 177
Angst 72, 116, 206, 280, 318
Antikonsum 155
Antizipiertes Bedauern 71
Approach goal 127, 130, 131, 132, 138
Approach means 130
Artz-Patienten-Verhältnis 332
Attribution 114, 115
Attributional Style Questionnaire 115
Aufmerksamkeit 27, 28, 190, 191, 192, 194, 198, 203, 210, 217, 235, 265, 321, 329
Aufmerksamkeitskontrolle 92
Aufrechterhaltung 79, 82, 95, 305
Ausstrahlungseffekte 278
Avoidance goal 127, 131, 132, 138
Avoidance means 130
Bandenwerbung 323
Basiskomponenten 262
Bedrohungseinschätzung 47, 48, 51, 52, 156
Bedürfnispyramide 265
Begeisterungskomponenten 262
Behavioral Economics 270
Bekanntheitsgrad .191, 193, 246, 323, 324, 327
Below the line 227
Betroffenheit 153, 154

Bewältigungseinschätzung 47, 48, 50, 156
Bewältigungsplanung 91
Bewältigungspotenzial 46, 48
Bewältigungsstrategie.... 46, 105, 121, 156, 164
Bewegung 18, 28, 71, 72, 79, 101, 196, 202, 236, 262, 279, 289, 293, 294, 296, 298, 299, 300, 301, 305, 308, 310, 311, 317, 319, 320, 321, 325, 326, 328, 329
Bewusster Konsum 156, 228
Big Five 101, 103, 107
Biologische Lebensmittel 156, 164, 244
Blinder Optimismus 121
Body-Mass-Index 301, 308
Bonus 190, 259, 260, 328, 329
Bonusprograme 261
Bonusprogramm 259
Bonusprogramme 227, 260, 261, 263, 264, 266, 267, 269, 270, 272, 328
Buying-Center 286, 287
Chronic prevention focus 129
Chronic promotion focus 129
Chronic regulatory focus 129
Compliance 118, 333, 338
Core Service Level 262
Corporate Design 191, 198
Cross-Selling 261, 278
Customer confusion 270
Customer resignation 270
Daily hassles 280
Defensiver Optimismus 119, 120
Defensivreaktion 206, 207, 209, 210
Demographischer Wandel 167, 168, 175, 185, 239, 332
Desired end state 132
Diabetes Mellitus Typ 2 ..... 16, 17, 50, 59, 101, 153, 234, 262, 293, 302, 303, 304, 305, 306, 307, 309, 313, 318, 321
Diabetesprävention 303, 305, 309, 312
Direkte Betroffenheit 153, 154, 156, 158
Direktes Anreizklima 266
Diskontinuitätsannahme 22, 94
Distress 279, 281, 288

Distributionspolitik 309, 312
Durchsetzungstechniken 196
Eigenbeteiligung 143, 339
Einstellung ... 29, 39, 65, 66, 67, 68, 69, 70, 71, 105, 106, 107, 113, 137, 139, 141, 171, 177, 185, 187, 188, 189, 190, 193, 201, 202, 217, 221, 222, 224, 228, 229, 234, 242, 267, 288, 318
Einstellungs-Verhaltens-Hypothese 65, 66
Elaboration Likelihood Modell 223
Emotionale Verarbeitungsprozesse 190, 192
Emotionale Verbundenheit 273
Emotionen.... 26, 27, 28, 51, 52, 70, 71, 80, 84, 105, 116, 117, 154, 186, 188, 190, 191, 192, 193, 196, 198, 201, 202, 203, 205, 206, 207, 208, 210, 216, 218, 220, 221, 224, 270, 280, 294, 321
Emotionskontrolle 80, 92
Entscheidungsbalance 80, 81, 82, 83
Ergebniserwartung 23, 24, 56, 57, 58, 59, 60, 80, 90, 93, 114
Erlebensorientiert 80, 81
Ernährung ... 17, 18, 20, 39, 41, 42, 50, 58, 59, 61, 62, 67, 70, 72, 79, 81, 82, 84, 93, 95, 101, 102, 153, 157, 209, 243, 262, 279, 285, 289, 293, 294, 295, 297, 298, 299, 301, 304, 305, 307, 311, 317, 318, 320, 321, 328
Erwartungs-x-Wert-Theorie 36, 40, 67, 68
Erweitertes Modell der Parallelen Prozesse .. 51
Eudaimonie-Annahme 207
Eustress 279
Ex-ante-Moral-Hazard 145
Ex-post-Moral-Hazard 146
Extended Parallel Process Model 204
Externalisiertes Kontrollbedürfnis 228, 229
Extraversion 103, 105, 108
Extrinsische Belohnung 47, 48
Extrinsische Motivation 270, 271
Fallbeispiele 215, 216, 217, 218, 219, 220, 221, 222, 223, 224
Fallbeispieleffekt 215, 218, 222
FINDRISK 305
Forced Exposure 207
Formative Spezifikation 19, 241, 250, 252
Fünf-Faktoren-Modell 103, 104, 108
Funktionaler Optimismus 120

Furcht... 47, 48, 50, 51, 52, 164, 201, 202, 203, 204, 205, 210
Furchtappell . 45, 46, 47, 51, 52, 164, 201, 202, 203, 204, 206, 207, 209, 210
Furchtkontrolle 46
Gain frame 133
Gefahrenkontrolle 46
Gefangenendilemma 146
Genetische Prädisposition 119, 202
Gesunde Ernährung ..17, 18, 20, 39, 42, 50, 58, 59, 61, 62, 67, 70, 72, 79, 82, 84, 93, 101, 102, 153, 157, 159, 209, 243, 279, 289, 293, 294, 295, 296, 297, 298, 300, 301, 304, 305, 307, 310, 311, 317, 318, 319, 320, 321, 328
Gesundheit 15, 101
Gesundheitsbewusstsein 228, 230, 261, 290, 319
Gesundheits-Check 278, 282, 284, 286
Gesundheitsförderliches Verhalten .. 17, 18, 20, 23, 38, 49, 92, 104, 185, 193, 197, 224
Gesundheitsförderung 16, 17, 19, 48, 113, 121, 173, 185, 187, 189, 190, 193, 260, 300, 301, 318, 333
Gesundheitskampagnen 35, 37, 42, 52, 127, 136, 142, 185, 187, 195, 327
Gesundheitskommunikation 84, 186, 215, 221, 224
Gesundheitsmarketing 52, 185, 187, 198, 201, 227
Gesundheitsmotivation 38, 39, 41
Gesundheitspsychologie 89, 94, 101, 102, 108, 121, 122, 153, 217, 331
Gesundheitsschädigendes Verhalten 17, 18, 20, 38, 47, 79, 102, 104, 105, 107, 215, 227, 235, 261
Gesundheitssystem 167, 175, 239, 337, 339
Gesundheitsverhalten................................... 102
Gewissenhaftigkeit 103, 107
Gewohnheit.. 29, 41, 70, 79, 80, 102, 108, 117, 173, 190, 194, 296, 301, 305, 307, 308
Goal framing 132, 133
Guerilla-Marketing 237
Gute Risiken 261
Handlungsanreiz 37, 38, 39, 41
Handlungsergebniserwartung 23, 24, 80, 90, 93, 94, 119

Handlungskosten 24, 47, 48, 50, 51
Handlungsorientierung 26, 114, 294, 297
Handlungsphase 79
Handlungsplanung 91
Handlungssteuerung 27, 207
Handlungswirksamkeit ... 23, 24, 47, 48, 49, 50, 51, 60, 80, 90, 92, 93, 94, 222
HAPA 24, 89, 90, 93, 94, 95, 205
Hardiness 29, 114
HBM 24, 35, 36, 38, 40, 41
Health Action Process Approach 205
Health and Retirement Study 169, 171
Health Belief Model 35, 40, 104, 204
Health Locus of Control 26, 61, 62, 108, 210
Healthy user effect 268
Herz-Kreislauf-Erkrankungen 17, 117, 262, 279, 293, 313, 318
Hintergrund-Stressoren 280
Holistische Sichtweise 20
Holy four 262
Homo oeconomicus 270
Hörfunkwerbung 235
Identität 207
Image .. 185, 188, 190, 192, 198, 286, 323, 329
Imagekampagne 176, 191
Imageverlust 269
Immaterielle Anreize 265
Immaterielle Betroffenheit . 153, 154, 156, 158
Indirekte Betroffenheit 153, 154, 156, 158
Indirektes Anreizklima 266
Informational-Utility-Modell 208
Informationsbereitschaft 38, 157, 158, 160, 161, 163, 191
Informationsdefizit 332, 335, 337, 339
Initiale Aufmerksamkeit 203
Integrationsstrategie 195
Integrierte Modelle 22, 60
Intention . 24, 25, 26, 27, 28, 48, 50, 57, 59, 60, 66, 67, 69, 70, 71, 78, 89, 90, 91, 92, 93, 94, 95, 138, 156, 158, 160, 161, 162, 204, 209, 221, 250, 261, 328
Intentionsbildung 21, 24, 67, 90, 93
Intentions-Verhaltens-Beziehung 27, 69
Intentions-Verhaltens-Lücke . 26, 57, 60, 90, 91
Internalisiertes Kontrollbedürfnis 228, 229

Intervention.. 16, 17, 20, 21, 25, 27, 28, 29, 30, 42, 49, 50, 52, 61, 62, 72, 78, 81, 82, 83, 84, 94, 95, 220, 221, 260, 268, 272, 294, 295, 296, 297, 300, 303, 305, 306, 307, 309, 310, 311, 313
Intrinsische Belohnung 47, 48
Intrinsische Motivation 174, 266, 271
Involvement .. 19, 135, 188, 191, 192, 193, 224
Katastrohpale Stressoren 280
Kategorische Ablehnung 270
Kaufabsicht 138, 158, 161
Kaufentscheidung 155, 156, 187, 189, 190
Kaufverhalten 154, 187, 195, 228, 229
Key visuals 195
Key-Account-Manager 287
Kindchenschema 196
Kinowerbung 235
Kognitionen 28, 36, 52, 55, 56, 61, 73, 89, 104, 113, 117, 157, 191, 192
Kognitive Dissonanz 157
Kognitive Überforderung 270
Kognitive Verarbeitungsprozesse 192
Kohärenz 29, 114, 121
Kommunikationsdefizit 332
Kommunikationsinstrument 185, 187, 188
Kommunikationsmaßnahmen 30, 235
Kommunikations-Mix 287
Kommunikations-Partner 323
Kommunikationspolitik 228, 234, 236, 309
Kommunikationsstil 197
Kommunikationsstrategien 52, 188, 205
Kompatibilität 66
Konfigurationsfrequenzanalyse ... 228, 229, 230
Konsumentenorientierung 201, 240
Konsumentenverhalten 153, 162, 188
Konsumsituation 196
Kontinuitätsannahme 22
Kontrollbedürfnis 228, 235, 240
Kontrollillusion 228
Kontrollüberzeugung 62, 72, 172, 175, 210
Körperliche Aktivität 16, 18, 19, 20, 28, 39, 50, 57, 59, 70, 81, 82, 93, 95, 102, 107, 168, 175, 285, 293, 295, 305, 318, 321
Kossbielsches Effizienzmodell 263
Kosten-Nutzen-Bilanz ... 23, 24, 36, 37, 80, 268

Krankenkasse......122, 144, 146, 170, 185, 193, 227, 234, 236, 268, 279, 285, 289, 293, 305, 310, 312, 319, 329, 336
Krankenversicherung..139, 143, 144, 145, 148, 149, 185, 259, 260, 265, 269, 271, 273, 285, 286, 329
Krebserkrankungen.......17, 116, 222, 277, 278, 284, 318, 321
Krebsvorsorge.....18, 19, 20, 39, 42, 50, 59, 69, 70, 81, 82, 209, 234, 260
Kundenbindung....261, 273, 283, 322, 324, 327
Kundenloyalität..261
Kundenzufriedenheit 261, 266
Lageorientierung..26
Lebensarbeitszeit 167, 176, 318
Lebensmittelmarketing 244
Lebensstil 20, 28, 101, 102, 153, 170, 190, 197, 288, 294, 297, 303, 304, 305, 307, 311, 312, 320
Lebensweg-Ansatz..169
Lebenszufriedenheit.....................................171
Leistungsversprechen 262
Life Orientation Test 115
Life-Events 280
Lineare Modelle..............................21, 77, 90
Logo...191, 302, 321
Loss frame 133
Lungenkrebs 16, 35, 47, 60, 78
Magnitude 208
Markenartikel.......................................243, 252
Markenimage.......................................243, 267
Markenmanagement 239
Markenpolitik......................................239, 240
Markenprodukte...243
Markenprofil..239
Markensegment..240
Markenstrategie 239
Markenwert..250, 325
Marketingforschung...................153, 154, 241
Marketinginstrument 260, 261
Marketingstrategie 186, 188, 201, 264
Marktdurchdringung....................................191
Marktforschung....................................188, 229
Materielle Betroffenheit 153, 154, 156, 158
Mean of eagerness 127, 130

Mean of vigilance 130
Mediennutzungsverhalten...221, 227, 228, 229, 232, 296
Mehrdimensionales Konstrukt...............19, 102
Mere-exposure Effekt..................................294
Message's regulatory focus 135
Metaanalyse 25, 26, 39, 40, 41, 49, 58, 59, 68, 70, 71, 81, 83, 84, 204, 205, 210
Mitnahmeeffekte.........................268, 269, 273
Modell der Parallelen Reaktionen 46, 51
Modell gesundheitlicher Überzeugungen.....23, 24, 35, 36, 37, 39, 42, 70, 80
Modelllernen..27, 62
Moment-of-Truth-Analyse 283
Mood-Management-Ansatz........................207
Moral Hazard 143, 144, 145, 146, 149
Moralische Normen 26, 71
Motivational Interview 84
Motivationale Modelle 21, 24, 89, 90
Motivationale Phase 90, 92
Motive... 20, 173, 177, 187, 188, 192, 243, 245
Mundpropaganda 273
Muskel-Skelett-Erkrankungen...............17, 262
Nachhaltigkeitslücke 272
Natural fit...135
Neuropsychologie..27
Neurotizismus......................103, 105, 107, 108
Nongain frame 133
Nonloss frame..133
Objektive Betroffenheit 154, 156
Offenheit 103, 106, 107
Öffentlichkeitsarbeit 322, 338
One-to-many Kommunikation....................194
Opferbereitschaft 157, 158, 160, 161, 163
Optimismus........................108, 113, 114, 119
Optimistischer Attributionsstil 114
Optimistischer Fehlschluss............36, 219, 220
Ordered Protection Motivation Model 51
Over the counter 336
Pathogenese-Modell 16
Personale Ressourcen 113
Persönliche Identität 27, 156, 169
Persönliche Stressoren 280
Persönlichkeit 101

Persönlichkeit 26, 28, 29, 37, 60, 68, 102, 103, 105, 106, 107, 108, 114, 119, 129, 196, 210, 221, 280
Persönlichkeitstyp A, B, C 280, 281
Persuasion 45, 46, 72, 127, 136, 141, 201, 202, 203, 204, 208, 209, 211, 223
Pharmaindustrie 236
Pharmakotherapie-Beratungsdienst.............331
Physische Ergebniserwartung........................57
Pläne...21, 24, 70, 171
PMT 24, 45, 48, 51
Positionierung..286
Positive Emotionen........................80, 206, 210
Positive Illusion 114, 115, 120
Postaktionale Stufe 92
Präaktionale Stufe..91
Präintentionalen Stufe............23, 90, 91, 94, 95
Prämie 145, 259, 265, 269, 271, 328
Präsenzfunktion 196
Prävention 16, 17, 42, 52, 84, 113, 117, 121, 143, 145, 149, 170, 185, 187, 215, 220, 227, 260, 266, 268, 269, 272, 277, 278, 284, 289, 303, 304, 307, 317, 318, 319, 321, 325, 329, 332
Präventionsdilemma 261, 273
Präventionskampagne...................................150
Präventionskampagnen.......10, 42, 52, 84, 215, 227, 257
Präventionsmanager............................310, 312
Praxisgebühr 147
Precaution Adoption Process Model 205
Preisbereitschaft..157, 158, 160, 161, 163, 236, 250, 313
Preisdilemma 164
Preiselastizität 147
Preisorientierung.................................233, 236
Preispolitik 260, 309, 313
Presence of positive outcomes.....................131
Prevention focus 127, 131, 134, 136
Prevention focus losses................................135
Prevention focus nonlosses..........................135
Primäre Prävention 16, 150, 224, 260, 296, 303, 304, 319
Produktentwicklung....................................236
Produktmanagement 240
Produktmarketing 185

Produktpolitik 236, 309, 310
Profilierungsstrategie...................195, 240, 252
Promotion focus..................127, 131, 134, 136
Promotion focus gains 135
Promotion focus nongains 135
prototypisches Verhalten 27
PseudoStadienmodelle 83
Qualitätsorientierung..........................233, 236
Quantifizierungsheuristik 216
Rabatt..259
RABE-Parameter 262
Rauchen . 18, 19, 35, 38, 41, 45, 47, 48, 50, 55, 58, 59, 60, 62, 65, 68, 70, 72, 77, 78, 81, 82, 89, 92, 93, 102, 105, 107, 150, 201, 209, 235, 262, 264, 269, 278, 284, 288
Reaktanz..208
Reflektive Spezifikation ..19, 20, 241, 250, 252
Regulatory fit 135
Regulatory focus..127, 128, 129, 133, 134, 136
Regulatory reference...................................133
Rehabilitation...............................17, 144, 318
Relationship Management 272
Renteneintritt 169, 170, 171
Rentenversicherung 167
Repräsentativitätsheurisitik 216
Resilienz..29
Ressourcen ... 16, 17, 67, 92, 94, 113, 118, 169, 175, 187, 189, 203, 260, 267, 268, 280
Risikofaktoren........16, 101, 260, 262, 266, 270, 271, 282, 284, 288, 304, 317
Risikowahrnehmung 23, 24, 51, 60, 90, 92, 93, 94, 120, 205, 215, 217, 218, 220, 224
Risk Perception Attitude Framework 205
Rollentheoretischer Ansatz.........................169
Rückfall.............................17, 58, 79, 89, 92, 95
Salutogenese-Modell 16, 17, 101
Schlaganfall 17, 277, 284, 303
Schlechte Risiken..261
Schutzmotivation 24, 45, 48, 49, 52, 60, 220
Schutzmotivationstheorie 23, 24, 45, 46, 50, 104, 153, 156, 204
Schweregrad 24, 36, 37, 38, 39, 40, 42, 46, 47, 48, 49, 50, 51, 52, 90, 204, 205, 217, 268
SCT 24, 55, 58, 59, 60, 61
Secondary Service Level 262

Sekundäre Prävention 16, 260, 313
Selbstbehalt 143, 148, 149, 150
Selbstbeteiligung 143, 150, 269
Selbstbewertende Ergebniserwartung 57
Selbstbild 19, 171, 172, 175
Selbsterfüllende Prophezeiung 117
Selbst-Identität 71
Selbstregulation 27, 28, 56, 59, 91, 92, 192
Selbstregulationsmodell 114
Selbstselektion 147, 148, 269, 273
Selbsttäuschung 27, 115
Selbstwirksamkeit 23, 24, 39, 42, 47, 48, 50,
    51, 52, 55, 56, 57, 58, 59, 60, 61, 62, 67,
    70, 71, 77, 80, 82, 83, 89, 90, 91, 93, 95,
    104, 106, 108, 114, 115, 208, 215, 220
Selektive Wahrnehmung 194, 198
Sexualverhalten ... 18, 39, 42, 50, 59, 62, 70, 82,
    107, 262
Situational prevention focus 129
Situational promotion focus 129
Situationsergebniserwartung 119
Situative Faktoren 28, 29, 92, 94
Sleeper-Effekt 218
Slice-of-Life Technik 197
Slogan 187, 193, 195, 198
Social Marketing 9, 10, 30, 227
Sonnenschutz 18, 139, 219, 221, 222
Soziale Ergebniserwartung 57
Soziale Lerntheorie 26, 55
Soziale Unterstützung ... 21, 29, 58, 59, 71, 173,
    308
Soziales Marketing 185, 187, 188, 190
Soziales Umfeld 27, 65, 79, 170, 171, 177
Sozial-kognitive Modelle 21, 22, 23, 28, 29,
    35, 104
Sozial-kognitive Theorie . 23, 24, 51, 55, 59, 60
Sozial-kognitiven Prozessmodell
    gesundheitlichen Handelns .. 22, 23, 24, 25,
    28, 61, 89, 90, 93, 205
Sozialtechnik 196
Sozioökonomische Faktoren 35
Sozioökonomischer Status 21, 28, 29, 37, 41,
    70, 119, 170, 269

Sport 20, 27, 28, 37, 38, 39, 41, 50, 57, 58,
    59, 62, 70, 79, 82, 93, 172, 173, 197, 228,
    231, 285, 288, 289, 293, 295, 299, 318,
    320, 321, 323, 326, 329
Stabilisierung 78, 79, 81, 308, 333
Stadienmodelle 22, 23, 78, 83, 84, 90, 94,
    190, 205, 210
Stages of Change 77
Stress 71, 80, 106, 169, 173, 197, 278, 279,
    280, 289, 308, 318
Stress-Ansatz 169
Stressoren 16, 105, 280, 281, 288
Stressreaktion 121
Stressreaktionen 280
Stufenmodelle 22, 51, 77, 78, 83, 94, 205
Subjektive Gesundheit 168, 171, 173, 174
Subjektive Norm 65, 67, 68, 69, 70, 71, 104,
    105, 106
Substanzmissbrauch 18, 19, 84, 336
Survey of Health, Ageing and Retirement in
    Europe 169, 175
Terror-Management-Theorie 209
Tertiäre Prävention 17, 260, 313
Testimonial 215, 221, 222, 223, 224
Theorie der kognitiven Dissonanz 157
Theorie der sozialen Identität 156
Theorie des geplanten Verhaltens 23, 24, 28,
    29, 39, 42, 57, 60, 65, 66, 70, 83, 104,
    108, 171
Theorie des überlegten Handelns 65, 67
Tonalität 196, 235
TPB 24, 65, 67, 69, 70, 71, 72
Transportation 216
Transtheoretisches Modell 23, 24, 28, 51, 61,
    77, 78, 81, 82
Triebreduktionsmodell 45, 46, 203
TTM 24, 77, 79, 81, 83, 84
Typologie der Wünsche 228
Übergewicht 101, 269, 284, 285, 288, 293,
    301, 318
Undesired end state 132
Unrealistischer Optimismus 219, 224
Unternehmenswert 278
Verantwortungsbewusstsein 17, 321
Verarbeitungstiefe 223
Verdrängungseffekt 271

Verfügbarkeit 29, 57
Verfügbarkeitsheuristik 216
Vergangenes Verhalten 29, 50, 71
Verhaltensabsicht 21, 26, 27, 39, 49, 56, 66, 67, 68, 69, 71, 72, 89, 104, 163, 221
Verhaltensänderung 17, 21, 23, 28, 47, 77, 78, 79, 80, 83, 90, 91, 94, 144, 148, 150, 187, 189, 202, 205, 207, 270, 295, 308
Verhaltensorientiert 80, 81
Verhaltensprävention 269, 272, 273, 293
Verhältnisprävention 269, 273
Verletzlichkeit 36
Verpackung 29, 237, 244, 306
Verstärkungseffekt 271
Versuchung 79, 80, 91, 92
Verträglichkeit 103, 106, 107
Verwundbarkeit 24, 36, 38, 39, 40, 42, 47, 48, 49, 50, 51, 90, 204, 205
Viewer's regulatory focus 135
Volitionale Modelle 21, 22, 24, 89, 90
Volitionale Phase 90, 91, 92
Vorsorgeuntersuchung 20, 39, 50, 59, 62, 69, 70, 79, 82, 93, 102, 148, 150, 206, 228, 234, 285, 286, 289, 319, 328
Vulnerabilität 36
Wahrgenommene Bedrohung 24, 36, 37, 38, 39, 40, 50, 153, 156
Wahrgenommene Verhaltenskontrolle ... 23, 24, 26, 65, 66, 67, 71, 104, 105, 106, 107
Wahrnehmung 194, 195, 196, 243, 266

Wechselbarrieren 261
Werbebotschaft ... 187, 190, 194, 196, 197, 227, 228, 235, 286
Werbeform 189
Werbeobjekt 141, 189
Werbeplanung 189
Werbestil 197, 235
Werbeträger 189
Werbewirkung 190, 191, 192, 193, 194, 195, 196, 235
WerbeZiel 185, 186, 190
Werbung 141, 175, 185, 186, 188, 189, 193, 197, 198, 227, 244, 245, 286, 287, 295
Wertschätzung 68, 174, 177
WHO 15, 17, 101, 260, 262
Wiedererkennungseffekt 191, 196, 299, 321
Wirksamkeitsinformationen 220, 221
Work-Life-Balance 278, 279, 282
Zahlungsbereitschaft 148
Zeitmanagement 289
Ziel 24, 27, 57, 58, 60, 62, 67, 72, 95, 127, 130, 131, 133, 157
Zielgruppe 20, 84, 185, 186, 187, 188, 189, 191, 193, 195, 198, 203, 222, 224, 227, 228, 234, 235, 236, 263, 268, 273, 283, 288, 333
Zielgruppenanalyse 188, 196, 198
Zielgruppenorientierung 268
Zusatzkomponenten 262
Zuversicht 80

Autorenverzeichnis

Michael Berlemann, *Prof. Dr., Volkswirt*
Inhaber einer Professur für Volkswirtschaftslehre an der Helmut-Schmidt-Universität Hamburg und Leiter des Kompetenzbereichs „Weltwirtschaft" am Hamburgischen WeltWirtschaftsInstitut (HWWI). *Arbeits- und Forschungsschwerpunkte*: Makroökonomik, Politische Ökonomik, Empirische Wirtschaftsforschung, Gesundheitsökonomik.

Henrike Düerkop, *Dipl.-Kffr., Wirtschaftswissenschaftlerin*
Wissenschaftliche Mitarbeiterin bei Herrn Prof. Dr. Michael Lingenfelder am Lehrstuhl für Allgemeine Betriebswirtschaftslehre, insb. Marketing und Handelsbetriebslehre der Philipps-Universität Marburg. *Arbeits- und Forschungsschwerpunkte*: Marktorientierung von Unternehmen, Market-Driven- und Market-Driving-Konzepte.

Franziska Faselt, *Dipl.-Psych. Psychologin*
Projektkoordinatorin bei der Sächsischen Landesvereinigung für Gesundheitsförderung e.V.; Mitarbeiterin des Lehrstuhls für Betriebswirtschaftslehre, insb. Marketing der Technischen Universität Dresden. *Arbeits- und Forschungsschwerpunkte*: Bewegungsförderung von Senioren, soziale Benachteiligung, Optimismus.

Heribert Gierl, *Prof. Dr., Wirtschaftswissenschaftler*
Inhaber des Lehrstuhls für Betriebswirtschaftslehre mit den Schwerpunkten Marketing, Marktforschung und Informationsmanagement der Universität Augsburg. *Arbeits- und Forschungsschwerpunkte*: Innovations-, Werte- und Präferenzforschung.

Gerd Glaeske, *Prof. Dr., Pharmazeut*
Co-Leiter der Abteilung „Gesundheitsökonomie, Gesundheitspolitik und Versorgungsforschung" am Zentrum für Sozialpolitik (ZeS, Universität Bremen) und Mitglied des Sachverständigenrates zur Begutachtung der Entwicklung des Gesundheitswesens. *Arbeits- und Forschungsschwerpunkte*: Versorgungsforschung, insb. Arzneimittel.

Matthias R. Hastall, *M.A., Kommunikationswissenschaftler*
Lehrkraft für besondere Aufgaben am Seminar für Medien- und Kommunikationswissenschaft der Universität Erfurt. *Arbeits- und Forschungsschwerpunkte*: Risiko- und Gesundheitskommunikation, Selektions- und Rezeptionsforschung, narrative Persuasion.

Sandra Hoffmann, *Dipl.-Kffr., Wirtschaftswissenschaftlerin*
Consultant bei Simon-Kucher & Partners, Strategy & Marketing Consultants. *Arbeits- und Forschungsschwerpunkte*: Krankenkassen (GKV/PKV), Gesundheitswesen, Strategien im Gesundheitwesen (z.B. Kooperationsstrategien), Pharma-Branche, Pharma-Pricing, Kundenbedürfnisse, kundenorientierte Produktentwicklung, Gesundheitsverhalten.

Stefan Hoffmann, *Dr., Psychologe und Wirtschaftswissenschaftler*
Post-Doc am Lehrstuhl für Betriebswirtschaftslehre, insb. Marketing an der Technischen Universität Dresden. *Arbeits- und Forschungsschwerpunkte*: Gesundheits- und umweltbewusstes Konsumentenverhalten, politisch motiviertes Konsumentenverhalten, Konsumenteninnovativität, Interkulturelles Marketing.

Jürgen Hoyer, *Prof. Dr., Psychologe und Psychologischer Psychotherapeut*
Leiter der Institutsambulanz und Tagesklinik für Psychotherapie und des Aufbaustudienganges Psychologische Psychotherapie an der Technischen Universität Dresden. *Arbeits- und Forschungsschwerpunkte*: Angststörungen (insb. Generalisierte Angststörung und Soziale Phobie), Psychotherapieforschung, Gesundheitspsychologie.

Katharina Hutter, *Dipl.-Kffr., Wirtschaftswissenschaftlerin*
Mitarbeiterin am Lehrstuhl für Betriebswirtschaftslehre, insb. Marketing der Technischen Universität Dresden. *Arbeits- und Forschungsschwerpunkte*: Konsumentenverhalten, Interkulturelles Marketing, Guerilla-Marketing.

Clemens Jüttner, *Dr., Wirtschaftswissenschaftler*
Leiter Marketing Sana Einkaufsverbund, Sana Kliniken AG, München. *Arbeits- und Forschungsschwerpunkte*: Gesundheitsprofiliertes Markenmanagement (Forschung), Management von Gesundheitseinrichtungen (Praxis), Einkaufsmarketing (Praxis).

Alexander Karmann, *Prof. Dr., Volkswirt*
Inhaber des Lehrstuhls für Volkswirtschaftslehre, insb. Geld, Kredit und Währung der Technischen Universität Dresden sowie Geschäftsführender Direktor des Gesundheitsökonomischen Zentrums der Technischen Universität Dresden. *Arbeits- und Forschungsschwerpunkte*: Gesundheitspolitik, Effizienz von Leistungserbringern, gesundheitsökonomische Evaluationen.

Wilhelm Kirch, *Prof. Dr. Dr., Internist, Nephrologe, Klinischer Pharmakologe*
Direktor des Instituts für Klinische Pharmakologie, Medizinische Fakultät der Technischen Universität Dresden. *Arbeits- und Forschungsschwerpunkte*: Klinische Pharmakologie, Pharmakoepidemiologie, Public Health, Prävention.

Nicole Knaack, *Dr., Pädagogin und Gesundheitswissenschaftlerin*
Fachreferentin für Gesundheitsförderung bei der Techniker Krankenkasse Hamburg, Dozentin für Gesundheitsmarketing, Gesundheitspsychologie, Qualitätsmanagement und Gesundheitserziehung. *Arbeits- und Forschungsschwerpunkte*: Gesundheitscoaching, „e-Health", Motivation zum Gesundheitsverhalten, Gesundheitsmarketing, Bonifizierung von Gesundheitsverhalten.

Susanne C. Liebermann, *Dipl.-Psych., Psychologin*
Wissenschaftliche Mitarbeiterin am Lehrstuhl für Arbeits- und Organisationspsychologie der Technischen Universität Dresden. *Arbeits- und Forschungsschwerpunkte*: Auswirkungen des demographischen Wandels auf die Arbeitswelt, Altersstereotype, Identifikation mit Arbeitsteams.

Michael Lingenfelder, *Prof. Dr., Wirtschaftswissenschaftler*
Inhaber des Lehrstuhls für Allgemeine Betriebswirtschaftslehre, insb. Marketing und Handelsbetriebslehre der Philipps-Universität Marburg. *Arbeits- und Forschungsschwerpunkte*: Health Care Management, Vertikales Marketing, Beziehungsmarketing, Internationales Marketing und Mittelstandsforschung.

Sophie Lochner, *Apothekerin*
Wissenschaftliche Mitarbeiterin des Instituts für Klinische Pharmakologie, Medizinischen Fakultät der Technischen Universität Dresden. *Arbeits- und Forschungsschwerpunkte*: Klinische Pharmakologie, Pharmakoepidemiologie, Geriatrische Pharmazie.

Stefan Müller, *Prof. Dr., Psychologe und Wirtschaftswissenschaftler*
Inhaber des Lehrstuhls für Betriebswirtschaftslehre, insb. Marketing der Technischen Universität Dresden. *Arbeits- und Forschungsschwerpunkte*: Konsumentenverhalten, Interkulturelles Marketing, Kommunikationspolitik und Kundenmanagement.

Ralph Naumann, *Prof. Dr., Internist, Hämatologe und Internistischer Onkologe*
Medizinische Klinik und Poliklinik I, Universitätsklinikum Carl Gustav Carus an der TU Dresden, aktuell: Klinikdirektor des Zentrums für Innere Medizin, Stiftungsklinikum Mittelrhein Koblenz. *Arbeits- und Forschungsschwerpunkte*: Chefarzt der Abteilungen Gastroenterologie, Hämatologie/Onkologie und Palliativmedizin, Check-Up-Untersuchung bei Führungskräften, Durchführung klinischer Studien bei Patienten mit Krebserkrankungen.

Thomas Niemand, *Dipl.-Kfm., Wirtschaftswissenschaftler*
Mitarbeiter am Lehrstuhl für Betriebswirtschaftslehre, insb. Marketing der Technischen Universität Dresden. *Arbeits- und Forschungsschwerpunkte*: Produkt- und Markenpiraterie, Online-Marketing, Marktorientierte Technologieentwicklung.

Brit Oppat, *Dipl. Sportlehrer und Sporttherapeutin*
Fachberaterin Nichtbetriebliche Lebenswelten, Bereich Gesundheitsförderung, AOK PLUS - Die Gesundheitskasse für Sachsen und Thüringen. *Arbeits- und Forschungsschwerpunkte*: Gestaltung, Begleitung, Evaluation von Prozessen in nichtbetrieblichen Lebenswelten (z.B. Schule, Hochschule, Kindergarten, Kommune).

Sabine Pagel, *Dipl-Kffr., Wirtschaftswissenschaftlerin*
Wissenschaftliche Mitarbeiterin am Lehrstuhl für Betriebswirtschaftslehre mit den Schwerpunkten Marketing, Marktforschung und Informationsmanagement an der Universität Augsburg. *Arbeits- und Forschungsschwerpunkte*: Werbewirkungsforschung, insb. Regulatory Focus Theory und Corporate Social Responsibility.

Doreen Reifegerste, *M.A. Kommunikations- und Medienwissenschaftlerin*
Fachberaterin Marktforschung bei der AOK PLUS - Die Gesundheitskasse für Sachsen und Thüringen. *Arbeits- und Forschungsschwerpunkte*: Gesundheitskommunikation, Werbewirkung und Kundenzufriedenheit bei Krankenkassen.

Viviane Scherenberg, *Betriebswirtschaftlerin und Gesundheitswissenschaftlerin*
Externe Doktorandin am Zentrum für Sozialpolitik (ZeS), Abteilung „Gesundheitsökonomie, Gesundheitspolitik und Versorgungsforschung" an der Universität Bremen und Bereichsleitung Healthcare der Firma ABS in Wuppertal. *Arbeits- und Forschungsschwerpunkte*: Prävention, (Dialog-)Marketing, CRM, Nachhaltigkeitsmanagement.

Julia Schlicht, *Dipl.-Kffr., Wirtschaftswissenschaftlerin*
Wissenschaftliche Mitarbeiterin am SVI-Stiftungslehrstuhl für Marketing und Dialogmarketing, School of Management and Innovation (SMI) an der Steinbeis Hochschule Berlin. *Arbeits- und Forschungsschwerpunkte*: Non-Profit Marketing, Gesellschaftlicher Dialog, insb. kommunale Bürgerkommunikation.

Peter E. H. Schwarz, *Prof. Dr., Arzt*
Inhaber des Lehrstuhls Prävention und Versorgung des Diabetes an der Technischen Universität Dresden. *Arbeits- und Forschungsschwerpunkte*: Prävention des Diabetes, Genetik, Diseasemanagement.

Uta Schwarz, *Dipl.-Kffr., Wirtschaftswissenschaftlerin*
Wissenschaftliche Mitarbeiterin am Lehrstuhl für Marketing an der Technischen Universität Dresden. *Arbeits- und Forschungsschwerpunkte*: Werbewirkung, insb. von Online-Marketing und Sponsoring, Seniorenmarketing, interkulturelles Konsumentenverhalten.

Armin Töpfer, *Prof. Dr., Wirtschaftswissenschaftler*
Inhaber des Lehrstuhls für Betriebswirtschaftslehre, insb. Marktorientierte Unternehmensführung der Technischen Universität Dresden, wissenschaftlicher Leiter des MBA-Studiengangs Health Care Management an der Dresden International University (DIU) und Leiter der Forschungsgruppe Management und Marketing Kassel und Dresden. *Arbeits- und Forschungsschwerpunkte:* Gesundheits- und Krankenhausmanagement, Wertorientierte Unternehmensführung, Qualitätsmanagement, Kundenmanagement und Marketing.

Jürgen Wegge, *Prof. Dr., Psychologe*
Inhaber der Professur für Arbeits- und Organisationspsychologie der Technischen Universität Dresden. *Arbeits- und Forschungsschwerpunkte*: Führung, Arbeit und Gesundheit, Identifikation und Förderung von Spitzenleistungen in Organisationen, Probleme des demographischen Wandels.

Andreas Werblow, *Dr., Volkswirt*
Wissenschaftlicher Mitarbeiter am Lehrstuhl für Volkswirtschaftslehre, insb. Geld, Kredit und Währung an der Technischen Universität Dresden; wissenschaftlicher Mitarbeiter am Gesundheitsökonomischen Zentrum der Technischen Universität Dresden. *Arbeits- und Forschungsschwerpunkte*: Gesundheitsökonomische Evaluation, Effizienzanalysen, Ökonometrie.